**Tumoren der Lunge
und des Mediastinums**

MANUAL

Tumorzentrum München
an den Medizinischen Fakultäten der
Ludwig-Maximilians-Universität und
der Technischen Universität

Empfehlungen zur Diagnostik, Therapie und Nachsorge

Weitere in dieser Reihe erschienene Manuale:

Gastrointestinale Tumoren
Hirntumoren und primäre Tumoren des Rückenmarks
Knochentumoren, Weichteilsarkome
Kopf- und Halsmalignome
Leukämien, myelodysplastische und myeloproliferative
  Syndrome
Maligne Lymphome
Maligne Melanome
Maligne Ovarialtumoren
Malignome des Corpus uteri
Mammakarzinome
Multiples Myelom
Psychoonkologie
Supportive Maßnahmen und symptomorientierte
  Therapie in der Hämatologie und Onkologie
Urogenitale Tumoren
Vulvakarzinom
Zervixkarzinom

W. Zuckschwerdt Verlag
München Wien New York

MANUAL

Tumoren der Lunge und des Mediastinums

Bandherausgeber:

Prof. Dr. med. R. Huber
Pneumologie, Medizinische Klinik
Klinikum der Universität
München – Innenstadt
Ziemssenstraße 1
80336 München

7. überarbeitete Auflage 2006

Herausgeber:

Tumorzentrum München
Geschäftsstelle
Thalkirchner Straße 48/V
D-80337 München
Postanschrift:
Maistraße 11
D-80337 München
Telefon   (089) 51 60-22 38
Telefax   (089) 51 60-47 87
E-Mail   TZMuenchen@med.uni-muenchen.de
Internet http://tzm.web.med.uni-muenchen.de

W. Zuckschwerdt Verlag
München Wien New York

Im Internet sind auf der Seite
http://tzm.web.med.uni-muenchen.de
folgende Manuale abrufbar:

Gastrointestinale Tumoren
Hirntumoren und primäre Tumoren
 des Rückenmarks
Knochentumoren/Weichteilsarkome
Leukämien, myelodysplastische und
 myeloproliferative Syndrome
Maligne Lymphome
Maligne Melanome
Maligne Ovarialtumoren
Malignome des Corpus uteri
Mammakarzinome
Multiples Myelom
Psychoonkologie
Supportive Maßnahmen und symptomorientierte
 Therapie in der Hämatologie und Onkologie
Tumoren der Lunge und des Mediastinums
Urogenitale Tumoren
Vulvakarzinom
Zervixkarzinom

Weitere Informationen auch bei:
http://www.krebsinfo.de

Titelbild: Dr. Thomas Helmberger

Auslieferungen W. Zuckschwerdt Verlag GmbH

Brockhaus Commission	Österreich:	USA:
Verlagsauslieferung	Maudrich Verlag	Scholium International Inc.
Kreidlerstraße 9	Spitalgasse 21a	151 Cow Neck Road
D-70806 Kornwestheim	A-1097 Wien	Port Washington, NY 11050

Bibliografische Information Der Deutschen Bibliothek
Die Deutsche Bibliothek verzeichnet diese Publikation in der Deutschen Nationalbibliografie; detaillierte bibliografische Daten sind im Internet über http://dnb.ddb.de abrufbar.

Geschützte Warennamen (Warenzeichen) werden nicht immer kenntlich gemacht. Aus dem Fehlen eines solchen Hinweises kann nicht geschlossen werden, dass es sich um einen freien Warennamen handelt.

Alle Rechte, insbesondere das Recht zur Vervielfältigung und Verbreitung sowie der Übersetzung, vorbehalten. Kein Teil des Werkes darf in irgendeiner Form (durch Fotokopie, Mikrofilm oder ein anderes Verfahren) ohne schriftliche Genehmigung des Verlages reproduziert werden.

© 2006 by Tumorzentrum München und W. Zuckschwerdt Verlag GmbH, Industriestraße 1,
D-82110 Germering/München.
Printed in Germany by grafik + druck, München

ISBN 3-88603-878-5

Vorwort

Das jetzt bereits in der 7. Auflage vorliegende Manual gibt die Empfehlungen des Tumorzentrums München zur Diagnostik, Therapie und Nachsorge bei Tumoren der Lunge und des Mediastinums wieder.

Die Kapitel wurden – wie in unserer Gruppe üblich – interdisziplinär überarbeitet, sodass die Ärzte der verschiedenen Fachrichtungen die Möglichkeit haben, ihre Patienten entsprechend den aktuellen Standards und Richtlinien zu behandeln.

Klare Fortschritte wurden im Bereich der multimodalen Therapie, aber auch im Verständnis der Biologie der thorakalen Tumoren erreicht. Letzteres hat inzwischen zur ersten Zulassung einer molekularbiologisch basierten Substanz in der Rezidivtherapie des nicht kleinzelligen Lungenkarzinoms geführt.

Die Kapitel zur multimodalen Therapie des Lungenkarzinoms und der Therapieplan wurden deshalb besonders ausführlich in der Projektgruppe diskutiert und erleichtern die stadiengerechte Therapie der Lungenkarzinome.

Das vorliegende Manual ist wieder das Resultat einer intensiven Zusammenarbeit. Daher möchten wir nicht nur den Autoren der einzelnen Kapitel, sondern auch den aktiven Mitgliedern unserer Projektgruppe danken, die durch ihre Anregungen und Korrekturvorschläge entscheidend zu der Überarbeitung und Aktualisierung der Kapitel beigetragen haben.

Wie schon bei der letzten Auflage möchten wir wieder den Mitarbeitern des Zuckschwerdt Verlages für die so rasche und schöne Gestaltung des vorliegenden Buches danken. Bei der Realisation leisteten erneut einige der pharmazeutischen Firmen entscheidende finanzielle Beiträge, für die wir uns im Namen des Tumorzentrums München ebenfalls sehr herzlich bedanken möchten. Wir hoffen, dass auch die neue Auflage unserer Empfehlungen zur Diagnostik, Therapie und Nachsorge von Tumoren der Lunge und des Mediastinums wieder gleichermaßen großen Anklang bei Ärzten in Klinik und Praxis finden wird und dazu beiträgt, unsere gemeinsamen Patienten möglichst kompetent und effektiv zu behandeln.

München, im Januar 2006

Rudolf Huber und Andreas Schalhorn

Inhalt

Vorwort	V
Ätiologie und Epidemiologie des Lungenkarzinoms *(M. Kohlhäufl, K. Häußinger)*	1
Diagnostik des Lungenkarzinoms *(J. Behr, R. Eibel, C. Engelke, S. Gallenberger, R. W. Hauck, K. Häußinger, A. Heuck, R. M. Huber, T. Spiethoff, H. Wieder, F. Zimmermann)*	7
Immunologische Diagnostik und Tumormarker *(P. Stieber, S. Holdenrieder, R. Lamerz)*	34
Paraneoplastische Syndrome (PNS) *(R. Voltz, R. Lamerz, U. Haslholzner, P. Stieber)*	44
Videoassistierte thorakoskopische Chirurgie/minimal-invasive Chirurgie *(R. Hatz, M. Lindner, O. Thetter)*	48
Molekularbiologie und Genetik der Lungenkarzinome *(I. Bittmann, F. Gamarra, R. M. Huber)*	51
Pathomorphologie der Lungenkarzinome *(I. Bittmann, J. Müller-Höcker)*	56
Das frühe Lungenkarzinom. Neue Diagnoseverfahren – Screening *(K. Häußinger, F. Gamarra, H. Hautmann, M. Kohlhäufl, F. Stanzl)*	66
Chirurgische Behandlung des Lungenkarzinoms *(H. W. Präuer, R. Hatz, O. Thetter)*	71
Chirurgie von Lungenmetastasen *(M. Lindner, T. Strauss)*	78
Strahlentherapie *(F. B. Zimmermann, E. M. Schottdorf, B. Pöllinger, H. Lindner)*	85
Chemotherapie des kleinzelligen Lungenkarzinoms *(A. Schalhorn, R. M. Huber, M. Schlemmer, F. Schneller)*	106
Medikamentöse Therapie des metastasierten nicht-kleinzelligen Lungenkarzinoms (NKLK) *(A. Schalhorn, R. M. Huber, J. v. Pawel)*	117
Immuntherapie des Lungenkarzinoms *(D. Rüttinger, R. Hatz, H. Hautmann, R. M. Huber, H. Winter)*	132

Multimodale Therapie des Lungenkarzinoms
(R. M. Huber, A. Schalhorn) 138

Therapieplan für das Lungenkarzinom
(R. M. Huber, A. Schalhorn) 146

Palliative Therapie
*(H. Hautmann, T. Beinert, C. Dudel, R. Fischer, R. Hauck, R. M. Huber, M. Lindner,
B. Pöllinger, M. Strätz, C. Uhde, O. Thetter, F. Zimmermann)* 150

Berufliche Risikofaktoren, Berufskrankheit, arbeitsmedizinische Begutachtung
(D. Nowak, R. M. Huber) 170

Nachsorge bei malignen Lungentumoren
(M. Strätz, C. Uhde, R. M. Huber, P. Stieber) 189

Neuroendokrine Tumoren der Lunge
(T. Duell, I. Bittmann, M. Lindner, T. Strauss, F. Zimmermann) 198

Tumoren des Mediastinums
*(A. Schalhorn, R. Eibel, F. Fend, R. Hatz, R. M. Huber, W. Nathrath, H. W. Präuer,
D. Rüttinger, T. Strauss, H. Winter, F. Zimmermann)* 207

Pathomorphologie der Pleuratumoren
(I. Bittmann, A. Morresi-Hauf) 229

Pleuratumoren/malignes Mesotheliom: Klinik, Diagnostik und Therapie
(T. Strauss, S. Happich, A. Schalhorn, F. Zimmermann) 234

Autorenverzeichnis 244

Mitglieder der Projektgruppe 247

Stichwortverzeichnis 252

Ätiologie und Epidemiologie des Lungenkarzinoms

M. Kohlhäufl, K. Häußinger

Das Lungenkarzinom (LK) ist weltweit der häufigste bösartige Tumor des Mannes. In den USA steht das LK an erster Stelle unter den häufigsten Krebstodesursachen bei Männern und Frauen. Bereits 1987 hat in den USA durch das veränderte Rauchverhalten bei Frauen das LK das Mammakarzinom in der Krebsmortalität überholt und macht derzeit 25% der gesamten Krebsmortalität bei Frauen aus. Die Inzidenz des LK nimmt bei Männern ab und steigt weiterhin bei den Frauen an, wenngleich sich nach aktuellen Schätzungen der Anstieg verlangsamt (1) (Abbildungen 1, 2). In Deutschland beobachtet man in den letzten Jahren eine ähnliche divergierende Entwicklung der Inzidenz und Mortalität des LK bei Männern und Frauen, wie am Beispiel der Bevölkerung des Saarlandes gezeigt werden kann (Abbildungen 3, 4). Bei Männern ist dort seit 1970 kein Anstieg, eher ein Trend zur Reduktion der Inzidenz und Mortalität zu beobachten. Bei Frauen dagegen kommt es fast zu einer Verdreifachung der Werte (2). Im gesamten Bundesgebiet verstarben im Jahr 2002 insgesamt 39 105 Menschen an einem Lungenkarzinom (73,5% Männer und 26,5% Frauen). Der LK-Mortalität bei Frauen stieg seit 1998 um 11,8%. Die höchste Mortalität weist bei beiden Geschlechtern die Altersgruppe der 80- bis 85-Jährigen auf (Männer: 439/100 000 Einwohner; Frauen: 100/100 000 Einwohner) (3).

Hauptursache des LK ist mit ca. 85% das inhalative Zigarettenrauchen, während der Prozentsatz von Krebstodesfällen durch berufsbedingte Karzinogene gering ist (Abbildung 5). Im Zigarettenrauch sind mindestens 55 Karzinogene nachweisbar, insbesondere polyzyklische aromatische Kohlenwasserstoffe (PAH) und Nitrosamine, daneben andere Tumorpromotoren und Ko-Karzinogene (4). In Deutschland betrug im Jahr 2001 der Anteil ständiger Raucher bei den 15-Jährigen 10% und bei den 25-Jährigen etwa 30% Im Jahr 2003 wurden insgesamt über 150 Milliarden Stück Zigaretten bzw. Feinschnitt(-rollen) verkauft, das sind etwa 30 Milliarden Zigaretten mehr als im Jahr 1970 (5).

Es besteht eine Dosisabhängigkeit zwischen dem Lungenkrebsrisiko und der Zahl der täglich konsumierten Zigaretten und der Dauer des Zigarettenkonsums. Beim lebenslangen Raucher erhöht sich das Lungenkrebsrisiko im Vergleich zum Nichtraucher etwa 20–30fach (6). Rauchen erhöht das Lungenkrebsrisiko für alle histologischen Typen des Lungenkarzinoms, wobei das relative Risiko für die Entwicklung von Plattenepithelkarzinomen und kleinzelligen Karzinomen größer ist als für Adenokarzinome (Tabelle 1). Letztere treten häufiger bei Frauen auf (7). Eine Nikotinkarenz von zwei bis neun Jahren reduziert bei Männern und Frauen das relative Risiko ein Lungenkarzinom zu entwickeln signifikant, erreicht jedoch auch nach einer Karenz von über 30 Jahren nicht das Niveau des Nichtrauchers (Tabelle 2).

Der Zusammenhang zwischen Passivrauchexposition und dem Auftreten eines LK ist ausreichend belegt. Bereits 1992 erklärte die amerikanische Umweltbehörde Passivrauchen zu einem humanen Karzinogen der Klasse A, d. h. zu einer Stoffgruppe mit nachgewiesener Karzinogenität beim Menschen (8). Eine aktuelle Metaanalyse von 59 Studien zur Passivrauchexposition im privaten Bereich ergab unabhängig von der Studienart ein relatives Risiko (RR)

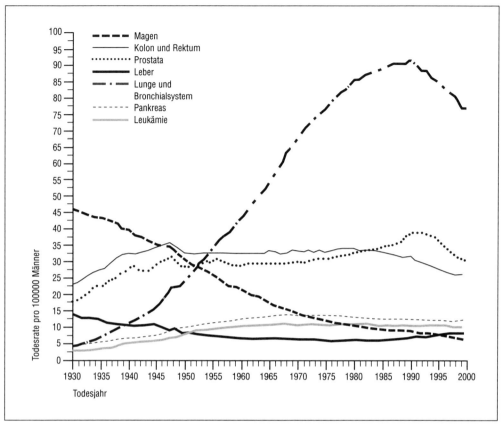

Abbildung 1. Krebsmortalität bei Männern (USA 1930–2000) (1).

von 1,25 (95% Konfidenzintervall (CI) = 1,15 bis 1,37). Das relative Risiko war für alle histologischen Formen des LK signifikant erhöht. Darüber hinaus ergab sich für den privaten Bereich eine signifikante Risikoerhöhung mit steigender Anzahl der „Pack years" (Anzahl pro Tag gerauchter Zigarettenschachteln mal Anzahl der Jahre, in denen geraucht wurde) (9). Dauert die Passivrauchbelastung am Arbeitsplatz durch stark verrauchte Arbeitsräume länger als zehn Jahre, zeigte sich ein fast doppelt so hohes Krebsrisiko verglichen mit den nicht oder nur gering belasteten Personen (10, 11). Die volkswirtschaftlichen Kosten durch rauchbedingte Erkrankungen betrugen 2002 fast 20 Milliarden Euro. Fast ein Drittel der gesamten Kosten, insgesamt etwa sieben Milliarden Euro, entfällt auf die medizinische Versorgung, davon entfällt die Hälfte der Kosten für die Versorgung von Atemwegs- und Lungenkarzinomerkrankungen, die andere Hälfte für Herz- und Kreislauferkrankungen. Die restlichen 12,4 Milliarden Euro entstehen durch den Arbeitsausfall. Raucher sterben vorzeitig, dadurch gehen 1,6 Millionen Lebensjahre verloren, wovon die Hälfte auf die Jahre im erwerbsfähigen Alter entfällt. Ungefähr ein Drittel des Arbeitsausfalls entsteht durch frühzeitigen Tod, zwei Drittel gehen auf Arbeitsunfähigkeit und Frühverrentung zurück (5).

Weiter gilt ein Kausalzusammenhang für Tumoren des Atemtraktes durch berufliche Exposition gegenüber folgenden Stoffen als gesichert: Asbest, Arsen, Chrom-6-Verbindungen, Dichlordiäthylsulfid, Haloether, ionisierende Strahlen, Kokerei-Rohgase, Nickel-

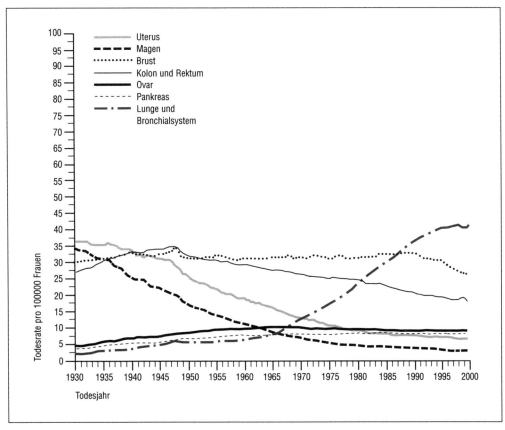

Abbildung 2. Krebsmortalität bei Frauen (USA 1930–2000) (1).

metall, polyzyklische aromatische Kohlenwasserstoffe, Quarzstaub. Stoffe und Stoffgruppen, die als sicher bzw. wahrscheinlich humankanzerogen eingestuft sind, werden nach deutscher Einstufung (Kanzerogenitätsklassen 1 und 2 der DFG-Senatskommission) beziehungsweise IARC-Einstufung (Klasse 1 und 2 A) gelistet. Die Zunahme der anerkannten berufsbedingten Krebserkrankungen ist vor allem auf Spätfolgen einer Exposition gegenüber Asbest in der frühen zweiten Hälfte des 20. Jahrhunderts und auf die Einbeziehung der Lungenkrebserkrankungen durch Radon der ehemaligen Uranerzbergleute der Wismut AG infolge der Wiedervereinigung Deutschlands zurückzuführen. Für die meisten der genannten beruflich bedingten Karzinogene gilt hingegen, dass das Karzinomrisiko in den letzen Jahren durch Arbeitsschutzmaßnahmen deutlich reduziert wurde und daher zahlenmäßig eine untergeordnete Rolle spielt (12). Rauchgewohnheiten stellen in Zusammenhang mit beruflichen Kanzerogenen nicht nur konkurrierende Risikofaktoren dar, sondern führen bei Einwirkung von Radon (Bergleute der ehemaligen Wismut AG), Asbest und Arsen zu einer überadditiven Gefährdung (12). Aktuell dürfte Passivrauch nach Allergenbelastungen quantitativ die bedeutsamste Noxe der Innenraumluft am Arbeitsplatz darstellen. Der Arbeitsplatz ist gleichzeitig auch der Ort mit der höchsten Exposition, da sich hier mehr Raucher pro Raum aufhalten und die Aufenthaltsdauer meist länger ist als an anderen Orten (13, 14). Die meisten Studien zur beruflichen Passivrauchexposition wurden bei Frauen durchgeführt

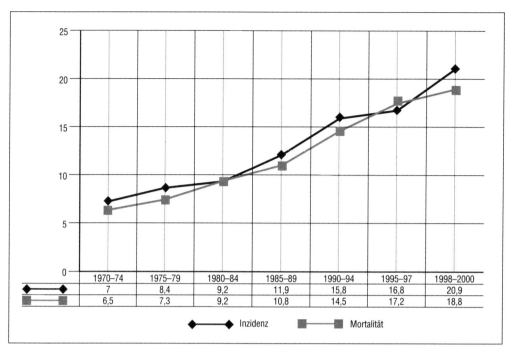

Abbildung 3. Saarländisches Krebsregister: Inzidenz und Mortalität des Lungenkarzinoms 1970–2000, Frauen (2).

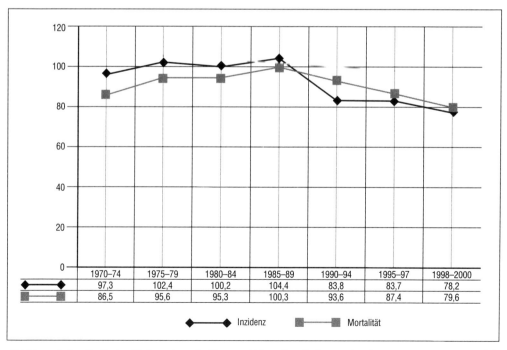

Abbildung 4. Saarländisches Krebsregister: Inzidenz und Mortalität des Lungenkarzinoms 1970–2000, Männer (2).

Tabelle 1. Relatives Lungenkarzinomrisiko und histologische Typen in Abhängigkeit von Geschlecht und Zigarettenkonsum (7).

	Männer		Frauen	
	Plattenepithelkarzinom SCLC[a]	Adenokarzinom	Plattenepithelkarzinom SCLC	Adenokarzinom
Nichtraucher	1,0	1,0	1,0	1,0
Ex-Raucher	16,2[b]	3,5[b]	3,8[b]	1,1
Raucher	57,9[b]	8,0[b]	18,2[b]	4,1[b]

[a] SCLC = kleinzelliges Lungenkarzinom (engl. small cell lung carcinoma); [b] $p < 0{,}05$.

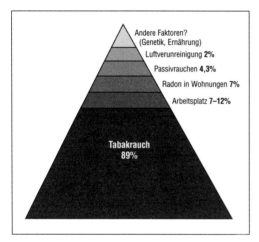

Abbildung 5. Zuschreibbarer Risikoanteil (attributable risk percent) bei wichtigen Risikofaktoren des Lungenkarzinoms (nach (19)).

Tabelle 2. Lungenkarzinom: Nikotinkarenz und relatives Risiko (7).

	Relatives Risiko	
	Männer	Frauen
Raucher	1,00	1,00
Nikotinkarenz (Jahre)		
2–9	0,66[a]	0,41[a]
10–19	0,27[a]	0,19[a]
20–29	0,17[a]	0,08[a]
> 30	0,08[a]	0,13[a]
Nichtraucher	0,04[a]	0,11[a]

[a] $p < 0{,}05$

und ergaben im Mittel Risikoerhöhungen von 16–19% (15).

Wichtige umweltbezogene Risikofaktoren stellen das radioaktive Edelgas Radon und Kfz-Abgase aus Dieselfahrzeugen dar.

Radon kann als einziges gasförmiges Element der Uran-Radium-Zerfallsreihe im Rahmen des natürlichen Zerfalls in die Atemluft gelangen. In ungünstigen Fällen reichert es sich in Wohnungen an und fördert die Entstehung von Lungenkarzinomen. Die europaweite Analyse der Daten von über 7148 Lungenkrebspatienten und 14208 Vergleichspersonen unterstützt die Annahme eines linearen Zusammenhangs zwischen Radonkonzentrationen in Wohnungen und dem Risiko, an Lungenkrebs zu erkranken. Eine Erhöhung der Radonkonzentration um 100 Bq/m^3 führt zu einem Anstieg des LK-Risikos um etwa 16%. Das Risiko, durch Radon ein LK zu entwickeln, ist bei Rauchern 25fach im Vergleich zum Nichtraucher erhöht. Radon wird für 9% der gesamten LK-Mortalitätsrate in Europa verantwortlich gemacht (16, 17).

Kfz-Abgase aus Dieselfahrzeugen verursachen etwa 1100 bis 2200 Todesfälle durch ein LK in Deutschland (18). Dieser Schätzung liegt eine aktuelle Studie der „American Cancer Society" zugrunde (20), die einen linearen Zusammenhang zwischen der Exposition gegenüber lungengängigem Schwebstaub mit Partikeln unter 2,5 µm Durchmesser (PM$_{2,5}$) und der Sterblichkeit an Lungenkrebs gezeigt hat. Partikel der Kfz-Abgase haben einen Durchmesser unter 2,5 µm. Der Massenanteil der Diesel-Pkw und -Lkw an den Dieselrußabgasen beträgt mehr als

90%. Die Kohorte umfasste über 500 000 erwachsene Männer und Frauen, der Beobachtungszeitraum ging von 1982 bis 1998. Das Risiko scheint bei Nichtrauchern und bei Personen mit einem niedrigen Sozialstatus am größten zu sein. Der Kenntnisstand über die Belastung der Bevölkerung in Deutschland durch $PM_{2.5}$ ist wegen weitgehend fehlender Messungen jedoch rudimentär (18).

Literatur

1. Jemal A, Tiwari RC, Murray T, Ghafoor A, Samuels A, Wand E, Feuer EJ, Thun MJ (2004) Cancer statistics, 2004. CA Cancer J Clin 54: 8–29
2. Dhom G (2004) Zur Geschichte des Bronchialkarzinoms. Pneumologie 58: 680–685
3. Statistisches Bundesamt (ZwSt Bonn) (2003) Todesursachenstatistik. Gesundheitsberichterstattung des Bundes. www.gbe-bund.de
4. Hecht SS (1999) Tobacco smoke carcinogens and lung cancer. J Natl Cancer Inst 91: 1194–1210
5. Leidl R (2004) Vortrag im Rahmen der 2. Deutschen Konferenz für Tabakkontrolle. Veranstalter: Deutsches Krebsforschungszentrum, Heidelberg
6. European Network of Cancer Registries (2002) Cancer fact sheets, Vol 1
7. Simonato L, Agudo A, Ahrens W, Benhamou E, Benhamou S, Boffetta P, Brennan P et al (2001) Lung cancer and cigarette smoking in Europe: an update of risk estimates and an assessment of intercountry heterogeneity. Int J Cancer 91: 876–887
8. US Environmental Protection Agency (1992) Respiratory health effects of passive smoking: lung cancer and other disorders. EPA/600/6-006 F
9. Boffetta P (2002) Involuntary smoking and lung cancer. Scand J Work Environ Health 28 (suppl 2): 30–40
10. Boffetta P, Agudo A, Ahrens W et al (1998) Multicenter case-control study of exposure to environmental tobacco smoke and lung cancer. J Natl Cancer Inst 90: 1440–1450
11. Kohlhäufl M, Kreuzer M, Häußinger K (2002) Passivrauchen und Lungenkrebsrisiko. Bayr Int 22: 412–417
12. Popp W, Brüning Th, Straif K (2003) Krebserkrankungen durch den Beruf. Dt Ärztebl 100: A 35–40
13. Raab W, Stegbauer M (2004) Tabakrauch am Arbeitsplatz. Trauma Berufskrankh 6: 144–146
14. Radon K, Nowak D (2004) Passivrauchen – aktueller Stand des Wissens. Dt Med Wochenschr 129: 157–162
15. International Agency for Research on Cancer (IARC) (2002) Tobacco smoke and involuntary smoking. IARC Monogrs, Vol 83
16. Baysson H, Tirmache M, Tymen G, Gova S, Caillaud D, Artus JC, Vergnenegre A, Ducloy F, Laurier D (2004) Indoor radon and lung cancer in France. Epidemiology 15: 709–716
17. Darby S, Hill D, Auvinen A, Barros-Dios JM, Baysson H, Bocchicchio F, Deo H, Falk R, Forastiere F, Hakama M, Heid I, Kreienbrock L, Kreuzer M, Lagarde F, Mäkeläinen I, Muirhead C, Oberaigner W, Pershagen G, Ruano-Ravina A, Ruosteenoja E, Rosario AS, Tirmache M, Tomášek L, Whitley E, Wichmann HE, Doll R (2004) Radon in homes and risk of lung-cancer: collaborative analysis of individual data from 13 European care-control studies. Br Med J (Online first bmj.com)
18. Wichmann E (2003) Abschätzung positiver gesundheitlicher Auswirkungen durch den Einsatz von Partikelfiltern bei Dieselfahrzeugen in Deutschland. Gutachten im Auftrag des Umweltbundesamtes Berlin. www.umweltbundesamt.org/fpdf-1/2352.pdf
19. Pesch B, Jökel KH, Wichmann HE (1995) Luftverunreinigung und Lungenkrebs. Informatik, Biometrie und Epidemiologie in der Medizin und Biologie 26: 134–153
20. Pope CA, Burnett RT, Thun MJ, Calle EE, Krewski D, Ito K, Thurston GD (2002) Lung cancer, cardiopulmonary mortality, and long-term exposure to fine particulate air pollution. JAMA 287: 1132–1141

Diagnostik des Lungenkarzinoms

J. Behr, R. Eibel, C. Engelke, S. Gallenberger, R. W. Hauck, K. Häußinger, A. Heuck, R. M. Huber, T. Spietoff, H. Wieder, F. Zimmermann

Leitsätze

Die Prognose des Patienten und das therapeutische Konzept hängen beim Lungenkarzinom (LK) wesentlich vom histologischen Typ und der Tumorausdehnung ab. Beides exakt und effizient zu bestimmen, ist Aufgabe der Diagnostik des LK.

Eine potenziell kurative Operation ist je nach Patientenauswahl und Stadium der Erkrankung für ca. 15–30% der Fälle mit nicht-kleinzelligem LK möglich. Ziel der Diagnostik des LK muss es daher sein, unter Berücksichtigung der individuellen und prognostischen Kriterien die bestmögliche Therapie zu ermitteln.

Die Wahl der diagnostischen Methode für das LK hängt ab vom erwarteten Tumortyp (kleinzelliges oder nicht-kleinzelliges LK), von der Größe und Lokalisation des Primärtumors, vom Vorhandensein von Metastasen und vom klinischen Gesamtzustand des Patienten. Die Wahl der diagnostischen Maßnahmen orientiert sich an den therapeutischen Optionen und sollte interdisziplinär abgestimmt werden.

Beweisend für ein LK sind stets nur positive histologische oder zytologische Befunde. Solitäre Rundherde in der Lunge bedürfen einer definitiven Abklärung, sofern sich bei Nachweis eines Tumors therapeutische Konsequenzen ergeben.

Basisdiagnostik bei Verdacht auf Lungenkarzinom

Der klinische Verdacht auf ein LK gründet sich zumeist auf einen pathologischen Röntgen-Thorax und/oder auf lokale oder systemische Symptome, die vom Tumor hervorgerufen werden. Die Basisdiagnostik umfasst dementsprechend Anamnese, klinische Untersuchung, Laboruntersuchungen sowie bildgebende Verfahren und Untersuchungen zur histologischen und zytologischen Differenzierung des Tumors. Einen Überblick gibt Abbildung 1.

Anamnese

Risikofaktoren

Zu berücksichtigen sind eine familiäre Karzinombelastung, berufliche Schadstoffexposition (z. B. Asbest, Arsenverbindungen, Chrom, Nickel etc., wichtig auch für Anerkennung als Berufskrankheit) sowie persönliche Risikofaktoren (insbesondere inhalatives Zigarettenrauchen, Malignom in der Eigenanamnese).

Symptome

Die bei Erstvorstellung eines Patienten mit LK am häufigsten genannten Symptome sind Husten, Dyspnoe, Brustschmerzen, Gewichtsverlust, supraklavikuläre Lymphknotenschwellung, Hämoptysen, Knochenschmerzen, Heiserkeit und Schluckbeschwerden (in absteigender Häufigkeit). Die Ausprägung und die Dauer der Symptome sind von prognostischer Bedeutung.

Vorerkrankungen

Die Wahl des Therapieverfahrens wird durch die Komorbidität des Patienten wesentlich beeinflusst. So können Organinsuffizienzen – Herz, Lunge, Leber, Niere, Knochenmark – sowohl

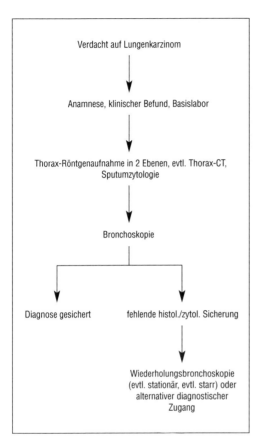

Abbildung 1. Basisdiagnostik bei Verdacht auf Lungenkarzinom.

die operativen als auch die chemotherapeutischen und radiotherapeutischen Optionen einschränken.

Lebensqualität und Krankheitseinstellung

Die bisherige Lebensqualität des Patienten und die Einstellung zu seiner Krankheit müssen bei allen Therapieentscheidungen berücksichtigt werden. Sie sollten daher in geeigneter Form dokumentiert werden.

Die klinische Untersuchung

Die klinische Untersuchung umfasst den somatischen Status unter besonderer Berücksichtigung der Thoraxorgane sowie der Lymphknotenstationen supraklavikulär, zervikal und axillär. Besonders zu achten ist auf Hinweise für das Vorliegen eines Pleuraergusses, einer Atelektase, einer Pneumonie, einer Einfluss-Stauung, einer Recurrens-Parese, eines Horner-Syndroms, einer respiratorischen Insuffizienz oder einer Herzinsuffizienz.

Hinweise für paraneoplastische Syndrome

Bereits bei der Erstuntersuchung sollten auch Hinweise auf eine Paraneoplasie erfasst werden (siehe auch gesondertes Kapitel). Zu denken ist an neuromuskuläre Erkrankungen (z. B. Lambert-Eaton-Syndrom, periphere Polyneuropathie u. a.), ossäre Veränderungen (hypertrophe Osteoarthropathie), Hautmanifestationen (Dermatomyositis, Acanthosis nigricans, Erythema gyratum repens u. a.), endokrinologische Erkrankungen (z. B. Cushing-Syndrom, SIADH (i. e. Syndrom der inadäquaten Adiuretinsekretion), Hyperkalzämie u. a.), angiologische Befunde (z. B. Venenthrombosen oder oberflächliche Thrombophlebitis) sowie Kachexie oder Anämie.

Basis-Laboruntersuchung

Zur Basisdiagnostik gehören die Bestimmung der Elektrolyte einschließlich Kalzium (Hyperkalzämie?), Leber- und Nierenwerte sowie Blutgerinnung und Blutbild einschließlich Thrombozyten. Die hämostaseologischen Befunde dienen auch zur Vorbereitung der invasiven Diagnostik. LDH und AP können Hinweise auf einen erhöhten Zellumsatz bzw. Knochenmetastasen geben. Die Tumormarker – CYFRA 21-1, CEA, NSE und ProGRP – dienen als Ausgangspunkt für die Verlaufsbeurteilung und insbesondere zur Erfassung der Therapieeffizienz, sie können nur in Ausnahmefällen zur Diagnosesicherung mit herangezogen werden. In der Regel erfolgt die Bestimmung der Tumormarker erst nach zytologischer oder histologischer Sicherung des Karzinoms. Ausnahmsweise, wenn ein zytologischer oder histologischer Tumornachweis nicht gelingt und aufgrund der Bildgebung ein dringender Tumorverdacht besteht, können Tumormarker zur weiteren Erhärtung der Diagnose herangezogen werden.

Bildgebende Verfahren

Thorax-Röntgenaufnahmen

Die Röntgen-Thoraxaufnahme in 2 Ebenen stellt nach wie vor die Grundlage der bildgebenden Diagnostik dar. Als technische Neuerung hat sich die digitale Direktradiographie mit Festkörperdetektoren gegenüber alternativen Verfahren (z. B. Speicherfoliensystemen oder Selen-Trommeldetektoren) als qualitativ überlegen und dosissparend im klinischen Alltag etabliert. Trotz dieser technischen Verbesserungen bleibt festzuhalten, dass ein normaler Röntgenbefund einen zentralen Lungen- und vor allem einen Mediastinaltumor nicht ausschließt. Problematisch bleiben weiterhin Tumoren bei parakardialer, retrokardialer oder zwerchfellnaher Lokalisation. Dennoch ist die Röntgen-Thoraxaufnahme in 2 Ebenen fester Bestandteil der Diagnostik und kann in vielen Fällen den Tumorverdacht erhärten oder einen Ausgangspunkt für weitere bildgebende Diagnostik liefern.

Thoraxsonographie

Die transthorakale Sonographie erfolgt mittels (3,5-bis)5-Mhz-Konvexsonde, 7,5-(10-)-Mhz-Linearschallsonde oder 3,5–5-Mhz-Sektorschallsonde. Empfehlenswerte Zusatzeinrichtungen sind eine Farbduplexeinrichtung (CFM-Doppler, Power-Mode) und Harmonic Imaging sowie für interventionelle Verfahren eine perforierte Punktionsschallsonde (5 Mhz). Die Thoraxsonographie dient in erster Linie der Abklärung thoraxwandnaher Prozesse bzw. der Lokalisation und Quantifizierung von Ergüssen. Sie besitzt bei der Abklärung einer lokalen Thoraxwandinfiltration einen hohen prädiktiven Wert. Die Limitationen ergeben sich durch Schallauslöschung an knöchernen und lufthaltigen Strukturen sowie durch die begrenzte Eindringtiefe und Auflösung.

Mit Hilfe der transthorakalen Sonographie lassen sich die Thoraxwand mit Haut-, Unterhautgewebe, Interkostalmuskulatur sowie Interkostalgefäße und knöcherne Strukturen darstellen. Darüber hinaus können Lymphknoten supraklavikulär, zervikal und axillär lokalisiert und vermessen werden. Transjugular lassen sich Teile des oberen Mediastinums mit Aortenbogen und supraaortalen Ästen sowie Arteria und Vena subclavia darstellen. Die transthorakale Sonographie erlaubt außerdem eine Beurteilung der Pleura parietalis, des Pleuraspalts, der Pleura visceralis sowie subpleuraler Lungenbläschen. Mittels Ultraschall lassen sich außerdem Morphologie und Funktion von Herz und Zwerchfell feststellen.

Die Domäne der transthorakalen Sonographie ist die Diagnostik von liquiden, soliden, verkalkten, abgekapselten oder infiltrativen Raumforderungen der Thoraxwand sowie die Darstellung von entzündlichen, verkalkten oder neoplastischen Veränderungen der Pleura parietalis oder visceralis einschließlich des Nachweises und der quantitativen wie qualitativen Beurteilung von Pleuraergüssen (echofrei, echoreich, frei auslaufend oder septiert). Darüber hinaus kann die transthorakale Sonographie differenzialdiagnostische Hinweise bei radiologisch nachgewiesenen peripheren Rundherden liefern, z. B. Nachweis von Atelektasen, pneumonischen Infiltraten, Abszessen oder Tumoren sowie durch die Gewinnung von zytologischen oder histologischen Präparaten mittels sonographisch gesteuerter Punktion. Interventionelle Verfahren mittels transthorakaler Sonographie umfassen die diagnostische und therapeutische Punktion von Pleura- und Perikardergüssen sowie die Feinnadelpunktion von Tumoren der Thoraxwand, der Pleura und der Lungenperipherie mittels Punktionsschallsonde. Die Vorteile der Thoraxsonographie liegen insbesondere in ihrer universellen Einsetzbarkeit als „bedside" Technik, in ihrer Vielseitigkeit und Nicht-Invasivität, insbesondere in der Ergänzung anderer bildgebender Verfahren. Aufgrund fehlender großangelegter Studien erreicht der Einsatz der transthorakalen Sonographie zur Primärdiagnostik des LK nur den Evidenzgrad III und den Empfehlungsgrad D.

Sputumzytologie

Die Sputumzytologie stellt eine nicht-invasive diagnostische Methode dar, die das Vorliegen eines malignen Tumors sichern kann. Bei Patienten mit zentraler Raumforderung, mit oder ohne Hämoptysen, stellt die Sputumzytologie eine sinnvolle primärdiagnostische Maßnahme dar, wenn mindestens drei Sputumproben gewonnen werden und ein Programm zur Gewinnung, Weiterverarbeitung und Interpretation der Sputumproben etabliert ist (Evidenzgrad II b, Grad der Empfehlung B). Existieren die genannten Voraussetzungen, so stellt die Sputumzytologie auch bei peripheren Lungenläsionen ein potenziell Erfolg versprechendes diagnostisches Verfahren zum Nachweis eines LK dar, allerdings müssen bei negativem Befund weitere diagnostische Maßnahmen eingeleitet werden (Evidenzgrad II b, Grad der Empfehlung B). Liegt ein definitiver Tumornachweis in einer Sputumprobe vor, so müssen zunächst Tumoren im HNO-Bereich sowie im Gastrointestinaltrakt differenzialdiagnostisch ausgeschlossen werden. Aufgrund der höheren Irrtumswahrscheinlichkeit hinsichtlich der Tumorklassifikation eines LK mittels Zytologie im Vergleich zur Histologie und der daraus resultierenden, relevanten therapeutischen Konsequenzen sollte in der Regel jedoch eine histologische Diagnosesicherung in jedem Fall angestrebt werden.

Bronchoskopie

Primär wird in der Regel die flexible Fiberglasbronchoskopie eingesetzt. Sie kann unter Lokalanästhesie und leichter Sedierung sicher und gefahrlos durchgeführt werden, wobei die bestehenden Leitlinien zur Bronchoskopie eingehalten werden müssen.

Indikationen

Das Indikationsspektrum der Bronchoskopie umfasst unklare Rundherde, rezidivierende oder therapieresistente Pneumonien, unklare Heiserkeit – auch ohne pathologischen Röntgen-Thoraxbefund – Hämoptysen, klinische Tumorhinweise und Primärtumorsuche bei extrapulmonalen Metastasen auch ohne pathologischen Röntgen-Thoraxbefund.

Diagnostisches Vorgehen

Die zur Bronchoskopie vorgelegte bildgebende Diagnostik sollte nicht älter als maximal drei Wochen sein. Bei radiologischem Tumorverdacht kann in ca. 50% der Fälle bronchoskopisch ein Tumor erfasst werden. Bei endobronchial nicht sichtbaren Tumoren erleichtert ein Thorax-CT die Lokalisationsbestimmung. Für endobronchial sichtbare Tumoren oder Schleimhautalterationen ist die Zangenbiopsie der Goldstandard. Drei bis fünf Biopsien sind bei sichtbaren Tumoren ausreichend. Durch Biopsien aus Randbereichen kann vermieden werden, dass nur nekrotische Tumorantteile erfasst werden. Mittels der transbronchialen Nadelaspiration können zytologische Präparate aus tieferliegenden Tumoranteilen gewonnen werden, besonders bei endobronchial nicht sichtbaren oder pellotierenden Tumoren oder Lymphknoten. Eine Bronchiallavage zur zytologischen Aufarbeitung sollte sich anschließen. Als zusätzliche zytologische Methode mit niedriger Komplikationsrate und hoher diagnostischer Ausbeute kann der Bürstenabstrich eingesetzt werden. Dies gilt insbesondere für Tumoren, bei denen ein hohes Blutungsrisiko besteht. Endoskopisch nicht sichtbare Prozesse haben eine geringere bioptische Ausbeute. Für die transbronchialen Zangenbiopsien wird deshalb eine Anzahl von ca. zehn Biopsien empfohlen. Die diagnostische Sicherheit der endobronchialen Zangenbiopsie beträgt, ebenso wie die des Bürstenabstrichs, bei sichtbaren Läsionen ca. 95%, für die Bronchiallavage beträgt sie ca. 75%. Bei peripheren Tumoren hängt die Trefferquote von deren Größe und Lokalisation ab. Für periphere Tumoren mit einem Durchmesser > 4 cm beträgt die Trefferquote 81%, < 4 cm Durchmesser nur 58%. Ungünstigere Ergebnisse ergeben sich bei kleineren Tumoren, so beträgt die Trefferquote bei peripheren Rundherden unter 2 cm Durchmesser nur noch ca. 33%, über 2 cm Durchmesser 62%. Die Ergebnisse von Bürstenabstrich und Lavage bei peripheren LK variieren stark, so ergeben sich diagnostisch weiterführende Befunde mittels Bürstenabstrich in 25–65% und mittels Lavage in 40–65% der Fälle. Die Kombination der verschiedenen Techniken erhöht die Wahrscheinlichkeit, mit der eine gesicherte Diagnose bronchoskopisch gestellt werden kann. Insgesamt ist festzuhalten, dass die Bronchoskopie bei Patienten mit zentraler Tumorlokalisation das sensitivste Verfahren zur Sicherung der

Tumordiagnose ist (Evidenzklasse II b, Grad der Empfehlung B). Allerdings müssen bei klinischem bzw. radiologischem Tumorverdacht und negativem oder unspezifischem Ergebnis der Bronchoskopie weitere diagnostische Maßnahmen zur Abklärung des Befundes erfolgen (Evidenzklasse III, Grad der Empfehlung B). Bei Patienten mit einem kleinen peripheren Rundherd (i. e. < 2 cm) ist die Sensitivität der Bronchoskopie gering, weshalb ein unspezifisches Ergebnis der Bronchoskopie weitere Untersuchungen zum Ausschluss bzw. Nachweis eines Malignoms erforderlich macht (Evidenzklasse II a, Grad der Empfehlung A).

Ergänzung der bronchoskopischen Verfahren

Der endobronchiale Ultraschall (EBUS) bietet die Möglichkeit einer direkten Lokalisation von hilären und mediastinalen Lymphknoten und erlaubt darüber hinaus eine ultraschallgesteuerte Feinnadelpunktion dieser Strukturen. Dieses diagnostische Verfahren ist deshalb insbesondere zur Ergänzung der Staginguntersuchungen geeignet (siehe dort). Daneben erlauben die Autofluoreszenzdiagnostik oder Fluoreszenzbronchoskopie unter Einsatz eines Photosensibilisators (z. B. 5-Aminolävolinsäure inhalativ) eine verbesserte Diagnostik von Dysplasien und Carcinomata in situ im Tracheobronchialtrakt.

Komplikationen

Als Komplikationen der Bronchoskopie können Blutungen, Pneumothorax, Hypoxie, Bronchospasmus, Laryngospasmus sowie kardiale und kreislaufbedingte Komplikationen oder Fieber auftreten. Die kumulativen Mortalitäten der einzelnen Biopsietechniken und der Fiberbronchoskopie betragen < 0,1%, Morbiditätsraten belaufen sich auf bis zu 7% (insbesondere Pneumothorax und Blutung). Gelingt die histologische Tumordiagnose nicht, ist zu erwägen, ob eine zweite Bronchoskopie (ggf. unter stationären Bedingungen, ggf. auch als starre Bronchoskopie für durchgreifendere Biopsien) Erfolg versprechend ist. Die Entscheidung, ob eine zweite Bronchoskopie oder ein alternatives Diagnoseverfahren einzusetzen ist, kann nur im Einzelfall anhand der topographischen Lage des Tumors und der individuellen Gegebenheiten des jeweiligen Patienten getroffen werden.

Vorgehen bei anhaltend fehlender histologischer Klärung

Gelingt die histologische oder zytologische Sicherung des Tumorverdachts mit keiner der hier aufgeführten Untersuchungsmethoden, so sollte zunächst die funktionelle Operabilität des Patienten geklärt werden. Ist diese gegeben, so erfolgt die diagnostische Thorakoskopie. Bei funktionell inoperablen Patienten muss die Entscheidung über weitere diagnostische Maßnahmen von den möglichen therapeutischen Konsequenzen abhängig gemacht werden. Erscheint der Patient von seiner klinischen Gesamtsituation geeignet für eine Chemo- und/oder Radiotherapie, so werden zunächst die Staginguntersuchungen durchgeführt. Ergeben sich metastasenverdächtige Befunde, so kann die histologische Sicherung des Tumorverdachts durch eine gezielte Feinnadelpunktion oder Biopsie bzw. operative Entfernung der Metastase erfolgen.

Weitere diagnostische Maßnahmen bei (wiederholt) negativer Bronchoskopie und/oder sehr peripherem Sitz des Tumors richten sich nach Lokalisation der verdächtigen Raumforderung.

Es kommen folgende Untersuchungen in Betracht:

Pleurapunktion/Pleurabiopsie
Pleurapunktion und/oder Pleurabiopsie sind bei Pleuraergüssen oder pleuralen Raumforderungen indiziert. Die zytologische, bakteriologische und chemische (Eiweißgehalt, LDH, evtl. Tumormarker) Untersuchung des Ergusses gibt in vielen Fällen entscheidende diagnostische Hinweise. Besteht ein Pleuraerguss, so ist dessen Punktion auch als primärer Ansatz zur Diagnosesicherung eines LK indiziert (Evidenzgrad III, Grad der Empfehlung C). Die Pleurablindbiopsie hat zugunsten der Thorakoskopie an Bedeutung verloren.

Thorakoskopie
Die videoassistierte Thorakoskopie (VATS) ermöglicht die direkte Inspektion des Pleura-

raumes und die gezielte Entnahme von Gewebeproben. Sie ist besonders effektiv bei Pleurakarzinose, beim Pleuramesotheliom und bei sehr peripher gelegenen pulmonalen Raumforderungen. Bei Verdacht auf ein Pleuramesotheliom sollte das Biopsat in das Deutsche Mesotheliomregister in Bochum (Klinik Bergmannsheil) geschickt werden. Bei klinischem Verdacht auf ein LK und vorhandenem Pleuraerguss, jedoch negativem zytologischem Befund im Pleuraerguss ist die Thorakoskopie als nächster diagnostischer Schritt anzustreben (Evidenzgrad III, Grad der Empfehlung C).

Mediastinoskopie
Als diagnostische Maßnahme zur Diagnosesicherung eines LK kommt die Mediastinoskopie nur in Betracht, wenn das Thorax-CT eine Raumforderung ergeben hat, die mit weniger invasiven Methoden nicht abgeklärt werden kann, und wenn die histologische Sicherung für die Therapieplanung entscheidend ist (Indikation siehe entsprechendes Kapitel).

Perkutane Feinnadelpunktion
Eine perkutane Punktion einer pulmonalen Raumforderung kann unter Durchleuchtung, sonographisch oder CT-gesteuert erfolgen. Die Indikationsstellung erfolgt in der Regel nur bei nicht oder nicht kurativ operablen Patienten, während bei kurativ operablen Patienten primär eine thorakoskopische Resektion anzustreben ist. Bei transthorakaler Punktion eines LK werden Impfmetastasen im Stichkanal mit einer Häufigkeit von etwa 1% beobachtet. Bei mediastinalen Raumforderungen ist eine CT-gesteuerte Punktion zur Sicherung des Tumorverdachts erst dann indiziert, wenn Bronchoskopie und Mediastinoskopie negativ waren oder wenn diese Untersuchungen technisch oder aus Patientengründen nicht durchführbar sind. Alternativ zur CT-gesteuerten Punktion kommen auch ultraschallgesteuerte, transösophageale oder transbronchiale Punktionstechniken in Betracht, die jedoch in der Regel nicht zur Sicherung der primären Tumordiagnose sondern zum Lymphknotenstaging eines LK eingesetzt werden (siehe entsprechendes Kapitel).

Diagnostik spezieller Befunde

Peripherer solitärer Rundherd

Für die Wahl der diagnostischen Methoden spielen die Größe und Lage des Rundherdes sowie die möglichen therapeutischen Konsequenzen und das individuelle Risikoprofil der Patienten die entscheidende Rolle. Da mindestens 50% aller peripheren Rundherde Malignome und von diesen ca. 80% primäre LK sind, ist eine Operation nach extrapulmonalem Tumorausschluss bei funktioneller Operabilität das Mittel der Wahl (Evidenzgrad III, Grad der Empfehlung C). Durch die minimal-invasive Thoraxchirurgie können heute periphere Herde zunächst thorakoskopisch atypisch reseziert und einer intraoperativen Schnellschnittuntersuchung unterzogen werden. Bestätigt sich ein LK, erfolgt in gleicher Sitzung bei kurativem Therapieansatz die definitive chirurgische Versorgung. Eine Computertomographie mit Kontrastmittelverstärkung ist präoperativ obligat für Staging und Wahl des operativen Zugangs.

Ein von dieser Strategie abweichendes Vorgehen ist nur gerechtfertigt, wenn radiologisch Hinweise für einen benignen Charakter der Raumforderung bestehen (z. B. ausgeprägte Verkalkungen oder Befundkonstanz über einen Zeitraum von mehr als zwei Jahren) oder wenn der Rundherd einen Durchmesser von 5 mm oder weniger aufweist. Im letzteren Fall ist eine CT-Kontrolle nach drei Monaten vertretbar.

Multiple pulmonale Rundherde

Bei mehreren pulmonalen Rundherden (> 3) kommen neben intrapulmonalen Metastasen bei primärem LK differenzialdiagnostisch pulmonale Metastasen extrapulmonaler Tumoren in Betracht (z. B. Mammakarzinom, Schilddrüsenkarzinom, Hypernephrom etc.), aber auch benigne entzündliche Grunderkrankungen wie z. B. Tuberkulose, Sarkoidose, M. Wegener, Nokardiose oder Histoplasmose etc. Aus diesem Grund ist in solchen Fällen eine umfangreiche Abklärung erforderlich, die insbesondere auch

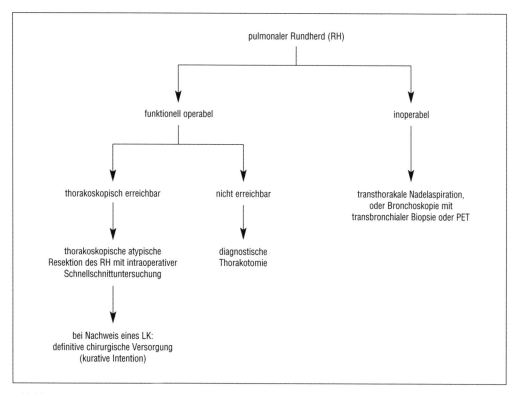

Abbildung 2. Abklärung pulmonaler Rundherd.

mikrobiologische und immunologische Untersuchungsverfahren umfasst.

Pancoast-Tumor

Klinische Präsentation mit Schulterschmerzen, „zerviko-bronchiales-Syndrom" und Horner-Syndrom. Wegen der peripheren Lage des Primärtumors mit überwiegend extrapulmonalem Wachstums gelingt die histologische Diagnosesicherung bronchoskopisch häufig nicht. Soweit sich die Diagnose nicht durch Biopsien vergrößerter supraklavikulärer oder zervikaler Lymphknoten sichern lässt, kommen als diagnostische Maßnahmen in Betracht: Mediastinoskopie, Skalenusbiopsie, Thorakoskopie und Probethorakotomie. Thorax-CT oder -MRT sind hilfreich bezüglich der Wahl des diagnostischen Verfahrens. In Frage kommt auch eine transthorakale, ggf. CT-gesteuerte Punktion.

Isolierte Nebennierenrindenvergrößerungen

Bei einer isolierten Vergrößerung einer oder beider Nebennieren ohne weitere Hinweise auf Fernmetastasen kann in der Regel mittels MRT bereits die Differenzierung zwischen einem Adenom (sog. Inzidentalom) und einer malignitätsverdächtigen Raumforderung erfolgen. In Zweifelsfällen kommt eine sonographisch oder CT-gesteuerte Feinnadelpunktion zur Abklärung in Betracht.

Dokumentation der Tumorbefunde

Alle Patienten sollen nach Sicherung der Tumordiagnose den zuständigen Tumorzentren gemeldet werden, soweit der Patient sein Einverständnis im Nachsorgekalender schriftlich bekundet hat. Die Dokumentation soll dabei entsprechend den Richtlinien des örtlichen Tumorzentrums oder der Arbeitsgemeinschaft Deutscher Tumorzentren (ADT) mit Hilfe des Basisdokumentationsbogen erfolgen.

Stadieneinteilung (Staging)

Das Staging ist von entscheidender Bedeutung für die prognostische Einschätzung und für die Therapieplanung. Nur bei Patienten, die aufgrund des fortgeschrittenen LK und/oder wegen des schlechten Allgemeinzustandes nur noch supportiv behandelt werden können, werden Staginguntersuchungen wegen fehlender Konsequenzen unterbleiben. Nach erfolgter Sicherung des Primärtumors mit exakter histologischer Differenzierung umfasst das Staging eine kontrastmittelverstärkte Computertomographie des Thorax sowie der Oberbauchorgane bis in Höhe der Nebennieren, eine Abdomensonographie, ein Skelettszintigramm sowie die Bestimmung der Tumormarker (siehe gesondertes Kapitel). Ein Schädel-CT ist obligater Bestandteil des Stagings beim kleinzelligen Lungenkarzinom wegen der relativ hohen Inzidenz

Tabelle 1. Klinische TNM-Klassifikation.

T	**Primärtumor**
Tx	Primärtumor kann nicht beurteilt werden, oder Nachweis von malignen Zellen im Sputum oder bei Bronchialspülungen, jedoch Tumor weder radiologisch noch bronchoskopisch sichtbar
T0	Kein Anhalt für Primärtumor
Tis	Carcinoma in situ
T1	Tumor 3 cm oder weniger in größter Ausdehnung, umgeben von Lungengewebe oder viszeraler Pleura, kein bronchoskopischer Nachweis einer Infiltration proximal eines Lappenbronchus (Hauptbronchus frei)[a]
T2	Tumor mit einem der folgenden Kennzeichen hinsichtlich Größe oder Ausbreitung: Tumor mehr als 3 cm in größter Ausdehnung Tumor mit Befall des Hauptbronchus, 2 cm oder weiter distal der Carina Tumor infiltriert viszerale Pleura assoziierte Atelektase oder obstruktive Entzündung bis zum Hilus, aber nicht der ganzen Lunge
T3	Tumor jeder Größe mit direkter Infiltration einer der folgenden Strukturen: Brustwand (einschließlich Tumoren des Sulcus superior), Zwerchfell, mediastinale Pleura, parietales Perikard, oder Tumor im Hauptbronchus weniger als 2 cm distal der Carina, aber Carina selbst nicht befallen, oder Tumor mit Atelektase oder obstruktiver Entzündung der ganzen Lunge
T4	Tumor jeder Größe mit Infiltration einer der folgenden Strukturen: Mediastinum, Herz, große Gefäße, Trachea, Ösophagus, Wirbelkörper, Carina; oder Tumor mit malignem Pleuraerguss[b]
N	**Regionäre Lymphknoten**
Nx	Regionäre Lymphknoten (LK) können nicht beurteilt werden
N0	Keine regionären Lymphknotenmetastasen
N1	Metastasen in ipsilateralen peribronchialen LK und/oder in ipsilateralen Hilus-LK (einschließlich einer direkten Ausbreitung des Primärtumors)
N2	Metastasen in ipsilateralen, mediastinalen und/oder subkranialen LK
N3	Metastasen in kontralateralen mediastinalen, kontralateralen Hilus-, ipsi- oder kontralateralen Skalenus- oder supraklavikulären LK
M	**Metastasen**
MX	Das Vorliegen von Fernmetastasen kann nicht beurteilt werden
M0	Keine Fernmetastasen
M1	Fernmetastasen

[a] Seltener, sich oberflächlich ausbreitender Tumor jeder Größe mit einer nur auf die Bronchialwand begrenzten Infiltration wird auch dann, wenn er sich weiter proximal ausdehnt, als T1 klassifiziert.
[b] Die meisten Pleuraergüsse bei Lungenkarzinomen sind durch den Tumor verursacht. Soweit die maligne Genese durch mehrfache zytologische Untersuchungen oder, zuverlässiger, thorakoskopisch ausgeschlossen wurde, kann der Tumor als T1, T2 oder T3 eingestuft werden.

stummer Hirnmetastasen, bei nicht-kleinzelligen Lungenkarzinomen, die histologisch keine Plattenepitheldifferenzierung aufweisen, sowie bei neurologischen Symptomen. Die Ergebnisse der genannten Untersuchungen ermöglichen eine Einteilung des LK nach dem TNM-System (siehe Tabellen 1–4). Die TNM-Klassifikation ermöglicht eine stadiengerechte Therapieplanung für jedes LK. Im Fall eines kleinzelligen LK ist die Einteilung in „Limited" und „Extensive Disease" nach wie vor klinisch relevant. Dabei umfasst „Limited" die Stadien I–III b, während „Extensive Disease" immer die Metastasierung ausserhalb des primär betroffenen Hemithorax bedeutet. Beim kleinzelligen LK wird das Stadium I nach TNM auch als „Very Limited Disease" bezeichnet (Tabelle 4).

Tabelle 2. Spezifizierung der Kategorien M1 und pM1.

Lunge	PUL	Knochenmark	MAR
Knochen	OSS	Pleura	PLE
Leber	HEP	Peritoneum	PER
Hirn	BRA	Nebennieren	ADR
Lymphknoten	LYM	Haut	SKI
Andere Organe	OTH		

Tabelle 3. Stadiengruppierung des LK unter Berücksichtigung von T, N, M (Mountain 1996 und UICC 1997).

Okkultes Karzinom		Tx	N0	M0
Stadium	0	Tis	N0	M0
Stadium	IA	T1	N0	M0
	IB	T2	N0	M0
Stadium	IIA	T1	N1	M0
	IIB	T2	N1	M0
		T3	N0	M0
Stadium	IIIA	T3	N1	M0
		T1	N2	M0
		T2	N2	M0
		T3	N2	M0
Stadium	IIIB	jedes T	N3	M0
		T4	jedes N	M0
	IV	jedes T	jedes N	M1

Tabelle 4. Stadieneinteilung des kleinzelligen LK.

Very Limited Disease (Stadium I)
  T1 oder T2 ohne ipsilaterale hiläre Lymphknotenmetastasen

Limited Disease (Stadium I bis III nach TNM)
  Befall eines Hemithorax mit oder ohne
  ipsilaterale hiläre Lymphknotenmetastasen
  ipsi- oder kontralaterale mediastinale Lymphknotenmetastasen
  Skalenus- oder supraklavikuläre Lymphknotenmetastasen
  Pleuraerguss (auch bei positiver Zytologie!)

Extensive Disease (Stadium IV nach TNM)
  Alle Patienten, die nicht Limited Disease sind.

Ergänzende Diagnostik zur Stadieneinteilung

Mediastinoskopie

Mit der klassischen Mediastinoskopie nach Carlens ist eine Palpation, Inspektion und Biopsie peritrachealer Lymphknoten oder sich bis zur Trachea erstreckender Tumoranteile möglich. Es handelt sich hierbei um die paratrachealen, die tracheobronchialen (Azygos-Gruppe rechts) und die ventralen Bifurkationslymphknoten. Nicht erfassbar sind Lymphknotengruppen im vorderen Mediastinum, im aortopulmonalen Fenster und präaortal. Diese können über eine parasternale diagnostische Mediastinotomie (im 2. oder 3. ICR; Montgomery-Prozedur) oder ggf. über eine Thorakoskopie erreicht werden. Die Computertomographie hat zur Beurteilung der mediastinalen Lymphknoten nur eine begrenzte Aussagekraft: Bei Lymphknoten unter 1 cm Durchmesser ist eine Metastasierung eher selten, über 1 cm Durchmesser eher häufiger. Allerdings weist die Computertomographie erhebliche Raten falsch-positiver wie auch falsch-negativer Befunde auf. Dementsprechend ist die klassische Mediastinoskopie zur Abklärung mediastinaler Lymphknotenmetastasen vor allem bei Patienten mit nicht-kleinzelligen LK und ohne Fernmetastasen wegen ihrer geringen Rate falsch-negativer Befunde (ca. 10%) und einer geringen Morbidität (ca. 2%) zu empfehlen (Evidenzklasse II b, Grad der Empfehlung B). Bei positiven mediastinalen Lymphknoten im PET-Scan sollte eine Bestätigung der Diagnose mittels einer invasiven

Stagingtechnik durchgeführt werden, wobei in der Regel die Mediastinoskopie gewählt werden sollte (Evidenzklasse II b, Grad der Empfehlung B).

Punktionstechniken

Als weitere Verfahren zum invasiven Staging stehen die transbronchiale Nadelaspiration (TBNA), die transthorakale Nadelaspiration (TTNA) und die endoskopische ultraschallgesteuerte Nadelaspiration (EUS-NA, endobronchial oder ösophageal) zur Verfügung. Die genannten Techniken sind je nach Lokalisation suspekter, vergrößerter Lymphknoten zur Bestätigung der Diagnose einer Lymphknotenmetastasierung geeignet. Ein vollständiges mediastinales Lymphknotenstaging ist mit diesen Punktionsverfahren dagegen in der Regel nicht durchführbar. Darüber hinaus weisen sie im Vergleich zur Mediastinoskopie eine höhere Rate falsch-negativer Befunde auf (Evidenzklasse II b, Grad der Empfehlung B).

Pathologische TNM-Klassifikation (pTNM)

Die Kategorien pT, pN und pM entsprechen den Kategorien T, N und M. Im Abflussgebiet von Tumoren oder einer tumorbedingten Retentionspneumonie findet man nicht selten reaktiv vergrößerte Lymphknoten (sog. „sarcoid-like reaction"), während beim kleinzelligen LK auch nicht vergrößerte Lymphknoten häufig metastatisch befallen sein können. Wenn somit therapeutische Entscheidungen vom Nachweis oder Ausschluss eines mediastinalen Lymphknotenbefalls abhängig gemacht werden müssen, so ist die Mediastinoskopie zur histologischen Sicherung in folgenden Situationen zu empfehlen:
1. Operabilitätsbeurteilung und exaktes Staging mit Nachweis oder Ausschluss eines mediastinalen Lymphknotenbefalls.
2. Histologische Tumorsicherung bei mediastinalem Lymphknotenbefall (N2/N3) im Falle einer negativen Bronchoskopie (vor allem bei onkologisch oder funktionell inoperablen Patienten).
3. Nachweis einer kontralateralen Lymphknotenmetastasierung (N3) als allgemein akzeptiertes Kriterium der kurativen Inoperabilität.
4. Nachweis eines ipsilateralen Lymphknotens (N2), sofern man daraus eine Kontraindikation zur Operation ableitet oder die Indikation zur neoadjuvanten Therapie gestellt wird.
5. Kleinzelliges LK im Stadium I vor geplanter Operation (in Ausnahmefällen). Eine Mediastinoskopie bei kleinzelligen Lungenkarzinomen im Rahmen der präoperativen Diagnostik ist nur vor einem potenziell kurativen Eingriff indiziert, nicht dagegen bei palliativer OP-Indikation. Generell sind vergrößerte Lymphknoten im CT nur dann durch Mediastinoskopie abzuklären, wenn die OP unter kurativen Gesichtspunkten durchgeführt werden soll. Da auf der linken Seite die hohen paratrachealen Lymphknoten kaum radikal ausgeräumt werden können, sind prä- und paratracheale linksseitige Lymphknoten bei linksseitigem Lungenkarzinom (ipsilateral) ebenfalls durch Mediastinoskopie abzuklären. Stellt sich ein Tumorbefall dieser hohen paratrachealen Lymphknoten heraus, so ist eine präoperative Behandlung mit Chemotherapie oder eine kombinierte Chemo-Radiotherapie ohne OP zu erwägen.

Oberbauch-CT

Sie dient der Beurteilung von Leber, Milz, Nieren, Nebennieren und Lymphknoten in Bezug auf Metastasen und andere pathologische Prozesse. Oberbauch- und Thorax-CT sollten zweckmäßigerweise zur gleichen Zeit erfolgen.

Sonographie des Abdomens

In Ergänzung zur Computertomographie und bei Nachweis von Metastasen zur Verlaufskontrolle.

Schädel-CT (CCT)

Das CCT ist beim kleinzelligen LK obligater Bestandteil des Staging, wegen der relativ hohen

Inzidenz stummer Metastasen. Ebenso erfolgt ein CCT obligat bei nicht-plattenepithelialen, nicht-kleinzelligen Lungenkarzinomen oder bei verdächtigen Symptomen.

Skelettszintigraphie

Die Skelettszintigraphie ist nur zur Suche nach Knochenmetastasen indiziert. Sie kann im Einzelfall wegen unspezifischer Anreicherungen (Trauma, Entzündungen) zu einer falsch-positiven M1-Klassifizierung führen. Entsprechende Befunde müssen daher immer unter Berücksichtigung der Gesamtsituation gesehen werden und gegebenenfalls durch Röntgenuntersuchungen, CT bzw. MRT ergänzt werden. Klinische Befunde (Schmerzen, neurologische Symptome) und Laboruntersuchungen (erhöhte alkalische Phosphatase, Tumormarker und gelegentlich Serum-Kalzium) können bei unklaren Szintigraphiebefunden hilfreich sein.

Knochenmarkbiopsie

Sie ist indiziert bei Verdacht auf Knochenmarkskarzinose (z. B. Anämie, Thrombopenie, Leukopenie) sowie beim kleinzelligen LK zum sicheren Nachweis eines Limited Disease-Stadiums, soweit die anderen Staginguntersuchungen noch keine Fernmetastasen ergeben haben und eine Operation geplant ist. Meist wird sie mit der sog. Jamshidi-Nadel durchgeführt.

Operabilität

Kriterien der Operabilität

Der Begriff der Operabilität des LK ist zu differenzieren in eine kurative oder palliative Operabilität, darüber hinaus müssen unterschiedliche Gründe für Inoperabilität differenziert werden: Die technische Inoperabilität ist meist bedingt durch die Tumorausbreitung, die funktionelle Inoperabilität durch Limitationen der Lungenfunktion und die allgemeine Inoperabilität durch gravierende Begleiterkrankungen. In diesem Sinne sind die folgenden Festlegungen der Inoperabilität nach Intention und Ursache genau zu differenzieren.

Kriterien der Inoperabilität in kurativer Absicht (palliative OP möglich)

Eine kurative Operation ist bei den folgenden Kriterien nicht mehr möglich. Im Einzelfall können aber palliative Eingriffe durchgeführt werden:
– gesicherte Fernmetastasen
– gesicherte Pleurametastasen
– gesicherter Tumorbefall der Hauptcarina (Tumorentfernung < als 1 cm)
– tumorbedingte Recurrens-Parese
– ipsilaterale supraklavikuläre, kontralaterale hiläre oder mediastinale Lymphknotenmetastasen
– tumorbedingte Phrenicus-Parese (Zwerchfelllähmung)

Technische Inoperabilität

Infolge lokaler Gegebenheiten ist eine kurative und eine palliative Operation technisch nicht mehr durchführbar. Dies ist meist der Fall bei Infiltration des Ösophagus, der Wirbelsäule, des Herzens und der Trachea. In Einzelfällen ist auch bei dieser Tumorausbreitung noch eine Operation in kurativer oder wenigstens palliativer Intention möglich.

Kriterien der allgemeinen Operabilität

Bei diesen Kriterien ist auch das Ausmaß der angestrebten Operation (z. B. Lobektomie oder Pneumonektomie) zu berücksichtigen:
– biologisches Alter über 80 Jahre
– Karnofsky-Index unter 50% bzw. ECOG-Index über 2
– gravierende andere Erkrankungen (z. B. Herzinfarkt innerhalb der letzten 6 Monate) oder manifeste Herzinsuffizienz der NYHA Klasse III und IV

Funktionelle Grenzwerte der Lunge (siehe Abbildung 3)

Die Untersuchung der funktionellen Operabilität sollte in der Regel vor ergänzenden Untersuchungen zur Stadieneinteilung erfolgen, da die entsprechenden Tests den Patienten wenig belasten, ohne Zeitverlust und ambulant kostensparend durchführbar sind, während sich z. B. invasive Staginguntersuchungen erübrigen, wenn bereits eine funktionelle Inoperabilität festgestellt wird. Das weitere Vorgehen bei funktioneller Inoperabilität orientiert sich ausschließlich an den möglichen therapeutischen Konsequenzen.

Lungenfunktionsprüfung

Mit der präoperativen Lungenfunktionsprüfung soll festgestellt werden, welches Ausmaß einer Lungenresektion für die Erhaltung einer hinreichenden postoperativen Lebensqualität nicht überschritten werden darf. Der prognostisch bedeutsamste Lungenfunktionsparameter ist die forcierte exspiratorische Einsekundenkapazität (FEV_1). Ist die FEV_1 auf weniger als 80% des Sollwertes vermindert, so ist die Durchführung einer Ganzkörperplethysmographie obligat.

Die arterielle oder kapilläre Blutgasanalyse dient in erster Linie dem Ausschluss von Patienten von einer Lungenresektion. Präoperativ sollte der arterielle Sauerstoffpartialdruck mindestens (PaO_2) 50–60 mmHg betragen, der Kohlendioxidpartialdruck ($PaCO_2$) sollte 50 mmHg nicht überschreiten. Aussagekräftiger als die Blutgasanalyse im Hinblick auf die Resektabilität eines Patienten ist die Diffusionskapazität im Single-Breath-Verfahren (DLco) (siehe Abbildung 3).

Ergeben die Messungen von FEV_1 und DLco Werte über 60% des Solls, so ist von einer Resektabilität des Paienten bis hin zur Pneumonektomie ohne besondere Gefährdung und mit guter postoperativer Funktionalität auszugehen. Liegen jedoch einer oder beide Werte unter 60% des Sollwertes, so sollte eine Ergospirometrie mit Bestimmung der maximalen Sauerstoffaufnahme ($V_{O_2}max$) erfolgen. Ergibt sich dabei eine $V_{O_2}max$ von über 15 ml/kg/min bzw.

über 75% des Sollwertes, so ist eine Pneumonektomie möglich, bei Werten unter 10 ml/kg/min bzw. unter 40% des Sollwertes besteht Inoperabilität. Im Zwischenbereich müssen die postoperativen Werte für FEV_1, DLco und $V_{O_2}max$ vorausgeschätzt werden. Hierzu bedient man sich der Lungenperfusions-Szintigraphie mit Quantifizierung. Das postoperative verbleibende Lungenvolumen ergibt sich aus der gesamten präoperativen Radioaktivitätsmenge (= 100%) vermindert um den prozentualen Anteil der Radioaktivität im zu resezierenden Lungenanteil an der Gesamtaktivität. Mit dem sich hieraus ergebenden Prozentsatz multipliziert man die präoperativen Messwerte für FEV_1, DLco und $V_{O_2}max$ und erhält die zu erwartenden postoperativen Werte („predicted postoperative", ppo): FEV_1-ppo, DLco-ppo und $V_{O_2}max$-ppo. Ergeben sich für FEV_1-ppo und DLco-ppo Werte über 40% des Sollwertes, so ist die vorgesehene Resektion mit vertretbarem Risiko durchführbar. Liegen einer oder beide Werte unter 40% des Sollwertes, so ist eine Resektion, die eine Absenkung der $V_{O_2}max$-ppo bis zu einer Grenze von 10 ml/kg/min bzw. 35% des Sollwertes zur Folge hätte, möglich; liegt die $V_{O_2}max$-ppo auch für die kleinste technisch mögliche und onkologisch sinnvolle Resektion unter 35% des Sollwertes bzw. unter 10 ml/kg/min, so besteht Inoperabilität (Evidenzklasse II b, Grad der Empfehlung B).

Bei primär funktioneller Inoperabilität muss zunächst jede Möglichkeit einer Verbesserung der Lungenfunktion durch medikamentöse und physikalische Therapiemaßnahmen genutzt werden, um ggf. dennoch eine Operabilität zu erzielen bzw. das Operationsrisiko zu senken. In Abhängigkeit von der Vorbehandlung können langwirksame β-Mimetika in Kombination mit kurz oder lang wirkenden Anticholinergika oder auch inhalative oder systemische Kortikosteroide sinnvoll sein. Letzteres insbesondere, wenn sich anamnestisch Hinweise auf eine erst kurz (Wochen) zurück liegende Exazerbation ergeben. Bei mukopurulentem Sputum ist außerdem der Einsatz eines Breitspektrumantibiotikums indiziert. Für COPD-Patienten sollte auf die Einhaltung der Therapieleitlinien geachtet werden.

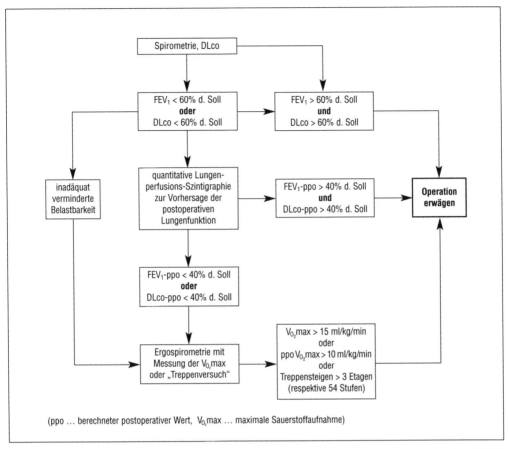

Abbildung 3. Algorithmus zur Beurteilung der funktionellen Operabilität vor Lungenresektion (nach ATS/ERS Task Force; Celli et al., Eur Respir J, 2004).

Lungenperfusions-Szintigraphie

Sie ermöglicht bei quantitativer Methodik zusammen mit der Lungenfunktion eine Abschätzung der zu erwartenden postoperativen Werte der Einsekundenkapazität (FEV_1-ppo), der Diffusionskapazität (DLco-ppo) und der maximalen Sauerstoffaufnahme (V_{O_2}max-ppo). Daraus leitet sich entsprechend Abbildung 3 das weitere Vorgehen ab (siehe auch Text oben).

Kardiale präoperative Funktionsdiagnostik

Beim kardial beschwerdefreien Patienten ohne Vorerkrankungen sind die klinische Untersuchung und das Ruhe-EKG ausreichend; allerdings sollte die Indikation zum Belastungs-EKG und ggf. Echokardiographie großzügig gestellt werden, da der perioperative Herzinfarkt eine wesentliche Mortalitäts- und Morbiditätsursache der LK-Patienten darstellt. Die Ergospirometrie mit Messung der maximalen Sauerstoffaufnahme erlaubt eine gute prognostische Risikobeurteilung, wobei eine V_{O_2}max < 15 ml/kg/min Patienten mit deutlich erhöhtem perioperativem Risiko charakterisiert. Ergeben sich in der Ergometrie oder Echokardiographie Hinweise auf eine kardiale Einschränkung, so ist eine Herzkatheteruntersuchung mit Koronarangiographie indiziert. Die Rechtsherzkatheteruntersuchung mit Messung des PA-Druckes ist in ihrer prognostischen Aussage eher weniger bedeutsam. Lediglich hohe PA-Mitteldrucke über 35 mmHg sind als Kontraindikation für eine Pneumonektomie anzusehen.

Vorgehen bei funktionell grenzwertiger Operabilität

Ergeben sich nach erweiterter Lungenfunktionsdiagnostik und allen oben dargestellten funktionellen Zusatzuntersuchungen (siehe Abbildung 3) trotz konservativ optimierter Therapie noch Zweifel an der Operabilität des Patienten bei sonst fehlender Kontraindikation, so sollte die Entscheidung im Rahmen eines interdisziplinären Konsils unter Abwägung des zu erwartenden Operationserfolges (Wahrscheinlichkeit eines kurativen Eingriffs) und des einzugehenden Risikos gestellt werden.

Literatur

Behr J (2002) Optimizing preoperative lung function. Current Opin Anaesthesiol 14: 65–69

Bollinger CT, Jordan P, Soler M, Stulz P, Tamm M, Wyser C, Gonon M, Perruchoud AP (1996) Pulmonary function and exercise capacity after lung resection. Eur Respir J 9: 415–421

Bollinger CT, Perruchoud AP (1998) Functional evaluation of the lung resection candidate. Eur Respir J 11: 198–212

British Thoracic Society (2001) BTS guidelines on diagnostic flexible bronchoscopy Thorax 56(S1): 1–21

Celli BR, MacNee W, Agusti A, Anzueto A, Berg B, Buis AS, Calverley PMA, Chavannes N, Dillard T, Fahy B, Fein A, Heffner J, Lareau S, Meek P, Martinz F, McNicholas W, Muris J, Austegard E, Pauwels R, Rennard S, Rossi A, Siafakas N, Tiep B, Vestbo J, Wouters E, ZuWallack R (2004) Standards for the diagnosis and treatment of patients with COPD a summary of the ATS/ERS position paper. Eur Respir J 23: 932–946

Detterbeck FC, DeCamp MM, Kohman LJ, Silvestri GA (2003) Invasive staging. Chest 123: 167S–175S

Fritscher-Ravens A, Bohuslaviszki KH, Brandt L, Bobrowski C, Lund C, Knöfel T, Pforte A (2003) Endoscopic ultrasound, positron emission tomography, and computerized tomography for lung cancer. Am J Respir Crit Care Med 168 (11): 1293–1297

Gdeedo A, Van Schil P, Corthouts B, Van Mieghem F, Van Meerbeeck J, Van Marck E (1997) Prospective evaluation of computed tomography and mediastinoscopy in mediastinal lymph node staging. Eur Respir J 10: 1547–1551

Haeussinger K, Ballin A, Becker HD, Bolcskei P, Dierkesmann R, Dittrich I, Frank W, Freitag L, Gottschall R, Guschall WR, Hartmann W, Hauck R, Herth F, Kirsten D, Kohlhaufl M, Kreuzer A, Loddenkemper R, Macha N, Markus A, Stanzel F, Steffen H, Wagner M (2004) Recommendations for quality standards in bronchoscopy. Pneumologie 58(5): 344–356

Harrow EM, Abi-Saleh W, Blum J, Harkin T, Gasparini S, Addrizzo-Harris DJ, Arroliga AC, Wight G, Mehta AC (2000) The utility of transbronchial needle aspiration in the staging of bronchogenic carcinoma. Am J Respir Crit Care Med 161: 601–607

Hauck RW (1995) Aussagekraft bronchoskopischer Biopsien und Zytologiegewinnung. Atemw Lungenkrankh 21: 552–557

Hauck RW (2001) Die transbronchiale Nadelaspiration (TBNA). Atemw Lungenkrankh 27: 20–31

Jiao J, Magistrelli P, Goldstraw P (1997) The value of cervical mediastinoscopy combined with anterior mediastinotomy in the preoperative evaluation of bronchogenic carcinoma of the left upper lobe. Eur J Cardiothorac Surg 11: 450–454

Rivera PM, Detterbeck F, Mehta TC (2003) Diagnosis of lung cancer. Chest 123: 129S–136S

Schulz C, Emslander H, Riedel M (1999) Beurteilung der funktionellen Operabilität von Patienten mit Bronchialkarzinom. Pneumologie 53: 337–347

Staples CA, Muller NL, Miller RR, Evans KG, Nelems B (1988) Mediastinal nodes in bronchogenic carcinoma: comparison between CT and mediastinoscopy. Radiology 167: 367–372

Thomas M, Gatzemeier U, Goerg R, Matthiessen W, Morr H, Schönfeld N, Ukene D, Stamatis G (2000) Empfehlungen zur Diagnostik des Bronchialkarzinoms. Pneumologie 54: 361–371

Varadarajulu S, Schmulewitz N, Wildi SF, Roberts S, Ravenel J, Reed CE, Block M, Hoffmann BJ, Hawes RH, Wallace MB (2004) Accuracy of EUS in staging of T4 lung cancer. Gastroint Endosc 59: 345–348

Wallace MB, Ravenel J, Block MI, Fraig M, Silvestri G, Wildi S, Schmulewitz N, Varadarajulu S, Roberts S, Hoffmann BJ, Hawes RH, Reed CE (2004) Endoscopic ultrasound in lung cancer patients with a normal mediastinum on computed tomography. Ann Thorac Surg 77(5): 1763–1768

Wallace MB, Silvestri GA, Sahai AV, Hawes RH, Hoffman BJ, Durkalski V, Hennesey WS, Reed CE (2001) Endoscopic ultrasound-guided fine needle aspiration for staging patients with carcinoma of the lung. Ann Thorac Surg 72: 1861–1867

Weisman IM (2001) Cardiopulmonary exercise testing in the preoperative assessment for lung resection surgery. Semin Thorac Cardiovasc Surg; 13: 116–125

Wiersema MJ, Vazquez-Sequeiros E, Wiersema LM (2001) Evaluation of mediastinal lymphadenopathy with endoscopic US-guided fine-needle aspiration biopsy. Radiology 219: 252–257

Worth H, Buhl R, Cegla U, Criée CP, Gillissen A, Kardos P, Köhler D, Magnussen H, Meister R, Nowak D, Petro W, Rabe KF, Schultze-Werninghaus G, Sitter H, Teschler H, Welte T, Wettengel R (2002) Leitlinie der Deutschen Atemwegsliga und der Deutschen Gesellschaft für Pneumologie zur Diagnostik und Therapie von Patienten mit chronisch obstruktiver Bronchitis und Lungenemphysem (COPD). Pneumologie 56: 704–738

CT-Diagnostik von Lungentumoren

(C. Engelke)

Lungenkarzinom

Die Computertomographie besetzt im Tumorstaging von LK eine zentrale Position. Zusätzlich besitzt sie einen etablierten Stellenwert in der Verlaufsbeurteilung unklarer Lungenrundherde. Der Nutzen der CT in der systematischen Früherkennung von LK ist bislang jedoch nicht eindeutig belegt.

Der therapeutische Ansatz hängt bei Patienten mit LK von der Tumorgröße, der lokalen Tumorausbreitung mit Lappen- oder Organüberschreitung, dem Befall hilärer und mediastinaler Lymphknoten und von einer potenziellen Fernmetastasierung ab. Das CT-Staging liefert entscheidende Informationen zur Patientenselektion für die operative Therapie oder Radio-Chemotherapie und deren Planung und ist wertvoll in der präoperativen Verlaufsbeurteilung dieser Patienten. Es muss allerdings einschränkend erwähnt werden, dass etwa 40% aller Patienten mit LK mit der CT im Vergleich zum intraoperativen Staging falsch eingeschätzt werden (1).

Die Scanstrategie ergibt sich aus dem Tumorausbreitungsmuster: Die höchsten lymphatischen Metastasierungsraten treten bei dem kleinzelligen Lungenkarzinom auf. Von hämatogener Metastasierung sind am häufigsten Leber, Nebennieren und Cerebrum mit je etwa 40% betroffen, gefolgt vom Skelett, den abdominellen Lymphknoten und den Nieren in etwa 25–30% der Fälle (1).

Die Untersuchung wird zur besseren Erkennbarkeit mediastinaler und hilärer Lymphknoten standardmäßig mit intravenöser Kontrastmittelinjektion durchgeführt. Der Scanbereich sollte außer den Lungen die Nebennieren und beim Erststatus ebenfalls die ganze Leber miterfassen. Ein kraniales CT oder MRT zum Ausschluss zerebraler Metastasen ist empfehlenswert, sobald die Diagnose gesichert ist. Die Niedrigdosis-CT ist für das LK-Screening relevant und wird im Rahmen von Studien generell ohne Kontrastmittel durchgeführt.

T-Staging

Bei der Beurteilung der lokalen Tumorinvasivität liegt die Treffsicherheit der CT bei nur 50–70% (1). CT und MRT haben dieselben Limitationen in der Evaluation von Hauptbronchus-, Carinal- und Trachealinvasion oder Lobär- bzw. Hauptpulmonalarterieninfiltration.

Eine Kontrastmittelgabe ermöglicht häufig, den Tumor von Arealen poststenotischer Atelektase und Pneumonie abzugrenzen, welche ein stärkeres Enhancement aufweisen. Indirekte Zeichen einer Tumormanifestation innerhalb eines Konsolidationsareals schließen einen S-förmigen Lobärspalt, einen fehlenden Volumenverlust bei Atelektase, hiläre Lymphadenopathie und fehlendes Ansprechen einer Konsolidierung auf Antibiotikatherapie ein. In der Beurteilung fissurenüberschreitenden Tumorwachstums sind multiplanare Reformationen (MPR) insbesondere bei Dünnschichttechnik sehr sensitiv. Das Vorliegen eines Pleuraergusses hingegen erfordert regelmäßig den zytologischen Malignitätsausschluss (Tumorstadium IV).

Die lokale Infiltration mediastinalen Fettgewebes ist nicht notwendigerweise mit einer Irresektabilität verbunden: Vielmehr kann das Vorliegen eines von drei Kriterien zur Diagnose einer Tumorresektabilität (T3) herangezogen werden:
a) weniger als 3 cm Mediastinalkontakt,
b) erhaltene mediastinale Fettlinie, oder
c) Aortenkontakt an weniger als 90° der Zirkumferenz (2) (Evidenzklasse III, Grad der Empfehlung C).

Eine Invasion des Mediastinums (T4-Tumor) sollte hingegen bei kompletter Ummauerung oder Konstriktion vitaler mediastinaler Strukturen (Trachea, große Gefäße, Herz, Ösophagus), Wirbelkörperdestruktion bzw. -ummauerung oder bei Tumorüberschreitung der Medianlinie angenommen werden (1). Die Invasion der oberen Lungenvene ist ein zuverlässiger Indikator einer Perikardinfiltration, während die der unteren Lungenvene nicht als solcher angesehen werden kann.

Auch eine Invasion der Thoraxwand ist nicht länger notwendigerweise eine Kontraindikation für die operative Therapie. Knöcherne Rippenarrosionen gelten in der CT und MRT als sicheres Kriterium einer Thoraxwandinvasion. Weder CT noch MRT erlauben jedoch eine Differenzierung zwischen früher Thoraxwandinvasion durch Tumor und inflammatorischer Thoraxwandadhäsion. Die dynamische CT oder andere Schnittbilduntersuchungen (z. B. Sonographie), die die freie Mobilität der Lunge zum Ausschluss einer Thoraxwandinvasion nutzen, sind nur in den unteren beiden Thoraxdritteln aussagekräftig.

Im Vergleich zur CT, der bisher bevorzugten Standard-Stagingmethode, liefert die Dünnschicht-Multidetektor-CT mit KM-Bolusinjektion bei Tumoren im oberen Sulcus unter Verwendung koronarer und sagittaler multiplanarer Reformationen identische Informationen in dieser Region (Region von Plexus brachialis und Vasa subclavia). Die MRT ist jedoch weiterhin zur Darstellung einer intraspinalen Tumorextension vorzuziehen.

N-Staging

Der mediastinale Lymphknotenstatus ist integraler Bestandteil des TNM-Systems und enthält kritische Information zur Therapieplanung und Prognoseabschätzung. Unglücklicherweise hat die Abschätzung der Lymphknotengröße (10 mm Cutoff der kurzen Achse) unbefriedigende Sensitivitäten (41–67%) und Spezifitäten (50–86%), (1, 3) (Evidenzklasse III, Grad der Empfehlung C). Das Hinzuziehen verschiedener morphologischer Daten der Lymphknotenform und der angrenzenden Pleura in der hochauflösenden Multislice-CT kann jedoch diese Werte verbessern. Meist metastasieren LK kontinuierlich entlang der drainierenden Lymphknotenstationen. Eine relative Vergrößerung von Lymphknoten im Bereich der mediastinalen Drainagewege um mehr als 5 mm im Vergleich zu anderen Lymphknotenstationen kann einen relativ hohen positiven Vorhersagewert von 95% für Metastasen ermöglichen (4). Tumoren der rechten Lunge metastasieren eher ipsilateral nodal (besonders Unterlappentumoren), wohingegen linksseitige Malignome häufig die kontralateralen Lymphknoten befallen. Zentrale Adenokarzinome haben zum Zeitpunkt der Diagnose bereits vielfach in „normal große" mediastinale Lymphknoten metastasiert, im Gegensatz zu zentralen Plattenepithelkarzinomen (1).

Die FDG-PET hat im Lymphknotenstaging des Lungenkarzinoms eine der CT deutlich überlegene diagnostische Genauigkeit und sollte deshalb der CT vorgezogen werden. Die mittlere Sensitivität und Spezifität liegen bei 88% (76–100%) bzw. 93% (81–100%) (5) (Evidenzgrad III, Grad der Empfehlung C).

Daneben schafft die CT eine Basis bei der Auswahl der korrekten invasiven Methoden zum Sampling unklarer Lymphknoten. Dieses schließt die Thorakoskopie und die kontralaterale lymphatische Dissektion während der Thorakotomie ein. Keines der heutigen Schnittbildverfahren erlaubt jedoch eine Aussage über eine lokale mediastinale Lymphangiosis carcinomatosa, die in der Regel eine explorative Dissektion unmöglich macht.

Weiterhin gilt: Der Lymphknotenstatus zentraler T3-Adenokarzinome, von oberen Sulcustumoren und anderer die Thoraxwand infiltrierender Malignome, sollte präoperativ mediastinoskopisch abgeklärt werden, um ein ggfs. unnötiges Operationsrisiko vermeiden zu können.

Posttherapeutischer Follow-up und Tumornachsorge

Die CT ist die bildgebende Modalität der Wahl zum postoperativen Follow-up sowie eingeschränkt zur Detektion eines Rezidivs in der Tumornachsorge. Jede neu aufgetretene inhomogene Raumforderung in der Pneumonektomiehöhle ist tumorverdächtig im Sinne eines Lokalrezidivs. Problematischer sind jedoch die CT-Reevaluation residualen Tumorgewebes oder Befunde nach neoadjuvanter Chemotherapie, welche oft mit den gängigen CT-Kriterien überschätzt werden. Hier zeigt die PET einen methodischen Vorteil und besitzt entsprechend einen erhöhten diagnostischen Wert (6). Die wichtigsten CT-morphologischen Kriterien zur Beurteilung eines Restbefundes bzw. rezidivverdächtigen Areals sind die Größenänderung im Verlauf, die Randkonfiguration und das Enhancement im Zeitverlauf.

Peripheres Lungenkarzinom

Da etwa 40% aller pulmonalen Malignome in der Lungenperipherie diagnostiziert werden (per definitionem mindestens 2 cm distal der Carina), ist diese Differenzialdiagnose bei „unklaren" Lungenrundherden immer einzuschließen (1).

Bei peripheren Adenokarzinomen und bronchoalveolären Karzinomen (BAK), den bislang in Screeningstudien am häufigsten detektierten Tumoren, kommen neben solitär nodulären Manifestationen auch multizentrische Manifestationen bzw. lobäre Konsolidierungen vor. Dabei ist zu bemerken, dass ausgedehntere milchglasartige Anteile in solitären peripheren Herdbefunden in der Dünnschicht-CT mit einem höheren non-invasiven BAK-Anteil einhergehen, während Adenokarzinome mit invasiven Anteilen eher als solide Rundherde erscheinen (7) (Evidenzgrad IV, Grad der Empfehlung D). Wegen der guten Korrelation dieser CT-Charakteristika mit der histologischen Klassifizierung und ihrer prognostischen Relevanz ist es deshalb sinnvoll, zwischen soliden, teilsoliden und nichtsoliden bzw. milchglasartigen peripheren Herdbefunden zu differenzieren. Nichtsolide solitäre Herdbefunde eines BAK sind mit einer sehr hohen chirurgischen Heilungsrate assoziiert, und diese Patienten benötigen lediglich eine Keilresektion statt einer Standardlobektomie (7) (Evidenzgrad IV, Grad der Empfehlung D).

Fälle mit multizentrischen bzw. konsolidierende Formen von Adenokarzinomen und BAK entsprechen hingegen fortgeschritteneren Stadien. Eine lobäre Konsolidierung mit Aerobronchogrammen ist in diesen Fällen eventuell nicht von einem pneumonischen Infiltrat differenzierbar (7).

Generell steigert ein Bronchusanschluss peripherer Lungenkarzinome die positive Sputumzytologierate von ca 15% auf 60% und hilft bei der Entscheidung für das weitere diagnostische Procedere (Bronchoskopie vs. Biopsie).

Eine negative CT schließt in einem diagnostisch unklaren Fall ein LK keinesfalls aus und weitere diagnostische Tests wie Fluorenzenzbronchoskopie – komplementiert von wiederholter Biopsie – können im weiteren Work-up notwendig werden.

Bronchuskarzinoide

Diese seltenen Tumoren (< 5% aller Lungentumoren) mit weitem Altersspektrum zeigen klinische Eigenschaften, die von langsam wachsenden lokal invasiven bis zu aggressiven metastasierenden Tumoren reichen (1). Analog gibt es zwei Hauptformen, sog. typische Karzinoide (85–90%) und atypische Karzinoide (10–15%). Letztere weisen zelluläre Eigenschaften zwischen denen typischer Karzinoide und kleinzelliger LK auf (1). Sie gehören daher vermutlich zu einem gemeinsamen Spektrum mit dem kleinzelligen LK. Nur 15% der typischen Karzinoide metastasieren, während dieses bei 50% der atypischen der Fall ist. Die Metastasierung aggressiverer Läsionen verläuft vor der hämatogenen Aussaat zunächst über hiläre und mediastinale Lymphknoten. Etwa 10–20% aller Karzinoide sind solitäre pulmonale Rundherde mit einer mittleren Größe von mehreren Zentimetern und weisen in bis zu 30% Verkalkungen oder Verknöcherungen auf. In diesen Läsionen kann ebenfalls meist eine Assoziation zu benachbarten Bronchien nachgewiesen werden.

Typische Karzinoide gehen in den meisten Fällen von einem Haupt-, Lappen- oder Segmentbronchus aus und bei endobronchialem Wachstum häufig mit einer entsprechenden Obstruktionssymptomatik einher, die rezidivierende Pneumonien, Mukozelen, Bronchiektasen und Lungenabszessformation distal des Tumors zur Folge haben kann. Die Belüftung der distalen Lungenanteile wird in vielen Fällen über Kollateralventilation (Kohn'sche Poren) aufrecht erhalten. Besonders in Fällen mit ektoper ACTH-Produktion ist die Läsion häufig sehr klein und mit der CT nur sehr schwierig detektierbar. Die MRT kann in T2- oder STIR-Sequenzen aufgrund des höheren intrinsischen Kontrastes zwischen signalarmem Lungenparenchym und signalreicher Tumormatrix hier Vorteile bieten. Ansonsten ist die Suche mittels Octreotid-PET (etwa 95% Sensitivität) in diesen Fällen der CT vorzuziehen (8).

Virtuelle Bronchoskopie

Die wichtigsten Vorteile der virtuellen Bronchoskopie gegenüber fiberoptischer Bronchoskopie sind Non-Invasivität, Möglichkeit der Evaluation poststenotischer Bronchialabschnitte, freie Inversion der Blickrichtung und Beurteilung der Umgebungsstrukturen aus dem 3D-Datensatz. Die virtuelle Bronchoskopie ist somit eine Ergänzung der fiberoptischen Bronchoskopie, kann diese aber bei Patienten mit LK und notwendiger Biopsie nicht ersetzen (6). Die virtuelle Bronchoskopie mit semitransparenten Bronchusmodellen kann allerdings bei der transbronchialen Biopsie hilfreich sein, besonders wenn kein Zytologe zur unmittelbaren Analyse eines Feinnadelaspirates zur Verfügung steht.

Differenzialdiagnose und Follow-up pulmonaler Rundherde

Lungenrundherde gehören zu den häufigsten CT-Befunden überhaupt. Viele pulmonale Pathologien zeigen Rundherde als eine von mehreren variablen radiologischen Manifestationen der Erkrankung. Unglücklicherweise sind trotz radiologischer Abklärung etwa 50% aller chirurgisch/thorakoskopisch entfernten Rundherde benigne. Die Evaluation morphologischer Kriterien mit der CT kann bei der Differenzierung gutartiger von malignen Läsionen helfen und eine weitergehende Abklärung indizieren. Es gibt allerdings eine ausgeprägte Überlappung intrinsischer Charakteristika benigner und maligner Läsionen. Der Nachweis von Fettgewebe ist ein relativ guter Indikator für die Benignität eines Rundherdes, kann jedoch in kleineren Läsionen durch Partialvolumeneffekte mit benachbarter Luft imitiert werden. Der Nachweis und die Verteilung von Verkalkungen (exzentrisch oder disseminiert, bzw. in < 10% des Läsionsquerschnitts) kann ebenfalls bei der Differenzierung benigner Rundherde helfen (1). Die Dünnschicht-CT ist etwa 10–20-mal sensitiver als die konventionelle Radiographie und erlaubt eine quantitative Erfassung von Verkalkungen. Bei unspezifischer initialer Evaluation wird der Rundherd als „undeterminiert" klassifiziert und muss im Verlauf beobachtet oder zum Malignomausschluss weiter abgeklärt werden. Nach modifizierter Empfehlung der American Society for Thoracic Radiology ist die Größenzunahme das verlässlichste Kriterium für den Follow-up von unklaren Rundherden unter 1 cm (9) (Evidenzgrad III, Grad der Empfehlung C):

Rundherde unter 4 mm sollten nach 12 Monaten kontrolliert werden.
Rundherde von 4–8 mm sollten in dreimonatigem Abstand kontrolliert, bei Größenzunahme sollte die Resektion erwogen werden.
Rundherde von 8–20 mm sollten grundsätzlich mittels CT-Enhancement-Protokoll oder PET weiter abgeklärt und über 20 mm biopsiert oder reseziert werden.

Lungenrundherde können als benigne angesehen werden, wenn über mindestens zwei Jahre keine Größenänderung eintritt. Nur sehr selten liegt die Volumenverdoppelungsrate primärer Malignome über 18 Monaten. In solchen Fällen handelt es sich meist um BAK, mukoepidermoide Tumoren oder adenoidzystische Karzinome.

Das Fehlen eines signifikanten Peak-Enhancements (< 15 HU) bei undeterminierten Rundherden über 1 cm hat einen hohen prädiktiven Wert für Benignität (Sensitivität 98%, Spezifität 58%, Accuracy 77%) (Evidenzgrad IV, Grad der Empfehlung D). Die Sensitivität ist durchaus mit der FDG-PET (94–100%) vergleichbar, während die PET in der Spezifität der CT deutlich überlegen ist (> 90%). Die Enhancementanalyse erfordert serielle Scans 1–4 min nach

Beginn der Kontrastmittelgabe und ist somit in der ambulanten Praxis nicht ohne weiteres durchführbar. Klinisch eignet sie sich jedoch gut in Ergänzung zum Größenverlauf im Follow-up solitärer Rundherde.

Weniger spezifische morphologische Kriterien schließen für Benignität eine glatte Berandung, sowie für Malignität einen irregulär spikulierten Rand, konvergierende Gefäße, Pleurafinger, eine Retraktion umliegender Strukturen, einen Durchmesser > 3 cm, den Nachweis einer drainierenden Lungenvene, exzentrische dickwandige Kavitationen (≥ 8 mm Wanddicke), rasches Enhancement > 20 HU ein und sind lediglich als Zusatzkriterien bezüglich einer weiteren diagnostischen Abklärung wertvoll (1, 6).

Screening mit Niedrigdosis-CT

Ältere Studien mit Thoraxübersichtsröntgen zum Screening von Lungentumoren zeigten keine statistisch signifikante Verbesserung der Prognose von positiv detektierten behandelten Patienten mit LK (10). Die hochauflösende Niedrigdosis-CT hat den Vorteil, wesentlich kleinere Läsionen erfassen zu können, was sich in einer erhöhten Detektionsrate kleinerer Lungenkarzinome bemerkbar gemacht hat. Verschiedene Gruppen haben gezeigt, dass mit der Dünnschicht-CT mehr Läsionen im Tumorstadium I (61–93%) gefunden werden als mit anderen diagnostischen Modalitäten (9, 13, 14). Die Detektionsrate für Malignome liegt zwischen 1 und 2%. Allerdings bleibt unklar, ob diese verbesserte Detektion eine echte Verschiebung des Tumorstadiums bewirkt oder vielmehr einen sog. Überdiagnosebias widerspiegelt (9, 11). Die amerikanischen und japanischen Studien zeigen einen deutlichen Trend zur Detektion langsam wachsender Adenokarzinome bzw. BAK, während hochaggressive Läsionen immer noch aufgrund klinischer Symptome diagnostiziert werden (sog. Length-time Bias). Auch kleine Läsionen bis 5 mm können schon fortgeschrittene Tumorstadien repräsentieren, was darauf hindeutet, dass das biologische Tumorverhalten möglicherweise schon vor der radiologischen Detektion determiniert wird (9, 12). Auch andere Faktoren wie „Lead-time Bias" und Überdiagnose sind in nicht randomisierten Studien ohne Kontrollgruppe nicht ohne weiteres abschätzbar. Erste Fünfjahresergebnisse mit Niedrigdosis-CT liegen mittlerweile vor (9). Ein klarer Benefit des CT-Screenings zur Früherkennung von Lungentumoren, der sich in verbesserter Lebensqualität, Morbidität oder Überleben äußert, ist jedoch weiterhin nicht erkennbar (Evidenzgrad III, Grad der Empfehlung C).

Geeigneten Patienten, die eine Vorsorge erhalten möchten, wird deshalb empfohlen, an einer klinisch kontrollierten Studie teilzunehmen.

Literatur

1 Hansell DM Armstrong P (2004) Imaging of diseases of the chest. Mosby, Harncourt Publishers Ltd.
2 Glazer HS, Kaiser LR, Anderson DJ et al (1989) Indeterminate mediastinal invasion in bronchogenic carcinoma: CT evaluation. Radiology 173: 37–42
3 Arita T, Matsumoto T, Kuramitsu T et al (1996) Is it possible to differentiate malignant mediastinal nodes from benign nodes by size? Reevaluation by CT, transespohageal echocardiography, and nodal specimen. Chest 110: 1004–1008
4 Buy JN, Ghossain MA, Poirson F (1988) Computed tomography of mediastinal lymph nodes in non-small cell lung cancer: a new approach based on the lymphatic pathway of tumour spread. J Comp Assist Tomogr 12: 545–552
5 Lowe VJ, Naunheim KS (1998) Positron emission tomography in lung cancer. Ann Thorac Surg 65: 1821–1829
6 Prokop M, Galanski M (2003) Spiral and multislice computed tomography of the body, 1st edition. Thieme, Stuttgart New York
7 Travis WD, Garg K, Franklin WA et al (2005) Evolving concepts in the pathology and computed tomography imaging of lung adenocarcinoma and bronchioloalveolar carcinoma. J Clin Oncol 23: 3279–3287
8 Westlin JE, Janson ET, Arnberg H et al (1993) Somatostatin receptor scintigraphy of carcinoid tumors using the [111In-DTPA-D-Phe1]-octreotide. Acta Oncol 32: 783–786
9 Swensen SJ, Jett JR, Hartman TE et al (2005) CT screening for lung cancer: five-year prospective experience. Radiology 235: 259–265
10 Swensen SJ, Jett JR, Hartman TE et al (2003) Lung cancer screening with CT: Mayo Clinic experience. Radiology 226: 756–761
11 Patz EF Jr, Goodman PC, Bepler G (2000) Screening for lung cancer. N Engl J Med 343: 1627–1633

12 Henschke CI, Naidich DP, Yankelevitz DF et al (2001) Early Lung Cancer Action Project: initial findings on repeat screening. Cancer 92: 153–159
13 Diederich S, Wormanns D, Lenzen H, Semik M, Thomas M, Peters PE (2000) Screening for asymptomatic early bronchogenic carcinoma with low dose CT of the chest. Cancer 89 (suppl): 2483–2484
14 Diederich S, Wormanns D, Semik M et al (2002) Screening for early lung cancer with low-dose spiral CT. Prevalence in 817 asymptomatic smokers. Radiology 222: 773–781

MRT-Bildgebung des Lungenkarzinoms und der wichtigsten Metastasenlokalisationen

(R. Eibel)

Einführung

Die Magnetresonanztomographie (MRT) kann neben dem Ultraschall als einziges radiologisches Verfahren Bilder des menschlichen Körpers ohne ionisierende Strahlen erzeugen. Die Voraussetzungen dafür sind Gewebe bzw. Organe, die eine ausreichend hohe Anzahl an Atomkernen mit ungeraden Protonen- und/oder Neutronenzahlen aufweisen. Nach Ausrichtung der Kerne in einem starken äußeren Magnetfeld und Einstrahlen von elektromagnetischen Hochfrequenzwellen wird die erzeugte Kernrelaxation i. S. eines Induktionsstelles gemessen und nach verschiedenen Gewichtungen ausgelesen (T1-Spin-Gitter- und T2-Spin-Spin-Relaxationszeit).

Die histologische Zusammensetzung und die Lagebeziehung der Lungen stellt die MR-Bildgebung aber vor erhebliche Probleme, die sich in drei Hauptfaktoren unterteilen lassen:
1. Der Hauptbestandteil der Lungen ist Luft. Die Anzahl der zur Signalgebung beitragenden Atomkerne ist so gering, dass Luft in der MRT kein Signal gibt. Die vielen Grenzflächen zwischen Luft in den Alveolarräumen bzw. den luftleitenden Strukturen führen zu lokalen Inhomogenitäten mit signifikanten, die Bildgebung erheblich störenden Suszeptibilitätsartefakten. Die Folgen sind verwaschene Lungenstrukturen und eine schlechte Bildqualität.
2. Die geringe Menge an signalgebendem Gewebe führt generell zu einer niedrigen Protonendichte und damit zu einem niedrigen Signal-zu-Rausch-Verhältnis.
3. Die Bildqualität wird zudem durch die physiologischen Bewegungen beeinträchtigt, im Einzelnen durch Atmung, Herz- und Gefäßpulsationen, aber auch durch mehr oder weniger willkürliche Bewegungen des Patienten. Durch technische Fortschritte konnten in den letzten Jahren gerade diese Limitationen reduziert werden (Atemanhaltetechniken, respiratorisches Gating, größere Anzahl an Akquisitionen, Fettsättigung und EKG-Triggerung).

Für einen sinnvollen diagnostischen Einsatz der MRT ist es wichtig, dass der Anwender die Vor- und Nachteile des Verfahrens kennt, gerade auch im Hinblick auf die mittlerweile als Standardmethode anerkannte Computertomographie (CT). Eine Steigerung der Spezifität muss sich aus einer verbesserten morphologischen Information und Gewebecharakterisierung ergeben, eine Steigerung der Sensitivität aus einer verbesserten räumlichen Auflösung. Dies alles dient letztlich einem exakteren Staging des Lungentumors gemäß dem TNM-System.

Der Lungenrundherd

Die (Früh-)Diagnose des Lungenrundherdes (LRH) ist durch die um den Faktor 5–10 geringere Ortsauflösung der MRT im Vergleich zur hochauflösenden CT (HR-CT) von vorneherein eingeschränkt. Zudem liefert das Lungenparenchym kein adäquates Signal (Gründe s. o.); Bewegungsartefakte limitieren zudem die Bildqualität. Gerade wichtige anatomische Landmarken wie Segmentbronchien oder Lappenspalten können nur schwer bzw. gar nicht erkannt werden. Ein wichtiges Kriterium für die Benignität ist neben der Größenkonstanz über zwei Jahre die Dichte eines LRH, bzw. der Nachweis von spezifischen Verkalkungen, insbesondere in der HR-CT. Das Fehlen von beweglichen Protonen macht das Kalzium für die MR-Bildgebung aber praktisch unsichtbar. Andererseits führt jedoch die Gewebsvermehrung im Rahmen eines Tumorknotens im weitgehend signalfreien Lungenparenchym zu einer

Ansammlung von Protonen, die MR-tomographisch detektiert werden können.

Eindeutige Vorteile der MRT liegen in der Charakterisierung von zystischen pulmonalen Prozessen und der Darstellung von Gefäßen ohne Gabe von Kontrastmittel (KM). Durch den sog. Black-blood-Effekt lässt sich ein Blutgefäß eindeutig ohne KM von umgebenden mediastinalen Strukturen abgrenzen, sodass eine diagnostische Schwierigkeit, zwischen Gefäß und Lymphknoten (LK) zu unterscheiden, nicht besteht. Auch lässt sich meist die Frage beantworten, ob ein Gefäßverschluss, z. B. durch eine Tumorinvasion, vorliegt.

Mit der CT kann die Unterscheidung zwischen Obstruktionsatelektase und Tumor problematisch sein. Der erhöhte Wassergehalt in der Atelektase bewirkt aber ein meist im Vergleich zum Tumor erhöhtes Signal auf T2-gewichteten Bildern. Hier kann zudem die intravenöse (i. v.) Gabe von paramagnetischem KM hilfreich sein (dynamische Bildgebung). Maligne Tumoren zeigen ein charakteristisches rasches First-pass-KM-Enhancement, während Granulome eine signifikant geringere KM-Aufnahme aufweisen. Im Gegensatz zu Tumoren haben jedoch Atelektasen noch ein viel deutlicheres KM-Enhancement.

Diese Faktoren führen zu folgenden Detektionsraten in der MRT: Die Sensitivität liegt bei LRH < 5 mm bei ca. 36% und steigt bei LRH > 15 mm auf 100%. *Webb* et al. konnten zeigen, dass die Sensitivität der MRT T3- und T4-Tumoren von T0- bis T2-Läsionen zu unterscheiden bei 56% lag, im Vergleich dazu war die CT mit 63% nur marginal besser. Die Spezifität lag bei 84% für die MRT und bei 80% für die CT. Bei Verwendung zusätzlicher spezieller fettsupprimierter Techniken (STIR) lässt sich die Sensitivität der MRT sogar auf 85% steigern.

Neuere Sequenzentwicklungen, z. B. HASTE, lassen durch die Verbesserung des Signal-zu-Rausch-Verhältnisses noch höhere Detektionsraten erwarten.

Zum gegenwärtigen Zeitpunkt kann die MRT aber nicht als Methode der Wahl für die Detektion des LRH empfohlen werden.

Tumoreinbruch in das Mediastinum

Per definitionem gilt eine Tumorinvasion in das Mediastinum als T4-Läsion, d.h. als nicht resezierbar. Die CT weist erhebliche Unsicherheiten auf, die Mediastinalinvasion sicher zu detektieren. Im Falle der Unterschätzung würde ein Patient mit einem nicht-resezierbaren Tumor unnötigerweise dem Risiko einer Operation ausgesetzt, im Falle der Überschätzung würde einem primär kurativ behandelbaren Patienten die adäquate Therapie vorenthalten. Die Sensitivität der CT liegt nur bei 50%, die Spezifität bei etwa 85%.

Mit T1-gewichteten Bildern stellen sich mediastinales Fett und organumgebende Fettlamellen sehr hell dar, eine signalabsenkende Tumorinfiltration ist daher gut detektierbar. Wie oben bereits beschrieben sind die Blutgefäße in der T1-Wichtung signallos oder -arm. Dies erleichtert die Darstellung einer Tumorinvasion in die mediastinalen Gefäße und in die Herzhöhlen. Weitere wichtige Sequenzen für die Abklärung der Gefäße ohne KM sind Time-of-flight- (TOF) und Phasenkontrast (PC)-Techniken. Insgesamt liegt die Sensitivität der MRT bei bis zu 80% und die Spezifität bei 80–98%.

Gegenwärtig gilt folgende Empfehlung: Das T-Stadium sollte mittels CT evaluiert werden, eine primäre MRT-Indikation besteht nicht (Evidenzgrad IIa, Grad der Empfehlung B). Die MRT sollte dann Anwendung finden, wenn die CT nicht eindeutig ist und sich eine Konsequenz im Patientenmanagement aus der Zusatzinformation ableiten würde.

Lymphknoteninfiltration

Prognose und Therapieentscheidung hängen maßgeblich von einer suffizienten Beurteilung des Ausmaßes der Tumorausdehnung ab. Während bei N2-Läsionen (Befall ipsilateraler mediastinaler Lymphknoten) prinzipiell noch ein kurativer Ansatz verfolgt werden kann, gelten N3-Läsionen (u. a. Befall der kontralateralen mediastinalen Lymphknoten) als weitgehend nicht resektabel. Die Limitationen der CT liegen darin, dass im Wesentlichen nur die Lymphknoten-Größe als Malignitätskriterium zu werten ist – mit den sich daraus ergebenden Einschränkungen.

Die gute Abgrenzbarkeit der Lymphknoten auf T1-gewichteten Bildern im umgebenden mediastinalen Fett führt dazu, dass CT und MRT vergleichbar sensitiv und spezifisch sind (zwischen 50% und 80%, wechselnd in verschiedenen Studien). Die erhoffte spezifischere Gewebecharakterisierung mittels KM hat sich leider nicht erfüllt. Neuere pharmazeutische Präparationen geben aber zu der Hoffnung Anlass, dass sich die Lymphknoten-Charakterisierung mit der MRT dramatisch verbessern lässt. I. v. injizierte ultrakleine Eisenoxidpartikel (USPIO) lagern sich im retikulo-endothelialen System (RES) gesunder Lymphknoten ab und induzieren dort ein lokales Magnetfeld. Dies führt auf T2-gewichteten Bildern zu einer Signalreduktion, d. h. gesunde Lymphknoten werden auf dem Bild dunkel. Im Gegensatz dazu können tumorinfiltrierte Lymphknoten die Eisenpartikel nicht speichern und bleiben daher hell. In 24 von 27 mediastinalen Lymphknoten konnte in einer Studie die Einschätzung einer Tumorinfiltration histologisch bestätigt werden. Es ergibt sich daraus eine Sensitivität und Spezifität von 92% und 86%!

Dies lässt erwarten, dass die MR-Bildgebung in der Zukunft objektivere Kriterien für die Lymphknoten-Evaluation bieten wird als die CT.

Zum gegenwärtigen Zeitpunkt gilt die CT in der Lymphknoten-Evaluation als Methode der Wahl. Es scheint sich eher die PET und in Kombination die PET-CT als Problemlöser bei der Lymphknoten-Abklärung anzubieten als die MRT (zumindest ohne Einsatz der noch nicht in der Routine etablierten USPIOs).

Hilusinfiltration

Der Nachweis einer Hilusinfiltration durch den Tumor ändert bei resektablen Patienten das OP-Regime meist von einer Lobektomie zu einer Pneumonektomie. Das fehlende Signal der blutleitenden Hilusgefäße und das hohe Signal des hilären und mediastinalen Fettgewebes erlauben der MRT eine meist sichere Detektion der Hilusinfiltration. Dabei liegt die Sensitivität in einer Studie von *Glazer* et al. bei 100%, die Spezifität bei 50% und die Akkuratheit bei 74%. Im Vergleich dazu die Werte der CT: 89%, 50% und 68%.

Thoraxwandinfiltration

Die Dokumentation einer Tumorinvasion in die Subclaviagefäße, den Plexus brachialis oder die Wirbelsäule schließt eine Tumorresektion in den meisten Fällen aus. Sensitivität und Spezifität der CT liegen zwischen 38% und 87% bzw. 40% und 90%.

Durch die Möglichkeit, primär jeder anatomischen Struktur angepasste Bildebenen zu akquirieren und im Verbund mit den o. g. Vorteilen der MRT im Weichteilkontrast lässt sich MR-tomographisch eine Sensitivität von 86% und eine Spezifität von 90% erreichen. Unumstritten ist der Benefit der MRT bei Pancoast- bzw. Superior-Sulcus-Tumoren. Axiale Bilder neigen zu einer Unterschätzung des Tumorausmaßes. Ein direkter Vergleich bei Pancoast-Tumoren zeigt für die MRT eine Akkuratheit von 94%, die CT liegt hier bei 64%. Im Gegensatz zur CT kann mit der MRT direkt der Plexus dargestellt werden, was die Beantwortung der Frage, ob eine Tumorinfiltration vorliegt, wesentlich erleichtert.

Als Empfehlung gilt, dass bei Pancoast-Tumoren, bei denen eine chirurgische Intervention angestrebt wird, die MRT wertvolle Zusatzinformationen bringt im Hinblick auf die Infiltrationen des Sulcus superior, des Plexus brachialis und der Wirbelkörper (Evidenzgrad II b, Grad der Empfehlung B).

MRT von Metastasen

Bislang sind Evidenzgrade für die MRT-Diagnostik von Lungenkrebsmetastasen noch nicht publiziert.

Prinzipiell gilt, dass jeder Patient, bei dem der V. a. ein Lungenkarzinom besteht, klinisch (körperliche Untersuchung, Symptome, Laborchemie) nach Metastasen zu evaluieren ist (Evidenzgrad I, Empfehlung A). Bei klinischem V. a. Metastasen sollte mittels Bildgebung (Schädel-CT, Skelettszintigraphie, Abdomen-CT) die weitere organbezogene Diagnostik durchgeführt werden (Evidenzgrad I, Empfehlung A). Patienten mit dem klinischen Stadium I und II brauchen keine Metastasendiagnostik (Evidenzgrad I, Empfehlung A), Patienten mit dem klinischen Stadium III A und III B sollten routinemäßig nach Metastasen evaluiert werden (Evidenzgrad III, Grad der Empfehlung C).

Leber

Nach der Lunge weist die Leber am häufigsten Metastasen auf. Daher spielt die prätherapeutische Evaluation der Leber eine entscheidende Rolle beim Staging von Malignomen. Unglücklicherweise gibt es keine pathognomonischen bildgebenden Charakteristika, die Überlappung mit primären hepatischen Malignomen und benignen Läsionen ist groß. Es ist zudem wichtig zu wissen, dass kleine benigne hepatische Raumforderungen eine hohe Inzidenz aufweisen. Sogar bei Patienten mit einem bekannten extrahepatischen Malignom ist die Wahrscheinlichkeit, dass es sich bei einem Leberherd mit einer Größe von < 15 mm um eine Metastase handelt, nur ca. 50%.

In der MRT sind Metastasen im Allgemeinen auf T1-gewichteten Bildern hypointens (dunkel) und auf T2-gewichteten Bildern hyperintens (hell). Sie haben darüber hinaus meist ein heterogenes Signal mit unscharfen Randkonturen. 15–27% haben eine zentrale Hyperintensität auf T2-Bildern, was für eine zentrale Nekrose spricht (Target-Zeichen). Nach i.v. Gabe von Gadolinium zeigen hypovaskuläre Metastasen ein Ringenhancement in der arteriellen Phase, hypervaskuläre Metastasen sind hyperintens in der arteriellen Phase, können aber während der portalen Phase ein Äquilibrium erreichen, sodass sie maskiert sind und daher dem Nachweis entgehen können.

Trotz nicht ganz einheitlicher Ergebnisse in der Literatur weist die MRT gegenüber der CT eine höhere Sensitivität in der Detektion von Lebermetastasen auf. Dies liegt im Wesentlichen an den folgenden vier Faktoren: 1. höherer intrinsischer Gewebekontrast, 2. eine Fettleber kann die Metastasendetektion in der CT erheblich erschweren, mitunter sogar unmöglich machen; die MRT wird dadurch nicht beeinflusst, 3. kleine Metastasen können durch Randenhancement in der CT maskiert werden, im nicht-kontrastverstärkten MRT aber gut erkennbar sein, 4. kleine Zysten können in der CT durch Partialvolumeneffekte ein mäßiges Kontrastmittelenhancement aufweisen und so als Metastasen fehlinterpretiert werden. In der T2-MRT sind die Zysten aber im Regelfall deutlich signalintenser als Metastasen, sodass sich hier die differenzialdiagnostische Schwierigkeit nicht in gleichem Maße ergibt. Unter Einsatz neuer MRT-Kontrastmittel für die Leber (eisenhaltige KM, leberspezifische KM) und moderner Sequenztechniken ist die MRT im Hinblick auf die Detektion von Lebermetastasen der CT wahrscheinlich überlegen.

Dennoch bleibt zusammenfassend die CT das Mittel der Wahl in der Detektion von Lebermetastasen beim LK. Die Vorteile der CT liegen in der breiteren Verfügbarkeit, geringeren Kosten, kürzeren Untersuchungszeiten, höheren Detektionsraten für weitere, extrahepatische Metastasen. Bei Leberläsionen unklarer Dignität kann die MRT aber weitere, wertvolle differenzialdiagnostische Aufschlüsse geben.

Nebennieren

Lungen- und Mammakarzinome weisen die größten Metastasierungsraten in die Nebennieren (NN) auf. Bei 19% der Patienten mit einem LK werden mittels CT NN-Metastasen gefunden. Ein Drittel aller Raumforderungen in den NN ist bei Patienten mit bekanntem intrapulmonalem Malignom benigne.

MR-tomographisch können sich NN-Metastasen unterschiedlich darstellen. T1-gewichtet haben sie im Regelfall eine zum Leberparenchym identische oder abgesenkte Signalintensität, meist der von Adenomen vergleichbar. Auf T2-gewichteten Bildern sind NN-Metastasen heterogen, aber im Vergleich zur Leber signalreicher. Weil Metastasen kein Fett produzieren, weisen sie keine Signalminderung in Opposed-Phase-Bildern auf, was eine wertvolle Hilfe zur differenzialdiagnostischen Abgrenzung zu Adenomen darstellt. Nach KM lässt sich bei NN-Metastasen ein kräftiges und heterogenes Enhancement finden, das für mehrere Minuten persistiert. Auch darin unterscheiden sie sich von Adenomen.

In den meisten Fällen lassen sich NN-Metastasen auch sicher mit der CT detektieren. Die MRT sollte den Fällen vorbehalten bleiben, in denen die Diagnose nicht sicher mit der CT gestellt werden kann und sich das therapeutische Vorgehen ändern würde. Auch muss auf den Nutzen von Verlaufskontrollen hingewiesen werden, da Adenome nur ein sehr langsames Wachstumsverhalten aufweisen und daher bei Kontrollen in wenigen Monaten größenkonstant sind, während Metastasen ein Wachstum zeigen. Falls eine definitive Abklärung gewünscht wird, bleibt noch die sonographisch oder CT-gesteuerte Feinnadelpunktion.

ZNS

Das Lungenkarzinom ist neben dem Mammakarzinom und dem malignen Melanom sowie Malignomen des Urogenital- und Gastrointestinaltraktes die häufigste Ursache für zerebrale Metastasen.

Die kontrastverstärkte MRT ist die Methode der Wahl zur Detektion und Evaluation von intrakraniellen Metastasen. Dabei erscheinen nicht-hämorrhagische Metastasen typischerweise hypo- bis isointens auf T1-gewichteten Bildern, auf T2-gewichteten meist hyperintens. Hämorrhagische Metastasen haben variable Signalintensitäten, in Abhängigkeit von ihrem Gehalt an Blut und Blutabbauprodukten. Umgebendes Ödem kommt auf T2-gewichteten Bildern hyperintens zur Darstellung.

Bei MRT-Untersuchungen ohne KM ist es oft nicht möglich, zwischen Metastasen, fokaler Ischämie, Ödem und Demyelinisation zu unterscheiden. So ist es gerade vor geplanten chirurgischen Interventionen an Hirnmetastasen wichtig zu wissen, ob es sich um eine Solitärläsion handelt oder ob weitere intrazerebrale Metastasen vorliegen. Die verschiedentlich propagierte Hochdosis-MRT mit zwei- bis dreifacher KM-Menge hatte zwar die Sensitivität erhöhen können, d. h. eine bessere Metastasendetektion erzielt, war aber auch in vielen Fällen falsch-positiv, d. h. es wurden kleine KM-aufnehmende Läsionen als Metastasen gewertet, die z. B. nur kleinen Gefäßektasien entsprochen haben. Es wurde dann Patienten, die u. U. kurative kranielle Metastasenresektion vorenthalten, weil fälschlich weitere Läsionen beschrieben wurden.

Insgesamt herrscht aber Einigkeit darüber, dass die KM-verstärkte MRT eine höhere Sensitivität und Spezifität in der Detektion von Hirnmetastasen hat, als die KM-verstärkte CT und die native MRT. Gerade in der hinteren Schädelgrube ist die MRT der CT eindeutig überlegen, da es bei der MRT nicht zu Aufhärtungsartefakten kommt, die die CT-Diagnostik in dieser Lokalisation erheblich einschränken.

Zusammenfassung

Schnelle Akquisition, hohe Ortsauflösung, geringe Artefaktanfälligkeit, gute Verfügbarkeit und adäquates Preis-Leistungs-Verhältnis haben die CT zum Mittel der Wahl beim Staging des LK werden lassen.

Lange Akquisitionszeiten, schlechtere Ortsauflösung, Unvermögen, alle zum Staging erforderlichen Stationen in einem Untersuchungsgang zu erfassen, Kontraindikationen zur MRT-Untersuchung (z. B. Herzschrittmacher), höhere Kosten, zeitintensivere ärztliche Überwachung und vielfach in Relation zur CT vergleichbare Ergebnisse hinsichtlich Sensitivität und Spezifität machen den klinischen Routineeinsatz der MRT zum Staging bisher nicht sinnvoll.

So ist auch heute die MRT ein komplementäres Verfahren, das bei speziellen Fragestellungen der CT überlegen sein kann. Es ergeben sich daher für die MRT folgende Indikationen:
– Thoraxwandinfiltration, insbesondere Pancoast-Tumoren
– Mediastinal- und Gefäßinfiltration
– Ausschluss weiterer ZNS- oder Lebermetastasen vor chirurgischer Intervention
– Evtl. Lymphknoten-Detektion und -Charakterisierung
– Nicht-konklusives CT
– Kontraindikationen für jodhaltiges KM

Inwieweit neuere Techniken und intravaskuläre Kontrastmittel, Perfusions- und Ventilationsbildgebung mit Helium, Xenon-129, aerolisiertem Gadolinium oder Sauerstoff der MRT einen größeren Stellenwert beim Staging oder gar Screening des LK haben werden, bleibt abzuwarten. Dieses gilt auch für die Ganzkörper-MRT, der in einigen Studien eine im Vergleich zur Skelettszintigraphie höhere Sensitivität im Nachweis von Skelettmetastasen attestiert wird.

Literatur

Braga L, Guller U, Semelka RC (2004) Modern hepatic imaging. Surg Clin North Am 84(2): 375–400

Ghanem N, Kelly T, Altehoefer C, Winterer J, Schafer O, Bley TA, Moser E, Langer M (2004) Ganzkörper-MRT vs. Skelettszintigraphie bei der Detektion ossärer Metastasen solider Tumoren. Radiologe 44(9): 864–873

Kauczor HU, Kreitner KF (2000) Contrast-enhanced MRI of the lung. Eur J Radiol 34: 196–207

Nguyen BC, Stanford W, Thompson BH et al (1999) Multicenter clinical trial of ultrasmall superparamagnetic iron oxide in the evaluation of mediastinal lymph nodes in patients with primary lung carcinoma. J Magn Reson Imaging 10: 468–473

Rivera P, Detterbeck F, Mehta AC (2003) Diagnosis of lung cancer. The guidelines. Chest 123: 129S–136S

Silvestri GA, Tanoue LT, Margolis ML, Barker J, Detterbeck F (2003) The non-invasive staging of non-small cell lung cancer. The guidelines. Chest 123: 147S–156S

Thompson BH, Stanford W (2000) MR imaging of pulmonary and mediastinal malignancies. MRI Clin North Am 8 (4): 729–739

Toloza EM, Harpole L, McCrory (2003) Noninvasive staging of non-small cell lung cancer. Chest 123: 137S–146S

Positronen-Emissions-Tomographie (PET)

(H. A. Wieder)

Die Positronen-Emissions-Tomographie (PET) wurde als wissenschaftliche Methode bereits vor über 25 Jahren entwickelt. Das Verfahren ermöglicht, die Konzentration und räumliche Verteilung bestimmter radioaktiver Substanzen (Positronenstrahler) in Schnittbildern darzustellen. In den letzten Jahren hat sich die PET zu einem klinischen Verfahren weiterentwickelt, das heute vor allem zur Diagnostik von onkologischen Erkrankungen eingesetzt wird. Ganz im Vordergrund steht dabei die PET-Untersuchung des Tumorstoffwechsels mit dem Glukoseanalogon 18F-Fluordeoxyglukose (FDG). Aufgrund ihres hohen Glukoseumsatzes lassen sich Primärtumore und Metastasen mit hoher Genauigkeit durch eine fokale Anreicherung von FDG nachweisen. Bei Tumorerkrankungen der Lunge und des Mediastinums wird die FDG-PET vor allem zur Beurteilung der Dignität von solitären pulmonalen Rundherden und zum Staging des nicht-kleinzelligen Lungenkarzinoms eingesetzt. Andere Tumorerkrankungen in dieser Region, wie z. B. Pleuramesotheliome und maligne Thymome, lassen sich auch in der FDG-PET darstellen, jedoch liegen zu diesen Tumorerkrankungen bislang nur wenige Daten zur diagnostischen Genauigkeit der FDG-PET bei spezifischen klinischen Fragestellungen vor.

Patientenvorbereitung und praktischer Ablauf von FDG-PET-Untersuchungen

Um Tumorgewebe mit hohem Kontrast darstellen zu können ist ein niedriger Blutglukose- und Insulinspiegel erforderlich. Deshalb dürfen Patienten vor einer PET-Untersuchung mindestens vier, besser sechs Stunden keine Nahrung zu sich nehmen. Wasser oder andere kalorienfreie Getränke sind jedoch unbegrenzt erlaubt. Bei Patienten mit Diabetes mellitus sollte bereits bei der Anmeldung zur PET-Untersuchung Rücksprache mit dem durchführenden Arzt genommen werden, um eine optimale Blutzuckereinstellung (Blutglukose < 130 mg/dl) zu erzielen. Die Aufnahmedauer einer PET-Untersuchung ist abhängig von der klinischen Fragestellung und dem eingesetzten PET-Gerät, in der Regel beträgt sie etwa eine Stunde. Hinzu kommt eine Wartezeit von einer Stunde zwischen Injektion von FDG und Aufnahmebeginn. Die Strahlenexposition der Untersuchung beträgt etwa 10 mSv als effektive Dosis und ist somit etwa der einer CT des Thorax vergleichbar.

Untersuchung unklarer pulmonaler Rundherde

Bei der Untersuchung von solitären pulmonalen Rundherden kann durch eine FDG-PET-Untersuchung mit einer Sensitivität von etwa 95% und einer Spezifität von etwa 80% zwischen benignen und malignen Rundherden unterschieden werden (1, 2). Falsch-positive Befunde ergeben sich vor allem bei Granulomen mit aktiven entzündlichen Veränderungen und bei Patienten mit postobstruktiven Pneumonien. Falschnegative Befunde finden sich bei bronchioloalveolären und muzinösen Tumoren, da bei diesen Erkrankungen häufig nur eine geringe Tumorzelldichte vorliegt und dadurch die FDG-Konzentration innerhalb des Rundherdes niedrig ist. Aufgrund der begrenzten räumlichen Auflösung der FDG-PET nimmt die Rate an falsch-negativen Befunden bei Läsionen, die kleiner als 1 cm sind, deutlich zu. Deshalb ist eine Untersuchung von unklaren pulmonalen Rundherden mit einem Durchmesser von weniger als 1 cm in der Regel nicht sinnvoll. Zusammengefasst belegt die Literatur den Einsatz der FDG-PET in der Unterscheidung benigner von malignen Rundherden mit der Evidenzstufe Ia.

Staging und Re-Staging des nicht-kleinzelligen Lungenkarzinoms

Durch eine Vielzahl von Studien konnte in den letzten Jahren nachgewiesen werden, dass sich durch die Anwendung der FDG-PET das präoperative Staging des nicht-kleinzelligen Lungenkarzinoms signifikant verbessern lässt. Dies betrifft sowohl den Nachweis eines mediastinalen Lymphknotenbefalls als auch die Diagnostik von Fernmetastasen. In einer Metaanalyse von *Gould* et al. (3) wurde die diagnostische Genauigkeit der FDG-PET und der CT in der Unterscheidung ipsilateraler/kontralateraler mediastinaler Lymphknotenmetastasen (N2 oder N3) vom hilären/intrapulmonalen (N1) und fehlendem Lymphknotenbefall (N0) bewertet. Im Nachweis von mediastinalen Lymphknotenmetastasen erzielt die FDG-PET eine mittlere Sensitivität von 85% bei einer Spezifität von 90%. Damit liegt ihre diagnostische Genauigkeit deutlich über der der Computertomographie, deren mittlere Sensitivität und Spezifität mit 61% bzw. 79% angegeben wird. Grund dafür ist, dass sich einerseits in der FDG-PET Metastasen in noch nicht pathologisch vergrößerten Lymphknoten nachweisen lassen (Sensitivität 82%, Spezifität 93% der PET bei CT-morphologisch nicht vergrößerten LK) und andererseits unspezifisch vergrößerte Lymphknoten in der Regel keine erhöhte FDG-Aufnahme zeigen (Sensitivität 100%, Spezifität 78% der PET bei CT-morphologisch vergrößerten LK). Ein Nachteil der relativ geringen räumlichen Auflösung und der limitierten anatomischen Information der FDG-PET ist jedoch die mögliche schwierige Unterscheidung zwischen hilären und mediastinalen Lymphknotenmetastasen. Aktuelle Studien zeigen jedoch, dass diese Limitation durch eine kombinierte PET/CT-Technik reduziert werden kann (4, 5). Vorteil der PET/CT ist es, die Information aus funktioneller und anatomischer Bildgebung in einem einzigen diagnostischen Untersuchungsschritt zu erlangen. Es werden eine diagnostische Genauigkeit für die PET/CT von 90% (PET 80%) im Nachweis von N1-Metastasen und eine diagnostische Genauigkeit von 96% (PET 93%) im Nachweis von N2-Metastasen angegeben (5). Die Diagnostik von mediastinalen Lymphknotenmetastasen mittels FDG-PET bzw. PET/CT ist somit auf Evidenzstufe Ia bzw. IIa belegt.

Aufgrund des hohen Kontrastes zwischen Tumor und Normalgewebe ist die FDG-PET auch ein sehr sensitiver Test zum Nachweis von Fernmetastasen. Einzige Ausnahme stellen Hirnmetastasen dar, die sich aufgrund des hohen Glukoseumsatzes der normalen grauen Substanz nur eingeschränkt nachweisen lassen. Benigne Nebennierenadenome zeigen keine erhöhte FDG-Aufnahme, sodass sich mit Hilfe der FDG-PET „Inzidentalome" mit hoher Genauigkeit von Nebennierenmetastasen differenzieren lassen. Insgesamt konnte in mehreren randomisierten Studien gezeigt werden, dass durch die Ergebnisse der FDG-PET das therapeutische Vorgehen bei 20–40% der untersuchten Patienten verändert wird (6) (Evidenzgrad Ia).

Im Re-Staging von Patienten mit Verdacht auf ein Tumorrezidiv kann durch die FDG-PET mit einer diagnostischen Genauigkeit von über 90% zwischen Narbengewebe und Rezidiv unterschieden werden (2) (Evidenzgrad Ia).

Staging des kleinzelligen Lungenkarzinoms

Im Vergleich zum nicht-kleinzelligen Lungenkarzinom liegen zum Staging des kleinzelligen Lungenkarzinoms deutlich weniger publizierte Daten zur diagnostischen Genauigkeit der FDG-PET vor. Die derzeit vorliegenden Arbeiten berichten jedoch über Sensitivitäten und Spezifitäten von über 90% im Nachweis extrathorakaler Lymphknotenmetastasen bzw. von Fernmetastasen (7) (Evidenzgrad IIa).

Literatur

1. Fischer BM, Mortensen J, Hojgaard L (2001) Positron emission tomography in the diagnosis and staging of lung cancer: a systematic, quantitative review. Lancet Oncol 2: 659–666
2. Reske S, Kotzerke J (2001) FDG-PET for clinical use. Results of the 3rd German Interdisciplinary Consensus Conference, "ONKO-PET III", 21 July and 19 September 2000. Eur J Nucl Med 28: 1707–1723
3. Gould M, Kuschner W, Rydzak C, Maclean C, Demas A, Shigemitsu H, Chan J, Owens D (2003) Test performance of positron emission tomography and computed tomography for mediastinal staging in patients with non-small-cell lung cancer. A Meta-Analysis. Ann Internal Med 139: 879–900
4. Lardinois D, Weder W, Hany T, Kamel E, Korom S, Seifert B, Schulthess G, Steinert H (2003) Staging of non-small-cell lung cancer with integrated positron-emission tomography and computed tomography. N Engl J Med 348: 2500–2507
5. Cerfolio R, Ojah B, Bryant A, Raghuveer V, Mountz J, Bartolucci A (2004) The accuracy of integrated PET-CT compared with dedicated PET alone for the staging of patients with nonsmall cell lung cancer. Ann Thorac Surg 78: 1017–1023
6. Weber W, Dietlein M, Hellwig D, Kirsch C, Schicha H, Schwaiger M (2003) PET mit ^{18}F-Fluorodeoxyglukose in der Diagnostik des nicht kleinzelligen Lungenkarzinoms: evidenzbasierte Empfehlungen und Kosten/Nutzenabwägung. Nuklearmedizin 4: 135–144
7. Brink I, Schumacher T, Mix M, Ruhland S, Stoelben E, Digel W, Henke M, Ghanem N, Moser E, Nitzsche E (2004) Impact of ^{18}F-FDG-PET on the primary staging of small-cell lung cancer. Eur J Nucl Med 31: 1614–1620

Immunologische Diagnostik und Tumormarker

P. Stieber, S. Holdenrieder, R. Lamerz

Einleitung

Der Einsatz serologischer und immunologischer Untersuchungen speziell der Tumormarker beim Lungenkarzinom basiert auf dem immunhistologischen Nachweis entsprechender Substanzen im Tumor. Unter diesen sind zu nennen intermediäre Filamente wie Keratin (über 20 verschiedene Zytokeratintypen, 38–70 kDa), Vimentin, Desmin, Neurofilamente, das gliale fibrilläre azidische Protein (GFAP), ferner epitheliale Membranantigene (EMA, HMFG1, HMFG2), das onkofetale Protein CEA, das neurale Antigen S-100, Faktor VIII-related Antigen (von Willebrand-Faktor) für vaskuläre Tumoren und die einzigen lungenspezifischen Tumormarker Surfactant-Apoprotein und Clara-Zell-Antigen. In den neuroendokrinen Lungentumoren lassen sich histologisch generelle neuroendokrine Marker (neuronenspezifische Enolase, Protein-Genprodukt 9.5, Chromogranin A oder Synaptophysin) oder Tumorprodukte wie Peptidhormone nachweisen, zusätzlich als autokrine Wachstumsfaktoren Gastrin-releasing Peptide (GRP), Insulin-like Growth Factor, Transferrin und Epidermal Growth Factor. Beim kleinzelligen Lungenkarzinom (SCLC) wurden durch Cluster-Charakterisierung mittels monoklonaler Antikörper als wesentliche Antigene das Cluster 1-Antigen als NCAM (CD56, Neural Cell Adhesion Molecule), Cluster w6-Antigen (Ley) sowie Cluster w8-Antigen (Blutgruppen-Trisaccharid) identifiziert. Zu den bisher verfügbaren serologischen Markern beim SCLC zählen die neuroendokrinen Marker L-DOPA-Decarboxylase (DDC), die neuronenspezifische Enolase (NSE), Creatinkinase BB (CK-BB) sowie die Peptidhormone Bombesin, Gastrin-releasing Peptide (GRP) bzw. ProGRP, Neurotensin, Synaptophysin und Chromogranin A.

Definition und allgemeine Kriterien der Anwendung serologischer Tumormarker

Tumormarker sind krebsassoziierte Signalsubstanzen des Tumorgeschehens von Protein-, Lipid- und/oder Kohlenhydratcharakter, die in oder auf Tumorzellen gebildet oder in ihrer Umgebung induziert werden. Die meisten sind frei zirkulierend im Serum oder anderen Körperflüssigkeiten messbar, wobei ihre Konzentration als Summe aus Tumormarker-Expression, -Synthese, -Freisetzung, -Katabolismus, -Exkretion, der Tumorblutversorgung, der Tumormasse und -ausbreitung resultiert. Bis heute ist die Bestimmung der meisten Tumormarker-Spiegel im Screening bis auf wenige Ausnahmen (z. B. Prostatakarzinom) wertlos. Bisher haben sie nur vereinzelt in der Überwachung von Risikogruppen Bedeutung erlangt und sich bei einigen Tumortypen als nützlich für die Stadieneinteilung und Prognose erwiesen.

Die entscheidende klinische Bedeutung der Tumormarker liegt in der Verlaufskontrolle nach Operation bzw. unter Radio-, Chemo- oder Hormontherapie maligner Tumoren. Im günstigen Fall spiegeln regelmäßige Messungen der Tumormarker mit einer Vorzeitigkeit („lead time") von einem bis sechs Monaten vor anderen klinischen Methoden das Tumorverhalten wider. Im Verlauf serieller Tumormarkermessungen sind drei wichtige Verlaufsmuster zu erkennen:

1. Ein postoperativer Markerspiegelabfall bis zur Normalisierung innerhalb von einem Tag (CYFRA 21-1, SCCA, ProGRP, NSE) oder einer bis drei Wochen (CEA) in Abhängigkeit von der physiologischen Halbwertszeit des Markers (Abklingquote) ist typisch für eine vollständige Tumorentfernung. Unter einer Chemotherapie spricht ein Abfall für ein Ansprechen auf die Therapie, die Werte fallen aber im Allgemeinen langsamer ab als nach einer operativen Tumorentfernung.
2. Ein fehlender oder nur geringfügiger Markerspiegelabfall mit anschließendem Wieder- oder Weiteranstieg kann Hinweis auf einen Residualtumor, eine Metastasierung bzw. ein Therapieversagen sein.
3. Ein oft vorzeitiger Markerspiegel-Wiederanstieg (ausgehend von den individuellen Basiswerten, somit unabhängig von dem sog. Referenzbereich) nach erfolgter Normalisierung und nach vermeintlich kurativer Resektion ist verdächtig auf ein Tumorrezidiv.

Die Häufigkeit von Tumormarker-Spiegelkontrollen nach der obligaten prätherapeutischen Abnahme hängt vor allem von der noch möglichen Behandlungsfähigkeit einer Tumorerkrankung ab. Postoperativ erfolgen die Messungen im ersten und zweiten Jahr meist vierteljährlich, vor größeren Therapiemaßnahmen und bei einer unklaren Änderung im klinischen Bild.

Obligat für die Verlaufsbeobachtung ist die Beibehaltung der gleichen Methodik zur Bestimmung der tumorassoziierten Antigene (Angabe von Hersteller und Testsystem in Befund und Arztbrief ist deshalb zwingend erforderlich). Bei einem notwendigen Wechsel der Methodik muss zum Auffinden der individuellen Basiswerte über ein bis zwei Untersuchungsintervalle die neue mit der alten Methodik parallel vermessen werden.

Spezielle Tumormarker beim Lungenkarzinom

Serologische Tumormarker beim Lungenkarzinom sind weder ausreichend spezifisch noch sensitiv für diagnostische Zwecke, also für Screeninguntersuchungen nicht indiziert. Ihre Bedeutung liegt jedoch in der Einengung des möglichen histologischen Typs, der Definition des Ausmaßes der Erkrankung und damit der Prognose sowie der Überwachung des Therapieansprechens mit Hinweisen auf ein Rezidiv oder Metastasen.

Von den serologischen Tumormarkern haben beim Lungenkarzinom der Zytokeratinmarker CYFRA 21-1, die neuronenspezifische Enolase NSE, das ProGRP, das CEA und das SCCA eine wichtige Bedeutung erlangt.

CYFRA 21-1

CYFRA 21-1 stellt ein wasserlösliches Zytokeratin-19-Fragment dar, das mit zwei monoklonalen Antikörpern (Fänger: Mab Ks19.1; Detektor BM 19.21) gegen gut charakterisierte Epitope (auf stabförmiger Region von Coil-2) detektiert werden kann, und erfasst damit ein lösliches Produkt aus Zytoskelettproteinen (zwischen 40 und 68 kDa), von denen Zytokeratin-19 in normalen Epithelzellen und vermehrt in Tumoren epithelialen Ursprungs einschließlich der Lunge exprimiert wird. Gegenüber Gesunden (n = 562) wurde eine 95%ige Referenzgrenze bei 1,8 ng/ml gefunden – ohne Einfluss von Alter, Geschlecht oder Raucherstatus. Je nach Zusammensetzung des Kollektivs kann bei Patienten mit benignen Lungenerkrankungen (insbesondere bei Tuberkulose, akut-entzündlichen Prozessen, chronisch-obstruktiver Erkrankung und Fibrose) der 95%ige Cutoff von CYFRA 21-1 zwischen 2,1 und 3,6 ng/ml schwanken (1, 2).

Nach Pilotstudien zeigte CYFRA 21-1 eine Sensitivität von 47% in einem Sammelkollektiv verschiedener histologischer Lungenkarzinom-Typen mit der höchsten Rate beim Plattenepithelkarzinom (60–68%) und der niedrigsten Rate beim kleinzelligen Lungenkarzinom (SCLC, 34–46%). Seine Sensitivität für andere epitheliale Tumoren lag bei < 20–30% und für das Ovarialkarzinom bei 40–50%. Ferner kann die CYFRA 21-1-Bestimmung im Pleuraexsudat signifikant zwischen benigner und maligner Erkrankung (vor allem Plattenepithelkarzinom der Lunge) unterscheiden (median 13,9 versus 84,5 ng/ml; p < 0,01 (1, 2, 4, 5, 29)). In der multivariaten Überlebensanalyse bei NSCLC-Patienten erwies sich CYFRA 21-1 neben dem Performancestatus und dem Stadium als unabhängiger Prognosefaktor (6–10). In einer gepoolten Analyse von Daten aus neun europäischen Zentren wurde die unabhängige prognostische Wertigkeit von CYFRA 21-1 sowohl in frühen wie auch in fortgeschrittenen Stadien von NSCLC-Patienten unabhängig von der verabreichten Therapie gezeigt (11).

In der Mehrzahl der Patienten mit einem lokal fortgeschrittenen oder metastasierten NSCLC (Stadien IIIA–IV) spiegelte der Verlauf des CYFRA 21-1 die Effektivität der Chemotherapie wider. Bei Patienten, die eine Remission erzielten, kam es praktisch immer zu einem Abfall des CYFRA 21-1. Andererseits ging das biochemische Ansprechen nur in einem Teil der Fälle auch mit einem Ansprechen in der Bildgebung einher. Ein kontinuierlicher Anstieg der Tumormarker wies praktisch immer auf ein Fortschreiten der Erkrankung hin. Daher sollten im Verlauf (über mehrere Messungen) ansteigende CYFRA 21-1-Spiegel zu einem früheren Abbruch einer ineffektiven Chemotherapie führen (5, 12, 14, 15). In der Nachsorge insbesondere der operablen NSCLC-Patienten, die zum Zeitpunkt der Primärdiagnose und -therapie CYFRA 21-1-positiv waren, zeigt CYFRA 21-1 mit sehr hoher Wahrscheinlichkeit zeitgleich und oft bereits bis zu einem Jahr früher ein Rezidiv bzw. eine Metastasierung an (5).

CYFRA 21-1 erweist sich gegenüber anderen Zytokeratinmarkern wie TPA und TPS bezüglich der Spezifität, Sensitivität und der klinischen Relevanz als eindeutig überlegen (16).

Neuronenspezifische Enolase (NSE)

Die neuronenspezifische Enolase oder γ-Enolase (Referenzbereich 0–10/20 ng/ml) ist ein glykolytisches Enzym aus Hirngewebe oder APUD-Zellen wie dem medullären Schilddrüsenkarzinom oder dem SCLC, deren Isoenzyme α/γ oder γ/γ als Neuronen- bzw. ZNS-spezifisch und speziesunspezifisch gelten. Die NSE-Bestimmung ist besonders empfindlich gegenüber Hämolyse (NSE-Freisetzung aus Erythrozyten und Thrombozyten). Beim Lungenkarzinom wurden Sensitivitäten (Grenzwerte meist > 25 ng/ml) von 7–25% beim nicht-kleinzelligen (NSCLC), 30–38% beim großzelligen, 18–30% beim Adenokarzinom und von 13–30% beim Plattenepithelkarzinom beschrieben (17).

Beim kleinzelligen Lungenkarzinom weist die NSE zusammen mit ProGRP von allen Tumormarkern die höchste Sensitivität auf, wobei eine klare Addition der beiden Marker besteht (13, 20, 21, 26, 46). Eine Erhöhung findet sich beim neu diagnostizierten kleinzelligen Lungenkarzinom insgesamt in ca. 70–85%. Es besteht eine enge Korrelation der NSE-Werte zum klinischen Stadium. Bei einem Grenzwert von 12,5 ng/ml fanden wir im Stadium Limited Disease in 40–60% und bei Extensive Disease sogar in 80–90% erhöhte NSE-Spiegel (5, 13, 17, 20). Prätherapeutische NSE-Werte haben sowohl beim SCLC (7, 21) wie auch beim NSCLC (7, 8, 22) prognostische Aussagekraft. Nach einer Chemotherapie eines SCLC gilt ein temporärer NSE-Anstieg innerhalb von 24–72 h (Tumorlyse) als prognostisch günstig (Ansprechen der Therapie). Danach führt eine effektive Chemotherapie immer zu einem kontinuierlichen Abfall der NSE. In der Remission finden sich überwiegend normale NSE-Spiegel, wohingegen Rezidive mit ansteigenden Serumwerten einhergehen und mit einer Vorzeitigkeit von einem bis vier Monaten ein Rezidiv anzeigen können (5, 21, 23).

ProGRP

Pro-Gastrin-releasing Peptide (ProGRP) ist ein längerlebiger Vorläufer des Gastrin-releasing Peptide, welches das Korrelat der Säugetiere zum Bombesin der Amphibien darstellt. Das Hormon GRP wurde erstmals aus Schweinemagen isoliert, sein Vorkommen ist beim Menschen insbesondere im Gastrointestinaltrakt, den Atemwegen und dem Nervensystem beschrieben. Es wurde mehrfach darüber berichtet, dass GRP durch Zellen des kleinzelligen Lungenkarzinoms freigesetzt wird und in der Zellkultur das Wachstum von SCLC-Zellen sogar stimulieren kann (24–27).

Unter Zugrundelegung einer 95%igen Spezifität gegenüber den verschiedensten benignen Lungenerkrankungen erreicht ProGRP eine Empfindlichkeit von 47% (NSE 45%). Besonders interessant ist, dass ProGRP bereits in frühen Stadien freigesetzt wird und teilweise sehr hohe Konzentrationen erreicht (über 20% der SCLC-Patienten weisen ProGRP-Werte auf, die das Zehnfache des Grenzwertes benigner Lungenerkrankungen überschreiten), sodass zum einen die Differenzialdiagnose eines unklaren Lungenrundherdes, zum anderen die Therapieeffizienzkontrolle und Verlaufsbeobachtung erleichtert werden. Dennoch zeigte sich, dass ProGRP die NSE keineswegs ersetzen kann, sondern dass beide tumorassoziierte Antigene von SCLC-Tumoren unterschiedlich freigesetzt werden, sodass durch den kombinierten Einsatz von ProGRP und NSE zum Zeitpunkt der Erstdiagnose eine additive Empfindlichkeit von über 60% erreicht werden kann. Im Vergleich zur NSE besitzt ProGRP eine deutlich höhere Spezifität für das SCLC gegenüber anderen histologischen Lungenkarzinom-Typen (Sensitivität < 5% (3, 26, 27)). Hinsichtlich der prognostischen Wertigkeit von ProGRP liegen derzeit noch keine Daten vor. Hingegen wurde ProGRP mehrfach als wichtiger Marker zur Kontrolle der Therapieeffizienz sowie zur frühzeitigen Entdeckung eines Rezidivs beim SCLC beschrieben (3, 5, 24, 28).

Karzinoembryonales Antigen (CEA)

Trotz fehlender Organspezifität ist CEA auch für das Lungenkarzinom ein brauchbarer immunhistologischer wie serologischer Tumormarker. Nimmt man alle Lungenkarzinome zusammen, liegt die Sensitivität zum Zeitpunkt der Primärdiagnose bei ca. 30%, wobei die Spezifität gegenüber benignen Lungenerkrankungen 95% beträgt.

Von den verschiedenen histologischen Typen des Lungenkarzinoms ist die Sensitivität des CEA beim Adenokarzinom mit ca. 40% am höchsten. Es besteht eine signifikante Korrelation zwischen Höhe und Häufigkeit pathologischer Spiegel und Tumorausbreitung sowie dem klinischen Stadium und eine prognostische Bedeutung prätherapeutischer Spiegel zum Überleben (5, 9, 20, 22, 29). Im Verlauf konnte eine Korrelation zwischen dem Abfall der CEA-Werte und einer Remission bzw. einem Ansprechen auf die Therapie gesichert werden. Auch bei diesem Tumormarker weist ein kontinuierlicher Anstieg auf eine Progression des Tumorleidens bzw. ein Therapieversagen hin (5, 20, 29).

Auch im durch BAL (broncho-alveoläre Lavage) gewonnenen Bronchialsekret und in Pleuraergüssen kann die Bestimmung des CEA in der Abgrenzung gegenüber nicht-neoplastischen Prozessen hilfreich sein (30). Stark erhöhte CEA-Spiegel im Erguss würden für dessen maligne Genese sprechen. Bei Mesotheliomen sind die CEA-Werte im Erguss im Gegensatz zu Karzinombefall im Allgemeinen nicht oder nur gering erhöht.

Squamous Cell Carcinoma Antigen (SCCA)

Das SCCA-Antigen kann als ein zirkulierendes tumorassoziiertes Antigen (MG 48 kDa, Referenzgrenze 2 ng/ml) bei Plattenepithelkarzinomen von Cervix uteri, Kopf, Hals, Ösophagus und Lunge erhöht sein. Trotz seiner gegenüber CYFRA 21-1 geringeren Sensitivität weist es eine deutlich höhere Spezifität für das Plattenepithelkarzinom auf und ist insbesondere für die Differenzialdiagnose des Lungenkarzinoms ein wichtiger Marker (18, 20, 31).

Andere Tumormarker

Chromogranin A

Das saure, lösliche Protein mit einem Molekulargewicht von 49 kDa wird beim kleinzelligen Lungenkarzinom in erhöhten Konzentrationen gefunden. Für die Differenzialdiagnose finden sich gegenüber NSE und ProGRP keine oder nur geringe Vorteile, allerdings kann es in seltenen NSE- und ProGRP-negativen SCLC-Fällen als alternativer Marker zur Verlaufsbeobachtung eingesetzt werden. Darüber hinaus wurde von einer prognostischen Wertigkeit des Chromogranin A beim SCLC berichtet (32–34).

NCAM

Lösliches NCAM (neural cell adhesion molecule = cluster 1 SCLC-Antigen) wurde bei Patienten mit SCLC mittels eines kommerziellen Assays im Serum erhöht gemessen und als klinisch interessant beschrieben. Bisher fehlen jedoch bestätigende klinische Untersuchungen.

CA 125

Der Zielmarker des serösen Ovarialkarzinoms CA 125 kann mit niedrigen Serumspiegel-Erhöhungen bei benignen Erkrankungen (Transsudat/Exsudat: Pleura, Aszites, Perikard) einhergehen. Auffällige Erhöhungen von klinischer Bedeutsamkeit wurden aber auch bei primären wie sekundären Lungentumoren (z. B. Mammakarzinom) gefunden (19, 35). Im klinischen Alltag besteht jedoch keine Indikation zur Bestimmung des CA 125 bei den verschiedenen Lungenkarzinomtypen.

Vergleich der beim Lungenkarzinom empfohlenen Tumormarker

Differenzialdiagnose

Nach einer großen europäischen Multicenterstudie unter Verwendung der Tumormarker CYFRA 21-1, CEA, SCCA und NSE bei 244 Patienten mit Lungenkarzinom verschiedener Histologie und Stadien, 526 Patienten mit benignen Lungenerkrankungen und 562 gesunden Erwachsenen war CYFRA 21-1 der Tumormarker mit der größten Sensitivität (31). Bei einer Spezifität von 95% lag die Sensitivität von CYFRA 21-1 in der Gesamtgruppe der Lungenkarzinome bei 46%, während die Werte für CEA, SCCA und NSE 32%, 25% und 28% betrugen. Betrachtet man nur die Gruppe der nicht-kleinzelligen Lungenkarzinome, war CYFRA 21-1 ebenfalls der sensitivste Tumormarker. In der Analyse der verschiedenen Histologietypen lag die Sensitivität beim Plattenepithelkarzinom für CYFRA 21-1 bei 58%, gefolgt von CEA und SCCA mit 23% bzw. 32%. Beim Adenokarzinom der Lunge lagen die Werte von CYFRA 21-1 und CEA mit 42% bzw. 44% in etwa gleichauf, während SCCA und NSE unter 15% lagen. In der Gruppe der kleinzelligen Lungenkarzinome war erwartungsgemäß die NSE mit einer Sensitivität von 77% der führende Marker (31).

In unseren eigenen Untersuchungen ergab sich ein ähnliches Bild, wobei sich – wiederum bei einer Spezifität von 95% – beim SCLC ProGRP als Marker mit der höchsten Sensitivität erwies. Deutliche additive Sensitivitäten wurden beim SCLC für ProGRP und NSE gefunden, sowie für CEA und CYFRA 21-1 beim NSCLC und den histologischen Subgruppierungen Plattenepithel-, Adeno- und großzelliges Karzinom (5) (Tabelle 1).

Hinsichtlich der differenzialdiagnostischen Einordnung suspekter Lungenrundherde zeigte sich, dass sowohl CYFRA 21-1, CEA, NSE und

Tabelle 1. Sensitivitäten von CYFRA 21-1, CEA, NSE und ProGRP beim Lungenkarzinom (LK; Spezifität gegenüber benignen Lungenerkrankungen 95%) (5).

Marker	Alle LK	NSCLC	SCLC	Plattenepithel-LK	Adeno-LK	Großzelliges LK
CYFRA 21-1	40	43	34	**53**	22	**48**
CEA	25	25	23	16	33	22
NSE	32	26	**45**	33	15	35
ProGRP	21	3	**47**	5	4	0
ProGRP und NSE	38	27	**62**	33	19	35
ProGRP und CYFRA 21-1	50	28	61	54	26	48
ProGRP und CEA	35	26	51	16	35	21
NSE und CYFRA 21-1	46	45	47	58	26	48
CEA und CYFRA 21-1	47	**57**	43	**66**	**44**	**58**
CEA und NSE	42	38	51	35	35	33

Immunologische Diagnostik und Tumormarker

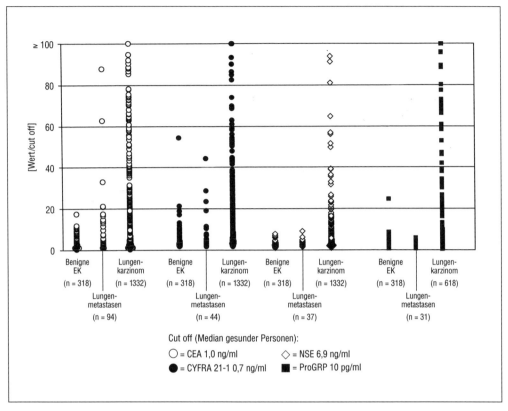

Abbildung 1. Werteverteilung von CEA, CYFRA 21-1, NSE und ProGRP bei benignen Lungenerkrankungen, Lungenmetastasen und primären Lungenkarzinomen (36).

ProGRP in hohen Wertlagen nur beim Lungenkarzinom freigesetzt werden. In niedrigen Wertlagen ist die Unterscheidung von benignen Erkrankungen, Lungenmetastasen und primären Lungenkarzinomen hingegen nicht möglich (36) (Abbildung 1).

Prognose

Für die Abschätzung der Prognose liegen für das NSCLC mehrfach bestätigte Daten für CYFRA 21-1 als unabhängigen Marker und mit Einschränkungen auch für NSE und CEA vor (6–11, 22). Beim SCLC gelten NSE und evtl. auch CYFRA 21-1 als prognostische Parameter (21, 34). Neben diesen sind auch klassische Labormarker wie Albumin, LDH, Hämoglobin etc. als Prognosemarker beschrieben (37, 38). Eine definitive Bewertung der verschiedenen Prognosestudien wird erschwert durch a) die Heterogenität der untersuchten Populationen (frühe und späte Stadien, verschiedene histologische Subgruppen), b) die Verwendung von univariaten und multivariaten Modellen, c) die Untersuchung eines einzelnen oder einiger Parameter ohne Einbeziehung von bereits etablierten oder früher beschriebenen prognostischen Parametern und d) der Verwendung von unterschiedlichen Grenzwerten, die z.T. willkürlich gewählt sind oder auf unterschiedlichen Rationalen beruhen (optimierte Cutoffs vs. Median etc). Multiparametrische Studien, die in einheitlich definierten Populationen alle relevanten klinischen, „klassischen" laborchemischen sowie Tumormarker berücksichtigen, diese in vergleichbarer Weise (mit einer einheitlichen Rationale zur Definition eines Grenzwertes oder in linearer Weise) sowohl univariat wie auch multivariat bewerten und Modelle zur

Prognoseabschätzung entwickeln, sind für eine allgemeine Empfehlung von Richtlinien zu fordern und werden in nächster Zukunft zu erwarten sein.

Verlaufsbeobachtung

Die postoperative Verlaufsbeobachtung, die Kontrolle der Therapieeffizienz einer systemischen Chemo- oder Radiotherapie sowie die Detektion einer Rezidiverkrankung bzw. Progression der Erkrankung sind die Hauptindikationen für Tumormarkerbestimmungen beim Lungenkarzinom.

Postoperative Verlaufsbeobachtung

Die Geschwindigkeit und Vollständigkeit des Tumormarkerabfalls nach Resektion des Tumors gibt bereits Hinweise auf die weitere Prognose des Patienten. Nach einem kurzfristigen Anstieg unmittelbar nach dem operativen Eingriff aufgrund der Freisetzung von Tumormarkern aus dem geschädigten Tumor- bzw. normalen Gewebe, hängt der Abfall der Tumormarkerkonzentration sowohl von der biologischen Halbwertszeit des Markers wie auch vom Verbleib residualer Tumorzellen ab (39–41). Nach kurativer Resektion gehen die Werte von CYFRA 21-1, TPA, SCCA und ProGRP (Halbwertszeit 1,5–3 Stunden) gewöhnlich schnell zurück und erreichen nach einem bis zwei Tagen das Niveau gesunder Personen (31), während der CEA-Abfall verzögert erfolgt und von der oft unterschiedlichen Glykosylierung abhängt (Halbwertszeit zwei bis acht Tage (39, 40, 42)). Wenn eine renale oder hepatische Dysfunktion, welche die Elimination der Tumormarker z.T. erheblich verlängern können (2, 3, 44), ausgeschlossen sind, weist eine verzögerte Marker-Clearance und/oder ein nach wie vor erhöhtes Plateau der Wertlagen auf das Vorhandensein residualer Tumorzellen und ein baldiges Rezidiv bzw. Progression der Erkrankung hin (39).

Kontrolle der Therapieeffizienz einer systemischen Therapie

Bei der Kontrolle der Effizienz einer systemischen Chemo- oder Radiotherapie anhand von Tumormarkern, korreliert ein substanzieller Abfall häufig mit einem guten Ansprechen der Therapie, während ein Anstieg oder ein nur langsamer und insuffizienter Abfall meist mit einer Progression der Erkrankung einhergeht. Beim NSCLC zeigt die CYFRA 21-1-Kinetik die beste Übereinstimmung mit dem Therapieansprechen (59% bis 75% (12, 43, 45)): Für die Entdeckung einer Progression erreicht die Sensitivität 52% bzw. 69% bei einer Spezifität von 100% (43, 45); für die Erkennung einer Remission liegt die Sensitivität etwas niedriger (42%). Außerdem zeigen Veränderungen der CYFRA 21-1-Konzentrationen bereits nach dem ersten Zyklus einer Chemotherapie das spätere Therapieansprechen an (10, 15).

Beim SCLC spiegelt die Kinetik von NSE und ProGRP den klinischen Verlauf und die Therapieeffizienz wider (28, 47). Initial steigen die Wertlagen häufig temporär als Ausdruck der Tumorlyse an (48), fallen danach jedoch schnell auf die individuellen Basiswerte ab (49). Hingegen ist auch beim SCLC ein Therapieversagen mit kontinuierlich hohen oder nur unzureichend abfallenden Markerkonzentrationen assoziiert. In Fällen mit gleichzeitig erhöhtem NSE und ProGRP kann die kombinierte Bestimmung eine additive Aussage erlauben (28).

Erkennung einer Rezidiverkrankung

Auch bei der posttherapeutischen Überwachung sind Tumormarker sensitive Indikatoren für das Wiederauftreten bzw. die Progression der Tumorerkrankung – oft mit einer Vorlaufzeit („lead time") von mehreren Monaten vor bildgebenden Verfahren. Beim NSCLC weist CYFRA 21-1 für die Erkennung einer Rezidiverkrankung eine Sensitivität von 79% auf, die bei Patienten mit einem präoperativen Wert von > 3,3 ng/ml sogar bis auf 100% ansteigt. Die Lead Time beträgt dabei zwei bis 15 Monate (14).

Beim SCLC sind NSE, ProGRP und CEA wertvolle Parameter für die Detektion einer rekurrenten Erkrankung (28). Unter diesen weist ProGRP die höchste Detektionsrate mit einer Sensitivität von 67% auf (NSE: 20%, CEA: 38%); durch eine Kombination mit NSE kann eine Sensitivität von 79% erreicht werden. Die mediane Lead Time beträgt 35 Tage für ProGRP, während für NSE keine Lead Time beschrieben ist (50).

Absolute Voraussetzung für jede Art von Verlaufsuntersuchungen ist die Beibehaltung derselben Methode für die Tumormarkerbestimmungen. Bei Methodenwechsel sollten ein oder zwei Parallelmessungen mit beiden Methoden durchgeführt werden.

Zusammenfassung

Für die Differenzialdiagnose unklarer Lungenrundherde sowie die Verlaufsbeobachtung von Lungenkarzinomen empfiehlt sich somit die Verwendung der in Tabelle 2 aufgeführten Tumormarker (Tabelle 2). Insbesondere ist dabei zu berücksichtigen:

- In der Screeningsituation sowie bei Hochrisikopatienten ist die Bestimmung von Tumormarkern nicht indiziert.
- Bei „niedrigen" Konzentrationen von Tumormarkern kann das Vorliegen eines Karzinoms nicht ausgeschlossen werden!
- Präoperativ ist die Bestimmung von Tumormarkern wünschenswert (ggf. Differenzialdiagnose, prognostische Abschätzung, Hinweis auf Fernmetastasierung) entsprechend den Empfehlungen in Tabelle 2.
- Postoperativ (ca. 2–3 Wochen) bzw. nach Beendigung der adjuvanten Chemo- und/oder Strahlentherapie ist die Bestimmung der Tumormarker (unabhängig vom Ausgangswert) zum Auffinden der für den gesamten weiteren Krankheitsverlauf relevanten individuellen Basiswerte der Patienten von Bedeutung.
- Die postoperative Kontrolle muss unabhängig vom präoperativen Ausgangswert durchgeführt werden, auch wenn die präoperativen Werte innerhalb des sog. Referenzbereichs liegen, das gleiche gilt für die weitere Nachsorge bzw. Verlaufsbeobachtung.
- Bei inoperablen Tumoren und Fehlen eines histologischen Befunds können Tumormarker Hilfestellung für die Differenzialdiagnose bieten: stark erhöhte NSE- und/oder ProGRP-Konzentrationen weisen auf ein kleinzelliges, SCCA auf ein Plattenepithelkarzinom hin.
- Referenzbereiche haben im Krankheitsverlauf bzw. in der Nachsorgesituation keinerlei Bedeutung, es zählt nur die Kinetik im Vergleich zu den individuellen Basiswerten jedes einzelnen Patienten.
- Grundvoraussetzung für die Interpretation von Tumormarkern im Verlauf ist die Beibehaltung des gleichen Testsystems (die Angabe von Hersteller und Methodik auf dem Befund und im Arztbrief ist daher zwingend erforderlich) während des gesamten Krankheitsverlaufs. Muss der Test dennoch gewechselt werden, so muss die gleiche Probe mit beiden Testen parallel untersucht werden, um die individuellen Basiswerte mit dem neuen Test zu erstellen.
- Sorgfältige Berücksichtigung präanalytischer Faktoren und klinischer Störgrößen ist für die Bewertung der Tumormarker-Konzentrationen essenziell: In-vitro-Hämolyse kann zu erhöhten NSE-Werten führen. Eine Beeinträchtigung der Nierenfunktion muss insbesondere bei erhöhten Werten von CYFRA 21-1, SCCA und ProGRP ausgeschlossen werden. Dermatologische Erkrankungen sind bei erhöhten SCCA-Werten differenzialdiagnostisch zu beachten.

Tabelle 2. Empfohlene Tumormarker beim Lungenkarzinom.

Histologie	Vor Therapie	Verlaufskontrolle
Unbekannt	CYFRA 21-1, NSE, ProGRP, CEA, SCCA	je nach Histologie
Adenokarzinom	CYFRA 21-1 und CEA	CYFRA 21-1 und/oder CEA
Plattenepithelkarzinom	CYFRA 21-1 und SCCA	CYFRA 21-1 und/oder SCCA
Großzelliges Lungenkarzinom	CYFRA 21-1 und CEA	CYFRA 21-1 und/oder CEA
Kleinzelliges Lungenkarzinom	NSE, ProGRP, CYFRA 21-1	NSE, ProGRP und/oder CYFRA 21-1

Literatur

1. Stieber P, Hasholzner U, Bodenmüller H et al (1993) CYFRA 21-1 – A new marker in lung cancer. Cancer 72: 707–713
2. Stieber P (2005) CYFRA 21-1. In: Thomas L (ed) Labor und Diagnose, 6. Aufl. TH-Books, Frankfurt/Main, pp 1323–1328
3. Stieber P (2005) ProGRP. In: Thomas L (ed) Labor und Diagnose, 6. Aufl. TH-Books, Frankfurt/Main, pp 1338–1341
4. Satoh H, Sumo M, Yagyu H et al (1995) Clinical evaluation of CYFRA 21-1 in malignant pleural fluids. Oncology 52: 211–214
5. Schalhorn A, Fuerst H, Stieber P (2001) Tumor markers in lung cancer. J Lab Med 25: 353–361
6. Wieskopf B, Demangeat C, Purohit A et al (1995) CYFRA 21-1 as a biological marker of non-small cell lung cancer. Chest 108: 163–169
7. Pujol JL, Boher JM, Grenier J et al (2001) CYFRA 21-1, neuron specific enolase and prognosis of non-small cell lung cancer: prospective study in 621 patients. Lung Cancer 31: 221–231
8. Kulpa J, Wojcik E, Reinfuss M et al (2002) Carcinoembryonic antigen, squamous cell carcinoma antigen, CYFRA 21-1, and neuron-specific enolase in squamous cell lung cancer patients. Clin Chem 48: 1931–1937
9. Muley T, Dienemann H, Ebert W (2004) CYFRA 21-1 and CEA are independent prognostic factors in 153 operated stage I NSCLC patients. Anticancer Res 24: 1953–1956
10. Vollmer RT, Govindan R, Graziano SL et al (2003) Serum CYFRA 21-1 in advanced stage non-small cell lung cancer: an early measure of response. Clin Cancer Res 9: 1728–1733
11. Pujol JL, Molinier O, Ebert W et al (2004) CYFRA 21-1 is a prognostic determinant in non-small-cell lung cancer: results of a meta-analysis in 2063 patients. Br J Cancer 90: 2097–2105
12. van der Gaast A, Kok TC, Kho GS et al (1995) Disease monitoring by the tumour markers CYFRA 21-1 and TPA in patients with non-small cell lung cancer. Eur J Cancer 31A: 1790–1793
13. Stieber P, Dienemann H, Schalhorn A et al (1999) Pro-gastrin-releasing peptide (ProGRP) – a useful marker in small cell lung carcinomas. Anticancer Res 19: 2673–2678
14. Stieber P, Zimmermann A, Reinmiedl J et al (1999) CYFRA 21-1 in the early diagnosis of recurrent disease in non-small cell lung carcinomas (NSCLC). Anticancer Res 19: 2665–2668
15. Holdenrieder S, Stieber P, von Pawel J et al (2004) Circulating nucleosomes predict the response to chemotherapy in patients with advanced non-small cell lung cancer. Clin Cancer Res 10: 5981–5987
16. Stieber P, Dienemann H, Hasholzner U et al (1994) Comparison of CYFRA 21-1, TPA and TPS in lung cancer, urinary bladder cancer and in benign diseases. Int J Biol Markers 9: 82–88
17. Lamerz R (2005) NSE. In: Thomas L (ed) Labor und Diagnose, 6. Aufl. TH-Books, Frankfurt/Main, pp 1334–1338
18. Lamerz R (2005) SCC. In: Thomas L (ed) Labor und Diagnose, 6. Aufl. TH-Books, Frankfurt/Main, pp 1351–1355
19. Lamerz R (2005) CA 125. In: Thomas L (ed) Labor und Diagnose, 6. Aufl. TH-Books, Frankfurt/Main, pp 1306–1309
20. Molina R, Filella X, Auge JM ct al (2003) Tumor markers (CEA, CA 125, CYFRA 21-1, SCC and NSE) in patients with non-small cell lung cancer as an aid in histological diagnosis and prognosis. Comparison with the main clinical and pathological prognostic factors. Tumour Biol 24: 209–218
21. Shibayama T, Ueoka H, Nishii K et al (2001) Complementary roles of pro-gastrin-releasing peptide (ProGRP) and neuron-specific enolase (NSE) in diagnosis and prognosis of small cell lung cancer (SCLC). Lung Cancer 32: 61–69
22. Barlesi F, Gimenez C, Torre JP et al (2004) Prognostic value of combination of CYFRA 21-1, CEA and NSE in patients with advanced non-small cell lung cancer. Respir Med 98: 357–362
23. Pinson P, Joos G, Watripont P et al (1997) Serum neuron-specific enolase as a tumor marker in the diagnosis and follow-up of small-cell lung cancer. Respiration 64: 102–107
24. Yamaguchi K, Aoyagi K, Urakami K et al (1995) Enzyme-linked immunoabsorbant assay of progastrin-releasing peptide for small cell lung cancer patients in comparison with neuron-specific enolase measurement. Jpn J Cancer Res 86: 698–705
25. Stieber P, Dienemann H, Schalhorn A et al (1997) Pro-Gastrin-Releasing Peptide (ProGRP) – ein neuer Marker beim kleinzelligen Lungenkarzinom. J Lab Med 21: 336–344
26. Stieber P, Yamaguchi K (2002) ProGRP enables diagnosis of small-cell lung cancer. In: Diamandis EP, Frische HA, Lilja H, Chan DW, Schwartz MK (eds) Tumor markers; physiology, pathobiology, technology, and clinical applications 1st edition. AACC press, Washington DC, pp 517–521
27. Molina R, Filella X, Auge JM (2004) ProGRP: a new biomarker for small cell lung cancer. Clin Biochem 37: 505–511
28. Niho S, Nishiwaki Y, Goto K et al (2000) Significance of serum pro-gastrin-releasing peptide as a predictor of relapse of small cell lung cancer: comparative evaluation with neuron-specific enolase and carcinoembryonic antigen. Lung Cancer 27: 159–167
29. Barak V, Goike H, Panaretakis KW et al (2004) Clinical utility of cytokeratins as tumor markers. Clin Biochem 37: 529–540

30 Alvarez-Sala R, Prados C, Gomez de Terreros FJ et al (1995) Carcinoembryonic antigen in the diagnosis of lung cancer using broncho-alveolar lavage: a comparative study with healthy subjects, chronic bronchitis, respiratory infections and interstitial pulmonary diseases. Int J Oncol 6: 1–6

31 Ebert W, Dienemann H, Fateh-Moghadam A et al (1994) Cytokeratin 19 fragment CYFRA 21-1 compared with carcinoembryonic antigen, squamous cell carcinoma antigen and neuron-specific enolase in lung cancer. Eur J Clin Chem Clin Biochem 32: 189–199

32 Hasholzner U, Stieber P, Dienemann H et al (1996) Chromogranin A in benign and malignant diseases. Tumordiagn Ther 17: 82–87

33 Seregni E, Ferrari L, Bajetta E et al (2001) Clinical significance of blood chromogranin A measurement in neuroendocrine tumours. Ann Oncol 12 (S2): S69–72

34 Pujol JL, Quantin X, Jacot W et al (2003) Neuroendocrine and cytokeratin serum markers as prognostic determinants of small cell lung cancer. Lung Cancer 39: 131–138

35 Picardo AL, Diez M, Torres A et al (1996) Analysis of the prognostic significance of cytosolic determination of CA 125, CEA and SCC in patients with NSCLC. Cancer 77: 1066–1072

36 Gruber C, Stieber P, Hatz R et al (2005) The combined determination of CEA, CYFRA 21-1, NSE and ProGRP enables diagnosis of lung cancer. Lung Cancer, submitted

37 Watine J (1999) Laboratory variables as additional staging parameters in patients with small cell lung carcinoma. A systematic review. Clin Chem Lab Med 37: 931–938

38 Watine J (2000) Prognostic evaluation of primary non-small cell lung carcinoma patients using biological fluid variables. Scand J Clin Lab Invest 60: 259–274

39 Yoshimasu T, Miyoshi S, Maebeya S et al (1997) Analysis of the early postoperative serum carcinoembryonic antigen time-course as a prognostic tool for bronchogenic carcinoma. Cancer 79: 1533–1540

40 Yoshimasu T, Maebeya S, Suzuma T et al (1999) Disappearance curves for tumor markers after resection of intrathoracic malignancies. Int J Biol Markers 14: 99–105

41 Bidart JM, Thuillier F, Augeneau C et al (1999) Kinetics of serum tumor marker concentrations and usefulness in clinical monitoring. Clin Chem 45: 1695–1707

42 Rapellino M, Piantino P, Pecchio F et al (1994) Disappearance curves of tumor markers after radical surgery. Int J Biol Markers 9: 33–37

43 Nisman B, Lafair J, Heching N et al (1998) Evaluation of tissue polypeptide specific antigen, CYFRA 21-1 and carcinoembryonic antigen, in non-small cell lung carcinoma. Does the combined use of cytokeratin markers give any additional information? Cancer 82: 1850–1859

44 Nisman B, Lafair J, Lyass O, Dranitzki-Elhalel M, Barak V (1998) Serum levels of CEA, SCC, TPS and CYFRA 21-1 in hemodialysis patients. J Tumor Marker Oncol 13: 87–93

45 Ebert W, Muley T (1999) CYFRA 21-1 in the follow-up of inoperable non-small cell lung cancer patients treated with chemotherapy. Anticancer Res 19: 2669–2672

46 Schneider J, Philipp M, Velcovsky HG et al (2003) Pro-gastrin-releasing peptide (ProGRP), neuron specific enolase (NSE), carcinoembryonic antigen (CEA) and cytokeratin 19-fragments (CYFRA 21-1) in patients with lung cancer in comparison to other lung diseases. Anticancer Res 23: 885–893

47 Schneider J, Philipp M, Salewski L, Velcovsky HG (2003) Pro-gastrin-releasing peptide (ProGRP) and neuron specific enolase (NSE) in therapy control of patients with small cell lung cancer. Clin Lab 49: 35–42

48 Fischbach W, Schwarz-Wallrauch C, Jany B (1989) Neuron-specific enolase and thymidine kinase as an aid to the diagnosis and treatment monitoring of small cell lung cancer. Cancer 63: 1143–1149

49 Burghuber OC, Worofka B, Schernthaner G et al (1990) Serum neuron-specific enolase as a useful tumor marker for small cell lung cancer. Cancer 65: 1386–1390

50 Okusaka T, Eguchi K, Kasai T et al (1997) Serum levels of pro-gastrin-releasing peptide for follow-up of patients with small cell lung cancer. Clin Cancer Res 3: 123–127

Paraneoplastische Syndrome (PNS)

R. Voltz, R. Lamerz, U. Hasholzner, P. Stieber

Einleitung

Als paraneoplastische Syndrome (PNS) werden klinische Syndrome definiert, die als Begleitreaktion maligner Tumoren auftreten können, ohne dass sie auf einer vaskulären oder infektiösen Ätiologie oder einer Therapienebenwirkung beruhen. Sie werden durch vom Tumor freigesetzte Hormone oder hormonähnliche Substanzen oder immunologische Mechanismen hervorgerufen, die ihre Wirkung fern vom primären und/oder metastatischen Tumorort entfalten. PNS kommen in weniger als 15% aller malignen Erkrankungen und dann überwiegend bei Tumoren der Lunge, des Magens und der Brust vor. Sie können bereits vor Diagnose des Primärtumors oder gleichzeitig manifest werden. Ihr Erkennen kann Schlüssel zur früheren Entdeckung der zugrunde liegenden malignen Erkrankung sein. PNS können in vier Hauptgruppen eingeteilt werden: endokrinologische, neurologische, hämatologische und dermatologische. Wichtige PNS aus diesen vier Gruppen sind in Tabelle 1 dargestellt.

Endokrinologische PNS

Sie sind Ausdruck der ektopen Hormonproduktion und Sekretion von Tumoren nicht-endokrinologischen Ursprungs. Es werden nur Peptidhormone ektop sezerniert. Die wichtigsten PNS sind in Tabelle 1 aufgeführt.

Das *ektope Cushing-Syndrom (CS)* beruht auf der ektopen Bildung von ACTH und führt zu 15–20% aller Cushing-Syndrome. Dies bedeutet, dass ca. 1/4 aller Cushing-Syndrome paraneoplastisch bedingt sind. Besonders das kleinzellige BK (SCLC), medulläre Schilddrüsenkarzinome, Karzinoidtumoren, Thymome und Pankreasinselzelltumoren können für diese PNS verantwortlich sein. Das kleinzellige BK macht 60% der Fälle ektopen CS aus; insgesamt muss in 2–8% der Patienten mit kleinzelligem BK mit einem klinisch apparenten CS gerechnet werden. Klinische Zeichen sind Hypokaliämie, Alkalose, Hyperglykämie, Hochdruck, Muskelschwäche oder -atrophie, weniger Stammfettsucht, Hyperpigmentation und Striae (biochem. Diagnose: erhöhte 24 h-Urinausscheidung von freiem Cortisol > 100 µg/d und ein erhöhter ACTH-Serumspiegel > 200 pg/ml). Der Cortisol-Plasmaspiegel ist nicht mit Dexamethason supprimierbar. Neben der Primärbehandlung des Tumors kann die ACTH Produktion durch Aminogluthetimid, Metyrapon, Mitotane und Ketokonazol beeinflusst werden.

Die *Hyperkalzämie* wird durch Tumoren auf drei Arten bedingt: durch direkte metastatische Knochenzerstörung, als humorale Hyperkalzämie von Malignomen (HHM) und durch lokale osteolytische Hyperkalzämie (LOH), die beiden letzteren als PNS. Die *HHM* wird durch solide Tumoren (Mammakarzinom, Plattenepithelkarzinome der Lunge, Ösophaguskarzinom, HNO-Tumoren, Ovarialkarzinom) mittels eines Peptids (PTH-related peptide, PTHrP) verursacht, welches strukturell ähnlich aber nicht identisch mit PTH ist. PTHrP fehlt im Serum von Normalpersonen oder Tumorpatienten ohne Hyperkalzämie und kann inzwischen mittels kommerzieller Tests bestimmt werden. Möglicherweise spielen auch Zytokine wie G-CSF, IL-1 eine zusätzliche Rolle.

Tabelle 1. Auswahl paraneoplastischer Syndrome.

Syndrome	Häufig assoziierte Neoplasien
Endokrine PNS	
Cushing-Syndrom	SCLC, Karzinoid, medull. Schilddrüsenkarzinom
Hyperkalzämie	Mamma, Plattenepithelkarzinom (Lunge, Ösophagus, HNO)
SIADH	SCLC
Neurologische PNS	
Zerebrale Syndrome:	
Zerebelläre Degeneration	Mamma, Ovar (Yo), Lunge (Hu), M. Hodgkin (Tr), Hoden (Ta)
Limbische Enzephalopathie	SCLC (Hu), Hoden (Ta)
Opsoclonus-Myoclonus	Mamma (Ri), SCLC (Hu)
Krebsassoziierte Retinopathie	SCLC
Spinale paraneoplastische Syndrome:	
Subakute Myelopathie	Lungentumoren (Hu), Lymphome
Syndrome der peripheren Nerven:	
Subakute sensorische Neuropathie	SCLC (Hu, Amphiphysin, CV2)
Guillain-Barré-Syndrom	M. Hodgkin, Non-Hodgkin-Lymphome
Neuromuskuläre Paraneoplasien:	
Lambert-Eaton-Syndrom	SCLC (VGCC)
Myasthenia gravis	Thymom (Titin)
Dermatomyositis	Mamma, Ovar, Lunge
Hämatologische PNS	
Leukozytose	verschiedene
Chronische Anämie	verschiedene
Autoimmun-hämolytische Anämie	Lymphome, CLL
Mikroangiopathische hämolytische Anämie	muzinöses Adenokarzinom
Erythrozytose	Nierenzellkarzinom
Thrombozytose	verschiedene
Thrombozytopenie	verschiedene
Koagulopathie	verschiedene
Dermatologische PNS	
Acanthosis nigricans	gastrointestinale Adenokarzinome
Acanthosis palmaris	Magen, Lunge
Erythema gyratum repens	Lunge, Mamma
Nekrolytisches migrierendes Erythem	Glukagonom
Exfoliative Dermatitis	T-Zell-Lymphom
Sweet-Syndrom	CML

Tabelle 2. Inzidenz von erhöhten Serum-Hormonkonzentrationen beim BK (Bronchialkarzinom).

Name	Kleinzelliges BK	Großzelliges BK	Plattenepithel-BK
ACTH	36–56%	5–10%	9–17%
ADH	30–45%	26%	
PTH	27%	21%	32%
HCG	33%	26%	19%
β-Endorphin	66%	18%	13%
α-MSH	19%		

Die *LOH* entsteht durch Substanzen aus Tumorzellen am Ort der Bildung (z.B. Multiples Myelom, Mammakarzinom). Diese Substanz wird als Osteoklasten-aktivierender Faktor (OAF) bezeichnet und stimuliert lokal eine Osteoklasten-vermittelte Knochenresorption. Beim Multiplen Myelom wurde OAF als TNF-β (Lymphotoxin) identifiziert. Auch Prostaglandin E_2 sowie andere Zytokine (IL-6, TNF-α, IL-1 und TGF-β) können bei manchen Tumoren Bedeutung haben. In diesen Fällen ist das PTHrP nicht erhöht, und es fehlt eine Hypophosphatämie. Ferner kommt oft eine milde metabolische Alkalose vor (Therapie: Hydrierung, forcierte Diurese, Steroide, Bisphosphonate, Calcitonin, Galliumnitrat).

Das *Syndrom der inappropriaten antidiuretischen Hormonsekretion (SIADH)* entsteht durch Produktion und Sekretion von Arginin-Vasopressin (AVP) durch Tumorzellen und wurde z.B. beim kleinzelligen LK (Zelllinie) nachgewiesen. Hyponatriämie beim kleinzelligen LK kann auch durch das atriale natriuretische Peptid (ANP) hervorgerufen werden. 60% von SIADH-Fällen lassen sich auf das kleinzellige LK zurückführen, während das SIADH andererseits bei 9% von Patienten mit kleinzelligem LK vorkommt (andere Quellen: Dünndarm-, Pankreas-, Ösophagus-, Kolonkarzinom, Lymphome, Bronchialkarzinoid). Wegweisend für dieses Syndrom sind insbesondere eine Hyponatriämie, eine Serum-Hypoosmolalität sowie eine Hyperosmolalität des Urins. Eine therapeutische Beeinflussung ist kausal durch eine spezifische Tumortherapie und symptomatisch durch Flüssigkeitsrestriktion möglich.

Trotz des Vorkommens ektop gebildeter Hormone vor allem beim SCLC findet sich bei den meisten Patienten jedoch keine entsprechende Klinik (z. B. Hypo- oder Hyperkalzämie, Cushing-Syndrom, SIADH, Gynäkomastie), da die Marker-Hormone oft als hormoninaktive Prohormon-Vorstufen wie z. B. Big-ACTH mit höherem Molekulargewicht auftreten.

Vorwiegend beim SCLC kann in Verdachtsfällen der Nachweis ektop gebildeter Hormone von zusätzlicher Bedeutung sein. Neben Bombesin sowie Peptidmarkern wie Gastrin-releasing Peptide (GRP) u. a. sind die wichtigsten Hormonmarker beim LK mit unterschiedlicher Häufigkeit je nach Zelltyp in Tabelle 2 aufgeführt.

Neurologische PNS

Neurologische PNS treten am häufigsten beim kleinzelligen LK, Mamma- und Ovarialkarzinom oder Hodentumoren auf und sind durch eine (entzündliche) Enzephalomyelitis, Polyneuropathie, (neuronale Degeneration, Demyelinisierung,) neuromuskuläre Überleitungs-(Verbindungs)anomalitäten oder Myositiden gekennzeichnet und gehen mit verschiedenen spezifischen, meist anti-neuronalen Antikörper-Reaktivitäten einher. Die bekanntesten Störungen sind in Tabelle 1 aufgeführt.

Die *paraneoplastische zerebelläre Degeneration* ist eine subakute progressive Ataxie auf dem Boden einer Degeneration von Purkinje-Zellen des zerebellaren Kortex. Klinisch imponieren Ataxie, Nystagmus, Dysarthrie, Schwindel und Diplopie, diagnostisch im Liquor: milde Pleozytose, erhöhtes Gesamteiweiß, oligoklonale Banden. Anti-Hu bei SCLC, anti-Yo bei gynäkologischen Tumoren, anti-Tr bei M. Hodgkin, anti-Ta bei Hodentumoren.

Die *limbische Enzephalopathie* äußert sich in Störungen des Kurzzeitgedächtnisses, Persönlichkeitsveränderungen, epileptischen Anfällen oder anderen psychiatrischen Symptomen (z. B. Halluzinationen). Liquor kann entzündlich verändert sein, MRT des Schädels kann mesio-temporale Signalveränderungen ergeben. Anti-Hu bei SCLC, anti-Ta bei Hodentumoren.

Eine *karzinomassoziierte Retinopathie* besteht aus der Trias von Lichtempfindlichkeit, visuellen Skotomen und einem verminderten Durchmesser der Retinalarterie, welche zum degenerativen Verlust von Photorezeptorzellen in der Retina führt. Ein Befall des N. opticus liegt nicht vor. Antikörper gegen Retinazellen (z. B. anti-Recoverin) wurden beschrieben.

Beim *Lambert-Eaton-Myasthenie-Syndrom* bestehen klinisch eine Muskelschwäche (proximal Beine > Arme), Störungen des autonomen Nervensystems wie Mundtrockenheit, Impotenz, Harnverhalt und Obstipation, sensible Symptome wie Parästhesien und Myalgien sowie eine häufige Überlappung mit anderen paraneoplastischen Syndromen. Diagnostisch sind zusätzlich nachweisbar ein posttetanisches Inkrement im EMG sowie serologisch anti-P/Q-Typ-VGCC-Antikörper (Pathogen, VGCC auf Tumorzellen und Neuronen exprimiert, besonders hilfreich bei Überlappungssyndromen). Therapeutisch können 3,4-Diaminopyridin, i.v. Immunglobuline oder eine Plasmapherese versucht werden, beim SCLC (Assoziation bis zu 60%) steht die Chemotherapie der Grunderkrankung im Vordergrund.

Das *Anti-Hu-Syndrom* ist gekennzeichnet durch eine sensible Neuronopathie, Kleinhirnsymptomatik, eine limbische Enzephalopathie, Hirnstammzeichen, Beeinträchtigung von Hirnnerven (besonders VIII) und des autonomen Nervensystems (intestinale Pseudoobstruktion). Diagnostisch sind Anti-Hu-Antikörper (hochtitrig, bei 20% aller SCLC niedrigtitrig ohne neurologische Symptome mit besserer Prognose) typisch. Diese Antikörper sind wahrscheinlich nicht pathogen (eher zytotoxische T-Zellen). Das Hu-Antigen ist auf allen SCLC und Neuronen exprimiert. Therapeutisch steht die Tumortherapie im Vordergrund, ein Versuch mit Steroiden oder i.v. Immunglobulinen scheint wenig hilfreich zu sein. Häufig neurologische und nicht onkologische Todesursache.

Hämatologische PNS

Hierzu gehören eine Leukozytose, seltener eine leukämoide Reaktion mit Leukozytenzahlen bis zu 100 000 sowie eine Kombination von Leukozytose, Hyperkalzämie und Kachexie z.B. bei oralen Neoplasien. Ferner kommen Anämien (Erythropoetinmangel, autoimmunologisch, aplastisch, mikroangiopathisch-hämolytisch), Erythrozytosen, Thrombozytosen und Thrombozytopenien (auch immunvermittelt), Koagulationsstörungen (Trousseau'sches Syndrom mit wandernder Thrombophlebitis) sowie eine disseminierte intravaskuläre Koagulation vor.

Dermatologische PNS

Viele Hautläsionen können bei benignen Erkrankungen auftreten, einige, wie z. B. das Erythema necrolyticum migrans, wurden als krebs-pathognomonisch für das Glukagonom angesehen. Oft lenkten die Geschwindigkeit des Auftretens oder die Änderung der Läsion den Verdacht auf ein PNS, wie z.B. ein plötzliches Auftreten von zahlreichen seborrhoischen Warzen (Zeichen von Leser-Trélat). Manche Hautläsionen können auf Sekretionsprodukte zurückgeführt werden (z.B. Flush beim Karzinoid), meist aber sind sie völlig unbekannt. Die bekanntesten Störungen sind in der Tabelle 1 aufgeführt.

Dazu gehören *muskuloskelettale Störungen* (Trommelschlegelfinger/-nägel, die hypertrophische Osteoarthropathie, die Dermatomyositis und die multizentrische Retikulohistiozytose), *reaktive Eritheme* wie das Erythema gyratum repens (wandernde schuppende erythematöse Läsionen an Stamm und proximalen Extremitäten) und das Erythema necrolyticum migrans und *vaskuläre Dermatosen* wie das Trousseau'sche Syndrom (Thrombophlebitis migrans) und *papulosquamöse Störungen* wie die Acanthosis nigricans (an intertriginösen Flächen wie Nacken, Axilla, Leiste als pigmentierte Hyperkeratosen und Papillomatose auftretend).

Literatur

Agarwala SS (1996) Paraneoplastic syndromes. Med Clin North Am 80: 173–184

Hinton RC (1996) Paraneoplastic neurologic syndromes. Hematol/Oncol Clin North Am 10: 909–925

Kurzrock R, Cohen PR (1995) Cutaneous paraneoplastic syndromes in solid tumors. Am J Med 99: 662–671

O'Neill JH, Murray NM, Newson-Davis J (1998) The Lambert-Eaton myasthenic syndrome. A review of 50 cases. Brain 111: 577–796

Pellkofer H, Schubart AS, Höftberger R, Schutze N, Pagany M, Schüller M, Lassmann H, Hohlfeld R, Voltz R, Linington C (2004) Modeling paraneoplastic disease: Onconeuronal antigen specific T cells mediate autoimmune encephalomyelitis in the rat. Brain 127(8): 1822–1830

Voltz R, Carpentier AF, Rosenfeld MR, Posner JB, Dalmau J (1999) P/Q-type VGCC antibodies in paraneoplastic disorders of the central nervous system. Muscle Nerve 22: 119–122

Voltz R (2002) Paraneoplastic neurological syndromes: An update on diagnosis, pathogenesis and therapy. Lancet Neurology 1: 294–305

Videoassistierte thorakoskopische Chirurgie/ minimal-invasive Chirurgie

R. Hatz, M. Lindner, O. Thetter

Es war *Hans Christian Jacobeus*, der in Stockholm als erster die Inspektion der Pleura mit einem Zystoskop durchführte und seine Methode „Über die Möglichkeit die Zystoskopie bei Untersuchung seröser Höhlungen anzuwenden" in der Münchener Medizinischen Wochenschrift 1910 veröffentlichte (1). Damals etablierte sich die thorakoskopische Adhäsiolyse als wertvolle Ergänzung zum künstlichen Pneumothorax in der Tuberkulosetherapie, sodass nun auch Lungen mit vorbestehenden pleuralen Adhäsionen erfolgreich zum Kollaps gebracht werden konnten. Daraus entwickelte sich die internistische Thorakoskopie, die in geübter Hand weiterhin für bestimmte diagnostische Fragestellungen wie den unklaren Pleuraerguss oder auch für die internistische Talkumpoudrage sinnvoll eingesetzt wird.

Mit der Einführung videooptischer Techniken in die moderne Chirurgie Ende der 1980er Jahre begann eine allmähliche Renaissance der Thorakoskopie (2) in der Chirurgie. Durch den Einzug endoskopischer Instrumente, die Operationen am geschlossenen Thorax zuließen, welche zuvor nur mittels Thorakotomie bewerkstelligt werden konnten, gelang es, die Thorakoskopie, von nun an videoassistiert, von einer diagnostischen weiter auf eine therapeutische Stufe zu heben.

Hauptzielgebiete der videoassistierten Thorakoskopie, abgekürzt VATS, sind Pathologien der Pleura, des Mediastinums und des Lungenparenchyms. Die VATS mit Einsatz der modernen Videooptik erlaubt die Exploration der gesamten Thoraxhöhle. Die Intubation mit einem Doppellumentubus ermöglicht eine seitengetrennte bzw. einseitige Beatmung des Patienten mit kompletter Atelektase der Lunge und damit eine hervorragende Übersicht. Über die aufgestellten Monitore können sowohl Operateur als auch Assistent(en) die Operation mitverfolgen und entsprechend über die Trokare instrumentieren, sodass mehr als nur zweihändiges Arbeiten trotz des geschlossenen Thorax ermöglicht wird (3).

Bei Verdacht auf benigne oder maligne Pleuraveränderungen gilt die thorakoskopische Pleurabiopsie als Methode der Wahl. Bei malignen Pathologien von Pleura und Zwerchfell (Pleurakarzinose, Pleuramesotheliom), die meist von einem symptomatischen Pleuraerguss begleitet sind, kann neben einer repräsentativen Probeexzision in gleicher Sitzung eine therapeutische Pleurodese – am erfolgreichsten mit Talkumpuder – durchgeführt werden. Diese palliative Maßnahme führt in den meisten Fällen zu einer erheblichen respiratorischen Verbesserung. Die durch VATS gewonnenen Histologien sind diagnostisch besser verwertbar, und die VATS-Pleurodesen zeigen eine deutlich geringere Rezidivrate (2, 4).

Gut erreichbar mittels der VATS sind sämtliche Strukturen im vorderen und hinteren Mediastinum wie hiläre und mediastinale Lymphknoten, Thymus, Perikard, Ösophagus und Wirbelsäule. Probeexzisionen von Lymphknoten bis hin zur kompletten Lymphknotendissektion sind möglich. Ebenfalls bewährt hat sich bei malignen Prozessen des Herzbeutels die Perikardbiopsie mit Perikardfensterung bei Perikarderguss (5). Immer häufiger wird die VATS zur transthorakalen totalen Thymektomie bei lokalisierten Thymomen bis zu einem Durchmesser von 5 cm eingesetzt (6, 7). Verschiedene Zugangswege sind beschrieben: von links lateral, von rechts lateral oder bilateral. Jedoch fehlen noch kontrolliert vergleichende Studien zu etablierten konventionellen offenen Operationsverfahren im Langzeitverlauf.

Ein bestimmter Anteil peripher lokalisierter Lungenkarzinome manifestiert sich in der Bildgebung als solitärer pulmonaler Rundherd (intraparenchymal gelegen, Durchmesser < 3 cm, keine Atelektase, keine vergrößerten Lymphknoten). Die Differenzialdiagnose zu benignen Rundherden und pulmonalen Metastasen anderer Primärtumoren ist anhand der Bildgebung allein oft schwierig. Bei operationsfähigen Patienten soll auf die transthorakale diagnostische Punktion verzichtet und rasch die sichere histologische Klärung im intraoperativen Schnellschnitt möglichst durch Entfernung des Rundherds mittels VATS durchgeführt werden (8). Die fehlende direkte digitale Palpationsmöglichkeit durch den Operator macht die intraoperative Anwendung zusätzlicher Lokalisationsverfahren wie den intraoperativen thorakoskopischen Ultraschall in einigen Fällen notwendig. Jedoch lassen sich in der Regel 95% der Rundherde größer 1 cm und mit peripherem Sitz (äußeres Parenchymdrittel) entfernen. Implantationsmetastasen an den Trokareinstichstellen lassen sich durch die konsequente Verwendung von Bergebeuteln, in die die Lungenresektate vor der Entfernung aus der Thoraxhöhle verbracht werden, vermeiden. Wenn sich im Schnellschnitt ein Lungenkarzinom bestätigt, sollte in gleicher Sitzung die klassische Lobektomie mit Lymphadenektomie erfolgen. Ob dies über eine offene Thorakotomie oder geschlossen videothorakoskopisch erfolgen soll, wird zurzeit noch kontrovers diskutiert. In zahlreichen unkontrollierten Machbarkeitsstudien einzelner Zentren konnte die Sicherheit und Durchführbarkeit der VATS-Lobektomie mit radikaler Lymphadenektomie insbesondere im frühen Stadium I belegt werden (9–11). Perioperative Morbidität und Mortalität für beide Verfahren sind in geübter Hand gleich. Von fundamentaler Bedeutung für den Erfolg des minimal-invasiven Vorgehens ist das korrekte präoperative Tumorstaging. Die einzige bisher kontrolliert randomisierte Untersuchung, die die offene Lobektomie mit der geschlossenen VATS-Lobektomie im Stadium IA verglich, zeigte keine signifikanten Unterschiede im Fünfjahresüberleben zwischen den zwei Gruppen: 90% vs. 85% (12). Vorteile der VATS sind die Reduktion des Operationstraumas mit signifikanter Abnahme der postoperativen Schmerzen und des Lungenfunktionsverlusts, was zu einer Verkürzung des postoperativen Krankenhausaufenthalts führt. Der kosmetische Vorteil ist eher als sekundär zu werten. Demgegenüber stehen folgende nicht zu vernachlässigende Nachteile: die längere Operationszeit, die fehlende Palpationsmöglichkeit durch die Hand des Operateurs und die Notwendigkeit der Konversion zur offenen Thorakotomie bei unklaren, in der präoperativen Diagnostik nicht detektierten Befunden und akut auftretenden intraoperativen Komplikationen. Ob die VATS-Lobektomie mit Lymphadenektomie als onkologisch adäquates Resektionsverfahren erachtet werden kann, bleibt bis dato noch unklar. Deshalb sollte, bis weitere kontrollierte randomisierte Untersuchungen vorliegen, die VATS-Lobektomie nur innerhalb klinischer Studien angewandt werden und kann zurzeit nicht generell als Standard empfohlen werden.

Videothorakoskopische Lungenresektionen geringeren Ausmaßes als eine Lobektomie beim Lungenkarzinom (anatomische Segmentresektion, atypische Keilresektion) kommen nur bei funktionell stark eingeschränkten und betagten Patienten in Frage. Untersuchungen zeigen bei solchen Hochrisikopatienten ein durchaus akzeptables Langzeitüberleben (13). Jedoch muss für Patienten mit normalem Risikoprofil kein geringeres Resektionsausmaß als die Lobektomie gefordert werden, da sie gegenüber der „limitierten" Resektion eine bis zu 20% geringere Lokalrezidivrate im Langzeitverlauf aufweist (14).

Literatur

1 Jacobeus HC (1910) Über die Möglichkeit die Zystoskopie bei Untersuchung seröser Höhlungen anzuwenden. Münch Med Wochenschr 57: 2090–2092
2 Rovairo GC, Varoli F, Vergani C, Maciocco M (2002) State of the art in thoracocopic surgery: a personal experience of 2000 videothoracoscopic procedures and an overview of the literature. Surg Endosc 16(6): 881–892

3 Linder A, Friedel G, Toomes H (1994) Stellenwert der operativen Thorakoskopie in der Thoraxchirurgie. Chirurg 65(8): 687–692
4 Yim APC, Chan ATC, Lee TW et al (1996) Thoracoscopic talc insufflation versus talc slurry for symptomatic malignant pleural effusion. Ann Thorac Surg 62: 1655
5 Hazelrigg SR, Mack MJ, Landreneau RJ, Acuff TE, Seifert PE, Auer JE (1993) Thoracoscopic pericarditomy for effusive pericardial disease. Ann Thorac Surg 56(3): 792–795
6 Yim AP (1995) Video-assisted thoracoscopic management of anterior mediastinal masses. Preliminary experience and results. Surg Endosc 9: 1184
7 Roviaro G, Rebuffat C, Varoli F et al (1994) Videothoracoscopic excision of mediastinal masses: Indications and technique. Ann Thorac Surg 58: 1679
8 Tan BB, Flaherty KR, Kazerooni EA, Iannettoni MD, American College of Chest Physicians (2003) The solitary pulmonary nodule. Chest 123: 89S–96S
9 Smythe WR et al (2003) Treatment of stage I non-small cell lung carcinoma. Chest 123: 181S–187S
10 Ohtsuka T, Nomori H, Horio H, Naruke T, Suemasu K (2004) Is major pulmonary resection by video-assisted thoracic surgery an adequate procedure in clinical stage I lung cancer? Chest 125: 1742–1746
11 Manser R, Wright G, Hart D, Byrnes G, Campbell DA (2005) Surgery for early stage non-small cell lung cancer. The Cochrane Database of Systematic Reviews, Issue 1. Art. No.: CD004699
12 Sugi K, Kaneda Y, Kensuke E (2000) Video-assisted thoracoscopic lobectomy achieves a satisfactory long-term prognosis in patients with clinical stage IA lung cancer. World J Surg 24: 27–31
13 Jaklitsch MT, Pappas-Estocin A, Bueno R (2004) Thoracoscopic surgery in elderly lung cancer patients. Crit Rev Oncol Hematol 49: 165–171
14 Ginsberg RJ, Rubinstein LV (1995) Randomized trial of lobectomy versus limited resection for T1N0 non-small cell lung cancer. Ann Thorac Surg 60: 615–623

Molekularbiologie und Genetik der Lungenkarzinome

I. Bittmann, F. Gamarra, R. M. Huber

Einleitung

Lungenkarzinome sind das Ergebnis komplexer genetischer und epigenetischer Veränderungen, die durch eine schrittweise maligne Transformation von Zellen durch Akkumulation genetischer Veränderungen entstehen. Dieser Prozess wird als Mehrschritt-Kanzerogenese bezeichnet.

Diese schrittweise Akkumulation genetischer Veränderungen tritt in allen wichtigen histologischen Subtypen der Lungenkarzinome auf. Es finden sich allelische Verluste (LOH), chromosomale Instabilitäten und Imbalancen, Mutationen von Onkogenen und Tumorsupressorgenen, epigenetisches „Gene-Silencing" wie durch Promoter-Hypermethylierung und aberrante Expressionen von Genen, die für die Zellzykluskontrolle relevant sind (1).

Obwohl zahlreiche dieser genetischen Veränderungen vielen Lungenkarzinomen gemeinsam sind, bestehen doch Unterschiede zwischen kleinzelligen (SCLC) und nicht-kleinzelligen Karzinomen (NSCLC) sowie Plattenepithel- (SCC) und Adenokarzinomen (ADC).

Häufige genetische Veränderungen

Invasive Lungenkarzinome zeigen eine Vielzahl genetischer Aberrationen. Drei Aberrationen finden sich jedoch in der Regel bei allen histologischen Subtypen.

TP53-Mutationen

Die Mutation des p53-Tumorsuppressorgens ist die am häufigsten auftretende Mutation. P53 kodiert für das p53-Protein, das eine wichtige Rolle im Zellzyklus spielt, z. B. mit antiproliferativer Wirkung als Antwort auf genotoxischen Stress. Inaktivierende TP53-Mutationen (in der Regel Missense-Mutationen) sind in bis zu 50% der NSCLC und in über 70% der SCLC nachweisbar (2). Sowohl in Plattenepithel- als auch in Adenokarzinomen zeigt sich, dass mit der Tumorprogression, d.h. im Verlauf von primären In-situ-Läsionen zu fortgeschrittenen metastasierten Karzinomen, die Prävalenz von Mutationen steigt.

Retinoblastoma-Signalweg

Die zweithäufigste Alteration betrifft eine Inaktivierung des Signalweges, der das Rb1 (Retinoblastoma-Gen, 13q11), ein Supressorgen, kontrolliert. Rb1 kodiert für das Rb-Protein, das entscheidend für die G1- zu S-Phase-Transition des Zellzyklus ist. Der häufigste Mechanismus, der zu einer Inaktivierung dieses Signalweges führt, ist der Verlust der Rb1-Expression, Inaktivierung von INK4 (CDKN2 kodierend für p16) durch LOH (9p21) und eine Promoter-Hypermethylierung und Überexpression von CCDN1 (kodierend für Cyclin D1), teils mit gleichzeitiger Genamplifikation (11q13). Diese drei Gene agieren in einer sequenziellen Art und Weise innerhalb der Signalkaskade, die zu einer Inaktivierung von Rb durch Phosporylierung führt. Es besteht eine konstante inverse Korrelation zwischen dem Verlust des Rb-Proteins, der Inaktivierung von p16 und der Überexpression von Cyclin D1, wobei alle diese Veränderungen ähnliche funktionelle Konsequenzen haben.

Die diesen Signalweg verändernden Mechanismen unterscheiden sich zwischen NSCLC und SCLC. Ein Verlust der Rb-Protein-Expression ist in über 80–100% der hoch malignen neuroendokrinen Tumoren nachweisbar, wobei die meisten eine normale Expression von p16 und Cyclin D1 beibehalten (3). Im Gegensatz dazu ist der Verlust des Rb-Proteins bei NSCLC (15%) weniger häufig, die Inaktivierung von INK4 findet sich jedoch in etwa 70% der Fälle. Die Amplifikation von CCDN1 findet sich in einer signifikanten Anzahl von Plattenepithelkarzinomen (10%) (4).

LOH 3p

Die dritte wichtige genetische Veränderung, die in praktisch allen Lungenkarzinomen unabhängig von ihrem histologischen Subtyp auftritt, ist ein LOH auf Chromosom 3p. Dieser findet sich bei bis zu 80% der NSCLC, als auch bei SCLC. Diese Chromosomenregion umfasst mehrere mögliche Tumorsuppressorgene, wie FHIT, RASSF1 und SEMA3B.

Das FHIT-Gen (fragile histidine triade) sitzt in einer hochfragilen Chromosomenregion, in der es besonders für eine partielle Deletion gefährdet ist, die aus einem DNA-Schaden durch im Tabakrauch enthaltene Karzinogene entstehen kann. FHIT kodiert ein Protein mit ADP-Hydrolase-Aktivität, von dem vermutet wird, dass es verschiedene intrazelluläre Funktionen hat, einschließlich der Regulation der DNA-Replikation und der Regulation von Stressantworten.

RASSF1 kodiert ein Protein, das die Aktivität von Mitgliedern der ras-Onkogen-Familie kontrolliert. SEMA3B kodiert Semaphorin 3B, ein Mitglied einer Familie von Genen, die sezernierte Proteine kodieren, die eine entscheidende Rolle bei der Entwicklung von epithelialen und neuronalen Geweben spielen. Die Beteiligung dieser Gene an der Entwicklung von Lungenkarzinomen ist bisher nur sehr unvollständig geklärt. Es steht jedoch fest, dass ihre Expression häufig bei Karzinomen fehlt, sodass sie möglicherweise in der Kanzerogenese eine Rolle spielen.

Genetische Veränderungen einzelner histologischer Subtypen

Unter den weniger häufigen genetischen Veränderungen, scheinen einige bei bestimmten histologischen Subtypen öfter aufzutreten.

Mutationen von K-ras im Codon 12 finden sich bei 30–40% der Adenokarzinome, sind jedoch extrem selten bei anderen Typen von NSCLC und SCLC (5). K-ras-Mutationen finden sich in einem signifikanten Anteil von atypischen alveolären Hyperplasien, ein möglicher Hinweis darauf, dass es sich bei ihnen um eine präinvasive Form für Adenokarzinome handeln könnte. Im Gegensatz dazu sind mutationsbedingte Aktivierungen des Beta-Catenin-Gens selten, sind jedoch bei verschiedenen histologischen Subtypen von Lungenkarzinomen nachweisbar.

Mutationen des APC-Gens, eines weiteren Mitglieds des Wnt-Signalweges treten bei bis zu 5% der Plattenepithelkarzinome und kleinzelligen Karzinome auf (6).

Amplifikationen von myc (8q21-23) sind nur in einer kleinen Anzahl von fortgeschrittenen NSCLC (weniger als 10%) nachweisbar, jedoch häufig bei SCLC (30%). Ähnlich verhält es sich mit einem LOH auf Chromosom 5q, das häufig in frühen Stadien von SCLC aber nur selten bei nicht-metastasierten NSCLC detektierbar ist. Das entsprechende Gen auf 5q ist bis jetzt noch nicht identifiziert (7).

Die stetige Zunahme genetischer Aberrationen entlang des Spektrums neuroendokriner Tumoren unterstützt die Einordnung von typischen Karzinoiden als niedrig maligne, von atypischen Karzinoiden (8) als intermediär maligne und kleinzelliger und großzelliger neuroendokriner Karzinome als hoch maligne neuroendokrine Tumoren. MEN1-Gen-Mutationen und LOH des MEN1-Gen-Locus 11q13 konnten bei etwa 65% der atypischen Karzinoide, jedoch nicht bei hoch malignen neuroendokrinen Tumoren nachgewiesen werden.

Obwohl sich die epigenetische Ausschaltung von Genen durch Promoter-Hypermethylierung bei einer Vielzahl histologischer Subtypen findet, zeigen sich bestimmte Variationen des Methylierungsprofils. SCLC, Karzinoide, Plattenepithel- und Adenokarzinome haben unterschiedliche

Profile aberrant methylierter Gene. So sind z. B. die Methylierungsraten von APC, CDH13 und RARb bei Adenokarzinomen signifikant höher als bei Plattenepithelkarzinomen (9).

Auch bei der Genexpression finden sich relevante Unterschiede: P63-Protein, welches von einem Mitglied der TP53-Gen-Familie, dem TP63, kodiert wird, ist hoch exprimiert und gelegentlich amplifiziert bei Plattenepithelkarzinomen jedoch nicht bei anderen histologischen Subtypen. Dieses Protein spielt eine Rolle für die plattenepitheliale Differenzierung und sein Vorhandensein ist möglicherweise für die Entwicklung von Plattenepithelkarzinomen erforderlich.

Genetische Prognosefaktoren

Prognostische Faktoren konnten zwar für einzelne histologische Subtypen identifiziert werden, doch gilt für fast alle, dass ihre Bedeutung für den klinischen Alltag und den Einzelfall des Patienten letztendlich noch unklar bzw. nicht abschließend geklärt ist.

Plattenepithelkarzinome

Die p53-Expression hat bei Plattenepithelkarzinomen keine prognostische Relevanz, offenbar jedoch bei Adenokarzinomen, bei denen sie mit einer schlechteren Prognose einhergeht.

P53- und FHIT-Mutationen und die epigenetische transkriptionelle Ausschaltung von p16INK4A finden sich häufiger bei Plattenepithelkarzinomen im Vergleich zu Adenokarzinomen und bei Rauchern im Vergleich zu Nichtrauchern (10).

Der Verlust von Rb spricht für ein schlechteres Überleben bei Plattenepithel- und Adenokarzinomen, wohingegen die nukleäre Lokalisation des Transkriptionsfaktors YB-1 nur für das Plattenepithelkarzinom prognostische Relevanz hat.

Kleinzellige Karzinome

Es existieren keine gesicherten genetischen Prognosefaktoren für SCLC.

Adenokarzinome

K-ras-Onkogen-Aktivierungen durch Punktmutationen korrelieren mit einem schlechteren Überleben und sind zusätzlich mit Ansprechen der Chemotherapie bei fortgeschrittenen Stadien assoziiert. Ein weiterer wichtiger prognostischer Faktor sind p53-Gen-Mutationen. Der negative prognostische Effekt von p53-Veränderungen sowohl auf DNA als auch Proteinebene ist besonders für Adenokarzinome hoch signifikant. Eine Überexpression von p185neu (c-erbB2-Onkogen kodierendes Protein) geht ebenfalls mit einem schlechteren Überleben einher. Mutationen des EGFR-Gens konnten bei Patienten gefunden werden, die auf eine Therapie mit einem Inhibitor des EGFR-Signalweges ansprechen (11).

Daneben ist eine Expression von p21WAF mit einer günstigen Prognose assoziiert, während die Expression von Cyclin D, bcl-2 und Inaktivierung des Rb- und p16-Gens mit einer schlechteren Prognose einhergeht.

Großzellige Karzinome

Die genetischen prädiktiven Faktoren von großzelligen Karzinomen korrelieren generell mit denen anderer primärer Lungenkarzinome. Eine Variante des großzelligen Karzinoms – das großzellige neuroendokrine Karzinom – zeigt andere genetische Aberrationen, die dem des SCLC ähnlich sind: Allelverlust von 3p21, FHIT, 3p22-24, 5q21, 9p21 und des Rb-Gens. Alle diese Veränderungen korrelieren mit einer offenbar schlechteren Prognose neuroendokriner Karzinome einschließlich des großzellig neuroendokrinen Karzinoms.

Klinischer Ausblick

Die Erforschung der Molekularbiologie und Genetik von Lungenkarzinomen hat viele Erwartungen geweckt. Aus klinischer Sicht sollte eine bessere Einteilung anhand von molekularen Markern eine bessere Abschätzung der Prognose dieser Tumore ermöglichen. Im Idealfall sollte diese Diagnostik mit kleinen Mengen an Tumormaterial erfolgen, was im Rahmen von möglichst wenig invasiven Untersuchungen gewonnen wird. Die Kenntnisse der molekularen Vorgänge bei der Tumorgenese sollten auch dazu dienen, Patienten mit präneoplastischen Läsionen und ein hohes Karzinomrisiko frühzeitig zu identifizieren. Die Feststellung spezifischer Eigenschaften eines Tumors, z. B. das Vorhandensein von bestimmten Rezeptoren auf der Zellmembran, sollte zur Planung einer differenzierteren Therapie dienen.

Die geweckten Hoffnungen setzen sich jedoch nur zum geringen Teil bis jetzt in die klinische Praxis um. Beispielsweise fanden sich im Juni 2005 unter den Stichwörtern „p53 lung cancer" 2105 Zitate in PubMed. Die meisten Arbeiten zeigen zwar neue Befunde, sind aber an einer kleinen Stichprobe und meist retrospektiv erhoben. Individuelle Marker wie z. B. p53-, Bcl2- oder ras-Mutationen konnten so bis jetzt nicht als prognostische Faktoren von Lungenkarzinomen etabliert werden. Dies hat auch damit zu tun, dass mehrere zusammentreffende Defekte für die Entwicklung eines Lungentumors notwendig sind. Außerdem sind Lungenkarzinome nicht monoklonal, sondern bestehen aus verschiedenen gleichzeitig vorliegenden Zellpopulationen.

Die Aufschlüsselung der Signalwege der Gene („gene pathways") zeigt, dass auch wenn keine Mutation des p53-Gens vorliegt, andere Defekte im biochemischen Weg oberhalb oder unterhalb des Gens zu einem Funktionsverlust führen können. So konnte gezeigt werden, dass generell Lungenkarzinome inaktivierte p53- und Rb-Signalwege haben. Der Nachweis dieser Störungen ist besser geeignet, Patienten mit präneoplastischen Läsionen zu identifizieren, die ein hohes Lungenkarzinom-Risiko haben, als zur Bestimmung der Prognose eines Tumors oder Therapieplanung (12).

Die neuen „Genomic"- und „Proteomic"-Technologien untersuchen nicht einzelne Gene oder Signalwege, sondern erlauben eine systematische Übersicht der Gen- bzw. Protein-Expression. Mit diesen Methoden ist es in ersten Untersuchungen gelungen, Genprofile („microarray analysis") zu bestimmen, die mit der klassischen Histologie weitgehend übereinstimmen und darüber hinaus eine weitere Unterteilung in Subgruppen erlauben. Manche Studien haben sogar Korrelationen zwischen Genprofilen und der Prognose der Tumorerkrankung gefunden, die unabhängig von der TNM-Stadieneinteilung waren. Diese Techniken sind aber noch in den Anfängen und haben zum Teil widersprüchliche Ergebnisse ergeben (13).

Therapeutisch ist als Beispiel einer praktischen Umsetzung molekularbiologischen Wissens die Lungenkarzinom-Therapie mit Antikörpern gegen den EGF (Epithelial Growth Factor)-Rezeptor und mit Tyrosinkinase-Inhibitoren desselben zu nennen. Beide Substanzgruppen verhindern eine Aktivierung des EGF-R und hemmen über verschiedene Signalwege das Tumorwachstum. Die ersten klinischen Studien zeigten jedoch, dass nur ein geringer Teil der Lungenkarzinome auf diese Therapien anspricht. Die molekulare Pathologie hat bereits mögliche Erklärungen dafür gefunden, wie z. B. den Expressionsgrad des Rezeptors auf den Tumorzellen oder Mutationen in dem EGF-R kodierenden Gen, die mit einer besseren tumortherapeutischen Wirkung bzw. mit einer Resistenz auf Tyrosinkinase-Inhibitoren korrelieren (14, 15). Es wäre also denkbar, mit Hilfe dieser Techniken Patienten auszuwählen, die von diesen neuen Therapien profitieren könnten. Ebenso gibt es erste Hinweise darauf, dass die Inhibition von VEGF bei bestimmten Formen des Lungenkarzinoms in Kombination mit einer Chemotherapie einen Überlebensvorteil bewirkt (16). Bezüglich dieser zwei Erfolg versprechenden Therapieprinzipien wird auch auf die Kapitel „Immuntherapie des Lungenkarzinoms" und „Medikamentöse Therapie des metastasierten nicht-kleinzelligen Lungenkarzinoms" verwiesen.

Zusammenfassung

Trotz des zunehmenden Wissens über die genetischen Signalwege, die zur Entwicklung von Lungenkarzinomen führen, ist die Kenntnis, wie diese einzelnen Faktoren und Ereignisse miteinander im Verlauf der Karzinomentwicklung zusammenhängen, noch sehr gering. Eine wesentliche Herausforderung der Zukunft wird es sein, Faktoren zu identifizieren, die prädiktiv für das Fortschreiten der Erkrankung und die Gefahr einer Metastasierung sind. Die Hoffnung ist es, dass sich aus diesen Erkenntnissen Wege für eine spezifischere und erfolgreichere Therapie der Lungenkarzinome ergeben könnten. Allerdings ist dazu sowohl präklinisch als auch klinisch eine systematische und konsequente Forschung erforderlich.

Literatur

1. World Health Organization (2004) Classification of Tumours. Pathology and genetics of tumours of the lung, pleura, thymus and heart. IARC Press, Lyon
2. Pfeifer GP, Denissenko MF, Olivier M, Tretyakova N, Hecht SS, Hainaut P (2002) Tobacco smoke carcinogens, DNA damage and p53 mutations in smoking-associated cancers. Oncogene 21(48): 7435–7451
3. Gazzeri S, Della V, V, Chaussade L, Brambilla C, Larsen CJ, Brambilla E (1998) The human p19ARF protein encoded by the beta transcript of the p16INK4a gene is frequently lost in small cell lung cancer. Cancer Res 58(17): 3926–3931
4. Brambilla E, Moro D, Gazzeri S, Brambilla C (1999) Alterations of expression of Rb, p16(INK4A) and cyclin D1 in non-small cell lung carcinoma and their clinical significance. J Pathol 188(4): 351–360
5. Rodenhuis S, Boerrigter L, Top B, Slebos RJ, Mooi WJ, van't Veer L et al (1997) Mutational activation of the K-ras oncogene and the effect of chemotherapy in advanced adenocarcinoma of the lung: a prospective study. J Clin Oncol 15(1): 285–291
6. Ohgaki H, Kros JM, Okamoto Y, Gaspert A, Huang H, Kurrer MO (2004) APC mutations are infrequent but present in human lung cancer. Cancer Lett 207(2): 197–203
7. Yokota J, Kohno T (2004) Molecular footprints of human lung cancer progression. Cancer Sci 95(3): 197–204
8. Debelenko LV, Swalwell JI, Kelley MJ, Brambilla E, Manickam P, Baibakov G et al (2000) MEN1 gene mutation analysis of high-grade neuroendocrine lung carcinoma. Genes Chromosomes Cancer 28(1): 58–65
9. Hanabata T, Tsukuda K, Toyooka S, Yano M, Aoe M, Nagahiro I et al (2004) DNA methylation of multiple genes and clinicopathological relationship of non-small cell lung cancers. Oncol Rep 12(1): 177–180
10. Kim DH, Nelson HH, Wiencke JK, Zheng S, Christiani DC, Wain JC et al (2001) p16(INK4a) and histology-specific methylation of CpG islands by exposure to tobacco smoke in non-small cell lung cancer. Cancer Res 61(8): 3419–3424
11. Lynch TJ, Bell DW, Sordella R, Gurubhagavatula S, Okimoto RA, Brannigan BW et al (2004) Activating mutations in the epidermal growth factor receptor underlying responsiveness of non-small-cell lung cancer to gefitinib. N Engl J Med 350(21): 2129–2139
12. Brambilla E, Brambilla C, Lantuejoul S (2005) Impact of molecular pathology on the clinical management of lung cancer. Respiration 72(3): 229–232.
13. Granville CA, Dennis PA (2005) An overview of lung cancer genomics and proteomics. Am J Respir Cell Mol Biol 32(3): 169–176
14. Giaccone G (2005) HER1/EGFR-targeted agents: predicting the future for patients with unpredictable outcomes to therapy. Ann Oncol 16(4): 538–548
15. Kobayashi S, Boggon TJ, Dayaram T, Janne PA, Kocher O, Meyerson M, Johnson BE, Eck MJ, Tenen DG, Halmos B (2005) EGFR mutation and resistance of non-small-cell lung cancer to gefitinib. N Engl J Med 352(8): 786–792
16. Sandler AB, Gray R, Brahmer J, Dowlati A, Schiller JH, Perry MC, Johnson DH (2005) Randomized phase II/III trial of paclitaxel (P) plus carboplatin (C) with or without bevacizumab (NSC #704865) in patients with advanced non-squamous non-small cell lung cancer (NSCLC): An Eastern Cooperative Oncology Group (ECOaG) Trial – E4599. J Clin Oncol 23(16S): 2s (Abstr LBA4)

Pathomorphologie der Lungenkarzinome

I. Bittmann, J. Müller-Höcker

Einleitung

Lungenkarzinome sind mittlerweile die häufigste Krebserkrankung weltweit (12,6% aller neuen Karzinomfälle und 17,8% aller Krebs-assoziierten Todesfälle) (1).

Trotz moderner Diagnostik, Staging und therapeutischer Fortschritte liegt die Fünfjahres-Überlebensrate nach wie vor nur bei ca. 15%. Rauchen ist der wichtigste Auslöser für ein Lungenkarzinom. Basierend auf den weltweiten Inzidenzraten sind 85% der Lungenkarzinome bei Männern und 45% der Lungenkarzinome bei Frauen eine Folge des Rauchens (1). Daneben existiert eine Vielzahl in der Regel beruflich bedingter Schadstoffexpositionen, wie z. B. Asbest, Beryllium, Arsen, Cadmium, Chrom, Senfgas, Nickel, Vinylchlorid, Gammastrahlen, Alphastrahlen (Radon) sowie Nitrosamine, von denen schon seit langem bekannt ist, dass sie mit einem erhöhten Risiko einer Lungenkarzinomentstehung einhergehen. Bei chronischen, interstitiellen Lungenerkrankungen ist die Karzinominzidenz 14fach erhöht. Dabei spielen sicherlich neben chronisch-entzündlichen Veränderungen und einem gesteigerten Zellumsatz Störungen in der Clearance inhalierter Karzinogene eine Rolle.

Trotz des dominierenden exogenen Einflusses sind zusätzliche genetische Faktoren von Bedeutung (vgl. Abschnitt „Molekulargenetische Aspekte der Lungenkarzinome").

Ziel der folgenden Darstellung ist eine Beschreibung der Morphologie des Lungenkarzinoms mit Erörterung der diagnostischen Probleme sowie Wertung prognostischer morphologischer Faktoren.

Bei der Mehrzahl der Lungenmalignome handelt es sich um Karzinome (andere Tumordif-

Tabelle 1. Histologische Klassifikation maligner epithelialer Tumoren der Lunge (1).

1. Plattenepithelkarzinom
   Subtypen:
       papillär
       klarzellig
       kleinzellig
       basaloid
2. Kleinzelliges Karzinom
   Kombiniertes kleinzelliges Karzinom
3. Adenokarzinom
   Subtypen:
       gemischter Subtyp
       azinär
       papillär
       bronchioloalveolär
       solides Adenokarzinom mit Schleimbildung
4. Großzelliges Karzinom
   Subtypen:
       großzellig neuroendokrin
       kombiniert großzellig neuroendokrin
       basaloid
       lymphoepithelial
       klarzellig
       großzellig mit rhabdoidem Phänotyp
5. Adenosquamöses Karzinom
6. Sarkomatoide Karzinome
7. Karzinoidtumoren
   Subtypen:
       typisch
       atypisch
8. Bronchialdrüsenkarzinom/vom Speicheldrüsentyp
   Subtypen:
       mukoepidermoid
       adenoidzystisch
       epithelial-myoepithelial

ferenzierungen machen weniger als 1% aus), die nach der WHO-Klassifikation von 2004 (1) klassifiziert werden (Tabelle 1).

Das Konzept der neuroendokrinen Tumoren der Lunge

Neuroendokrine Tumoren der Lunge sind eine Untergruppe von Tumoren, die bestimmte morphologische, ultrastrukturelle, immunhistochemische und molekulare Charakteristika miteinander teilen, obwohl sie in der WHO-Klassifikation unterschiedlichen Kategorien zugeordnet sind (Tabelle 2). Die wesentlichen morphologisch identifizierbaren Kategorien umfassen, das kleinzellige Karzinom (SCLC), das großzellige neuroendokrine Karzinom (LCNEC), das typische Karzinoid (TC) und das atypische Karzinoid (AC).

Diesen Tumoren ist in allen Fällen eine mehr oder weniger ausgeprägte lichtmikroskopisch erkennbare neuroendokrine Morphologie gemeinsam (2). Ein wesentliches Unterscheidungsmerkmal sind die mitotische Aktivität und das Fehlen oder Vorhandensein von Nekrosen. Die Mitoserate für atypische Karzinoide bewegt sich zwischen zwei und zehn Mitosen pro mm² (10 HPF). Das Vorhandensein von Nekrosen unterscheidet es zudem vom typischen Karzinoid.

Tabelle 2. Spektrum der neuroendokrinen Proliferationen und Neoplasien (1).

Neuroendokrine (NE) Zellhyperplasien und Tumorlets
    NE Zellhyperplasien mit Fibrose und/oder Entzündung
    NE Zellhyperplasie in Nachbarschaft eines Karzinoides
    diffuse NE Zellhyperplasie mit/ohne Atemwegsfibrose
    Tumorlets
Tumoren mit NE Morphologie
    typisches Karzinoid
    atypisches Karzinoid
    großzelliges neuroendokrines Karzinom
    kleinzelliges Karzinom
Nicht-kleinzellige Karzinome mit NE Differenzierung
Andere Tumoren mit NE Eigenschaften
    pulmonales Blastom
    primitiver neuroektodermaler Tumor
    desmoplastischer Rundzelltumor
    Karzinome mit rhabdoidem Phänotyp
    Paragangliom

Tabelle 3. Kriterien für die Diagnose neuroendokriner Tumoren (1).

Typisches Karzinoid
    Tumor mit NE Baumuster und weniger als 2 Mitosen pro 2 mm² (10 HPF), ohne Nekrosen und 0,5 cm und größer
Atypisches Karzinoid
    Tumor mit NE Baumuster und 2–10 Mitosen pro 2 mm² (10 HPF) und/*oder* Nekrosen
Großzelliges neuroendokrines Karzinom
    1. Tumor mit NE Morphologie (organoid ballenartig, Palisaden, Rosetten, Trabekel)
    2. hohe Mitoserate: 11 oder mehr Mitosen pro 2 mm² (10 HPF), Median 70 pro 2 mm² (10 HPF)
    3. Nekrosen, oft großflächig
    4. zytologische Merkmale eines nicht-kleinzelligen Karzinoms (NSCLC): große Zellform, niedrige Kern-/Zytoplasma-Ratio, vesikuläres, grobes oder feines Kernchromatin und/oder zahlreiche Nukleolen
    5. positive immunhistochemische Färbereaktion für mehr als einen NE Marker (ohne Einbeziehung der neuronenspezifischen Enolase) und/oder NE Granula in der Elektronenmikroskopie
Kleinzelliges Karzinom
    Kleine Zellform (generell weniger als der Durchmesser von 3 ruhenden Lymphozyten)
    1. spärliches Zytoplasma
    2. Kerne: feines granuläres Kernchromatin, fehlende oder zarte Nukleolen
    3. hohe Mitoserate: 11 oder mehr pro 2 mm² (10 HPF), Median von 80 pro 2 mm² (10 HPF)
    4. häufige, oft großflächige Nekrosen

Eine Mitosezahl von elf oder mehr ist das wesentliche Unterscheidungsmerkmal zwischen atypischem Karzinoid und LCNEC und SCLC. LCNEC und SCLC haben in der Regel eine Mitoserate von durchschnittlich 70–80 pro mm^2 (10 HPF) und zusätzlich ausgedehntere Nekrosen. LCNEC und SCLC werden anhand der Kombination verschiedener Kriterien voneinander unterschieden, wie z. B. größere Zellform, fehlendes Zytoplasma, prominente Nukleolen, vesikuläres oder grobes Kernchromatin, eine eher polygonale als fusiforme Form und wenig prominente Kerneinfaltungen (Tabellen 2 und 3).

Abzugrenzen sind zusätzlich nicht-kleinzellige Karzinome (NSCLC) ohne neuroendokrine Morphologie, jedoch mit immunhistochemisch nachweisbarer neuroendokriner Differenzierung. Dies ist etwa in 10–20% von Plattenepithel-, Adenokarzinomen und großzelligen Karzinomen nachweisbar. Diese Tumoren werden zusammengefasst als NSCLC mit neuroendokriner Differenzierung. Zum jetzigen Zeitpunkt ist nicht geklärt, inwieweit sich daraus prognostische Unterschiede ergeben.

Plattenepithelkarzinom

Definition

Das Plattenepithelkarzinom ist ein maligner epithelialer Tumor mit Verhornung und/oder Interzellularbrückenbildung, der sich vom Bronchialepithel ableitet. Über 90% der Plattenepithelkarzinome treten bei Rauchern auf. Daneben ist eine enge Assoziation mit einer Arsenexposition bekannt.

Lokalisation und Makroskopie

90% der Plattenepithelkarzinome sind zentral, in Lappen-, Segment- oder Subsegmentbronchien lokalisiert und bilden eine weißlich-graue und bröckelige Masse, die die Bronchien einengt. 10% sind peripher lokalisiert und machen 50% der Pancoast-Tumoren aus. Peripher lokalisierte Plattenepithelkarzinome weisen eine Zunahme der Häufigkeit auf und können als Kavernen imponieren.

Histologie

Die Histologie des Plattenepithelkarzinoms zeigt aufgrund der Tumorheterogenität deutliche Unterschiede der Differenzierung. Hochdifferenzierte Karzinome weisen Hornperlen und reichlich Interzellularbrücken auf. Der Gehalt an Keratin ist unterschiedlich. Insbesondere Zellen mit hellem Zytoplasma enthalten wenig Keratin. In gering differenzierten Karzinomen ist die Verhornung und Interzellularbrückenbildung nur gering und fokal ausgebildet.

Für die Klassifikation als Plattenepithelkarzinom ist das Vorhandensein entweder von Hornperlen oder Interzellularbrücken Bedingung. Insbesondere Interzellularbrücken sind jedoch in Lungenkarzinomen unter Umständen nur schwer, anders als z. B. in der Mundhöhle, nachweisbar.

Eine Abflachung der Zellen und plattenepitheliale Schichtung ohne Verhornung ohne Interzellularbrücken reicht somit anders als z. B. beim Zervixkarzinom der Frau nicht für die Klassifikation als Plattenepithelkarzinom entsprechend der WHO aus. Derartige Karzinome sind in der Lunge als undifferenziert großzellig einzustufen.

Kommen in Plattenepithelkarzinomen schleimbildende Einzelzellen vor, so ist dies ebenfalls mit dem histologischen Typ „Plattenepithelkarzinom" vereinbar und nicht als drüsige Differenzierung zu werten.

Von gewöhnlichen Plattenepithelkarzinomen abzugrenzen ist das kleinzellige Plattenepithelkarzinom, das auch als basaloides Plattenepithelkarzinom bezeichnet wird und ähnlich differenziert ist wie derartige Karzinome im Bereich der Portio, der oberen Luftwege und des Oropharynx bzw. Ösophagus. Dieser Karzinomtyp weist im Vergleich zum gewöhnlichen Plattenepithelkarzinom ein aggressiveres Wachstum mit Tendenz zu frühen regionalen Metastasierungen auf.

Immunhistochemie

Die Mehrzahl der Plattenepithelkarzinome exprimiert vor allem hochmolekulare Zytokeratine (34βE12), CK5/6 und CEA. Daneben können auch niedrigmolekulare Zytokeratine exprimiert werden und nur wenige sind positiv für den Thyreoglobulin-Transkriptionsfaktor 1 (TTF-1) oder Cytokeratin 7.

Differenzialdiagnose

Die Unterscheidung vom großzelligen Karzinom erfolgt durch den Nachweis einer Interzellularbrückenbildung und/oder Verhornung. Daneben müssen Metastasen andernorts lokalisierter Plattenepithelkarzinome ausgeschlossen werden.

Eine Plattenepithelmetaplasie mit zytologischen Atypien kann ebenfalls zur Verdachtsdiagnose eines Plattenepithelkarzinoms führen. Hier ist insbesondere beim diffusen alveolären Schaden, aber auch bei fibrosierenden Lungenerkrankungen eine vorsichtige Interpretation der Befunde, vor allem in der Biopsie notwendig (3).

Prognosefaktoren

Zum jetzigen Zeitpunkt stellt das Tumorstadium den wichtigsten Prognosefaktor dar. Daneben gibt es jedoch zwischen den einzelnen Tumorsubtypen gewisse prognostische Unterschiede. Das hoch differenzierte Plattenepithelkarzinom beispielsweise tendiert zu einer lokalen Ausbreitung im Brustraum mit direkter Infiltration benachbarter mediastinaler Strukturen. Dagegen neigt das gering differenzierte Plattenepithelkarzinom zur frühen Metastasierung mit Fernmetastasen.

Adenokarzinom

Definition

Das Adenokarzinom ist ein maligner epithelialer Tumor mit glandulärer Differenzierung und/oder Muzinproduktion mit azinärem, papillärem, bronchioloalveolärem oder solidem Wachstumsmuster oder einer Mischung dieser Muster.

Das Adenokarzinom hat in den meisten Ländern das Plattenepithelkarzinom als häufigstes Lungenkarzinom abgelöst. Obwohl die meisten Fälle bei Rauchern auftreten, entsteht es häufiger als andere Subtypen ohne Raucheranamnese (besonders bei Frauen). Erhöhte Risiken der Adenokarzinomentwicklung bestehen bei bestimmten Berufsgruppen (z.B. Zimmerer, Möbelhersteller, Maler).

Lokalisation und Makroskopie

75% der Adenokarzinome liegen peripher, sodass sich ein Bronchusabbruch der Schleimhaut in der Regel nicht nachweisen lässt. Makroskopisch zeigt sich ein grau-weißlicher zentral fibrosierter Tumor mit möglicher Einziehung der Pleura. Adenokarzinome können sich vor dem Hintergrund einer Fibrose entwickeln, entweder in Form einer lokalisierten Narbe oder einer diffusen interstitiellen Fibrose. In einer fokalen Narbe entstandene Adenokarzinome sind jedoch sehr selten im Gegensatz zu der relativ häufigen sekundären Vernarbung, die sich in peripheren Adenokarzinomen entwickelt.

Histologie

Die verschiedenen histologischen Typen (Tabelle 1) kommen häufig gemischt vor und bilden etwa 80% der resezierten Adenokarzinome. Die wichtigsten histologischen Subtypen sind azinäre, papilläre, bronchioloalveoläre und solide Adenokarzinome mit Muzinproduktion. Adenokarzinome, die sich aus nur einem histomorphologischen Baumuster zusammensetzen, sind selten.

Das bronchioloalveoläre Karzinom zeigt ein Wachstum der neoplastischen Zellen entlang der präexistierenden alveolären Strukturen ohne Hinweis auf eine Infiltration des Stromas, von Blutgefäßen oder der Pleura. Eine Verbreiterung der Alveolarsepten mit Fibrose findet sich häufig.

Die bronchioloalveolären Karzinome leiten sich teilweise von Pneumozyten 2, teilweise von Clarazellen ab und können auch eine Schleimbildung aufweisen.

Das Grading pulmonaler Adenokarzinome basiert auf konventionellen histologischen Kriterien, wie z. B. dem Grad der zytologischen Atypie. Es werden typischerweise drei Grade unterschieden: hoch (Grad 1), mäßig (Grad 2) und gering (Grad 3) differenziert. Das bronchioloalveoläre Karzinom ist in der Regel hoch oder mäßig differenziert, solide Adenokarzinome dagegen gering.

Adenokarzinome metastasieren primär lymphogen und hämatogen. Eine aerogene Ausbreitung tritt in der Regel beim bronchioloalveolären Karzinom auf.

Immunhistochemie

Typisch ist die Expression von epithelialen Markern (AE1/AE2, CAM 5.2, EMA, CEA). CK 7 wird häufiger exprimiert als CK 20. Eine TTF-1-Expression findet sich vor allem in besser differenzierten Adenokarzinomen (4). Im Falle einer TTF-1-Positivität hilft ein negatives Thyreoglobulin, die Metastase eines Schilddrüsenkarzinoms auszuschließen. Eine Expression von Surfactant-Apoprotein findet sich weniger häufig als eine positive Reaktion für TTF-1 in pulmonalen Adenokarzinomen und ist in der Interpretation problematisch, da es zur sekundären Aufnahme von Surfactant aus dem umgebenden Lungengewebe in die Tumorzellen kommen kann.

Differenzialdiagnose

Die wesentlichen Differenzialdiagnosen des pulmonalen Adenokarzinoms sind metastatische Adenokarzinome, das Pleuramesotheliom, die atypische adenomatöse Hyperplasie (s. u.) und reaktive Pneumozytenatypien in Assoziation mit Narben oder einem organisierenden diffusen alveolären Schaden.

Neben der klinischen Anamnese eines andernorts lokalisierten Adenokarzinoms kann das Wachstumsmuster ein weiteres Kriterium zur Unterscheidung einer primären von einer metastatischen Lungeninfiltration sein. Das Vorhandensein eines, zumindest partiell, bronchioloalveolären Wachstumsmusters spricht eher für ein primär pulmonales Adenokarzinom.

Etwa 60% der pulmonalen Adenokarzinome exprimieren Surfactant-Protein und etwa 75% TTF-1. Die Mehrzahl der metastatischen Adenokarzinome, mit Ausnahme der Schilddrüsenkarzinome, ist negativ für TTF-1. Cytokeratin 7 und CK 20 sind weitere hilfreiche Marker zur Differenzierung primärer versus metastatischer Adenokarzinome. Die meisten pulmonalen Adenokarzinome zeigen einen CK 7-positiven und CK 20-negativen Immunphänotyp. Eine Ausnahme davon bildet das muzinöse bronchioloalveoläre Karzinom, das typischerweise CK 20-positiv und TTF-1-negativ ist.

Zur Differenzierung von Pleuramesotheliom und (pulmonalem) Adenokarzinom steht eine Vielzahl von immunhistochemischen Markern zur Verfügung (siehe Kapitel „Pathomorphologie des Pleuramesothelioms").

Prognosefaktoren

Ein wichtiger prognostischer Faktor ist das histopathologische Grading. Gering differenzierte Adenokarzinome weisen im Allgemeinen häufiger Lokalrezidive und Lymphknotenmetastasen auf als hoch und mäßig differenzierte Adenokarzinome. Das histopathologische Grading ist jedoch offenbar für T1-Adenokarzinome von geringerer Bedeutung.

Die Diagnose eines bronchioloalveolären Karzinoms bleibt Fällen ohne Pleura-, Stroma- oder Gefäßinvasion vorbehalten (5). Die Fünfjahres-Überlebensrate für diese lokalisierten, komplett resezierten bronchioloalveolären Karzinome ist 100%.

Kleinzelliges Karzinom

Definition

Das kleinzellige Karzinom (SCLC) ist ein maligner epithelialer Tumor, der sich aus kleinen Zellen mit wenig Zytoplasma und schlecht definierten Zellgrenzen zusammensetzt. Nekrosen sind typischerweise deutlich ausgeprägt. Kleinzellige Karzinome sind am häufigsten bei starken Rauchern mit frühem Beginn des Nikotinabusus zu finden und bei Beschäftigten im Uranbergbau.

Lokalisation und Makroskopie

Die Tumoren sind in der Regel weißlich bröckelig und zentral als perihiläre Tumormasse lokalisiert. Extensive Nekrosen und LK-Beteiligung sind häufig. Innerhalb der Lunge erfolgt die Ausbreitung entlang der Bronchien submukös und zirkumferenziell, oft mit Lymphgefäßeinbruch.

Histologie

Die Tumorzellen sind zwei- bis dreimal größer als kleine Lymphozyten und weisen rundliche oder länglich-spindelige Kerne mit einem fein verteilten Chromatin ohne auffällige Nukleolen auf. Es bestehen in der Regel ausgedehnte Nekrosen sowie zahlreiche Mitosen (im Durchschnitt über 60 Mitosen pro 2 mm^2/10 HPF). Das SCLC wird per definitionem als „high grade" eingestuft. Im Gegensatz zum Plattenepithelkarzinom gibt es keine präinvasive, In-situ-, Phase.

Bis zu 20% stellen kombinierte kleinzellige Karzinome mit undifferenzierten großzelligen oder differenzierten drüsigen bzw. plattenepithelialen Anteilen dar. Besonders häufig ist die Koexistenz von undifferenziert großzelligen und kleinzelligen Anteilen. Kombinationen mit differenzierten Karzinomen finden sich insbesondere im Autopsiegut nach durchgeführter Chemotherapie. Im Gegensatz zu anderen Lungenkarzinomen weist das kleinzellige Karzinom in der Regel nur eine geringe entzündliche Reaktion auf.

Immunhistochemie

Das kleinzellige Karzinom ist eine lichtmikroskopische Diagnose. Zwei Drittel der Fälle zeigen in der Elektronenmikroskopie neuroendokrine Granula und die meisten Fälle zeigen eine positive immunhistochemische Reaktion für CD56, Chromogranin und Synaptophysin. Weniger als 10% der SCLC sind komplett negativ für neuroendokrine Marker (6). Etwa 90% der SCLC sind positiv für TTF-1.

Differenzialdiagnose

Die Differenzialdiagnosen umfassen reaktive lymphoide Infiltrate, Lymphome, andere neuroendokrine Tumoren, andere klein-rund-blauzellige Tumoren und primäre oder metastatische nicht-kleinzellige Karzinome (Tabelle 3).

Prognosefaktoren

Es existieren keine gesicherten histologischen oder genetischen Faktoren, die für die Prognose prädiktiv wären.

Großzelliges Karzinom

Definition

Großzellige Karzinome sind Karzinome, die keine differenzierten Merkmale (squamös, drüsig) aufweisen und nicht kleinzellig sind. Daraus ergibt sich, dass die Zuordnung großzellig per exclusionem erfolgt. Es ist deshalb verständlich, dass großzellige Karzinome histogenetisch uneinheitlich sind und wahrscheinlich zu einem hohen Anteil gering differenzierten Plattenepithel- bzw. Adenokarzinomen entsprechen.

Lokalisation und Makroskopie

Großzellige Karzinome liegen typischerweise als große periphere Tumoren vor, die jedoch auch Subsegment- und große Bronchien mit einbeziehen können. Es kommt häufig zur Infiltration der viszeralen Pleura und der Brustwand sowie benachbarter Strukturen. Auf der Schnittfläche ist der Tumor häufig rosa-bräunlich mit Nekrosen und gelegentlich Hämorrhagien.

Histologie

Das großzellige Karzinom ist per definitionem ein gering differenziertes Karzinom.

Es setzt sich aus Zellballen oder Trabekeln großer polygonaler Zellen mit vesikulären Zellkernen mit prominenten Nukleolen und mäßigem Zytoplasmaanteil zusammen.

Unter den großzelligen Karzinomen unterscheidet man folgende histomorphologische Subtypen: großzellig neuroendokrine Karzinome, kombinierte großzellig neuroendokrine Karzinome, basaloide Karzinome, lymphoepitheliale Karzinome, klarzellige Karzinome und großzellige Karzinome mit rhabdoidem Phänotyp.

Großzellig neuroendokrine Karzinome (LCNEC) zeigen histologische Baumuster wie zellballenartige, trabekuläre, rosettenartige oder palisadenartige Lagerung, die auf eine neuroendokrine Differenzierung hinweisen. Eine immunhistochemische Bestätigung durch neuroendokrine Marker wie Chromogranin, Synaptophysin und CD56 ist für die Beurteilung erforderlich. Zur Absicherung reicht ein zuverlässig positiv reagierender Marker. Etwa 50% der LCNEC exprimieren TTF-1, wobei eine Expression von CK1, 5, 10, 14, 20 (34βE12) in der Regel nicht nachweisbar ist.

Es gibt für das großzellige Karzinom keine morphologisch definierte Vorläuferläsion.

Differenzialdiagnose

Die Differenzialdiagnosen des großzelligen Karzinoms umfassen gering differenzierte Plattenepithel- und solide Adenokarzinome mit nur geringer Muzinbildung. Vom großzellig neuroendokrinen Karzinom müssen vor allem das atypische Karzinoid und das basaloide Karzinom unterschieden werden (s. a. Tabelle 3).

Prognosefaktoren

Es wird kontrovers diskutiert, ob eine neuroendokrine Differenzierung einen Hinweis für eine schlechtere oder bessere Prognose eines nicht-kleinzelligen Karzinoms darstellt. Für beide Annahmen liegen entsprechende Studien mit sich widersprechenden Resultaten vor (7, 8).

Adenosquamöse Karzinome

Beim adenosquamösen Karzinom handelt es sich um einen Tumor, der sowohl Komponenten einer plattenepithelialen als auch drüsigen Differenzierung zeigt, wobei jede dieser Komponenten mindestens 10% des Tumors ausmachen muss.

Adenosquamöse Karzinome sind in der Regel peripher gelegen, teils mit zentraler Narbe. Makroskopisch ähneln sie anderen nicht-kleinzelligen Karzinomen.

Sie haben eine insgesamt schlechte Prognose mit einem Fünfjahresüberleben von 62,5% bei lokalisierter Erkrankung und Resektion und 35% bei resektablen Tumoren. Die Prognose ist schlechter als die von Stadium I-II-Plattenepithelkarzinomen und Adenokarzinomen (9).

Sarkomatoide Karzinome

Unter dieser Rubrik fasst die WHO-Klassifikation gering differenzierte nicht-kleinzellige Karzinome zusammen, die eine sarkomatöse oder Sarkom-ähnliche (Spindelzellen und/oder Riesenzellen) Komponente enthalten.

Sarkomatoide Karzinome können sowohl peripher als auch zentral entstehen. Das Rauchen ist auch hier der entscheidende auslösende Faktor. In einigen Fällen wird auch eine Asbest-Assoziation beschrieben.

Histopathologisch unterscheidet man pleomorphe Karzinome, Spindelzellkarzinome, Riesenzellkarzinome, Karzinosarkome und das pulmonale Blastom.

Die sarkomatoiden Karzinome sind in der Regel sehr aggressive Tumoren mit ausgedehnter Metastasierung, die dem Muster nicht-kleinzelliger Karzinome folgt einschließlich jedoch auch ungewöhnlicher Metastasenlokalisationen wie Ösophagus, Jejunum, Rektum und Niere.

Der klinische Verlauf ist abhängig vom Tumorstadium. Insgesamt ist jedoch die Prognose schlechter als beim konventionellen nicht-kleinzelligen Karzinom (10).

Karzinoidtumoren

Definition

Karzinoidtumoren sind durch ein Wachstumsmuster (organoid, trabekulär, insulär, rosettenartig usw.) charakterisiert, das auf eine neuroendokrine Differenzierung hinweist.

Typisches Karzinoid (TC): Karzinoidtumor mit < 2 Mitosen pro 2 mm^2/10 HPF ohne Nekrosen.

Atypisches Karzinoid (AC): Karzinoidtumor mit zwei bis zehn Mitosen pro 2 mm^2/10HPF mit/ohne fokale Nekrosen.

Lokalisation und Makroskopie

Das typische Karzinoid ist einheitlich in der ganzen Lunge verteilt, während atypische Karzinoide eher peripher lokalisiert sind (11).

TC und AC sind gut abgegrenzte Tumoren mit gelblicher Schnittfläche. TC sind typischerweise zum Teil Bronchus-assoziiert und häufig endobronchial.

Zum Zeitpunkt der Diagnosestellung haben 10–15% der TC in die regionalen Lymphknoten metastasiert und 5–10% können im weiteren Verlauf Fernmetastasen verursachen, z. B. in Leber und Knochen. Atypische Karzinoide haben zum Zeitpunkt der Diagnosestellung zu 40–50% in die regionalen Lymphknoten metastasiert.

Histologie

Karzinoidtumoren setzen sich typischerweise aus relativ monomorphen, polygonalen Zellen mit feingranulärem Chromatin, unauffälligen Nukleolen und einem geringen bis mäßiggradigen Zytoplasmaanteil zusammen. Nukleäre Atypien und Zellpolymorphismen können beim atypischen Karzinoid deutlich sein, sind jedoch für die Unterscheidung typisches/atypisches Karzinoid kein zuverlässiges Kriterium. Atypische Karzinoide zeigen Nekrosen und/oder Mitosen (2–10 Mitosen pro 2 mm^2). Daneben können AC alle morphologischen Kriterien eines typischen Karzinoids aufweisen.

Immunhistochemie

Die meisten Karzinoidtumoren zeigen eine positive immunhistochemische Reaktion mit Zytokeratin-Antikörpern, bis zu 20% können jedoch für Zytokeratine negativ sein. Neuroendokrine Marker wie Chromogranin, Synaptophysin, Leu-7 (CD57) und N-CAM (CD56) sind typischerweise besonders in TC stark exprimiert. Unterschiedliche Ergebnisse sind für die Expression von TTF-1 publiziert. Manche Studien berichten, dass TTF-1 sowohl in AC als auch TC in der Regel nicht exprimiert wird, andere berichten dass etwa ein Drittel der TC und die meisten AC eine positive immunhistochemische Expression von TTF-1 zeigen. Eine Erklärung für diese Diskrepanz ist nicht bekannt.

Differenzialdiagnose

Die Differenzialdiagnosen umfassen die Abgrenzung von anderen neuroendokrinen Tumoren und einer Vielzahl anderer Tumoren abhängig von der Zytologie und dem Wachstumsmuster der Karzinoide. Diese Abgrenzung kann insbesondere an kleinen Biopsiepartikeln oder Feinnadelaspiraten problematisch sein. Karzinoid-Tumorlets mit dem Bild eines typischen Karzinoids werden lediglich durch die Größe von weniger als 5 mm unterschieden. TC und AC werden durch die bereits beschriebenen morphologischen Kriterien differenziert. Diese Unterscheidung erfordert in der Regel das Vorliegen eines Tumorresektates.

Die Unterscheidung von hochmalignen neuroendokrinen Tumoren wie dem kleinzelligen Karzinom und dem großzellig neuroendokrinen Karzinom ist durch die deutlich höhere mitotische Aktivität der letzteren möglich (> 10 Mitosen pro 2 mm^2). Großflächige Nekrosen machen ebenfalls ein AC unwahrscheinlich.

Ein pseudo-glanduläres oder glanduläres Wachstumsmuster von Karzinoiden kann in Abgrenzung zu Adenokarzinomen, Mukoepidermoidkarzinomen und adenoid-zystischen Karzinomen Probleme bereiten.

Prognosefaktoren

Die Fünf- und Zehnjahres-Überlebensrate ist für atypische Karzinoide (61–73% und 35–59%) schlechter als für typische Karzinoide (90–98% und 82–95%, $p > 0,001$). Nach der Unterscheidung von typischem und atypischem Karzinoid ist das Stadium der entscheidende Prognosefaktor. Trotz Lymphknotenmetastasen haben TC weiterhin eine exzellente Prognose. Faktoren für eine schlechtere Prognose von atypischen Karzinoiden sind eine Größe von über 3,5 cm, Gefäßinvasion und eine aerogene Ausbreitung, während palisadenartiges Wachstum, Rosettenbildung und pseudoglanduläres Muster eher auf ein prognostisch günstiges Verhalten hinweisen.

Präinvasive Läsionen

Plattenepitheldysplasie und Carcinoma in situ

Plattenepitheldysplasie und Carcinoma in situ sind Vorläuferläsionen des Plattenepithelkarzinoms. Sie treten bevorzugt im Bereich der großen Atemwege auf. Es kann sich um singuläre oder multifokale Läsionen handeln.

Es treten eine Vielzahl von reaktiven Veränderungen des Bronchialepithels auf, wie z. B. Becherzellhyperplasie, Reservezellhyperplasie, unreife Plattenepithelmetaplasie und reife Plattenepithelmetaplasie, die nicht als präneoplastisch angesehen werden. Die Tatsache, dass Plattenepitheldysplasie und Carcinoma in situ als präinvasive Läsionen des Plattenepithelkarzinoms angesehen werden, beinhaltet jedoch nicht, dass sie zwingend in ein invasives Karzinom übergehen. Die verschiedenen Grade der Dysplasie (gering bis schwer) und das Carcinoma in situ stellen ein Kontinuum von morphologischen Veränderungen dar, die zum Teil überlappen. Definitionsgemäß liegt keine Invasion des Stromas vor.

Das Carcinoma in situ wird als Stadium 0-Erkrankung klassifiziert. Eine Resektion bedeutet 100% Kurabilität, wenngleich das Risiko multifokaler Läsionen besteht. Das Vorliegen einer höhergradigen Epitheldysplasie erhöht die Wahrscheinlichkeit, dass in der Nachbarschaft bereits ein invasives Karzinom vorliegt. Allerdings ist die prognostische Signifikanz einer isoliert vorliegenden dysplastischen Läsion unklar.

Zum jetzigen Zeitpunkt existieren keine gesicherten Erkenntnisse, die eine Vorhersage über die Progression einer dysplastischen Läsion in ein invasives Karzinom erlauben. Es ist jedoch wahrscheinlich, dass dieses Risiko für eine schwere Dysplasie/Carcinoma in situ hoch ist (12).

Atypische adenomatöse Hyperplasie

Die atypische adenomatöse Hyperplasie (AAH) ist eine lokalisierte Proliferation des die Alveolen und z. T. die respiratorischen Bronchiolen auskleidenden Epithels mit geringen bis mäßiggradigen zytologischen Atypien. Die Läsion ist in der Regel nicht größer als 5 mm und geht ohne wesentliche interstitielle Entzündung oder Fibrose einher. Die AAH ist eine fragliche Vorläuferläsion für das pulmonale Adenokarzinom einschließlich des bronchioloalveolären Karzinoms. AAH wird in der Regel inzidentell in Lungen beobachtet, bei denen bereits ein primäres Adenokarzinom vorliegt.

Unter der Annahme, dass die AAH in der Regel multifokal auftritt, wurden Patienten mit und ohne AAH postoperativ untersucht, wobei sich keine Unterschiede im Verlauf zeigten.

Zum jetzigen Zeitpunkt besteht keine Indikation für eine chirurgische oder medikamentöse Therapie bei Patienten mit inzidentell entdeckter AAH ohne Nachweis eines Karzinoms. In diesen Fällen scheint lediglich eine sorgfältige Nachkontrolle ratsam (13).

Zusammenfassung

Lungenkarzinome stellen klinisch, morphologisch und molekulargenetisch eine heterogene Tumorgruppe dar. Gesichert ist, dass zwischen dem histologisch definierten Tumortyp, z. T. dem Differenzierungsgrad, sowie dem Tumorstadium und der Prognose enge Korrelationen bestehen. Weitere möglicherweise zusätzliche prognostische Faktoren sind die Kapillardichte und das Vorliegen einer Gefäßinvasion (zur Bedeutung der Molekulargenetik als Prognoseparameter siehe das betreffende Kapitel).

Literatur

1. Travis WD, Brambilla E, Müller-Hermelink HK, Harris CC (eds) (2004) World Health Organization Classification of Tumours. Pathology and Genetics of Tumours of the Lung, Pleura, Thymus and Heart. IARC Press, Lyon
2. Thomas CF Jr, Tazelaar HD, Jett JR (2001) Typical and atypical pulmonary carcinoids: outcome in patients presenting with regional lymph node involvement. Chest 119: 1143–1150
3. Funai K, Yokose T, Ishii G, Araki K, Yoshida J, Nishimura M, Nagai K, Nishiwaki Y, Ochiai A (2003) Clinicopathologic characteristics of peripheral squamous cell carcinoma of the lung. Am J Surg Pathol 27: 978–984
4. Lau SK, Desrochers MJ, Luthringer DJ (2002) Expression of thyroid transcription factor-1, cytokeratin 7, and cytokeratin 20 in bronchioloalveolar carcinomas: an immunohistochemical evaluation of 67 cases. Mod Pathol 15: 538–542
5. Terasaki H, Niki T, Matsuno Y, Yamada T, Maeshima A, Asamura H, Hayabuchi N, Hirohashi S (2003) Lung adenocarcinoma with mixed bronchioloalveolar and invasive components: clinicopathological features, subclassification by extent of invasive foci, and immunohistochemical characterization. Am J Surg Pathol 27: 937–951
6. Guinee DG Jr, Fishback NF, Koss MN, Abbondanzo SL, Travis WD (1994) The spectrum of immunohistochemical staining of small-cell lung carcinoma in specimens from transbronchial and open-lung biopsies. Am J Clin Pathol 102: 406–414
7. Hiroshima K, Iyoda A, Shibuya K, Toyozaki T, Haga Y, Fujisawa T, Ohwada H (2002) Prognostic significance of neuroendocrine differentiation in adenocarcinoma of the lung. Ann Thorac Surg 73: 1732–1735
8. Schleusener JT, Tazelaar HD, Jung SH, Cha SS, Cera PJ, Myers JL, Creagan ET, Goldberg RM, Marschke RF Jr (1996) Neuroendocrine differentiation is an independent prognostic factor in chemotherapy-treated nonsmall cell lung carcinoma. Cancer 77: 1284–1291
9. Ishida T, Kaneko S, Yokoyama H, Inoue T, Sugio K, Sugimachi K (1992) Adenosquamous carcinoma of the lung. Clinicopathologic and immunohistochemical features. Am J Clin Pathol 97: 678–685
10. Fishback NF, Travis WD, Moran CA, Guinee DG Jr, McCarthy WF, Koss MN (1994) Pleomorphic (spindle/giant cell) carcinoma of the lung. A clinicopathologic correlation of 78 cases. Cancer 73: 2936–2945
11. Beasley MB, Thunnissen FB, Brambilla E, Hasleton P, Steele R, Hammar SP, Colby TV, Sheppard M, Shimosato Y, Koss MN, Falk R, Travis WD (2000) Pulmonary atypical carcinoid: predictors of survival in 106 cases. Hum Pathol 31: 1255–1265
12. Muller KM, Nakhosteen JA, Khanavkar B, Fisseler-Eckhoff A (1998) [Bronchopulmonary preneoplasia. Diagnosis using LIFE system and pathology panel of the European Early Lung Cancer Study Group (EELCSG)]. Pathologe 19: 388–394
13. Takigawa N, Segawa Y, Nakata M, Saeki H, Mandai K, Kishino D, Shimono M, Ida M, Eguchi K (1999) Clinical investigation of atypical adenomatous hyperplasia of the lung. Lung Cancer 25: 115-121

Das frühe Lungenkarzinom

Neue Diagnoseverfahren – Screening

K. Häußinger, F. Gamarra, H. Hautmann, M. Kohlhäufl, F. Stanzel

Karzinogenese

Das invasive Lungenkarzinom ist Endprodukt einer sich über Jahre erstreckenden Sequenz zellulärer Veränderungen. Die Dysplasie entwickelt sich aus einer Hyper- bzw. Metaplasie über einen Zeitraum von drei bis vier Jahren, ein Carcinoma in situ (CIS) in weiteren sechs bis 24 Monaten (1). Zumindest die schwere Dysplasie und das CIS müssen als Präkanzerosen angesehen werden. Das Risiko für Persistenz oder Progression liegt nach *Bota* et al. für die schwere Dysplasie bei 37% (2). *Venmans* et al. fanden bei fünf von neun Patienten (56%) mit CIS einen Progress zum invasiven Karzinom (3).

Da das frühe Karzinom meist keine klinischen Beschwerden hervorruft, wird es nur selten erkannt. Deshalb ist es erforderlich, das diagnostische Zeitfenster durch nicht-invasive Methoden wie Sputumdiagnostik und CT sowie durch neu entwickelte Verfahren der Fluoreszenzbronchoskopie zu nutzen und den Stellenwert dieser Verfahren für die Früherkennung zu evaluieren.

Sputumzytologie

Die Sensitivität der konventionellen Sputumzytologie variiert beträchtlich und ist von verschiedenen Faktoren abhängig. Sie steigt, wenn es sich um eine zentrale Lokalisation handelt, der Tumor größer als 2 cm ist, im Unterlappen liegt und wenn ein Plattenepithelkarzinom vorliegt (4). Die Sensitivität der konventionellen Sputumzytologie liegt für das zentrale Frühkarzinom bei < 30%, für periphere Frühkarzinome bei < 10%. Der Vorteil der konventionellen Sputumzytologie ist ihre hohe Spezifität von > 95% (5).

Neuere Methoden der Sputumdiagnostik können die Sensitivität der Erkennung des frühen Karzinoms wesentlich verbessern, sind aber weniger spezifisch. Ihre Evaluation ist derzeit Gegenstand klinischer Studien. Die Sensitivitäten für Immunostaining, PCR-basierte Methoden und die automatisierte Sputumzytometrie liegen für das zentrale Frühkarzinom bei 45–90%.

So ergab das Immunostaining auf Überexpression des nuklearen Ribonukleoproteins hnRNP A2/B1 für die Entdeckung des radiologisch okkulten Frühkarzinoms in verschiedenen Studien eine Sensitivität von 60–91% und eine Spezifität von 80–88% (6, 7). Auch die molekulare Analyse des Sputums auf Tumormarker, die Detektion von Mutationen, von K-ras, p53 und von Hypermethylierungen führten gegenüber der konventionellen Sputumzytologie zu einer Steigerung der Sensitivität auf 70–80%.

Während sich die genannten Verfahren auf den Nachweis maligner Zellen stützen, erfasst die quantitative automatisierte Sputumzytometrie auch malignitätsassoziierte Veränderungen primär nicht maligner Zellen (malignancy associated changes, MAC). Es handelt sich hier um Veränderungen der DNA und der Kerne von „normalen" Zellen, die durch die Präsenz von malignen Befunden in der Nachbarschaft hervorgerufen werden. Die Sensitivität der automatisierten Sputumzytometrie lag für Lungenkarzinome im Stadium CIS bis Stadium I bei

45% und für Adenokarzinome aller Stadien bei 85%, die Spezifität betrug 90% (8).

Die Zahl der zurzeit im Sputum untersuchten molekularen, genetischen und biologischen Marker ist groß. Fortschritte für die Anwendung im Alltag sind noch nicht abzusehen (9, 10). Mit Ausnahme der konventionellen Sputumzytologie sind alle vorstehend angeführten Techniken nicht ausreichend evaluiert und können daher nicht als Standardverfahren der Frühdiagnostik angesehen werden.

Niedrigdosis-Spiralcomputertomogramm der Lunge

Die Bemühungen um Frühdiagnose des Lungenkarzinoms haben insbesondere durch die Entwicklung der Low-Dose-Computertomographie Ende der 1990er Jahre einen entscheidenden Auftrieb erhalten. Das Low-Dose-CT mit kontinuierlicher Rotation der Röntgenröhre um den ebenso kontinuierlich vorgeschobenen Patienten (deshalb Spiraltechnik) erlaubt die Untersuchung des gesamten Thorax in einem Atemstillstand mit einer effektiven Dosisbelastung von nur 0,34–1,32 mSiv. Das entspricht in etwa der 1,5- bis sechsfachen effektiven Dosisbelastung einer konventionellen Röntgen-Thoraxaufnahme in 2 Ebenen. Die Technik nutzt den „Hochkontrast" zwischen einem weichteildichten Lungenrundherd und dem normalen lufthaltigen Lungenparenchym und vernachlässigt bewusst die Weichteilstrukturen des Mediastinums und der Thoraxwand. Sie eignet sich somit zur Früherkennung peripherer Lungenkarzinome.

Eine weit beachtete Studie zur Wertigkeit des neuen Verfahrens wurde 1999 in Lancet publiziert (11). Bei einer Screeninguntersuchung an 1000 freiwilligen asymptomatischen Rauchern wurden 27 Lungenkarzinome entdeckt, die überwiegend thorakoskopisch entfernt werden konnten. 85% dieser Karzinome wiesen das Stadium IA mit einer Heilungschance von 67% auf. Die Wiederholung des CT nach einem Jahr ergab sechs neue Karzinome, entsprechend einer Inzidenz von 0,6%. Die Ergebnisse dieser ersten Low-Dose-CT-Screening-Untersuchung (ELCAP-Studie) wurden mittlerweile durch mehrere große Studien überprüft. Der Anteil diagnostizierter Lungenkarzinome streute zwischen 0,4 und 2,7% (11–16).

Zwei Studien verglichen die Screeningergebnisse eines Low-Dose-CT-Screenings mit den Befunden konventioneller Röntgenaufnahmen. Bei den computertomographisch gescreenten Personen war die Rate entdeckter Frühkarzinome jeweils circa dreimal höher als bei den konventionell radiologisch untersuchten Probanden (13 versus 5 (11) bzw. 27 versus 7 (14)). Die Ergebnisse für die konventionelle Röntgendiagnostik lagen in diesen Studien mit einer Prävalenz von 0,3 bis 0,7% etwa im Bereich der Screeninguntersuchungen Mitte der 1970er Jahre.

Das größte Problem der Niedrigdosis-CT Diagnostik ist die hohe Rate benigner, nichtkalzifizierter Knoten. So wurden bei den 1000 gescreenten Rauchern der ELCAP-Studie 223 nicht-kalzifizierte Knoten diagnostiziert, von denen nur 27 maligne waren. In einer zweiten prospektiven Studie der Mayo-Klinik und des National Cancer Institute (NCI) fanden sich bei 1500 asymptomatischen Rauchern über 2800 nicht-kalzifizierte Knoten. Die Diagnose eines nicht-kleinzelligen Karzinoms ergab sich bei 35 Patienten, 21 dieser Patienten (60%) hatten Stadium IA.

Obwohl die (früh)diagnostischen Ergebnisse dieser neuen Technik beeindruckend sind, ist der Aufwand zur endgültigen differenzialdiagnostischen Einordnung dieser malignen Rundherde beträchtlich. Dies betrifft sowohl die häufig erforderlichen Kontroll-CTs wie auch die invasive Diagnostik.

Sofern die in den bisherigen Studien eingesetzten diagnostischen Algorithmen in künftigen Screeningprogrammen eingesetzt werden, ist damit zu rechnen, dass 35% der invasiven diagnostischen Maßnahmen ausschließlich erforderlich sind, um benigne Läsionen abzuklären.

Autofluoreszenzbronchoskopie

Die Weißlichtbronchoskopie hat für prä- bzw. frühmaligne zentrale Läsionen eine Sensitivität von nur 30%, die beim Einsatz moderner Chipbronchoskope bis zu 60% erreicht. Die Spezifität der Weißlichtbronchoskopie für prä- oder frühmaligne Befunde liegt bei nur 15% (17). Mittels Autofluoreszenztechnik können diese frühen, in der Schleimhaut liegenden Befunde mit deutlich höherer Sensitivität lokalisiert werden. Bei diesem Verfahren, das mit geringfügig abgewandelten konventionellen Bronchoskopen durchgeführt werden kann, wird blaues Licht der Wellenlänge 380–450 nm als Anregungslicht benutzt. Normale Schleimhaut erscheint im Autofluoreszenzlicht grün, (prä)maligne Läsionen leicht dunkler und rötlich/braun oder bläulich. Die Autofluoreszenzbronchoskopie wurde in mehreren klinischen Studien evaluiert. Sie zeigte im Vergleich zur Weißlichtbronchoskopie in etwa eine Verdopplung der Detektionsrate für die mäßige und schwere Dysplasie und einen diagnostischen Zugewinn für das Carcinoma in situ und das mikroinvasive Karzinom von 30–40% (18, 19).

Nachweis organischer Substanzen im Exhalat

Eine neue Entwicklung, die es möglicherweise erlauben wird, Patienten mit hohem Lungenkarzinomrisiko vorzuselektionieren, ist der Nachweis von flüchtigen (volatilen) Substanzen im Atemexhalat. In einer vor kurzem veröffentlichten Arbeit wurde eine so genannte „elektronische Nase" verwendet (20). Das Exhalat wurde gesammelt und mit den 32 Sensoren dieser „elektronischen Nase" analysiert, die ein Muster der Widerstandsignale lieferten (so genannter „smellprint"). Dieses Muster wurde mathematisch verarbeitet. Somit wurden nicht einzelne Biomarker, sondern ihr gemeinsames Auftreten erfasst, was der jetzigen Vorstellung der Lungenkarzinomentstehung eher entspricht. Die Messung mit der elektronischen Nase erreichte in der o.g. Studie eine Sensitivität von 71,5 % und eine Spezifität von 91,9 %. Eine weitere Studie hat gezeigt, dass Mikrosatelliten-Alterationen in exhalierter DNA detektiert werden können und dass diese mit dem Tabakkonsum korrelieren (21). Somit könnte auch diese Methode zum Screeningverfahren weiter entwickelt werden. In früheren Arbeiten wurde versucht, das Lungenkarzinom mit Hilfe der Gaschromatographie und der Massenspektroskopie zu erkennen (22, 23).

Vorteile der Untersuchung des Atemexhalats sind u.a. die geringe Invasivität und dass die Apparaturen leicht transportierbar sind. Diese Techniken sind aber bisher nur an Patienten mit fortgeschrittenen Tumoren getestet worden, nicht in einem echten Screeningkonzept.

Screening zur Früherkennung

Für die neuen Verfahren zur Diagnose des Lungenfrühkarzinoms ist in zahlreichen Studien eine hohe Sensitivität belegt, allerdings oft auf Kosten der Spezifität. Für keines dieser Verfahren liegen randomisierte Studien vor, die eine Senkung der Mortalität durch Screening beweisen. Auch die Kosten von Früherkennungsprogrammen sind beträchtlich. Sie betragen bei der Screeninguntersuchung von Rauchern durch das Low-Dose-CT für ein gewonnenes Lebensjahr circa 50000 Euro. Die Fragen von Kosten und Nutzen und die entscheidende Frage, ob durch Screening von Risikogruppen eine Senkung der Mortalität

---

Tabelle 1. Hochrisikogruppen für die Entwicklung eines Lungenkarzinoms (26)

Z. n. Resektion eines nicht-kleinzelligen Lungenkarzinoms
Z. n. Resektion eines HNO-Tumors
Langzeitüberlebende nach kleinzelligem Lungenkarzinom
Berufliche Karzinogenexposition, vor allem durch Asbest und Radon
Raucher, vor allem solche mit
   familiärer Karzinomanamnese
   metabolischem Polymorphismus
   chronisch obstruktiver Lungenerkrankung (COPD)

erreicht werden kann, werden zur Zeit durch zwei große amerikanische Studien überprüft: Im Rahmen des National Lung Screening Trails (NLST) werden 50 000 Raucher/Exraucher entweder mittels Low-Dose-CT oder konventioneller Röntgenübersichtsaufnahme randomisiert prospektiv untersucht (24). Die Power dieser Studie ist darauf ausgelegt, eine 20%ige Reduktion der Lungenkrebsmortalität zu erfassen. Die Ergebnisse werden 2009 erwartet. Eine zweite groß angelegte Screeningstudie wird vom NCI durchgeführt und umfasst die Vorsorge von Prostata, Lunge, kolorektalen und Ovarialkarzinomen. Die Rekrutierung umfasst 155 000 Amerikaner im Alter von 55 bis 75 Jahren. Verschiedene Screeningmethoden werden der Situation gegenübergestellt, dass keine Untersuchung durchgeführt wird. Das Follow-up beträgt 14 Jahre, die Power dieser Studie beträgt 98%, einen Mortalitätsunterschied von 10% zu erfassen (25).

Nach aktuellen Empfehlungen sollten Hochrisikopatienten (siehe Tabelle 1) möglichst in Sceeningstudien aufgenommen werden. Falls dies nicht möglich ist – wie dies derzeit in Deutschland der Fall ist – wird empfohlen, Rat suchende Patienten mit hohem Lungenkrebsrisiko über den noch unvollständigen Erkenntnisstand (27) aufzuklären und ihnen ein Vorsorgeprogramm auf der Basis einer individuellen Entscheidung nahezulegen (28).

Literatur

1. Müller KM, Gonzales S (1991) Präneoplasien und Frühkarzinom der Lunge – histogenetische Aspekte des Bronchialkarzinoms. Pneumologie 45: 971–976
2. Bota S, Auliac JB, Paris C et al (2001) Follow-up of bronchial pre-cancerous lesions and carcinoma in situ using fluorescence endoscopy. Am J Respir Crit Care Med 164: 1688–1693
3. Venmans BJW, van Boxem TJ, Smit EF et al (2000) Outcome of bronchial carcinoma in situ. Chest 117: 1572–1576
4. Karp DD, Mulshine JL, Henschke CI (2000) Non-small cell lung cancer screening: new imaging and prevention. In: Perry MC (ed) American Society of Clinical Oncology. Educational Book. WB Saunders Co, Philadelphia, pp 487–502
5. Böcking A, Biesterfeld S, Chatelain R et al (1992) Diagnosis of bronchial carcinoma on sections of paraffin-embedded sputum: Sensitivity and specificity of an alternative to routine cytology. Act Cytol 36: 36–37
6. Tockman MS, Mulshine JL, Priantadosi S et al (1997) Prospective detection of preclinical lung cancer: Results from two studies of hn RNP overexpression. Clin Cancer Res 3: 2237
7. Qiao YL, Tockman MS, Li J et al (1997) A case-cohort-study of an early biomarker of lung cancer in a screening cohort of Yúnnan tin miners in China. Cancer Epidemiol Biomarkers Prev 6: 893–900
8. Palcic B, Garner DM, Beveridge J et al (2002) Increase of sensitivity of sputum cytology using high-resolution image cytometry: Field study results. Cytometry 50: 168–176
9. Field JK, Brambilla C, Caporaso N et al (2002) Consensus statement from the Second International Lung Cancer Molecular Biomarker Workshop: a European strategy for developing lung cancer molecular diagnostics in high risk populations. Int J Oncol 21: 369–373
10. Thunissen FBJM (2003) Sputum examination for early detection of lung cancer. J Clin Pathol 56: 805–810
11. Henschke CJ, McCauley DJ, Yankelewitz DF et al (1999) Early Lung Cancer Action Project: Overall design and findings from baseline screening. Lancet 354: 99–105
12. Diederich S, Wormanns D, Semik M et al (2002) Screening for early lung cancer with low-dose spiral CT: prevalence in 817 asymptomatic smokers. Radiology 222: 773–781
13. Nawa T, Nakagowa T, Kusano S et al (2002) Lung cancer screening using low-dose spiral CT: results of baseline and 1-year follow up studies. Chest 122: 15–20
14. Sobue T, Moriyama N, Kaneko M et al (2002) Screening for lung cancer with low-dose helical computed tomography: anti-lung cancer association project. J Clin Oncol 20: 911–920
15. Sone S, Li F, Yang ZG et al (2001) Results of three-year mass screening programme for lung cancer using mobile low-dose spiral computed tomography scanner. Br J Cancer 84: 25–32
16. Swensen SJ, Crestanello JA, Allen MS et al (2004) Thoracic surgical operations in patients enrolled in a computed tomographic screening trial. J Thorac Cardiovasc Surg 128: 254–259
17. Sato M, Saito Y, Nagamoto N et al (1993) Diagnostic value of differential brushing of all branches of the bronchi in patients with sputum positive or suspected positive for lung cancer. Act Cytol 37: 879–883
18. Häußinger K, Becker H, Stanzel F et al (2005) Autofluorescence bronchoscopy with white light bronchoscopy compared with white light bronchoscopy alone for the detection of precancerous lesions: a European randomised controlled multicentre trial. Thorax 60: 496–503

19. Lam S, Kennedy T, Unger M et al (1998) Localization of bronchial intraepithelial neoplastic lesions by fluorescence bronchoscopy. Chest 113: 696–702
20. Machado RF, Laskowski D, Deffenderfer O et al (2005) Detection of lung cancer by sensor array analysis of exhaled breath. Am J Respir Crit Care Med 171: 1286–1291
21. Carpagnano GE, Foschino-Barbaro MP, Mule G et al (2005) 3P microsatellite alterations in exhaled breath condensate from non-small cell lung cancer patients. Am J Respir Crit Care Med 172: 738–744
22. Phillips M, Gleeson K, Hughes JM et al (1999) Volatile organic compounds in breath as markers of lung cancer: A cross sectional study. Lancet 353: 1930–1933
23. Phillips M, Cataneo RN, Cummin AR et al (2003) Detection of lung cancer with volatile markers in the breath. Chest 123: 2115–2123
24. Gohagan J, Marcus P, Fagerstrom R et al (2004) Baseline findings of a randomized feasibility trial of lung cancer screening with spiral CT scan chest radiograph: the Lung Screening Study of the National Cancer Institute. Chest 126: 114
25. Gohagan JK, Prorok PC, Hayes RB et al (2000) The Prostate, Lung, Colorectal and Ovarian (PLCO) Cancer Screening Trial of the National Cancer Institute: History organization and status. Control Clin Trials 21: 251
26. Battey JF, Braun PH, Gritz ER, Hong WK et al (1995) Primary and secondary prevention of lung cancer: an IASLC workshop. Lung Cancer 12 (1-2): 91–103
27. Humphry LL, Teusch S, Johnson M (2004) lung cancer screening with sputum cytologic examination, Chest radiography and computed tomography: an update for the U.S. preventive services task force. Ann Intern Med 144: 740–753
28. Strauss GM, Dominioni L, Jett JR et al (2005) Como international conference position statement. Lung cancer screening for early diagnosis 5 years after the 1998 Varese conference. Chest 127: 1146–1151

Chirurgische Behandlung des Lungenkarzinoms

H. W. Präuer, R. Hatz, O. Thetter

Die in kurativer Intention ausgeführte Operation mit einem pathohistologisch bestätigten Resektionsstatus R0 bietet zumindest beim nicht-kleinzelligen Lungenkarzinom die besten Voraussetzungen für langes rezidivfreies Überleben. Dieses Ziel wird am ehesten in den Stadien I und II, bedingt auch im Stadium IIIA erreicht. Zum Zeitpunkt der Diagnosestellung sind aber mehr als zwei Drittel der Patienten entweder aufgrund der Tumorausbreitung oder wegen schwer wiegender Begleiterkrankungen für eine Operation nicht geeignet (1). Die Indikation zur Operation ergibt sich aus dem histologischen Typ (kleinzellig/nicht-kleinzellig), dem Tumorstadium und dem kalkulierten Operationsrisiko.

Präoperative Risikoevaluation, perioperative Letalität und Komplikationen

Durch exaktes präoperatives Staging und Fortschritte in der kardiopulmonalen Risikobeurteilung hat die Letalität nach Lungenresektionen auch bei älteren Patienten eindrucksvoll abgenommen. In der neueren Literatur liegt die Letalität nach Lungenresektionen global zwischen 3% und 5% (1–4), für die Pneumonektomie liegen die Werte zwischen 5,7% und 7,9% und für die Lobektomie zwischen 1,4% und 2,7% (1, 2, 4). In Subgruppen (höheres Alter, Begleiterkrankungen, neoadjuvante Therapie) können die Werte allerdings erheblich höher liegen (5). Ein ungewöhnlich hohes Risiko bietet die rein explorative Thorakotomie mit einer Letalität von 5,9% (2).

Ursachen für postoperative Todesfälle waren früher in erster Linie respiratorisches Versagen infolge unzureichender präoperativer Risikobeurteilung, Pneumonien und septische Komplikationen als Folge einer Bronchusstumpfinsuffizienz oder -fistel. Mit Einführung der Klammernahtgeräte (Stapler) ist der Bronchusverschluss auch in weniger erfahrenen Händen sicherer geworden. Die Insuffizienzrate konnte deutlich gesenkt werden, sie liegt z. Zt. in großen Serien knapp über 1%, bei der Pneumonektomie – in diesem Falle weiterhin mit sehr hoher Letalität verbunden – bei 2,4% (6). Da Patienten mit vorausgegangener neoadjuvanter Radio-/Chemotherapie eher gefährdet zu sein scheinen, eine Bronchusstumpfinsuffizienz zu entwickeln, werden für diese Subgruppe spezielle Verfahren der zusätzlichen Bronchusstumpfdeckung empfohlen (z. B. Muskel- oder Perikardlappen).

Neben der COPD sind heute kardiovaskuläre Begleiterkrankungen, in erster Linie die koronare Herzerkrankung und Lungenembolien, für postoperative Morbidität und Mortalität verantwortlich. Das Ausmaß der Lungenresektion (Pneumonektomie!), ein ASA-Status 3 und 4 und die KHK sind die bedeutendsten Risikofaktoren, während hohes Alter (über 70 Jahre) per se das Operationsrisiko nicht signifikant erhöht (1, 2).

Zur Evaluation des perioperativen Risikos stehen aussagekräftige Funktionstests zur Verfügung, deren Ergebnisse in allgemein anerkannten Algorithmen ihren Niederschlag gefunden haben (7). So erlaubt z. B. die quantifizierte Lungenperfusions-Szintigraphie vor allem bei einer geplanten Pneumonektomie, die postoperativen Lungenvolumina approximativ zu berechnen. Die mittels Ergospirometrie gemessene maximale O_2-Aufnahme stellt einen sehr verlässlichen Parameter für die Risikoabschätzung dar, der sehr gut mit der postoperativen Letalität korreliert.

Bei V.a. eine Koronarerkrankung sollten Belastungs-EKG, Myokardszintigraphie und ggf. Koronarangiographie durchgeführt werden und relevante Stenosen durch PTCA mit oder ohne Stenting behoben werden. Koronare Bypass-Operationen können auch simultan mit der Lungenresektion durchgeführt werden.

Ziel der präoperativen Funktionsdiagnostik muss es sein, diejenigen Hochrisikopatienten zu erfassen, bei denen eine Lungenresektion absolut kontraindiziert wäre, andererseits aber Patienten mit kalkulierbaren, ggf. behebbaren Risiken (z.B. Koronararterienstenosen) nicht von der Operation auszuschließen.

Operationsverfahren in Abhängigkeit vom Tumorstadium (nicht-kleinzelliges Lungenkarzinom)

Ziel aller operativen Maßnahmen ist die komplette Entfernung des Tumors mit ausreichenden, nach Sitz und Ausdehnung des Tumors allerdings unterschiedlichen Sicherheitsabständen i.S. einer R0 Resektion.

Das Ausmaß der Resektion wird von der Größe und der Lokalisation des Tumors sowie seinen Beziehungen zu Nachbarorganen bestimmt. Durch neoadjuvante Therapie gelingt es, primär technisch nicht sicher resektable Tumoren so weit zu verkleinern, dass schließlich eine R0-Resektion doch noch möglich wird. Das Ausmaß der Resektion vermindert sich durch diese Vorbehandlung allerdings in der Regel nicht.

Standardeingriffe sind die Lobektomie (ggf. Bilobektomie auf der rechten Seite), die Pneumonektomie und die sog. Manschettenresektion bei umschriebenen, aber zentral sitzenden Tumoren zur Vermeidung der funktionell ungünstigen Pneumonektomie. Bei diesem Verfahren, von dem vor allem Patienten profitieren, die für eine Pneumonektomie aus funktionellen Gründen nicht in Frage kommen, wird mit dem Lungenlappen zu beiden Seiten des tumorbefallenen Lappenostiums eine Manschette des zentralen Bronchus mitreseziert mit anschließender Anastomose der Bronchusstümpfe. Entscheidend sind dabei die Ausdehnung des extraluminalen Tumoranteils und seine Beziehung zu den Hilusgefäßen. In Einzelfällen können auch tumorbefallene Anteile der Pulmonalarterie tangential oder manschettenförmig reseziert werden (Angioplastik).

Lungenresektionen geringeren Ausmaßes als eine Lobektomie (anatomische Segmentresektion, atypische Resektion in Form einer Keil- oder Tangentialresektion, evtl. thorakoskopisch) kommen nur als diagnostische Eingriffe z.B. zur Abklärung von Rundherden und bei funktionell stark eingeschränkten alten Patienten in Frage (8).

Überschreitet der Tumor die Organgrenze und infiltriert benachbarte Strukturen (T3, T4) so können bei günstigem Lymphknotenstatus erweiterte Resektionen onkologisch sinnvoll sein.

Minimal-invasive, thorakoskopische Eingriffe (VATS, „video assisted thoracic surgery")

Die Weiterentwicklung der Video-Thorakoskopie ermöglicht unter günstigen Voraussetzungen in der Hand sehr geschickter Operateure die Durchführung typischer Lungenresektionen einschließlich Lymphadenektomie. Es bleiben jedoch Zweifel, ob die Prinzipien onkologischer Chirurgie immer hinreichend erfüllt werden.

Die Notwendigkeit, zur Entnahme größerer Lungenanteile doch eine zusätzliche Thorakotomie durchführen zu müssen, die längere Operationszeit und der erhebliche materielle Aufwand stehen in keinem Verhältnis zu der Reduzierung des Operationstraumas an der Brustwand und dem verkürzten Klinikaufenthalt. Dieses Vorgehen kann daher nicht generell empfohlen werden (8). Gute Indikationen für VATS sind hingegen die Entfernung von Rundherden zur histologischen Klärung, Pleura- und Lymphknotenbiopsien sowie Pleurodesen.

Lymphadenektomie

Die systematische Lymphadenektomie ist unabdingbarer Bestandteil eines jeden onkologi-

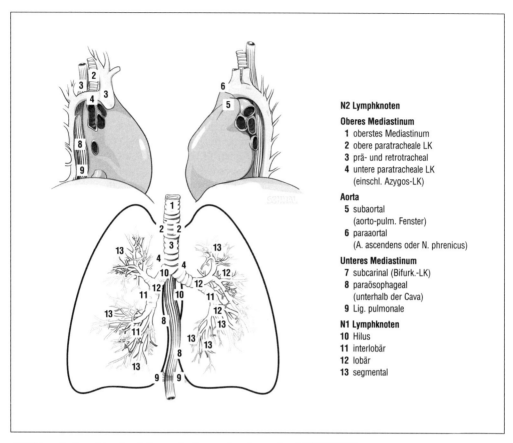

Abbildung 1. Lymphknotenstationen des Lungenkarzinoms (nach UICC 1997).

schen Eingriffs. Die entnommenen Lymphknoten sollen entsprechend ihrer Lokalisation exakt bezeichnet und in ein Dokumentationsblatt eingetragen werden (Abbildung 1). Die genaue topographische Zuordnung und die quantitative Erfassung des Anteils befallener Lymphknoten ermöglichen ein präzises und prognostisch aussagekräftiges pathohistologisches Lymphknotenstaging und damit eine valide Stadienzuordnung. Der therapeutische Effekt einer möglichst umfassenden Lymphadenektomie konnte nur für eine Subgruppe (N1-Befall oder ein einziger N2-Lymphknoten) nachgewiesen werden (9). Das erforderliche Ausmaß der Lymphadenektomie wird unterschiedlich beurteilt. Neben der „radikalen" Lymphadenektomie, die mit längerer Operationszeit und höherer postoperativer Morbidität belastet ist, wird auch die selektive Lymphadenektomie („sampling") durchgeführt. Japanische Autoren haben Sentinellymphknoten angegeben und plädieren dafür, bei negativen Sentinellymphknoten bei T1-Tumoren auf eine systematische Lymphadenektomie zu verzichten (10). Aber gerade diese Untergruppe würde nach den Untersuchungen von *Izbicki* et al. möglicherweise von einer ausgedehnten Lymphadenektomie profitieren (9).

Grundsätzlich sollte eine ausreichende und repräsentative Anzahl von hilären und mediastinalen Lymphknoten möglichst en bloc entnommen werden, um es einerseits dem Pathologen zu ermöglichen, das postoperative Tumorstadium exakt zu definieren, und andererseits die Chance eventueller therapeutischer Effekte nicht zu vergeben (Ib/A).

Stadium I

Das Stadium I (kein Lymphknotenbefall) bietet die günstigsten Voraussetzungen für eine komplette Tumorentfernung. Die Fünfjahres-Überlebensraten (5-JÜL) werden in der Literatur mit 71,25% (IA) und 57% (IB) angegeben (8). Aus dem Datenmaterial des Tumorregisters München ergibt sich für das Plattenepithelkarzinom (gesamtes Stadium I) ein Wert von 66%, für das Adenokarzinom von 67,6%.

Da in neueren Studien nachgewiesen werden konnte, dass komplett resezierte Patienten von einer adjuvanten Chemotherapie auch im Stadium I (vor allem IB) profitieren (11, 12), ist diese Zusatzbehandlung, möglichst mit Platin als Komponente, künftig möglicherweise als Standardbehandlung anzusehen. Für funktionell inoperable Patienten kommt eine definitive Strahlentherapie in Frage (8).

Ein bestimmter Anteil von Lungenkarzinomen im Stadium T1N0 manifestiert sich in der Bildgebung als solitärer pulmonaler Rundherd (intraparenchymal gelegen, Durchmesser < 3 cm, keine Atelektase, keine vergrößerten Lymphknoten). Bei operationsfähigen Patienten sollte mit Versuchen, durch transthorakale oder transbronchiale Biopsien eine histologische Klärung zu erzwingen, keine Zeit vergeudet werden, vielmehr sollte rasch die Indikation zur thorakoskopischen Rundherdentfernung oder zur diagnostischen Thorakotomie gestellt werden. Bei durch intraoperative Schnellschnittuntersuchung nachgewiesenem Karzinom erfolgt nach Thorakotomie die typische Lobektomie mit Lymphadenektomie (IIa/B). Nur bei funktioneller Inoperabilität oder bei Operationsverweigerern sind Verlaufskontrollen, PET oder die transthorakale Nadelbiopsie angezeigt (13).

Stadium II

Auch im Stadium II ist die primäre Operation das Vorgehen der Wahl mit einem 5-JÜL von 52–57% für IIA (T1N1) und 33–48% für IIB, wobei zwischen den Untergruppen T2N1 und T3N0 keine relevanten Unterschiede bestehen (3, 14, 15).

Das Vorgehen bei T3-Tumoren wird im nächsten Abschnitt behandelt.

Eine adjuvante Nachbestrahlung kann die Lokalrezidivrate reduzieren, nicht aber die Gesamtüberlebenszeit verlängern (16). Eine postoperative Radiotherapie ist daher bei R0-resezierten Patienten als Standardtherapie nicht zu empfehlen (Ia/A) Wie im Stadium I wird neuerdings eine adjuvante Chemotherapie empfohlen (12). Ib/A. Bei inkompletter Resektion insbesondere im Brustwandbereich ist eine additive Bestrahlung angezeigt.

Stadium III

Stadium III bedeutet lokal fortgeschrittenes Tumorwachstum entweder aufgrund einer T3- oder T4-Kategorie oder/und wegen N2/N3-Lymphknotenbefall. Dieses sehr inhomogene Stadium setzt sich aus unterschiedlichen Subgruppen zusammen, die von gut resektablen Tumoren mit okkulten Lymphknotenmetastasen bis zu technisch irresektablen Tumoren mit massivem Lymphknotenbefall reichen. Da eine sichere R0-Resektion oft nicht möglich ist und die Ergebnisse nach alleiniger operativer Behandlung unbefriedigend sind, kommen hier bevorzugt multimodale Therapiekonzepte zum Einsatz (17). Die einzelnen Untergruppen verlangen jedoch ein differenziertes Vorgehen.

Stadium IIIA-N2

Ein Stadium IIIA-bedingender N2-Lymphknotenbefall reicht von okkulten, erst postoperativ pathohistologisch nachweisbaren Lymphknotenmetastasen bis zu ausgedehnten metastatisch befallenen Lymphknotenkonglomeraten (Bulky Disease). Der Lymphknotenbefall kann prätherapeutisch bekannt sein oder nicht. Daraus ergeben sich unterschiedliche Vorgehensweisen. Bei V.a. mediastinale Lymphknotenmetastasen (vergrößerte LK in der Bildgebung, PET etc.) sollte daher eine Mediastinoskopie durchgeführt werden, um den vermuteten Lymphknotenbefall histologisch zu sichern oder auszuschließen, wie dies in vielen Studienprotokollen gefordert wird. Bei prätherapeutisch gesicherten, technisch resektablen N2-Lymphknoten (keine Bulky Disease) wurde bisher eine neoadjuvante Radio-/Chemotherapie, möglichst im Rahmen einer Studie, empfohlen mit anschließender Resektion. Die günstigen Ergebnisse früherer Studien haben sich zwischenzeitlich relativiert, statistisch signifikante Überlebensvorteile konnten in einer Multicenterstudie nur für die Stadien I und II nachgewiesen werden (5). Somit wird auch für diese Patientengruppe die adjuvante Chemotherapie (auf Cisplatin-Basis) zunehmend an Bedeutung gewinnen (12).

Wird der Lymphknotenbefall erst postoperativ manifest oder intraoperativ im Schnellschnitt, so ist nach erfolgter Resektion eine adjuvante Radio-/Chemotherapie erforderlich. Bei kontralateralem Lymphknotenbefall (IIIB-N3), Bulky Disease oder funktioneller Inoperabilität sollte eine definitive Radio-/Chemotherapie durchgeführt werden (17). Weiterentwicklung und Intensivierung multimodaler Therapiekonzepte zielen darauf ab die bisherigen Ergebnisse – Fünfjahresüberleben 23% (15) – zu verbessern.

T3/T4-Tumoren

T3/T4-Tumoren können mit einem Stadium IIB (T3N0), IIIA (T3N1/T3N2) oder IIIB (T3N3/T4 jedes N) korrelieren.

T3-Tumoren können (nach Ausschluss von N2- oder N3-Lymphknotenmetastasen z. B. durch Mediastinoskopie) meist ohne größere technische Probleme in Form einer erweiterten Resektion komplett entfernt werden. Dies gilt vor allem für den Brustwandbefall. Die Tumoren sollen ohne Ablösung von der Brustwand nach Beurteilung der Resektionsgrenzen von der Pleurahöhle aus en bloc reseziert werden. Größere Brustwanddefekte lassen sich durch alloplastisches Material und/oder durch myokutane Lappenplastiken mit meist befriedigender Stabilität der Brustwand decken. Die Fünfjahres-Überlebensraten liegen bei 40%, bei gleichzeitigem N2-Befall hingegen nur bei 10% (18).

Ein Spezialfall ist der *Pancoast-Tumor*, da hier die Resektionsgrenzen im Bereich der Pleurakuppel limitiert sind. Eine Vorbehandlung (Radio-/Chemotherapie) und ggf. eine Nachbestrahlung werden empfohlen. Eine T3-Kategorie liegt ebenfalls vor bei Befall des Mediastinums (Perikard, mediastinale Pleura, N. phrenicus, Zwerchfell) und des Hauptbronchus (< 2 cm Abstand zur Carina). Diese Strukturen können bei günstigem N2-Status meist problemlos reseziert werden. Bei sehr zentral liegendem Tumor ermöglicht die intraperikardiale Absetzung der Gefäße nach Perikarderöffnung oder -fensterung oft noch ausreichende Sicherheitsabstände.

Bei T4-Tumoren sind Strukturen und Organe befallen, die meist nicht ohne weiteres mitentfernt werden können (Vorhof, große Gefäße, Trachea, Ösophagus, Wirbelkörper), vielmehr sind technisch schwierige und risikoreiche Operationsverfahren erforderlich. Eine T4-Kategorie aufgrund eines Satellitenherdes im gleichen Lappen spricht nicht gegen die Operation, die Fünfjahres-Überlebensrate beträgt immerhin 20% (19). T4 infolge eines malignen Pleuraergusses schließt hingegen eine Resektion aus.

Nur bei günstigem N-Status (Ausschluss von N2-Metastasen) erscheint es vertretbar eine Resektion zu versuchen, wenn Chancen für eine komplette Tumorentfernung bestehen. Die Eingriffe umfassen die Mitresektion von Vorhofanteilen, V. cava superior, Carina-Resektion, simultane Ösophagektomie und Wirbelkörperersatz. In sorgfältig ausgewählten Patientenkollektiven beträgt die Fünfjahres-Überlebensrate mit und ohne neoadjuvante Therapie bis zu 20% (19). Für das gesamte Stadium IIIB (klinisch) liegen hingegen die Fünfjahres-Überlebensraten zwischen 3% und 7% (15).

Kleinzelliges Lungenkarzinom

Der Beitrag der Chirurgie zur Behandlung des kleinzelligen Lungenkarzinoms ist auch im Rahmen eines multidisziplinären Konzeptes sehr begrenzt. Patienten mit histologisch gesichertem Tumor erhalten im Stadium Limited Disease eine kombinierte Chemo-Strahlentherapie, bei Extensive Disease eine alleinige Chemotherapie. Zur Frage der prophylaktischen Schädelbestrahlung sei auf das entsprechende Kapitel verwiesen.

In randomisierten Studien wird derzeit überprüft, ob in frühen Stadien (I–IIIA) die sekundäre Resektion einen Überlebensvorteil bringt. Die Absicht dabei ist, durch Entfernung von Residualtumor (evtl. mit nicht-kleinzelligen Anteilen!) das Auftreten von Lokalrezidiven zu verhindern.

Wenn bei einem diagnostisch-therapeutischen Eingriff zur Abklärung eines Rundherdes intraoperativ ein kleinzelliges Karzinom nachgewiesen wird, so soll auch nach erfolgter kompletter Resektion eine adjuvante Chemotherapie durchgeführt werden. Diese sehr seltene Untergruppe (T1N0) hat eine relativ günstige Prognose (20).

Palliative Eingriffe

Unabhängig vom Stadium der Tumorerkrankung und der Histologie können palliative Eingriffe zur Linderung lokaler oder metastasenbedingter Symptome sinnvoll sein. Durch Fortschritte auf dem Gebiet der interventionellen Bronchoskopie (Laser, Stent, endoluminale Bestrahlung) sind Operationen wegen lokaler Beschwerden (Blutung, Bronchusobstruktion etc.) eher selten indiziert. Die operative Entfernung von Hirnmetastasen (alternativ stereotaktische Bestrahlung bzw. Gamma-Knife), die Stabilisierung von pathologischen Frakturen oder die spinale Dekompression bei Wirbelmetastasen kann die Lebensqualität der Patienten verbessern oder ihre Pflege erleichtern.

Re-Eingriffe

Beim Auftreten eines resektabel erscheinenden Lokalrezidivs, bei Zweittumoren oder Spätmetastasen kann bei sonst günstigen Begleitumständen eine nochmalige Lungenresektion in Erwägung gezogen werden. Beim Lokalrezidiv (meist am Bronchusstumpf) kommt nach vorausgegangener Lobektomie die Restpneumonektomie in Frage. Bei einer bestimmten Anzahl von Patienten kommt es nach kurativer Resektion zu Zweitkarzinomen, wobei bei gleicher Histologie eine Abgrenzung von Spätmetastasen oft schwierig ist. Bei guten funktionellen Reserven und Ausschluss von Metastasen kann in diesen Fällen eine erneute Lungenresektion (Lobektomie, Segmentresektion oder atypische Resektion) onkologisch sinnvoll sein.

Literatur

1 Damhuis R A M, Schütte P R (1996) Resection rates and postoperative mortality in 7,899 patients with lung cancer. Eur Respir J 9: 7–10
2 Licker M, de Perrot M, Höhn L, Tschopp J-M, Robert J, Frey J-G, Schweizer A, Spiliopoulos A (1999) Perioperative mortality and major cardiopulmonary complications after lung surgery for non-small cell carcinoma. Eur J Cardiothorac Surg 15: 314–319
3 Van Rens MT, de la Riviere AB, Elbers HRJ, van den Bosch JMM (2000) Prognostic assessment of 2,361 patients who underwent pulmonary resection for non-small cell lung cancer, stage I, II, and IIIA. Chest 117: 374–379
4 Roxburgh JC, Thompson J, Goldstraw P (1991) Hospital mortality and long-term survival after pulmonary resection in the elderly. Ann Thorac Surg 51: 800–803
5 Depierre A, Milleron B, Moro-Sibilot D et al (2002) Preoperative chemotherapy followed by surgery compared with primary surgery in resectable stage I (except T1N0), II, and IIIa non-small-cell lung cancer. J Clin Oncol 20: 247–253
6 Asamura H, Haruhiko K, Tsuchiya R (2000) Management of the bronchial stump in pulmonary resections: a review of 533 consecutive recent bronchial closures. Eur J Cardiothorac Surg 17: 106–110
7 Beckles MA, Spiro SG, Colice GL, Rudd RM (2003) The physiologic evaluation of patients with lung cancer being considered for resectional surgery. Chest 123: 105S–114S
8 Smythe WR (2003) Treatment of stage I non-small cell lung carcinoma. Chest 123: 181S–187S
9 Izbicki JR, Passlick B, Pantel K, Pichlmeier U, Hosch SB, Karg O, Thetter O (1998) Effectiveness of radical systematic mediastinal lymphadenectomy in patients with resectable non-small cell lung cancer. Ann Surg 227: 138–144
10 Naruke T, Tsuchiya R, Kondo H, Nakayama H, Asamura H (1999) Lymph node sampling in lung cancer: how should it be done? Eur J Cardiothorac Surg 16 (suppl 1): S17–S24
11 Kato H, Ichinose Y, Ohta M et al (2004) A randomized trial of adjuvant chemotherapy with uracil-tegafur for adenocarcinoma of the lung. N Engl J Med 350: 1713–1721
12 The International Adjuvant Lung Cancer Trial Collaborative Group (2004) Cisplatin-based adjuvant chemotherapy in patients with completely resected non-small-cell lung cancer. N Engl J Med 350: 351–360
13 Tan BB, Flaherty KR, Kazerooni EA, Iannettoni MD (2003) The solitary pulmonary nodule. Chest 123: 89S–96S
14 Inoue K, Sato M, Fujimura S et al (1998) Prognostic assessment of 1310 patients with non-small cell lung cancer who underwent complete resection

from 1980–1993. J Thorac Cardiovasc Surg 116: 407–411
15 Mountain CF (1997) Revisions in the international system for staging lung cancer. Chest 111: 1710–1717
16 Scott WJ, Howington J, Movsas B (2003) Treatment of stage II non-small cell lung cancer. Chest 123: 188S–201S
17 Robinson LA, Wagner H, Ruckdeschel JC (2003) Treatment of stage IIIA non-small cell lung cancer. Chest 123: 202 S–220 S
18 Luketich JD, van Raemdonch DE, Ginsberg RJ (1993) Extended resections for higher-stage non-small cell lung cancer. World J Surg 17: 719–728
19 Jett JR, Scott WJ, Rivera MP, Sause WT (2003) Guidelines on treatment of stage IIIB non-small cell lung cancer. Chest 123: 221S–225S
20 Simon GR, Wagner H (2003) Small cell lung cancer. Chest 123: 259S–271S

Chirurgie von Lungenmetastasen

M. Lindner, T. Strauss

Während die Chirurgie noch vor etwa 25 Jahren die einzige Behandlungsmöglichkeit bei pulmonalen Metastasen darstellte, ist durch retrospektive Auswertungen von Patientendaten – gesammelt in nationalen und internationalen Tumorregistern – ein interdisziplinäres Behandlungskonzept entstanden.

Für diese Entwicklung waren Behandlungsfortschritte in der Onkologie, die Erarbeitung operativer Strategien und Techniken (bilaterale Exploration, bronchoangioplastische Verfahren, Klammernahtgeräte, video-assistierte Operationsverfahren) und die Verfeinerung diagnostischer Möglichkeiten durch die Computertomographie ausschlaggebend (1–3).

Daher werden im Gegensatz zu früher nicht nur solitäre Spätmetastasen – eine Konstellation mit tatsächlich oder vermeintlich guter Prognose – sondern durchaus auch Fälle mit multiplen Synchronmetastasen oder Restzuständen nach Chemotherapie einer Operation zugeführt. Etwa 30% aller Patienten, die im Verlauf ihrer Tumorerkrankung Lungenmetastasen entwickeln, können dem Versuch einer chirurgischen Sanierung zugeführt werden.

Diagnostik

Die meisten metastatischen Herde sind in der Lungenperipherie gelegen und asymptomatisch. Dyspnoe kann aus einer Verlegung zentraler Abschnitte des Tracheobronchialsystems resultieren oder aus einem ausgedehnten Untergang des Parenchyms zugunsten der Tumormasse. Metastasen mit Einbruch in das Bronchialsystem können darüber hinaus Hustenattacken, Hämoptysen und Fieber verursachen. Akute Verschlechterungen beruhen meist auf einem Tumoreinbruch ins Bronchialsystem, einer Einblutung in eine große Metastase oder einer Infiltration der Pleura visceralis mit plötzlichem Pneumothorax oder Hämopneumothorax, was vor allem bei gutem Ansprechen auf eine Chemotherapie zu beobachten ist. Schmerzen erklären sich aus einer Infiltration der Pleura parietalis oder tieferer Schichten der Thoraxwand. Metastasen von über 1 cm Durchmesser werden durch Röntgenaufnahmen in zwei Ebenen erfasst. Eine höhere Sensitivität besitzt die Computertomographie, insbesondere das Spiral-CT der neuesten Generation, das auch Herde unter 4 mm Durchmesser mit hoher Sensitivität erfasst. Oft, aber keineswegs immer, weist ein kontinuierlicher Anstieg der jeweils typischen Tumormarker auf (Lungen-)Metastasen und/oder ein Lokalrezidiv des Primärtumors hin. Tumormarker im Normbereich schließen daher niemals einen Progress der Grunderkrankung aus.

Onkologische Aspekte der Patientenauswahl

Eine Operation unter kurativer Zielsetzung ist nur dann Erfolg versprechend, wenn eine vollständige Entfernung aller im CT dargestellten und letztlich intraoperativ anzutreffenden Herde gelingen kann. Über die Resektabilität von Lungenmetastasen entscheidet weniger die Gesamtzahl aller vorhandenen Herde, sondern in erster Linie deren Größe und Verteilung innerhalb beider Lungen. So ist die Resektion mehrerer, peripher lokalisierter Herde vergleichsweise einfach und ohne nennenswerten Parenchymverlust durchführbar, während eine große hilusnahe Solitärmetastase unter Umständen nur durch eine Pneumonektomie entfernt werden kann. Sind Metastasen jeglicher Größe gleichmäßig verteilt in der Peripherie und in zentralen Abschnitten beider Lungen anzutreffen, so ist eine vollständige Resektion ausgeschlossen. Bei einem Befall bronchopulmonaler und mediastinaler Lymphknoten ist eine kurative Resektion wahrscheinlich nicht mehr möglich, wenngleich systematische Untersuchungen zu dieser Frage noch ausstehen. Der Primärtumor muss vollständig entfernt sein oder im Anschluss an den thorakalen Eingriff einer kurativen chirurgischen Maßnahme zugeführt werden können. Gleichzeitig vorhandene extrathorakale solitäre Organ- oder Lymphknotenmetastasen stellen nach heutiger Auffassung keine absolute Kontraindikation zum Lungeneingriff dar, sofern sie unter vertretbarem Aufwand und Risiko radikal operabel erscheinen. Diese Ausnahmeindikation wird jedoch auf Einzelfälle beschränkt bleiben. Die Operation ist nur gerechtfertigt, wenn keine wirksamere Therapie zur Verfügung steht (2).

Operationsstrategie

Kurative Resektion

Resektionen mit kurativem Anspruch sind unter Berücksichtigung funktioneller Reserven indiziert, wenn die Metastasen anhand des CT resektabel erscheinen. Die Operationsindikation wird gestellt – in Reihenfolge der Häufigkeit – bei Metastasen des Nierenzellkarzinoms (24%), Kolonkarzinoms (15%), Sarkoms (12%), von Hodentumoren (12%), des Mammakarzinoms (8%), von gynäkologischen Tumoren (7%), dem malignem Melanom (6%), HNO-Tumoren (4%) und dem Schilddrüsenkarzinom (3%) (4–11).

Staging begleitend zur Chemotherapie

Für verschiedene maligne Tumoren, die bevorzugt oder fast ausschließlich in die Lungen metastasieren, ist eine hochwirksame Chemotherapie verfügbar. Hierzu zählen u. a. die gonadalen und extragonadalen Keimzelltumoren und das Osteosarkom. In diesen Fällen sollte eine Operation sekundär erfolgen, um die Effektivität der Chemotherapie in den radiologisch verbliebenen Restherden zu kontrollieren (diagnostischer Eingriff) oder bei Nicht-Ansprechen eine lokale Sanierung herbeizuführen (therapeutischer Eingriff).

Biopsie zur histologischen Abklärung

Treten nach stattgehabter Tumorerkrankung Rundherde auf, so handelt es sich ganz allgemein mit einer Wahrscheinlichkeit von etwa 65% um ein metastatisches Geschehen, in fast 15% um einen Zweittumor, und in etwa 15% um einen benignen Befund. Da nach Nierenzell- und Mammakarzinomen tumorfreie Intervalle von mehreren Jahren bis zu Jahrzehnten keine Ausnahme sind, haben derartige differenzialdiagnostische Überlegungen durchaus praktische Bedeutung. Prinzipiell ist die Histologiegewinnung einer Verlaufsbeobachtung vorzuziehen, sofern die diagnostische Maßnahme dem Patienten zumutbar ist und im Falle eines Malignitätsnachweises auch therapeutische Konsequenzen hat. Im Falle einer solitären Läsion nach Mammakarzinom, die sich histologisch als benigner Herd oder als Zweitkarzinom herausstellt, würde man z. B. der Patientin einerseits die gegen das Mammakarzinom gerichtete systemische Therapie ersparen, und andererseits eine spezifische Tumorbehandlung ermöglichen (12, 13).

Palliativer Eingriff

Abweichend vom generellen Radikalitätspostulat können auch palliative Eingriffe gerechtfertigt sein, so z. B. bei den Zeichen wiederholter Blutungen, bei Retentionspneumonie, bei poststenotischen Einschmelzungsprozessen, ausgedehnten Tumorzerfallshöhlen oder schmerzhafter Thoraxwandinfiltration unter Berücksichtigung der Funktionsreserve und der allgemeinen Belastbarkeit.

Perkutane Thermoablation und stereotaktische Strahlentherapie

Bei funktioneller Inoperabilität besteht die Möglichkeit einer Radiofrequenz-Ablation (RFA) oder laserinduzierten Thermotherapie (LITT). Bei erhöhtem Pneumothorax-, Blutungs- und Infektrisiko ergibt sich eine lokale Kontrolle für peripher gelegene Lungenmetastasen, deren Größe den Durchmesser von 5 cm nicht überschreiten darf. Bei CT-gezielter Punktion des Herdes ist mit einer Verschleppung der Tumorzellen in den Pleuraraum und die Thoraxwand zu rechnen. Diese Methode wird vorerst nur in Zentren unter Studienbedingungen durchgeführt. Eine Alternative kann bei geeigneter Lage die stereotaktische Strahlentherapie sein (siehe auch Kapitel „Strahlentherapie").

Funktionelle Voraussetzungen, operativer Zugang, Verfahrenswahl

Das CT gibt Aufschluss über den zu erwartenden Parenchymverlust. Der Standardeingriff ist die umschriebene, nicht-anatomische („atypische") Resektion, da die meisten Metastasen peripher gelegen sind. Seltener sind anatomische Eingriffe wie Segment- und Lappenresektionen oder Pneumonektomien angesichts zentraler Metastasen mit Infiltration der Hilusstrukturen. Nach atypischer Resektion resultiert früh postoperativ eine Abnahme der Vitalkapazität und der exspiratorischen Einsekundenkapazität von durchschnittlich 30–40%. Die Funktionseinschränkung nach Lappenresektion oder Pneumonektomie ist noch höher zu veranschlagen. Die schmerzbedingte Komponente kann durch eine optimale postoperative Analgesie entscheidend beeinflusst werden. Eine muskelschonende anterolaterale Thorakotomie im 5. oder 6. Interkostalraum wird sämtlichen Erfordernissen bei unilateralem Befall gerecht. Voraussetzung für die komplette Entfernung einer Metastase ist – in Kenntnis des CT-Befundes – eine zuverlässige Beurteilbarkeit der Lunge durch sorgfältige Palpation. Nach Lokalisation aller intrapulmonalen Tumoren und Inspektion von Mediastinum und Pleura wird das Ausmaß der Resektion festgelegt.

Mittels atypischer Resektion lassen sich die meisten Herde parenchymsparend und zuverlässig unter Verwendung von Klammernahtgeräten im Gesunden entfernen.

Die Resektion anatomischer Einheiten wie Segmente oder Lappen ist seltener erforderlich, Eingriffe am zentralen Bronchialsystem oder die Pneumonektomie sind die Ausnahme. Mit speziellen Techniken lassen sich im Einzelfall auch zentral gelegene Metastasen unter Erhalt der anatomischen Einheit exstirpieren. Ein metastatischer Befall bronchopulmonaler und mediastinaler Lymphknoten ist prognostisch ungünstig und in der Regel mit einem kurativen Ansatz nicht vereinbar. Die Beurteilung dieser Lymphknotenstationen setzt eine systematische Lymphknotendissektion (vergleichbar zur Operation eines Lungenkarzinoms) voraus. Untersuchungen haben gezeigt, dass in etwa 10% metastatisch befallene Lymphknoten vorliegen, auch wenn präoperativ keine pathologischen Lymphknoten im Computertomogramm sichtbar sind. Ob die Entnahme befallener Lymphknoten über die Diagnostik hinaus auch Einfluss auf die Prognose hat, ist nicht zu entscheiden. Ein transsternaler Zugang oder die bilaterale Thorakotomie mit querer Durchtrennung ermöglichen die einzeitige Exploration beider Pleurahöhlen und des gesamten Mediastinums. Der letztgenannte Eingriff stellt eine relativ große Belastung dar und ist lediglich indiziert, wenn beidseitig Metastasen vorliegen, deren vollständige Resektion erwartet werden kann.

Die Rolle der Thorakoskopie

Thorakoskopische Techniken unter Videoassistenz haben den erheblichen Vorteil einer geringeren Traumatisierung der Thoraxwand, insbesondere weil eine Rippenspreizung vermieden wird. Thorakoskopische Verfahren können aber uneingeschränkt nur bei diagnostischen Fragestellungen eingesetzt werden, weil das Lungengewebe nicht entsprechend dem offenen Verfahren der Palpation zugänglich ist. So werden durch manuelle Palpation in ca. 20% zusätzliche, im CT nicht vordiagnostizierte Rundherde entdeckt, wobei es sich in 14% um neue Metastasen handelt. Somit kann die Thorakoskopie für eine kurative Metastasenresektion nicht empfohlen werden.

In einem Zeitraum von 20 Jahren (1978–1998) wurden 575 Patienten im Alter von 16 bis 83 Jahren insgesamt 763 Eingriffen wegen Lungenmetastasen unterzogen. Atypische Resektionen hatten einen Anteil von 74%, Lappenresektionen 14%, Segmentresektionen 6,3%, Pneumonektomien 4% und Bilobektomien 2%. 637 kompletten Resektionen standen 58 inkomplette Resektionen, 41 Palliativeingriffe und 27 explorative Thorakotomien gegenüber. Kein Patient verstarb nach atypischer R0-Resektion (n = 563), insgesamt vier Patienten (0,6%) mit R0-Resektion unter Einbeziehung anatomischer Resektionen. Dagegen verstarben 16 (2,1%) Patienten nach nicht-kurativer (R1, R2, palliativ) Resektion.

Spezielle Aspekte verschiedener Primärtumoren

Malignes Melanom

Nur etwa 3% aller Patienten mit malignem Melanom entwickeln Lungenmetastasen, die eine Indikation zur Resektion darstellen. In 64% aller Lungenmetastasen handelt es sich um Solitärherde. Die Prognose hängt ab von der kompletten Resektion (R0), der Metastasenanzahl und Länge des krankheitsfreien Intervalls (< 1 Jahr vs. 1–5 Jahre vs. > 5 Jahre). Da in der Regel therapeutische Alternativen fehlen, kann die Indikation zur Resektion auch von mehreren Metastasen großzügig gestellt werden, wenn diese kurativ resektabel erscheinen (9, 14).

Keimzelltumoren

Diese metastasieren bevorzugt in die Lungen. Unter den testikulären Tumoren weisen die seminomatösen eine eher späte, die nichtseminomatösen, die Elemente von Chorionkarzinomen, embryonalen Karzinomen, Teratokarzinomen und reifen Teratomen enthalten können, eine frühe Metastasierung auf. Radiologisch imponiert oft das Bild von „Kanonenkugeln". Die Chemotherapie (Platin-haltige Kombinationen) erreicht bei über 70% eine Heilung, bei den übrigen Patienten werden nach Möglichkeit alle verbliebenen Herde sekundär operativ entfernt und es wird eine Lymphknotendissektion angeschlossen. Die Residuen können Nekrosen oder Narben, reifes oder malignes Gewebe nebeneinander enthalten. Am günstigsten ist die weitere Prognose dieser Patienten, wenn in den Resektaten nur Narbengewebe oder reifes Teratom gefunden wird. Der Nachweis von unreifem, malignem Gewebe verschlechtert die Prognose erheblich. In diesen Fällen ist eine erneute Chemotherapie zwingend erforderlich (15).

Nierenzellkarzinom

Die Lungen sind bevorzugtes Metastasierungsorgan sowohl auf hämatogenem wie auch auf lymphogenem Weg. Die häufigste Manifestation sind Solitärmetastasen, auch ein ein- oder beidseitiger mediastinaler Lymphknotenbefall kommt vor. Die Verlaufsbeobachtung von 105 Patienten, die an unserer Klinik wegen Lungenmetastasen eines Nierenzellkarzinoms operiert wurden (1980–2000), hat gezeigt, dass nur drei unabhängige Prognosefaktoren Einfluss auf die Überlebenszeit nehmen: die Radikalität (R0-Resektion), der Lymphknotenstatus der Primäroperation sowie die Metastasengröße (< 2 cm). Darüber hinaus spielen in anderen Untersuchungen auch die Metastasenanzahl und die tumorfreie Zeit eine Rolle (4).

Kolon- und Rektumkarzinom

Etwa 15% aller Patienten entwickeln Lungenmetastasen im Anschluss an Primärtumortherapien, darunter häufiger bei Rektum- als bei Kolonkarzinom und häufiger im Gefolge linksseitiger Kolonkarzinome als bei rechtsseitigem Befund. Entscheidende Faktoren für die Prognose sind wieder die Radikalität der Resektion, die Dauer des krankheitsfreien Intervalls sowie die Metastasenanzahl. Bei gleichzeitigem Vorhandensein von Lebermetastasen ist die Indikation zum thorakalen Eingriff nach der Leberresektion bei jungen Patienten in gutem Allgemeinzustand gegeben, weil beide

Eingriffe eine geringe Morbidität erwarten lassen (8, 16–18).

Schilddrüsenkarzinom

Anaplastische und follikuläre Karzinome setzen in einem frühen Stadium hämatogen pulmonale Metastasen, während papilläre Karzinome zunächst in zervikale Lymphknoten und später in die Lunge metastasieren. Eine Jod-131-Speicherung findet sich in etwa 50% der Metastasen der differenzierten Karzinome und scheint mit einer besseren Prognose korreliert zu sein. Eine hiläre oder mediastinale Lymphknotenbeteiligung wird in der Hälfte aller Patienten mit pulmonalen Metastasen gefunden. Bei Jod-131-Speicherung ist die Isotopenbehandlung das Verfahren der Wahl, eine Operation kommt nur als vorangehendes Verfahren zur Reduktion der Tumormasse oder bei nicht-speichernden Herden in Frage (10).

Ovarialkarzinom, Zervix- und Endometriumkarzinom

Unter allen gynäkologischen Tumoren führt das Ovarialkarzinom am häufigsten zu intrathorakalen Absiedlungen. In den meisten Fällen ist der pulmonale Befall mit einem malignen Pleuraerguss vergesellschaftet und somit eine lokale Kuration nicht zu erreichen. Nur wenige Patientinnen weisen einen umschriebenen pulmonalen Befall ohne gleichzeitige pelvine oder peritoneale Ausbreitung auf, sodass ein Lungeneingriff in kurativer Absicht nur selten indiziert erscheint (7, 19, 20).

Mammakarzinom

Das Mammakarzinom bezieht in vielen Fällen Lunge und Pleura durch direkte Invasion, lymphogene oder hämatogene Aussaat mit ein. In etwa 15% ist im Rahmen der Metastasierung die Lunge ausschließlich befallen, dabei jedoch oft in Form der lokalen oder diffusen Lymphangiose und/oder mit Rundherden, was eine Heilung durch Operation ausschließt. Solitäre Rundherde aber sollten bei extrathorakaler Tumorfreiheit und ausreichendem Allgemeinzustand dennoch einer operativen Entfernung zugeführt werden, da sich in der Mehrzahl dieser Fälle ein primäres Lungenkarzinom als Zweittumor herausstellt, seltener eine Mammakarzinommetastase oder ein benigner Befund. Wegen der Prävalenz von lymphangitischer Ausbreitung und Lymphknotenbefall hat die Entfernung eines metastatischen Rundherdes oft eher diagnostischen als kurativen Charakter (5, 6, 21).

Karzinome im HNO-Bereich

Die Lunge ist häufiger als andere Organe metastatisch befallen, dabei zum Teil in Abwesenheit einer Infiltration regionärer, zervikaler und supraklavikulärer Lymphknoten. Aufgrund einer hohen Koinzidenz von Karzinomen im HNO-Bereich und Lungenkarzinomen sollten solitäre pulmonale Läsionen bei lokaler Tumorfreiheit unbedingt histologisch abgeklärt werden, da sich erhebliche therapeutische Konsequenzen daraus ergeben, wenn es sich z.B. um ein primäres Lungenkarzinom handeln sollte. Multiple metastatische Prozesse der Lungen gehen mitunter mit einem Befall der Pleurablätter einher, weshalb die Vorschaltung einer orientierenden Thorakoskopie indiziert sein kann (22).

Knochen- und Weichgewebesarkome

Nahezu 40% aller Patienten präsentieren synchron oder metachron zum Primärtumor, besonders häufig jedoch zeitgleich mit einem Primärtumorrezidiv, pulmonale Metastasen und weisen nur selten zusätzliche extrathorakale Metastasen auf. Bei einer Operationsmortalität von 0,9% und einer Fünfjahres-Überlebensrate von 38% weisen Patienten mit G1-2-Tumoren die beste Prognose auf, wenn sie erst nach 2,5 Jahren pulmonale Metastasen entwickeln. Ein medianes Überleben von 65 Monaten erzielt man bei Reoperation einer singulären Metastase, während bei einer Operation von mehr als einer Lungenmetastase die mittlere Lebenserwartung auf 18 Monate fällt (11, 23–25).

Tabelle 1. Langzeitprognose für die wichtigsten Primärtumorgruppen.

Tumorentität	Autor	Journal	Jahr	Patientenzahl	5-Jahresüberleben in %	
Nierenzellkarzinom	Piltz (4)	Ann Thorac Surg	2002	105	40,0	p < 0,001
Kolorektale Karzinome	Pfannschmidt (27)	J Thorac Cardiovasc Surg	2003	167	32,4	n.a.
Malignes Melanom	Leo (9)	Br J Cancer	2000	328	22,0	p < 0,01
Mammakarzinom	Friedel (6)	Eur J Cardiothorac Surg	2002	467	38,0	p < 0,0001
Weichteilsarkome	van Geel (28)	Cancer	1996	255	38,0	n.a.

Prognosefaktoren

Für Lungenmetastasen verschiedener Primärtumoren ließen sich in zahlreichen retrospektiven Studien so genannte Prognosefaktoren ermitteln, mit deren Hilfe die Überlebenswahrscheinlichkeit für einzelne Untergruppen präzisiert werden kann. Zu diesen Faktoren zählen u.a. Radikalität des Eingriffs, Primärtumorart, Metastasierungstyp bei Karzinomen, Metastasenzahl, metastasenfreies Zeitintervall. Das wichtigste Kriterium, und das einzige, auf das unter günstigen Umständen Einfluss genommen werden kann, ist die Radikalität der Operation. Alle übrigen Faktoren sind vorgegeben und insofern für die Auswahl der Patienten zur Operation nur von geringer Bedeutung.

Die Langzeitprognose für die wichtigsten Primärtumorgruppen ist in Tabelle 1 wiedergegeben. Die Ergebnisse belegen, dass geeignete Patienten erheblich von einer Resektion von Lungenmetastasen extrathorakaler Primärtumoren profitieren können (26).

Literatur

1 Stamatis G (2005) [Operative and interventional therapy of lung metastases]. MMW Fortschr Med 147(1-2): 25–26, 28–29. Review. German
2 Davidson RS, Nwogu CE, Brentjens MJ, Anderson TM (2001) The surgical management of pulmonary metastasis: current concepts. Surg Oncol 10(1-2): 35–42. Review
3 Jaklitsch MT, Mery CM, Lukanich JM, Richards WG, Bueno R, Swanson SJ, Mentzer SJ, Davis BD, Allred EN, Sugarbaker DJ (2001) Sequential thoracic metastasectomy prolongs survival by reestablishing local control within the chest. J Thorac Cardiovasc Surg 121(4): 657–667
4 Piltz S, Meimarakis G, Wichmann MW, Hatz R, Schildberg FW, Fuerst H (2002) Long-term results after pulmonary resection of renal cell carcinoma metastases. Ann Thorac Surg 73(4): 1082–1087
5 Tanaka F, Li M, Hanaoka N, Bando T, Fukuse T, Hasegawa S, Wada H (2005) Surgery for pulmonary nodules in breast cancer patients. Ann Thorac Surg 79(5): 1711–1714; discussion 1714–1715
6 Friedel G, Pastorino U, Ginsberg RJ, Goldstraw P, Johnston M, Pass H, Putnam JB, Toomes H (2002) Results of lung metastasectomy from breast cancer: prognostic criteria on the basis of 467 cases of the International Registry of Lung Metastases. Eur J Cardiothorac Surg 22(3): 335–344
7 Anraku M, Yokoi K, Nakagawa K, Fujisawa T, Nakajima J, Akiyama H, Nishimura Y, Kobayashi K; Metastatic Lung Tumor Study Group of Japan (2004) Pulmonary metastases from uterine malignancies: results of surgical resection in 133 patients. J Thorac Cardiovasc Surg 127(4): 1107–1112
8 Zink S, Kayser G, Gabius HJ, Kayser K (2001) Survival, disease-free interval, and associated tumor features in patients with colon/rectal carcinomas and their resected intra-pulmonary metastases. Eur J Cardiothorac Surg 19(6): 908–913
9 Leo F, Cagini L, Rocmans P, Cappello M, Geel AN, Maggi G, Goldstraw P, Pastorino U (2000) Lung metastases from melanoma: when is surgical treatment warranted? Br J Cancer 83(5): 569–572
10 Khan JH, McElhinney DB, Rahman SB, George TI, Clark OH, Merrick SH (1998) Pulmonary metastases of endocrine origin: the role of surgery. Chest 114(2): 526–534
11 Temple LK, Brennan MF (2002) The role of pulmonary metastasectomy in soft tissue sarcoma. Semin Thorac Cardiovasc Surg 14(1): 35–44
12 Loehe F, Kobinger S, Hatz RA, Helmberger T, Loehrs U, Fuerst H (2001) Value of systematic mediastinal lymph node dissection during pulmonary metastasectomy. Ann Thorac Surg 72(1): 225–229

13. Ercan S, Nichols FC 3rd, Trastek VF, Deschamps C, Allen MS, Miller DL, Schleck CD, Pairolero PC (2004) Prognostic significance of lymph node metastasis found during pulmonary metastasectomy for extrapulmonary carcinoma. Ann Thorac Surg 77(5): 1786–1791
14. Lewis CW Jr, Harpole D (2002) Pulmonary metastasectomy for metastatic malignant melanoma. Semin Thorac Cardiovasc Surg 14(1): 45–48
15. Kesler KA, Brooks JA, Rieger KM, Fineberg NS, Einhorn LH, Brown JW (2003) Mediastinal metastases from testicular nonseminomatous germ cell tumors: patterns of dissemination and predictors of long-term survival with surgery. J Thorac Cardiovasc Surg 125(4): 913–923
16. Patel NA, Keenan RJ, Medich DS, Woo Y, Celebrezze J, Santucci T, Maley R, Landreneau RL, Roh MS (2003) The presence of colorectal hepatic metastases does not preclude pulmonary metastasectomy. Am Surg 69(12): 1047–1053; discussion 1053
17. Vogelsang H, Haas S, Hierholzer C, Berger U, Siewert JR, Prauer H (2004) Factors influencing survival after resection of pulmonary metastases from colorectal cancer. Br J Surg 91(8): 1066–1071
18. Sakamoto T, Tsubota N, Iwanaga K, Yuki T, Matsuoka H, Yoshimura M (2001) Pulmonary resection for metastases from colorectal cancer. Chest 119(4): 1069–1072
19. Yamamoto K, Yoshikawa H, Shiromizu K, Saito T, Kuzuya K, Tsunematsu R, Kamura T (2004) Pulmonary metastasectomy for uterine cervical cancer: a multivariate analysis. Ann Thorac Surg 77(4): 1179–1182
20. Anderson TM, McMahon JJ, Nwogu CE, Pombo MW, Urschel JD, Driscoll DL, Lele SB (2001) Pulmonary resection in metastatic uterine and cervical malignancies. Gynecol Oncol 83(3): 472–476
21. Ludwig C, Stoelben E, Hasse J (2003) Disease-free survival after resection of lung metastases in patients with breast cancer. Eur J Surg Oncol 29(6): 532–535
22. Liu D, Labow DM, Dang N, Martini N, Bains M, Burt M, Downey R Jr, Rusch V, Shah J, Ginsberg RJ (1999) Pulmonary metastasectomy for head and neck cancers. Ann Surg Oncol 6(6): 572–578
23. Weiser MR, Downey RJ, Leung DH, Brennan MF (2000) Repeat resection of pulmonary metastases in patients with soft-tissue sarcoma. J Am Coll Surg 191(2): 184–190; discussion 190–191.
24. Casson AG, Putnam JB, Natarajan G, Johnston DA, Mountain C, McMurtrey M, Roth JA (1991) Efficacy of pulmonary metastasectomy for recurrent soft tissue sarcoma. J Surg Oncol 47(1): 1–4
25. Monteiro A, Arce N, Bernardo J, Eugenio L, Antunes MJ 2004 Surgical resection of lung metastases from epithelial tumors. Ann Thorac Surg 77(2): 431–437
26. Friedel G, Pastorino U, Buyse M, Ginsberg RJ, Girard P, Goldstraw P, Johnston M, McCormack P, Pass H, Putnam JB, Toomes H (1999) [Resection of lung metastases: long-term results and prognostic analysis based on 5206 cases – the International Registry of Lung Metastases]. Zentralbl Chir 124(2): 96–103. German
27. Pfannschmidt J, Muley T, Hoffmann H, Dienemann H (2003) Prognostic factors and survival after complete resection of pulmonary metastases from colorectal carcinoma: experiences in 167 patients. J Thorac Cardiovasc Surg 126(3): 732–739
28. van Geel AN, Pastorino U, Jauch KW, Judson IR, van Coevorden F, Buesa JM, Nielsen OS, Boudinet A, Tursz T, Schmitz PI (1996) Surgical treatment of lung metastases: The European Organization for Research and Treatment of Cancer-Soft Tissue and Bone Sarcoma Group study of 255 patients. Cancer 77(4): 675–682

Strahlentherapie

F. B. Zimmermann, E. M. Schottdorf, B. Pöllinger, H. Lindner

Einleitung

Im irresektablen Tumorstadium III und in funktionell inoperablen, weniger weit fortgeschrittenen Tumorstadien I-II stellt die perkutane Radiotherapie traditionell die Therapie der ersten Wahl dar, mit der die Chance auf eine dauerhafte lokale Tumorkontrolle und Heilung besteht. Zunehmend erfolgt, vor allem im Stadium III, die Kombination mit einer Chemotherapie.

Die Strahlenbehandlung wird außerdem bei einer Vielzahl von Patienten mit resektablen Tumoren perioperativ – prä- oder postoperativ, alleine oder im Rahmen einer simultanen oder sequenziellen Radio-Chemotherapie – sowie bei lokoregionären Tumorrezidiven nach Resektion in kurativer und bei weit fortgeschrittenen Tumoren in palliativer Intention eingesetzt.

Dabei geht es zum einen um die Verbesserung der lokoregionären Tumorkontrolle mit dem Ziel einer dauerhaften Heilung, zum anderen um die rasche Linderung beeinträchtigender Symptome lokal fortgeschrittener Tumoren.

Der Strahlenbehandlung kommt damit sowohl in der kurativen wie auch in der palliativen Behandlung des primären oder rezidivierten kleinzelligen und nicht-kleinzelligen Lungenkarzinoms entscheidende Bedeutung zu.

Mehr als 50% der Patienten mit einem kleinzelligen und ca. 65% der Patienten mit einem nicht-kleinzelligen Lungenkarzinom erhalten im Laufe ihrer Erkrankung eine Strahlenbehandlung (1).

Die Ergebnisse der Therapie hängen dabei von der Histologie des Tumors, seiner Ausdehnung und der Wahl des eventuell auch multimodalen Therapiekonzeptes ab. Gleichzeitig spielen die Gesamtdosis und das Fraktionierungsschema der Strahlentherapie eine entscheidende Rolle.

In Abhängigkeit von der Lage des Primärtumors kommen unterschiedliche Bestrahlungstechniken – perkutane, endoluminale oder interstitielle Radiotherapie – verschieden hohe Strahlendosen und unterschiedliche Fraktionierungsschemata in Frage.

Durch den Einsatz moderner Bestrahlungsplanungen und -techniken gelingt es, ohne nennenswerte Zunahme der Nebenwirkungen aggressivere strahlentherapeutische Konzepte klinisch zu verwirklichen und damit vor allem die lokale Tumorkontrolle, aber auch die Heilungsraten weiter zu verbessern (dreidimensionale Bestrahlungsplanung, konformale Strahlentherapie, stereotaktische Strahlentherapie).

Nicht-kleinzelliges Lungenkarzinom (NSCLC)

Von Patienten mit nicht-kleinzelligem Lungenkarzinom sind lediglich etwa ein Drittel ohne klinischen Hinweis auf mediastinale Lymphknoteninfiltration und somit für eine sofortige chirurgische Intervention geeignet. Die anderen Patienten werden dem Strahlentherapeuten unter dem Gesichtspunkt einer möglichen primär kurativen (10–15% mit klinisch inoperablem Stadium I und II) bzw. eher palliativen Radiotherapie (30–40% mit lokal fortgeschrittenen, irresektablen Tumorstadien; 40–50% im Stadium IV) vorgestellt. Im Rahmen eines multimodalen Therapiekonzeptes nimmt die Strahlentherapie einen wesentlichen Stellenwert bei potenziell heilbaren Tumorstadien ein, da sie der Baustein für das Erreichen einer dauerhaften lokalen Tumorkontrolle ist. Die technische Herausforderung ist es, eine hohe Strahlendosis im intrathorakal gelegenen Zielvolumen mit Schonung der umgebenden kritischen Normalstrukturen zu applizieren. Ziel ist es, den Primärtumor und sowohl die auffälligen, pathologisch veränderten Lymphknoten als auch diejenigen mit möglicher mikroskopischer Tumorlast zu sterilisieren.

Die optimale Dosis, um die mikroskopische Tumorlast in elektiv behandelten Lymphknotenstationen zu sterilisieren, liegt bei etwa 50 Gy. Bei makroskopischem Tumor sind die zu Beginn der 1990er Jahre als Standard definierten 60 Gy in konventioneller Fraktionierung nicht für eine dauerhafte Tumorkontrolle ausreichend. Gegenwärtige Bemühungen gehen dahin, die Strahlendosis zu eskalieren und eine hyperfraktionierte, akzelerierte bzw. kontinuierlich hyperfraktioniert-akzelerierte Strahlentherapie durchzuführen, um die lokale Tumorkontrolle zu verbessern (2).

Radiotherapie früher Tumorstadien (T1-2 N0-1 und T3N0)

Die alleinige perkutane Radiotherapie ist bei Patienten mit NSCLC in frühen Stadien die Standardtherapie mit kurativer Chance, wenn aufgrund schlechter Lungenfunktion oder schwerer kardialer oder neurologischer Erkrankungen funktionelle Inoperabilität vorliegt. Dieses Ziel kann nur erreicht werden, wenn lokal hohe Strahlendosen (> 70 Gy biologisch effektive Gesamtdosis) appliziert werden. Durch den Einsatz moderner Planungsverfahren und hochpräziser Lagerungs- und Fixationshilfen gelingen gezielte kleinräumige Dosiseskalationen bei guter Verträglichkeit. Mit Gesamtdosen von mehr als 60 Gy in konventioneller Fraktionierung oder mit akzelerierten Schemata (CHART) können hohe lokale Kontrollraten von über 50%, ein medianes Überleben von ca. 30 Monaten und ein Fünfjahresüberleben bis zu 30% erzielt werden. Das krankheitsfreie Überleben ist sogar noch besser, da ein Teil der Patienten an den Folgen der schwer wiegenden Begleiterkrankungen verstirbt. Das initiale Tumorstadium, die Höhe der verwendeten Strahlendosis und der prätherapeutische Gewichtsverlust sind unabhängige prognostische Faktoren; dies gilt nicht für die Lage des Primärtumors und die Art der Histologie.

Mit hypofraktionierten Schemata (z. B. 12 × 4,0 Gy) konnte ein Dreijahresüberleben um 40% und ein krankheitsfreies Überleben von über 70% erreicht werden. Häufig wird auf den Einschluss der lokoregionären Lymphbahnen verzichtet, um die Gefahr einer radiogenen Pneumonitis zu minimieren. Ob dies vertretbar ist, wird allerdings noch diskutiert (Tabellen 2, 6, 7).

Prognostisch entscheidend ist das Erreichen einer kompletten Remission, da dann lokale Rezidive in weniger als 5% auftreten. Entscheidend für die Festlegung des Zielvolumens in den frühen Tumorstadien ist der Ausschluss einer regionären Metastasierung in die Lymphbahnen, sodass neben der üblichen Computertomographie auch funktionelle Untersuchungen (Positronen-Emissions-Tomographie) oder eine Klärung mittels endobronchialer oder endoösphagealer Endosonographie mit transbronchialer bzw. transösophagealer Biopsie, ggf. sogar eine mediastinoskopische Klärung des Lymphknotenstatus gefordert werden sollten. Konnte hierdurch eine lymphonoduläre Absiedelung weitgehend ausgeschlossen werden, sind auch ohne Einschluss des Mediastinums in das strahlentherapeutische Behandlungsvolumen regionäre lymphonoduläre Rezidive äußerst selten (< 10%), wobei isolierte Lymphknotenrezidive ohne lokales Rezidiv oder Fernmetastasen noch seltener auftreten (< 5%).

Wurde eine akzelerierte hyperfraktionierte Radiotherapie mit hohen Strahlendosen von 73,6–80,0 Gy eingesetzt („concomitant boost") lagen mediane Überlebensrate bei 34 Monaten und medianes progressionsfreies Intervall bei 23 Monaten (3). Im Rahmen einer simultanen Radio-Chemotherapie lag das mediane Überleben sogar bei bis zu 41,6 Monaten und das Zweijahresüberleben bei 77%. Auch durch das CHART-Protokoll (3 × 1,4 Gy bis 54 Gy) ließ sich das Überleben gegenüber einer alleinigen konventionell fraktionierten Radiotherapie (5 × 2,0 Gy bis 60 Gy) signifikant verbessern

(37% vs. 24% Zweijahresüberleben im Stadium I-II A) (2).

Radiotherapie lokal fortgeschrittener Tumorstadien (T3-4Nx und TxN2-3)

Die definitive perkutane Radiotherapie ermöglicht auch in den lokal fortgeschrittenen Tumorstadien (≥ T3, ≥ N1) je nach Ansprechen des Tumors eine dauerhafte lokoregionäre Tumorkontrolle. Mit Strahlendosen bis 70 Gy im Bereich des Primärtumors und etwa 60 Gy im Bereich der makroskopisch befallenen Lymphknotenstationen sind in bis zu 50% Rezidivfreiheit und Dreijahres-Überlebensraten von 5–25% erzielbar. In den meisten Fällen ist jedoch eine gute und möglichst lang anhaltende Palliation das Hauptziel der Strahlentherapie. In diesen Fällen kann von einer konventionellen Fraktionierung abgewichen werden, um mit einer hypofraktionierten Strahlenbehandlung (z. B. 10 × 3,0 Gy oder 5 × 5,0 Gy) eine deutliche Verkürzung der Behandlungsdauer zu erreichen (4).

Die Ergebnisse der primär kurativ durchgeführten Radiotherapie werden durch die häufige systemische Tumorprogression negativ beeinflusst. Zwischen 50% und 80% der lokoregionär kontrollierten Patienten entwickeln in weiteren Krankheitsfällen auch Fernmetastasen, die zumeist zerebral, hepatisch oder ossär sowie im nichtbehandelten Lungenparenchym auftreten.

Eine systemische Dissemination der Erkrankung ist oft schon früh im weiteren Krankheitsverlauf zu beobachten und in den vielen Fällen Todesursache. Langzeitüberleber sind selten, ein medianes Überleben von sieben bis 10 Monaten und Zweijahresüberleben von 7–15% können erzielt werden. Aus diesem Grund ist die alleinige primäre Radiotherapie nicht mehr die Standardbehandlung im Stadium III des nichtkleinzelligen Lungenkarzinoms. Es werden hyperfraktioniert-akzelerierte Strahlenbehandlungen (3) oder kombinierte Radio-Chemotherapien eingesetzt und neoadjuvante Konzepte (Chemo- bzw. Radio-Chemotherapie) untersucht. Erste Ergebnisse zeigen einen positiven Effekt der kombinierten Therapie bezüglich der lokalen Tumorkontrolle und des Überlebens.

Erwartet der Therapeut auch durch eine neoadjuvante Therapie keine entscheidende Remission, die eine sinnvolle Tumorresektion erlaubt, so gelten die primäre, hochdosierte Radiotherapie oder die Radio-Chemotherapie als primäre Behandlungsformen. Die Radiotherapie wird dann zumeist nach dreidimensionaler Bestrahlungsplanung in Form der konformierten Strahlentherapie bis zu Gesamtdosen von 60 Gy in potenziell kurativer Option oder mit geringeren Gesamtdosen in palliativer Intention durchgeführt.

Dosiseskalation und Fraktionierungskonzepte in der perkutanen Strahlentherapie

Strahlentherapie in konventioneller Fraktionierung

Frühe dosiseskalierende Studien zeigten eine signifikante Abhängigkeit der lokalen Tumorkontrolle und des Überlebens von der Höhe der verwendeten Strahlendosis. Mit den bis zu Beginn der 1990er Jahre zumeist eingesetzten Strahlendosen von ca. 60 Gy in konventioneller Fraktionierung gelang eine dauerhafte Rezidivfreiheit und Heilung vor allem bei lokal fortgeschrittenen Tumoren nur bei einem Teil der Patienten (Fünfjahresüberleben < 10% im Stadium III und 5–20% im Stadium I-II).

Dosiseskalation

Die Verbesserungen der Strahlentherapie durch technische Innovationen in der Bestrahlungsplanung und neue Erkenntnisse in der Strahlenbiologie von Normal- wie Tumorgeweben ermöglichen in den letzten Jahren eine zunehmend höherdosierte und damit effektivere Strahlentherapie (5, 6). Die chronischen Bestrahlungsfolgen nahmen bei weiterhin tolerablen akuten Nebenwirkungen nicht nennenswert zu.

Erste Ergebnisse von Phase I-Studien zur Dosiseskalation aus den USA liegen vor, die auf den Ergebnissen der RTOG-Studien aufbauten. Sie zeigen, dass eine Dosiseskalation in Bereiche über 100 Gy Gesamtdosis unter Beachtung der

Lungenfunktion und bei Minimierung des behandelten Zielvolumens prinzipiell möglich ist. Insgesamt kam es in den bisher publizierten Studien nur sehr selten zu schwer wiegenden pulmonalen Reaktionen (CTC III° < 5%). Eine wesentliche Beeinträchtigung der Lebensqualität der behandelten Patienten durch die pulmonalen Veränderungen ist nicht beschrieben. Durch eine Dosiseskalation in konventioneller Fraktionierung wurde allerdings die Gesamtbehandlungszeit deutlich verlängert (von 6 Wochen auf bis zu 10 Wochen). Dies führt zu einer Verminderung der Lebensqualität durch die erforderliche enge zeitliche Bindung des Patienten an die betreuende Klinik. Zum anderen kommt es zu einer geringeren Wirkung der im späteren Verlauf applizierten Fraktionen aufgrund der nach ca. vier Wochen einsetzenden Repopulierung des Tumors. Es ist davon auszugehen, dass dann eine Dosiserhöhung von etwa 0,6 Gy pro Tag erforderlich ist, um alleine diesen Effekt zu kompensieren. Dennoch ist eine bessere lokale Tumorkontrolle bis zu 76% in den Stadien I-II und ein krankheitsspezifisches Zweijahresüberleben bis zu 90% erreichbar (3).

Hyperfraktioniert-akzelerierte Radiotherapie

Eine therapeutische Alternative zur alleinigen Dosiseskalation in konventioneller Fraktionierung ist die hyperfraktioniert-akzelerierte Radiotherapie. Durch eine Verkürzung der Gesamtbehandlungszeit wird die Tumorbiologie mit der während einer Strahlentherapie einsetzenden Repopulierung der Zellen vor allem schnell proliferierender Tumoren berücksichtigt (Verkürzung der Behandlungszeit: bessere lokale Tumorkontrolle). Auf der anderen Seite wird die Toleranz der spät reagierenden Normalgewebe (Rückenmark, Lunge, Bindegewebe) durch die Wahl kleinerer Einzeldosen und den festen zeitlichen Abstand zwischen den täglichen Fraktionen (Zeitabstand > 6 h) erhöht (weitgehende Erholung des strahlenempfindlichen, den Tumor umgebenden Gewebes durch kleinere Einzeldosen: geringere Nebenwirkungsrate). Dadurch wurden lediglich die akuten Gewebereaktionen erhöht. Eine wesentliche Zunahme schwerer später radiogener Effekte war in den bislang publizierten Studien nicht zu beobachten, wenn die aus der herkömmlichen Fraktionierung bekannten Toleranzdosen der verschiedenen Organe nicht überschritten wurden. Durch die Hyperfraktionierung ist also eine Trennung von frühen und späten Effekten möglich, durch die Akzelerierung eine verbesserte Tumorkontrolle zu erzielen (Tabelle 1).

Die ersten Studien (RTOG 81-08 und 83-11), die ein hyperfraktioniertes Konzept bei der Behandlung der nicht-kleinzelligen Lungenkarzinome im Rahmen einer Dosiseskalation verfolgten, bestätigten die Vorteile einer erhöhten Gesamtdosis (69,6 Gy) im Rahmen einer hyperfraktionierten Therapie von Patienten im Stadium III (2 × 1,2 Gy/Tag). Mit einer Nachbeobachtung von fünf Jahren zeigte sich, dass die Dosiseskalation bis 69,6 Gy im Rahmen der Hyperfraktionierung zu einer Verbesserung des Langzeitüberlebens in den Stadien II und III um 8,3% gegenüber 5,6% bei konventioneller Fraktionierung und Dosiseskalation führte. Das

Tabelle 1. Ergebnisse der hyperfraktionierten und hyperfraktioniert-akzelerierten Strahlentherapie.

Autor	Pat.	Stadium	Konzept	Gesamtdosis (median)	Remission	1-JÜL	Ösophagitis III°
Fu (9)	60	I-III A	3 × 1,1	74,3	80%	72%	10%
	50	I-III A	1 × 1,8–2,0	63,9	38%	60%	6%
Mehta (10)	30	III	3 × 1,28	57,6	54%	57%	10,7%
Yu (11)	37	II-III	5 × 2,0 + Boost	40,0 + 10,0	71 %	28 %	
Byhardt (12)	114	III	5 × 1,8 + Boost	45,0 + 25,2		44 %	
King (13)	49	I-III	5 × 1,6 + 5 × 1,25	73,6		46 % (2-JÜL)	18%

Dreijahresüberleben war 20% und damit besser als mit der konventionell fraktionierten Radiotherapie. Mit einer Radiotherapie in Concomitant-Boost-Technik (1,8 Gy Tumor und Lymphknotenstationen, 0,88 Gy zusätzlicher Tumorboost für den Tumor) wurde eine gleich gute Dreijahres-Überlebensrate von 18% erzielt (3).

Von *Saunders*, *Dische* und Mitarbeitern (7) wurden Ergebnisse einer randomisierten Studie publiziert, die eine hyperfraktioniert-akzelerierte (CHART; 3 × 1,4 Gy pro Tag) mit einer konventionell fraktionierten Radiotherapie (1 × 2,0 Gy pro Tag) verglich. Zuvor waren mit strahlentherapeutischen Modellen Gesamtdosen für beide Behandlungsarme berechnet worden, die radiobiologisch äquivalent sein sollten (54 Gy vs. 60 Gy). Es zeigte sich, dass das Zweijahresüberleben mit der CHART-Radiotherapie bei 29% und das im konventionellen Behandlungsarm bei 20% lag. Der Unterschied war signifikant. Die akuten Nebenwirkungen (Ösophagitis II-III°) waren bei der hyperfraktioniert-akzelerierten Behandlungsform erhöht, die chronischen Nebenwirkungen dagegen nicht. Auch die Lebensqualität wurde nicht wesentlich beeinträchtigt (8).

Aufgrund der Arbeitszeitgesetze ist eine CHART-Radiotherapie mit drei Fraktionen pro Tag einschließlich der Wochenenden in den meisten Kliniken nicht durchführbar, da der zeitliche Abstand (> 6 Stunden) zwischen den einzelnen täglichen Fraktionen zur Vermeidung schwerer später radiogener Organdefekte eingehalten werden muss. Mittlerweile liegen auch Daten zu modifizierten hyperfraktioniert-akzelerierten strahlentherapeutischen Konzepten vor, bei denen im Gegensatz zu CHART normalerweise nur an fünf Tagen behandelt wird. Auch hierdurch lassen sich signifikant bessere Remissionsraten (komplette Remission 20% versus 10%; partielle Remission 60% versus 28%) erzielen, die in einer signifikanten Verbesserung des Zweijahresüberlebens (47% versus 18%) resultieren (CHARTWEL) (3). Im Rahmen einer Dosiseskalation konnten trotz Zunahme der akuten Ösophagitis ohne wesentlichen Anstieg der schweren späten Nebenwirkungen 60 Gy Gesamtdosis innerhalb von 18 Tagen appliziert werden.

1997 wurden die Ergebnisse einer hyperfraktionierten Studie publiziert, in der Patienten mit geringeren Einzeldosen (3 × 1,1 Gy pro Tag) und einer zweitägigen Wochenendpause bis zu Gesamtdosen von 74,3 Gy bestrahlt wurden. Ein Vergleichsarm in konventioneller Fraktionierung wurde nicht-randomisiert mitgeführt (5 × 1,8 Gy pro Woche bis 63,9 Gy Gesamtdosis) (9). Die akute Ösophagitis und Pneumonitis waren im akzelerierten Arm signifikant erhöht, nicht jedoch die späten Nebenwirkungen. Auch in einer weiteren Phase II-Studie zeigte sich die Hyperfraktionierung als ein verträgliches Konzept mit guten Remissionsraten bei lokal weit fortgeschrittenen Tumoren, die im Bereich der von simultanen konventionell fraktionierten Radio-Chemotherapien liegen.

Ähnliche Remissionsraten wurden mit der Concomitant-Boost-Therapie erzielt (12, 13). Hierbei werden der Tumor und die regionalen Lymphbahnen einmal täglich mit 1,8-2,0 Gy und anschließend mit einem Intervall von mindestens sechs Stunden der Tumor und ggf. befallene Lymphknoten noch einmal an einzelnen Bestrahlungstagen mit 1,4-2,0 Gy bestrahlt. Bislang fehlen allerdings Ergebnisse randomisierter Studien zu diesem Fraktionierungsschema, sodass es nicht in der klinischen Routine eingesetzt werden sollte.

Die Vorteile der hyperfraktionierten Radiotherapie wurden auch im Rahmen von simultanen Radio-Chemotherapien getestet (siehe Kapitel „Multimodale Therapie"). Durch die Hinzunahme der Chemotherapie konnten die lokalen Tumorkontrollen gegenüber einer alleinigen Radiotherapie signifikant verbessert werden.

Die akzelerierte Radiotherapie (2 × 2,0 Gy pro Tag) erreichte mit oder ohne Chemotherapie gegenüber der herkömmlich fraktionierten Radiotherapie keine Verbesserung der Ein- und Zweijahres-Überlebensdaten bei allerdings kleinen eingeschlossenen Patientenzahlen (14).

Aufgrund der bislang publizierten Studien zu unterschiedlichen Fraktionierungsschemata kann keine klare Empfehlung ausgesprochen werden: die akzelerierte und hyperfraktionierte Radiotherapie ist die lokale Therapie der Wahl bei irresektablen, lokal fortgeschrittenen nichtkleinzelligen Lungenkarzinomen (Stadium IIb-

III), da durch sie die beste lokale Tumorkontrolle erreicht wird. Lokale Tumorrezidive treten dennoch in bis zu 80% auf, damit ist die Lunge der häufigste Rezidivort.

Zur Verbesserung der hohen systemischen Rezidivrate sollte bei jüngeren Patienten (< 65 Jahre) in gutem Allgemeinzustand (KI > 70) eine simultane Platin-basierte Chemotherapie durchgeführt werden, um die hohe Metastasierungsrate positiv zu beeinflussen (15). Ob eine simultane Radio-Chemotherapie mit einer akzelerierten-hyperfraktionierten oder einer konventionell fraktionierten Radiotherapie (5 × 1,8– 2,0 Gy pro Woche) kombiniert werden sollte, ist bislang noch nicht abschließend geklärt (3).

Hypofraktionierte Radiotherapie

Hypofraktionierte Bestrahlungskonzepte werden in kurativer Intention zur Behandlung von frühen Tumorstadien bei Patienten mit funktioneller Inoperabilität sowie zur raschen Palliation bei lokal weit fortgeschrittenen, irresektablen Tumoren (T4 bzw. Stadium III) eingesetzt. Unterschiedlichste Fraktionierungen wurden im Rahmen der lokalen rein palliativen Therapie eingesetzt (13 × 3,0 Gy; 10 × 3,5 Gy; 5 × 4,0 Gy; 5 × 5,0 Gy; 2 × 8,5 Gy; 1 × 10 Gy). Hinsichtlich des klinischen Effektes unterschieden sich die Konzepte kaum. Die lokale Tumorkontrolle war allerdings nach höheren Gesamtdosen jeweils signifikant besser (5 × 4,0 Gy > 1 × 10,0 Gy; 13 × 3,0 Gy > 2 × 8,5 Gy). Aus diesem Grund sollten bei Patienten mit günstigerer Lebenserwartung (geringer Gewichtsverlust, KI > 70, Alter < 70 Jahre) trotz der palliativen Situation ausreichende Gesamtdosen eingesetzt werden. Auf der Basis einer 3D-geplanten konformalen Strahlentherapie gelingt eine optimale Schonung gesunden Lungenparenchyms, sodass die Gefahr schwerer Nebenwirkungen gering ist (16).

Stereotaktische Strahlentherapie

Nach ausgezeichneten Erfahrungen mit der stereotaktischen Strahlentherapie bei Hirntumoren (gut- und bösartige Tumoren, Metastasen, Gefäßmissbildungen) wird mittlerweile auch im Bereich des Körpers die hochfokussierte, stereotaktisch geführte Strahlenbehandlung angewendet.

Ermöglicht wurde dies durch rasante Entwicklung im Bereich der Hard- und Software moderner dreidimensionaler Bestrahlungsplanungssysteme sowie den Einsatz von Atem- und neuartigen Lagerungshilfen.

Stereotaktische Bestrahlungen werden angewandt bei Tumoren im Stadium I, wenn die Patienten aufgrund von Komorbidität nicht operiert werden können oder sie die Operation ablehnen. Voraussetzung für diese Therapieform sind ein ECOG-Performancestatus 0-2 sowie der Ausschluss von Lymphknoten- oder Fernmetastasen (17). Eine histo- oder zytologische Sicherung des nicht-kleinzelligen Lungenkarzinoms ist dagegen nicht zwingend erforderlich, wenn durch radiologische Verlaufskontrollen (Rö-/CT-Thorax) und eine FDG-PET Zweifel am malignen Geschehen nahezu sicher ausgeschlossen werden können.

Die bisherigen klinischen Ergebnisse belegen die präzise Durchführung und die gute Verträglichkeit dieser Behandlungsform mit hohen, grundsätzlich nicht ungefährlichen Einzeldosen. Die Nebenwirkungsraten sind nicht höher als bei der konventionell fraktionierten Strahlentherapie (Übelkeit, leichte Schmerzen, Fieber, geringe Dysphagie, therapiebedürftige akute oder chronische Pneumonitis III° CTC in jeweils unter 5%) (17, 18). Eine spezielle prophylaktische Therapie ist daher bei insgesamt guter Verträglichkeit der stereotaktischen Behandlung nicht erforderlich.

Es werden Tumorremissionsraten von 75% bis 95% und eine lokale Tumorkontrolle von bis zu 100% nach 12 und 24 Monaten mit einem progressionsfreien Überleben von über 80% noch nach drei Jahren berichtet (17). Hierzu sind biologisch effektive kumulative Strahlendosen von über 100 Gy erforderlich (dies entspricht z. B. 3 × 12,5 Gy in der umschließenden 60%-Isodose appliziert innerhalb von 3 Tagen) (18).

Auch die Ergebnisse der bisherigen Studien mit Nachbeobachtungen bis zu fünf Jahren weisen auf hohe lokale Tumorkontrollraten sowie die gute Verträglichkeit der stereotaktischen Strahlenbehandlung hin (Tabelle 2).

Tabelle 2. Ergebnisse der hypofraktionierten stereotaktischen Strahlentherapie früher Stadien NSCLC.

Autor	GD (Gy)	ED (Gy)	Therapiezeit (Tage)	Lokale Kontrolle
Ohishi (18)	18–75	3–18	1–22	87%
Hara (19)	20–30	20–30	1	89%
Herfarth (20)	30	18–30	1	72%
Nagata (21)	48	12	12–13	94%
Uematsu (22)	83	16,6	5	96%
Wulf (23)	46,2	15,4	5–7	85%
Zimmermann (17)	62,5	20,8	5	87%

GD = Gesamtdosis im Isozentrum, ED = Einzeldosis im Isozentrum.

Lungenmetastasen anderer Tumoren (HNO, Kolon) wurden ebenfalls bereits in stereotaktischer Technik bestrahlt. In der palliativen Situation wie bei der Behandlung von Metastasen ist eine ambulante und nicht-invasive nebenwirkungsarme Therapie wie die stereotaktische Bestrahlung eine für den Patienten attraktive Therapieoption mit optimalem Erhalt der Lebensqualität bei kurzer Therapiezeit.

Techniken der Strahlentherapie und Therapieplanung

Dreidimensionale Bestrahlungsplanung und konformale perkutane Strahlentherapie

Seit 1991 erschienen zahlreiche Publikationen, die den positiven Effekt der dreidimensionalen Bestrahlungsplanung in der Strahlenbehandlung des lokal begrenzten Lungenkarzinoms belegen. Auf der Basis aktueller Computertomographien gelingt es hiermit, individuelle, für den einzelnen Patienten abgestimmte Dosisverteilungen zu erzielen (5, 25). Diese berücksichtigen in idealer Weise sowohl das lokoregionäre Ausbreitungsmuster des Tumors als auch die unterschiedlich verteilte Tumorlast. In der klinischen Umsetzung als konformale Radiotherapie erlaubt die 3D-Planung eine bessere Schonung der strahlenempfindlichen Gewebe als sie mit der zuvor durchgeführten konventionellen Bestrahlungsplanung auf der Basis eines einzelnen CT-Schnittes möglich war. Dies gilt vor allem für die Schonung der strahlenempfindlichen Lungen- und Herzgewebe sowie der Speiseröhre, deren Nebenwirkungsrisiko mittlerweile mit hoher Präzision vorhergesagt werden kann (25). Auch eine Erfassung des gesamten zu bestrahlenden Zielvolumens gelingt zuverlässiger.

Studien zur Dosiseskalation und akzelerierten Strahlentherapie unter Verwendung der dreidimensionalen Bestrahlungsplanung waren somit sinnvoll möglich, ohne dass eine Zunahme der Nebenwirkungen zu befürchten wäre.

Grundvoraussetzung vor dem Einsatz der konformalen Strahlentherapie sind diagnostische radiologische und funktionelle Verfahren (CT, ggf. MRT, PET) mit hoher lokaler Auflösung, die eine präzise Einzeichnung des zu behandelnden Zielgebietes erlauben. Dies gilt vor allem bei der Beschreibung des Befallsmusters in den lokoregionären Lymphbahnen, aber auch bei der Abgrenzung atelektatischen tumorfreien Lungengewebes gegenüber soliden Tumoranteilen.

Ferner werden vor allem bei aggressiveren hypofraktionierten Therapieschemata und der stereotaktischen Strahlentherapie Immobilisationshilfen und Linearbeschleuniger mit Multileaf-Kollimatoren eingesetzt, die über eine Vielzahl kleiner Subfelder eine millimetergenaue und exakt reproduzierbare Einstrahlung hoher Strahlendosen erlauben.

Intensitätsmodulierte Strahlentherapie (IMRT) und inverse Bestrahlungsplanung

Neueste Entwicklungen der Soft- und Hardware erlauben eine weitere Auflösung der einzelnen

Bestrahlungsfelder in zahlreiche Subsegmente von wenigen Quadratzentimetern Größe. Mit Hilfe von Multileaf-Kollimatoren ist es möglich, unterschiedliche Dosisintensitäten innerhalb einzelner Bestrahlungsfelder zu realisieren und dadurch eine beliebige individuelle Verteilung der Strahlendosis auch im Zielgebiet zu erreichen. Eine gezielte Dosiseskalation des Primärtumors bei gleichzeitig konventionell fraktionierter Strahlenbehandlung der regionären Lymphbahnen wird somit ermöglicht. Auch innerhalb des Tumors kann eine beliebige Inhomogenität der Dosisverteilung erreicht werden. Hierdurch können biologische Aspekte des Tumors, wie z. B. Tumorzelldichte bzw. Regionen aggressiven Tumorwachstums, berücksichtigt und gezielt mit höheren Strahlendosen angegangen werden. Diese Regionen könnten durch funktionelle Untersuchungen detektiert werden. Bei dem Einsatz dieser Verfahren sind derzeit allerdings sowohl das geringe Auflösungsvermögen der funktionellen Untersuchungen (MR-Spektroskopie, PET) als auch die teilweise beträchtlichen atemabhängigen Bewegungen des Tumors hinderlich, sodass die IMRT bislang noch nicht in die klinische Routine integriert werden konnte.

Stereotaktische Strahlentherapie

Ermöglicht wurde die stereotaktische Strahlentherapie durch rasante Entwicklung im Bereich der Hard- und Software moderner dreidimensionaler Bestrahlungsplanungssysteme sowie den Einsatz von Atem- und neuartigen Lagerungshilfen.

Das zu bestrahlende Zielgebiet kann im Vergleich zur herkömmlichen, mehrwöchigen Strahlenbehandlung deutlich reduziert werden. Voraussetzung sind auch hier exakte Kenntnisse über die Ausdehnung der Tumorerkrankung (hochauflösende Computertomographie, PET zum Ausschluss mediastinaler Lymphknotenfiliae) und über die Funktion der umliegenden Organe (v.a. Herz und Lunge) zur Beurteilung der Strahlentoleranz.

Lagerungsungenauigkeiten des zu behandelnden Patienten und atemabhängige innere Bewegungen der Organe werden mittels Ultraschall- oder Röntgenuntersuchungen bzw. Computertomographie wiederholt überprüft und bei der Planung berücksichtigt. Innerhalb von einer bis drei Bestrahlungssitzungen wird dann das 20- bis 30-fache der herkömmlichen Tagesdosis (bis über 60 Gy) im Tumorzentrum appliziert (17, 18).

Interstitielle, endoluminale und intraoperative Strahlentherapie

In seltenen Fällen lokal begrenzter Lungenkarzinome, deren Irresektabilität sich erst während der Operation herausstellt, werden interstitielle Therapieverfahren eingesetzt. Dies betrifft Tumoren in enger Nachbarschaft zu großen Gefäßen (Aorta, Pulmonalisstamm) und zu wichtigen nervalen Strukturen (Armplexus beim Pancoast-Tumor, Rückenmark bei Wirbelsäuleninfiltration) sowie die Therapie von Tumorresiduen am Bronchusstumpf nach Pneumonektomie. Hierbei können radioaktive Seeds (Iod-125, Iridium-192) mittels Nadelimplantation eingesetzt werden. Das Radioisotop Iridium-192 kann sowohl im Rahmen der LDR (Low Dose Rate)-Brachytherapie als auch im Rahmen der HDR (High Dose Rate)-Brachytherapie oder PDR (Pulse Dose Rate)-Brachytherapie verwendet werden. Hierbei unterscheiden sich die pro Zeiteinheit applizierte Dosis, das Zeitschema und die Liegedauer der interstitiellen Nadeln. Mit diesen Techniken können kleine Tumore erfolgreich mit Fünfjahres-Überlebensraten bis zu 30% behandelt werden. Bei lokal fortgeschrittenen Tumoren sind im Rahmen multimodaler Therapiekonzepte hohe lokale Tumorkontrollen erzielbar (27).

Eine endoluminale Strahlenbehandlung (Brachytherapie) in Afterloadingtechnik kann für die Behandlung zentraler Tumoren des Bronchialbaumes zur Sicherung der Effekte interventioneller pneumologischer Eingriffe neben oder anstelle der perkutanen Radiotherapie, im Sinne einer lokalen Dosiserhöhung, nach abgeschlossener perkutaner Radiotherapie oder als primäre Therapie eines okkulten Karzinoms des Endobronchus durchgeführt werden (28) (Tabelle 3, 4). Voraussetzung ist die endoskopische Erreichbarkeit der Tumorregion. Eine Führungssonde wird in Seldinger-Technik in den

Tabelle 3. Ergebnisse der primären palliativen Brachytherapie (mod. nach (28)).

Autor	Jahr	Pat. (Zahl)	Konzept (Gy)	Symptom-linderung	Bronchoskop. Besserung	Radiologische Besserung
Stout	1990	100	1 × 15–20	50–86%		46%
Zajac	1993	82	1–5 × 10–47	82%	74%	
Chang	1994	76	3 × 7	79–95%	87%	
Gollins	1994	324	1 × 20/2 × 10	60–88%		46%
Macha	1995	365	1–6 × 5–7,5	69%		
Huber (60)	1995	93	2 × 7,5 oder 4 × 4	57%	49%	
Speiser	1999	288	3–4 × 7,5–10	85–99%	82%	
Hennequin	1998	149	2–6 × 4–7	60%		79%

Tabelle 4. Ergebnisse der palliativen Brachytherapie in Kombination mit der perkutanen Radiotherapie (mod. nach (29)).

Autor	Jahr	Pat. (Zahl)	Konzept (Gy)	Symptom-linderung
Mehta	1992	31	4 × 4	85%
Nori	1993	32	3 × 5	97%
Chang	1994	59	3 × 7	95%
Huber (61)	1997	98	2 × 5	88%

tumortragenden Bronchus eingelegt. Danach wird die Strahlenquelle computergesteuert nachgefahren. Innerhalb weniger Minuten werden in jeweils ein- bis dreiwöchigen Abständen zwei bis vier Bestrahlungen mit Einzeldosen von 4–12 Gy bezogen auf 10 mm Abstand von der Quellenachse vorgenommen (28). Relevante Komplikationen (Hämoptoe ca. 10%, Bronchitis, Bronchusstenose und Pneumonie durch Bronchusverlegung ca. 15%) sind selten (insgesamt 0–35%) und treten typischerweise auch bei einem langen Krankheitsverlauf ohne Interventionen im selben Umfang auf. Um die Gefahr schwerer Nebenwirkungen gering zu halten, sollten hohe Einzeldosen (> 15 Gy in 10 mm Tiefe), direkt vorangegangene Laserresektionen (< 2 Wochen) und simultane perkutane Radiotherapien möglichst vermieden werden. Die schwere radiogene Bronchitis wird mit Bettruhe, inhalativen Steroiden, Antitussiva und ggf. antibiotischer oder antimykotischer Medikation behandelt.

Bei der Planung der Brachytherapie sollte beachtet werden, dass die äußeren Bereiche größerer Tumoren durch die geringe Reichweite der Strahlenart nicht suffizient behandelt werden können. Eine lokale Tumorkontrolle lokal fortgeschrittener Tumoren (ab T2) wird daher seltener als mit der perkutanen Radiotherapie erzielt, die palliativen Effekte können aber durchaus gleich sein (Tabelle 3). Bei sorgfältiger Planung kann mittels lokaler interventioneller Maßnahmen einschließlich der Brachytherapie eine lang anhaltende Palliation und bei okkulten Karzinomen eine dauerhafte Tumorkontrolle und damit Heilung erreicht werden (> 70% krankheitsfreies Einjahresüberleben) (28). Das endoluminale Afterloading wird daher vor allem bei malignen stenosierenden Tumoren des Bronchialsystems durchgeführt, deren Durchmesser unabhängig vom Wachstumstyp (extra- oder intramural) weniger als ca. 30 mm beträgt und die ein aufdehnbares Mindestlumen von wenigstens 3,2 mm für die Platzierung der Bestrahlungssonde bieten. Eine vorangegangene perkutane oder endoluminale Strahlenbehandlung stellt nur selten eine absolute Kontraindikation für eine Brachytherapie dar (Tabelle 5). Im Vergleich zur primären perkutanen Strahlentherapie ist es mit der Brachytherapie möglich, durch den steilen Dosisabfall nach außen umgebendes Lungengewebe optimal zu schonen, sodass die Gefahr einer radiogenen Pneumonitis vernachlässigbar gering ist (27).

Die intraoperative Strahlenbehandlung, zumeist bei inkomplett resezierten oder lokal weit fortgeschrittenen Tumoren durchgeführt, besitzt nach wie vor experimentellen Charakter. Mit Hilfe von Elektronentuben werden Einzeldosen von 10–20 Gy im direkten Anschluss an die Resektion bei eröffnetem Thorax auf das Tumor-

Tabelle 5. Ergebnisse der palliativen Brachytherapie des Tumorrezidives nach vorangegangener perkutaner Radiotherapie (aus (29)).

Autor	Jahr	Pat. (Zahl)	Konzept (Gy)	Symptom-linderung	Radiologische Besserung
Gollins	1994	65	1 × 15–20	65%	7%
Ornadel	1997	117	1 × 15	46–62%	52%
Speiser	1999	170	3–4 × 5–10	47–82%	57%

bett gegeben. Im Rahmen multimodaler Therapiekonzepte wird dabei zumeist eine prä- oder postoperative Radio- oder Radio-Chemotherapie vorgenommen. In kleinen Studien bei irresektablen Tumoren konnten Remissionsraten von über 70% bei guter Verträglichkeit erreicht werden (27).

Perioperative Strahlentherapie

Präoperative Strahlentherapie

Die präoperative Strahlenbehandlung hat die Sterilisation mikroskopischer Tumoranteile außerhalb der Resektionsgrenzen und eine Remission des Tumors zum Ziel, die die Resektion erleichtern soll. Theoretisch kann durch eine Reduktion der vitalen Zellanteile im Tumor eine Dissemination der Tumorzellen während der Resektion verringert werden. Verwendet wurden üblicherweise etwa 50 Gy Gesamtdosis in konventioneller Fraktionierung. Mit Ausnahme der Pancoast-Tumoren konnte jedoch in keiner der Studien ein Vorteil hinsichtlich der lokalen Tumorkontrolle, des Resektionsstatus oder des Überlebens gezeigt werden. Man muss allerdings dazu anmerken, dass die Studien zur alleinigen präoperativen Radiotherapie ausnahmslos vor Einführung der konformalen Strahlentherapie durchgeführt wurden (30). Derzeit ist die alleinige präoperative Radiotherapie ausschließlich beim Pancoast-Tumor indiziert. Sie wird in konventioneller Fraktionierung bis zu Gesamtdosen von 45–50 Gy durchgeführt. Trotz der Ausdehnung in Armplexus, Rippen und Weichteile lässt sich nicht selten eine komplette Tumorresektion erreichen. Dann sind lokale Tumorkontrollen von bis zu 85% und Fünfjahres-Überlebensraten bis zu 25% möglich. Die präoperative Bestrahlung ist in der Lage, im Stadium III die Drei- und die Fünfjahres-Überlebensrate auf 50% bzw. 30% gegenüber 28 bzw. 16% bei alleiniger Operation anzuheben.

Postoperative Strahlentherapie

Die Kombinationsbehandlung aus Operation und postoperativer Strahlentherapie bei lokal fortgeschrittenen, aber doch resektablen nichtkleinzelligen Lungenkarzinomen hat sich aus der Erfahrung entwickelt, dass die lokoregionäre Tumorkontrolle mit der Operation alleine bei lokal fortgeschrittenen Tumorstadien (III A und B) unbefriedigend ist. Vor allem bei lokal fortgeschrittenen nicht-kleinzelligen Lungenkarzinomen (T3-4 bzw. N1-2) treten nach alleiniger Resektion bis zu 40% lokale und mediastinale Rezidive auf. Da Salvagebehandlungen dieser Rezidive nur selten zu dauerhaften Heilungen führen (31) kommt einer primär erfolgreichen lokalen Therapie eine beträchtliche Bedeutung zu.

Die Indikation zur postoperativen Radiotherapie hängt dabei maßgeblich vom individuellen Rückfallrisiko der Tumorerkrankung ab und definiert sich im Wesentlichen aus der Größe und Lage des Primärtumors, dem Nachweis des Befalls lokoregionärer Lymphknoten und ihrer Verteilung (hilär und/oder mediastinal) sowie vor allem dem Resektionsstatus (R0 vs. R1-2) einschließlich der Ausdehnung der mediastinalen Lymphknotendissektion. Die intrathorakalen Rezidive treten stadienabhängig nach alleiniger Tumorresektion und mediastinaler Lymphknotendissektion bei 6–10% im Stadium I, 25–35% im Stadium II und bis zu 75% im Stadium III auf.

Der theoretische Vorteil der postoperativen Strahlentherapie liegt eindeutig darin, dass eine präzise Beschreibung der Tumorausdehnung vorliegt und dass eine ausgezeichnete Selektion der Patienten vorgenommen werden kann, da aufgrund des histopathologischen Status die Rezidivgefahr bestimmt und Patienten mit frühem Tumorstadium eine Überbehandlung erspart werden kann. Es können gezielt Dosiserhöhungen in den Bereichen vorgenommen werden, in denen eine komplette Tumorresektion nicht gelang. Außerdem werden die Ergebnisse der Operation nicht durch eine erhöhte perioperative Morbidität kompromittiert.

Die Ergebnisse zahlreicher randomisierter Studien belegen für die Stadien II und III eine Senkung der Lokalrezidivrate durch die adjuvante Behandlung gegenüber der alleinigen Operation. Dennoch ist der Stellenwert der postoperativen Radiotherapie nach wie vor strittig. Eine große Metaanalyse mit über 2000 eingeschlossenen Patienten aus randomisierten Studien der 1960er bis 1980er Jahre zeigte in den Stadien mit N1-Lymphknotenbefall sogar einen negativen Einfluss der Strahlentherapie mit Verschlechterung der Fünfjahres-Überlebensrate. Im Stadium III (N2) konnte eine Verbesserung der lokoregionären Tumorkontrolle erreicht werden, die jedoch keinen signifikanten Einfluss auf das Fünfjahresüberleben hatte (32).

Nachteil dieser Metaanalyse ist der Einschluss aller randomisierten Studien, die seit den 1960er Jahren publiziert wurden. Hier wurden aus heutiger Sicht überholte Bestrahlungstechniken, hypofraktionierte Therapieschemata mit hohem Nebenwirkungspotenzial und keine angemessenen Bestrahlungsplanungen durchgeführt. Inadäquat große Zielvolumina sorgten für den Einschluss teilweise sehr großer Lungenvolumina. In einigen Studien war der weitere klinische Verlauf bei einer großen Zahl an Patienten nicht auswertbar. In weiteren Studien waren die interkurrenten Todesfälle im Bestrah-

Tabelle 6. Ergebnisse der Radiotherapie früher Tumorstadien des nicht-kleinzelligen Lungenkarzinoms (nach (31)).

Autor	Jahr	Pat. n	Stadium	Dosis (Gy)	RT-Technik	MST (Mo)	OS (5J)	CSS (5J)
Coy/Kennelly	1980	141	T1-3 Nx	50–57,5	Co-60	–	10%	
Haffty et al.	1988	43	T1-2 N0-1	54–60	2–6 MV LB	28	21%	
Noordijk et al.	1988	50	T1-2 N0	60	LB	27	16%	
Zhang et al.	1989	44	T1-2 N0-2	55–70	Megavolt	> 36	32%	
Talton et al.	1990	77	T1-3 N0	60	LB	~ 16[b]	17%	
Sandler et al.	1990	77	T1-2 N0	< 50–> 60	Megavolt	20	10%[b]	17%[b]
Dosoretz et al.	1992	152	T1-3 N0-1	< 50–> 70	Megavolt	17	10%	15%
Hayakawa et al.	1992	64	T1-2 N0-1	< 60–> 80	10 MV LB	19	24%	
Slotman/Karim	1994	47	T1-2 N0	32–56	6–15 MV LB	20	15%	32%
Gauden et al.	1995	347	T1-2 N0	50	4–6 MV LB	27,9	27%	
Krol et al.	1996	108	T1-2 N0	60–65	5 MV LB	~ 24	15%	31%
Kupelian et al.	1996	71	T1-4 N0	< 50–> 60	Megavolt	~ 16	12%	32%
Morita et al.	1997	149	T1-2 N0	55–74	Megavolt	27,2	22%	
Jeremic et al.	1997	49	T1-2 N0	69,6	6/10 MV LB	33	30%	
Sibley et al.	1998	141	T1-2 N0	50–80	LB ≥ 4 MV	18	13%	32%
Hayakawa et al.	1999	36	T1-2 N0	60–81[d]	10 MV	~ 33[b]	23%	39%
Jeremic et al.	1999	67	T1-2 N1	69,6	6/10 MV LB	27	25%	
Cheung et al.	2000	102	T1-3 N0-1	50–52,5	Megavolt	24	16%	27%
Lagerwaard et al.	2002	113	T1-2 N0	60–72	Megavolt	20	12%	30%

[a] Nach 4 Jahren; [b] aus der Überlebenskurve geschätzt; [c] mediane Dosis 60 Gy; [d] ein Patient mit 48 Gy bestrahlt; LB = Linearbeschleuniger; RT-Planung = Bestrahlungsplanung; MST (Mo) = Medianes Überleben in Monaten; OS (5J) = Gesamtüberleben nach 5 Jahren; CSS (5J) = Krankheitsfreies Überleben nach 5 Jahren.

Tabelle 7. Rezidivmuster nach primärer Radiotherapie früher Tumorstadien des nicht-kleinzelligen Bronchialkarzinoms (nach (34)).

Autor	Jahr	n	Stadium	Hiläre RT	Mediastinale RT	Tumordosis (Gy)	Rezidive lokal initial/isoliert	gesamt	LK initial/isoliert	gesamt	distant initial/isoliert	gesamt
Zhang	1989	44	T1-2 N0-2	+	+	55–70	16%	27%	7%	7%	7%	11%
Dosoretz	1992	152	T1-3 N0-1	meist	meist	<50–>70	41%	44%			14%	20%
Kaskowitz	1993	53	T1-2 N0	83%	85%	<50–>70	42%	45%	0%	8%	17%	32%
Slotman	1996	31	T1-2 N0	–	–	48		6%	3%	6%	10%	16%
Krol	1996	108	T1-2 N0	–	–	60–65	28%	66%	2%	15%	3%	33%
Jeremic	1997	49	T1-2 N0	+	–	69,6		45%	0%	11%		25%
Sibley	1998	141	T1-2 N0	14%	73%	50–80	16%	19%	3%	5%	15%	20%
Hayakawa	1999	36	T1-2 N0	28%	28%	60–81[a]	11%	19%	3%	8%	33%	36%
Jeremic	1999	67	T1-2 N1	+	+	69,6	42%	46%	0%	12%	27%	34%
Cheung	2000	102	T1-3 N0-1	–	–	50–52,5	30%	42%	4%	11%	15%	20%

[a] Ein Patient mit 48 Gy bestrahlt.

lungsarm dreimal so hoch wie im Kontrollarm, wobei hauptsächlich kardiale Erkrankungen, Infektionen und Zweitmalignome auftraten. Eine engmaschige Kontrolle zur Evaluation des Rezidivmusters mittels Schnittbildgebung war in den frühen Studien nicht möglich und wurde auch in den Studien der 1980er Jahre nur inkonsequent durchgeführt. Daher war eine exakte Beurteilung des Rezidivmusters und damit eine zuverlässige Aussage über die lokoregionäre Tumorkontrolle in vielen Studien nicht möglich.

Trotz der Kritiken wird die postoperative Strahlentherapie weiterhin aufgrund der bewiesenen Verbesserung der lokoregionären Tumorkontrolle bei mediastinalem Lymphknotenbefall durchgeführt. Prinzipiell sollten die zahlreichen randomisierten Studien und die kommentierten Metaanalysen jedoch zum vorsichtigen und kritischen Einsatz der postoperativen Radiotherapie mahnen. Es sind sowohl die präoperative Lungenfunktion als auch die Komorbiditäten des Patienten zu berücksichtigen. Das Zielvolumen sollte individuell und in Abstimmung mit dem Thoraxchirurgen unter Berücksichtigung des vermeintlichen Rezidivmusters festgelegt werden. Eine sichere Indikation wird derzeit lediglich bei inkompletter Tumorresektion (R1, R2) gesehen, da eine lokale Tumorprogression innerhalb kurzer Zeit und ein schlechtes Langzeitüberleben zu erwarten sind, eine relative Indikation bei N2-Befall und N1-Infiltration ohne adäquate mediastinale Lymphknotendissektion (32, 33).

Strahlentherapie von lokoregionären Tumorrezidiven

In Abhängigkeit von der initialen Tumorausdehnung und Therapie treten lokoregionäre Tumorrezidive zwischen 3–75% auf. Die betroffenen Patienten können je nach Lage und Ausdehnung des Rezidivs erneut operiert oder perkutan und/oder endobronchial bestrahlt werden. Mit hohen kumulativen Strahlendosen (> 60 Gy) gelingt eine dauerhafte lokale Tumorkontrolle auch bei irresektablen Befunden. Liegt das Tumorrezidiv am Bronchusstumpf, können Fünfjahres-Überlebensraten von ca. 30%, ansonsten lediglich von unter 10% erzielt werden (34). Wurde bereits zuvor eine Strahlenbehandlung durchgeführt (z. B. adjuvant) kann eine erneute kleinräumige Radiotherapie z. B. in Form einer Brachytherapie versucht werden.

Palliative Radiotherapie

Lokoregionär fortgeschrittene Tumoren (T3-4 bzw. N2-3) können schwer wiegende Symptome verursachen, die den Patienten wesentlich beeinträchtigen. Hierzu zählen vor allem Husten, Hämoptoe, Atemwegsobstruktion mit Atemnot, obere Einfluss-Stauung und Schmerzen. Im Falle einer Irresektabilität bzw. bei funktioneller Inoperabilität kommen zumeist nur palliative Maßnahmen in Frage, deren Ziel eine rasche und anhaltende Linderung der Beschwerden mit einer Verbesserung der Lebensqualität sein muss (Tabelle 8) (4, 35).

Zahlreiche Studien beschäftigen sich mit der Frage der optimalen Fraktionierung einer palliativen perkutanen Radiotherapie. Dabei bieten hypofraktionierte Schemata (2 × 8,5 Gy oder 5 × 4,0 Gy) einen gleich guten palliativen Effekt wie konventionell fraktionierte Konzepte, vor allem bei Patienten mit deutlich reduziertem Allgemeinzustand, mit metastasiertem Tumorleiden und schlechterer Prognose. Eine Linderung von Schmerzen und Hämoptoe gelingt bei 60–80% und von Atemnot und Husten bei 50–70% der Patienten. Die Behandlungszeit und damit Belastung der Patienten ist aufgrund der hohen Einzeldosen sehr gering (36).

Durch die Standardfraktionierungen (5 × 2,0–3,0 Gy/Woche) werden jedoch länger anhaltende lokale Tumorkontrollen erreicht, sodass diese bei lokal fortgeschrittenen irresektablen Tumoren und jüngeren Patienten in gutem Allgemeinzustand (KI > 70, geringer Gewichtsverlust, Alter < 70 Jahre) eingesetzt werden sollten, eventuell in Kombination mit einer Chemotherapie.

Liegen lediglich geringe Symptome vor, kann im metastasierten Stadium IV unter Chemotherapie mit dem Einsatz der Strahlenbehandlung ohne Einbuße an Überlebenszeit oder Lebensqualität bis zum Auftreten stärkerer Symptome abgewartet werden (37).

Die günstigste Sequenz einer simultanen oder sequenziellen Radio- und Chemotherapie in rein palliativer Intention wurde bislang nicht im Rahmen größerer Studien untersucht. Es ist ein Vorteil der kombinierten Therapie hinsichtlich einer guten und lang anhaltenden Symptomkontrolle, einer höheren Remissionsrate sowie einer Verbesserung des Überlebens zu erwarten. Da gleichzeitig jedoch auch vor allem die hä-

Tabelle 8. Ergebnisse der palliativen Strahlentherapie nicht-kleinzelliger Bronchialkarzinome in Abhängigkeit von der Fraktionierung der Radiotherapie (nach (16, 36, 39)).

Autor	Patienten (n)	Radiotherapie (Gy)	Ergebnis
Simpson (38)	409	20 × 2,0 2 × 10 × 2,0 (Pause) 10 × 3,0	Besserung der Symptome identisch
Theo (39)	291	18 × 2,5 4 × 7,8	Besserung der Symptome mit 45 Gy > 31,2 Gy
Ball (14)	200	5 × 4,0 5 × 4,0 + 5-FU	Besserung der Symptome identisch Toxizität/ Tumorkontrolle RCT > RT
Abratt (16)	84	10 × 3,5 15 × 3,0	Besserung der Symptome identisch
MRC	374	10 × 3,0 2 × 8,5	Besserung der Symptome und Lebensqualität identisch
Rees (40)	216	5 × 4,5 2 × 8,5	Besserung der Symptome identisch
MRC	509	13 × 3,0 2 × 8,5	Besserung der Symptome mit 17 Gy > 39 Gy, Tumorkontrolle mit 39 Gy > 17 Gy
Falk (37)	230	Frühe vs. späte RT (1 × 10 oder 2 × 8,5)	Überleben und Lebensqualität identisch

matologische und gastrointestinale Toxizität zunimmt, sollten außerhalb von klärenden Studien simultane Radio-Chemotherapien in rein palliativer Intention primär nur jüngeren Patienten (< 70 Jahre) in gutem Allgemeinzustand (KI > 70) angeboten werden (36), da diese die Therapie besser tolerieren.

Prophylaktische Radiotherapie des Schädels bei nicht-kleinzelligen Lungenkarzinomen

Bei Patienten mit lokal fortgeschrittenen nicht-kleinzelligen Lungenkarzinomen entstehen im Laufe der Erkrankung zwischen 21–54% Metastasierungen in das Zentralnervensystem (ZNS). Vor allem Patienten, bei denen eine lang anhaltende Kontrolle des Primärtumors durch aggressive strahlen- und chemotherapeutische Protokolle gelingt, haben ein erhöhtes Risiko für eine zerebrale Metastasierung, die nicht selten als erste Metastasierung auftritt (15–30%). Ein günstiger prophylaktischer Einfluss einer Chemotherapie auf diese Metastasierung ist nicht belegt. Eine Abwendung könnte allerdings die Lebensqualität und das Überleben der Patienten verbessern.

In drei randomisierten Studien mit insgesamt über 550 Patienten konnte die Häufigkeit der Hirnfiliae signifikant reduziert werden, vor allem für die Subgruppe, die aufgrund einer guten lokoregionären Tumorkontrolle des Primärtumors ein längeres Überleben erreicht.

Hinweise auf Einbußen in der Lebensqualität durch eine prophylaktische Ganzschädelbestrahlung bei nicht-kleinzelligen Lungenkarzinomen fehlen bislang. Systematische radiologische Untersuchungen des ZNS und kognitive Tests zur Beurteilung des radiogenen Effektes auf das ZNS wurden bei der prophylaktischen Schädelbestrahlung von Patienten mit nicht-kleinzelligen Lungenkarzinomen allerdings nur außerhalb von randomisierten Studien vorgenommen, sodass derzeit eine randomisierte Studie der RTOG (0214) die Fragestellung erneut aufgreift. Außerhalb dieser Studie kann die prophylaktische Ganzschädelbestrahlung aufgrund der fehlenden Dokumentation möglicher Nebenwirkungen bislang nicht empfohlen werden (Tabelle 9).

Kleinzelliges Lungenkarzinom

Das kleinzellige Lungenkarzinom ist bekanntermaßen der strahlenempfindlichste primäre Lungentumor, dennoch wurde lange über die definitive Rolle der Strahlentherapie im multimodalen Konzept des kleinzelligen Lungenkarzinoms diskutiert. Da es sehr frühzeitig Fernmetastasen aufweist, häufig auch bald nach der Diagnose eines zunächst lokoregionären begrenzten Tumors, steht die systemische Chemotherapie im Vordergrund. In der Kombination mit ihr liegt der besondere Stellenwert der Strahlentherapie in der Behandlung des Primärtumors und der regionären Lymphknoten mit dem Ziel der Minimierung der dort auftretenden Rezidive und damit der Erhöhung der Überlebensraten. Die Wahl des radioonkologischen Vorgehens hängt vom sorgfältig untersuchten Stadium ab, das heute eher nach dem TNM-Schema als ausschließlich nach Limited und Extensive Disease klassifiziert werden sollte. Die frühere Einteilung in Limited Disease und Extensive Disease, die unscharf definiert ist,

Tabelle 9. Randomisierte Studien zum Stellenwert der prophylaktischen Schädelbestrahlung beim nicht-kleinzelligen Lungenkarzinom.

Autor	Patienten (Zahl)	Radiotherapie ZNS (Gy)	Therapie Primärtumor	Hirnfiliae mit ZNS-RT	Hirnfiliae ohne ZNS-RT	p
Cox (41)	281	10 × 2,0	(Op) + RT	6%	13%	n.s.
Cox (41)		10 × 2,0	Op + RT	0%	25%	0,06
Russell (42)	187	10 × 3,0	RT	9%	19%	0,04
Umsawasdi (43)	97	10 × 3,0	RCT +/− Op	4%	27%	0,002

verliert zunehmend an Bedeutung, wird in unserer Darstellung aber aufgrund der bisherigen Publikationen zum therapeutischen Vorgehen beibehalten. Bei bestimmten Subgruppen wird die prophylaktische Hirnbestrahlung (PCI) eingesetzt, um die Häufigkeit an Hirnmetastasen zu reduzieren und die Gesamtprognose der Patienten zu verbessern.

Es ist richtig und sinnvoll, den Patienten vor Therapiebeginn nach komplettem Staging einer interdisziplinären Expertengruppe, die selbstverständlich auch den Radioonkologen beinhalten muss, vorzustellen, damit das im Einzelfall bestmögliche Therapieschema gemeinsam ausgewählt und anschließend angewendet werden kann.

Lokoregionale Radiotherapie

Limited Disease

Die lokoregionäre Rezidivneigung des kleinzelligen Lungenkarzinoms ist trotz intensiver Chemotherapie hoch. 70–80% der Patienten erleiden nach alleiniger Chemotherapie ein intrathorakales Rezidiv. Diese Rate kann durch die zusätzliche Radiotherapie auf 30–40% gesenkt werden. Die Erhöhung der Überlebensrate durch die lokoregionäre Radiotherapie war in einzelnen randomisierten Studien, meist aufgrund zu kleiner Fallzahlen, nicht optimal nachzuweisen gewesen. Zwei Metaanalysen an über 2000 Patienten (44, 45) belegen eindeutig, dass das relative Risiko, am Tumor zu versterben, durch die lokoregionale Radiotherapie auf 0,86 gesenkt wird. Die Dreijahres-Überlebensrate erhöht sich um 5,4%. Zusätzlich zeigten *Warde* und *Payne* (45) in ihrer Metaanalyse, dass durch eine thorakale Radiotherapie die lokoregionale Kontrolle nach zwei Jahren gegenüber der alleinigen Chemotherapie um 23% auf 48% signifikant gesteigert werden konnte. Es muss berücksichtigt werden, dass in den ausgewerteten Studien noch nicht durchgehend optimale Radiotherapiebedingungen herrschten. Durch die kombinierte Anwendung von Chemo- und Radiotherapie kommt es allerdings auch zu einer Zunahme der pulmonalen, hämatologischen und ösophagealen Komplikationen. Die Häufigkeit der Nebenwirkungen hängt dabei nicht nur von der Größe der Bestrahlungsvolumina, der Gesamtdosis und der Fraktionierung ab, sondern auch von der Art der zusätzlich eingesetzten Chemotherapie und dem zeitlichen Regime. In der Regel sind diese Nebenwirkungen durch entsprechende supportive Maßnahmen gut beherrschbar.

Die lokoregionäre Radiotherapie wurde in den letzten Jahren in den Stadien T1-4 N0-3 M0 häufig als *postchemotherapeutische konsolidierende Radiotherapie* eingesetzt. Dabei wurden der Primärtumor, die Lymphknoten des ipsilateralen Hilus und des Mediastinums (bei im Oberlappen lokalisierten Primärtumoren oder ausgedehntem Lymphknotenbefall im oberen Mediastinum auch die Supraklavikulargruben) mit Dosen von 5 × 2,0 Gy/Woche bis 50,0 Gy bestrahlt. Resttumoren erhielten einen zusätzlichen Boost von 10 Gy. Zwei Studien belegen, dass es ausreicht, das postchemotherapeutische Tumor- und Lymphknotenvolumen zu erfassen. Die Studie der NCCTG bewies, dass nur zwei von 90 Rezidiven vermieden worden wären, wenn ein größeres Zielvolumen als das postchemotherapeutische gewählt worden wäre. Die Toleranz der benachbarten Risikoorgane wie kontralaterale Lunge, Herz und Rückenmark muss streng beachtet werden. Prästrahlentherapeutisch müssen Lungen- und kardiale Funktionen überprüft werden. Ein deutlich reduziertes Allgemeinbefinden der Patienten und eine schlechte Lungenfunktion ($FEV_1 < 1$ l/s) sind im Allgemeinen Kontraindikationen gegen eine konsolidierende Radiotherapie. Der Einsatz von 3D-geplanter, konformierender Radiotherapie ist unerlässlich (siehe Abschnitt im Kapitel „Nicht-kleinzelliges Lungenkarzinom") (46).

Die zwischen Chemo- und Radiotherapie eingeschaltete operative Entfernung des Resttumors hat in einer kritisch zu betrachtenden Phase III-Studie (47) im Vergleich zur alleinigen postchemotherapeutischen Strahlentherapie die Ergebnisse nicht verbessert.

Im letzten Jahrzehnt wurde nun überprüft, ob nicht die Resultate der multimodalen Therapie bezüglich Lokalrezidivquote und Überlebensrate günstiger sind, wenn die Radiotherapie frühzeitig im kombinierten Regime eingesetzt wird und zwar *simultan mit der Chemotherapie*. Trotz etwas erhöhter hämatologischer und ösophagealer Toxizität steht der Vorteil der geringeren Entwicklung von Resistenzen bei simultaner frühzeitiger Radio-Chemotherapie im Vordergrund. Die Mehrzahl der acht publizierten, natürlich untereinander etwas unterschiedlichen randomisierten Studien zum frühen versus späten Einsatz der Radiotherapie fand einen Vorteil für den frühen simultanen Einsatz der Radio-Chemotherapie. In einer Metaanalye dieser Studien konnten *Fried* et al. (48) eine Erhöhung des relativen Risikos für das Zweijahresüberleben von 1,17 (p = 0,03) zugunsten der frühen Radiotherapie nachweisen. Ein ähnlicher Trend bestand für das Dreijahresüberleben. Zudem ist ein geringeres Risiko für die Entwicklung von Hirnfiliae bei Beginn der Strahlentherapie mit dem ersten Zyklus der Chemotherapie im Vergleich zu Beginn mit dem letzten Zyklus beschrieben. Die Ergebnisse werden jedoch kritisch und kontrovers diskutiert, sodass abschließend trotz der positiven Studien zugunsten des frühen Einsatzes der perkutanen Radiotherapie diese vor allem jüngeren Patienten (< 65 Jahre) und gutem Allgemeinzustand (KI > 70) angeboten werden sollte, evtl. in Form einer akzelerierten und hyperfraktionierten Strahlentherapie (48, 49).

Die *alternierende Radio-Chemotherapie* (Radiotherapie in den Intervallen der Chemotherapie), die in mehreren Studien überprüft wurde (50), hat sich wegen nicht erhöhter Überlebensraten (wobei die pulmonale Toxizität etwas geringer zu sein scheint) nicht durchsetzen können, zumal die Aufsplittung der Gesamtdosis strahlenbiologisch nicht sinnvoll erscheint.

Die günstigsten Ergebnisse und die niedrigste Toxizität in der simultanen kombinierten Radio-Chemotherapie wurden gefunden, wenn Cisplatin und Etoposid als Zytostatika gewählt wurden. Das früher sehr beliebte und auch effektive ACO-Schema darf nicht simultan zur Radiotherapie eingesetzt werden, da es die Toxizität erhöht und in zahlreichen Studien in der Kombination eine geringere Effizienz aufweist. Die Erweiterung des Cis- oder Carboplatin-Etoposid-Schemas um Paclitaxel scheint die Resultate zu steigern: definitive Aussagen sind noch nicht möglich. In Phase I- und II-Studien wird auch die Kombination der Radiotherapie mit Topotecan und Irinotecan überprüft (46).

Bisher ging man davon aus, dass eine Dosis von 5 × 2,0 Gy/Woche bis 50,0 Gy (evtl. erhöht um einen kleinvolumigen Boost von 10 Gy in gleicher Fraktionierung) die günstigste Dosis darstellt. In einer neuesten Studie wurden nach einer Induktions-Chemotherapie mit Paclitaxel und Topotecan 70 Gy in sieben Wochen simultan zur Chemotherapie mit Carboplatin und Etoposid eingesetzt. Grad III/IV-Toxizitäten nicht hämatologischer Art trafen 10% der Patienten. Das mediane Overall Survival war mit 22,5 Monaten relativ hoch (51). Bezüglich solch hoher Dosen, wie sie bei nicht-kleinzelligen Karzinomen in kurativer Intention gegeben werden, müssen aber noch weitere Studien abgewartet werden.

Bei einem schnell proliferierenden und sehr radiosensitiven Tumor (die radiobiologische Schulter der Dosis-Effekt-Kurve fehlt oder ist sehr gering) wie dem kleinzelligen Lungenkarzinom können eine Verkürzung der Gesamtbehandlungsdauer der Radiotherapie und der Einsatz von Hyperfraktionierung als vorteilhaft angesehen werden. In mehreren aktuellen Studien wurde aus diesem Grund eine *akzeleriert-hyperfraktionierte Radiotherapie* angewandt. In der umfangreichsten und saubersten Studie (52) wurde bei einer Dosis von 45 Gy in drei Wochen (2 × 1,5 Gy/Tag) simultan zur Cisplatin-Etoposid-Chemotherapie versus einer konventionell fraktionierten Radiotherapie mit 5 × 1,8 Gy bis 45 Gy/5 Wochen die Fünfjahres-Überlebensrate von 16% auf 26% erhöht, wobei die Quote an Ösophagitis-Grad-III-Reaktionen von 11% auf 27% erhöht, aber tolerabel war. In der randomisierten Studie von *Schild* et al. (53) wurde nach drei Zyklen Chemotherapie mit Etoposid und Cisplatin eine normofraktionierte Radiotherapie (50,4 Gy in 1,8 Gy-Fraktionen 1/die) mit einer hyperfraktionierten Radiotherapie (2 × 1,5 Gy/die bis zu einer Dosis von 48 Gy), gesplittet in der Mitte der Serie durch zwei Wochen Pause, verglichen. Ein Vorteil der Hyperfraktionierung bezüglich des medianen Überlebens und der Fünfjahres-Überlebensrate ergab sich nicht. Ursächlich ist vermutlich die Split-Course-Technik verantwortlich zu machen, wohl auch der späte Beginn der Radiotherapie. In der o.g. Metaanalyse von *Fried* et al. (48) war der Vorteil eines frühzeitigen Beginns der Radiotherapie besonders dann ausgeprägt, wenn eine hyperfraktionierte Radiotherapie angewandt wurde. Hier lag das relative Risiko für eine erhöhte Zwei- bis Dreijahres-Überlebensrate bei 1,44 bzw. 1,39. *Erridge* und *Murray* (54) haben den Begriff des „Radio-Chemotherapie-Pakets" geprägt. Darunter ist die Zeit von Beginn der Chemotherapie bis zum Ende der Radiotherapie zu verstehen, die nicht länger als sechs Wochen sein sollte, um die günstigsten Resultate zu erreichen.

Extensive Disease

Die zusätzliche thorakale Bestrahlung bei Patienten mit Extensive Disease kann zwar zu einer Verbesserung der lokalen Tumorkontrollrate führen (komplette Remission nach alleiniger Chemotherapie 15–40%); eine Verbesserung der Überlebensrate ist aber nur dann zu erwarten, wenn nach Chemotherapie eine möglichst komplette Remission erzielt wird. In einer randomisierten Studie (55) an 210 Patienten war die Fünfjahres-Überlebensrate mit 9,1% versus 3,7% signifikant höher, wann nach chemotherapeutisch induzierter kompletter Remission der Fernmetastasen und kompletter oder wenigstens partieller Remission des lokalen Tumorgeschehens zusätzlich eine lokoregionäre akzeleriert-hyperfraktionierte Radiotherapie bis 54 Gy appliziert wurde. Bei prognostisch günstigen Patienten mit gutem Ansprechen auf die Chemotherapie erscheint daher die konsolidierende Strahlenbehandlung als zusätzliche Maßnahme sinnvoll zu sein. Sie kann auch in palliativer Absicht bei geringem oder fehlendem Ansprechen auf die Chemotherapie eingesetzt werden, wenn aufgrund des Wachstumsverhaltens des Tumors bald mit klinischen Problemen im Bereich des Primärtumors oder der regionären Lymphabflussgebiete (obere Einfluss-Stauung, Bronchus- oder Trachealobstruktion etc.) zu rechnen ist.

Prophylaktische Hirnbestrahlung (PCI)

Knapp die Hälfte aller Patienten mit kleinzelligem Lungenkarzinom erleidet innerhalb von zwei Jahren eine zerebrale Metastasierung. Für Patienten, die fünf Jahre überleben, steigt die Wahrscheinlichkeit einer zerebralen Metastasierung auf nahezu 80%.

Dass die prophylaktische Hirnbestrahlung die Inzidenz der Hirnmetastasen statistisch signifikant zu senken vermag, ist in zahlreichen randomisierten Studien bewiesen. So fanden z. B. *Kristjansen* und *Kristensen* 1993 bei Auswertung von zehn abgeschlossenen randomisierten Studien ein Risiko für Hirnfiliae von 6% nach PCI bezogen auf das verbleibende Leben der Patienten gegenüber 22% ohne PCI (56). Auch sank z. B. die Fünfjahreswahrscheinlichkeit, die Hirnmetastasierung als Erstmanifestation einer Metastasierung zu erleiden, in zwei prospektiv-randomisierten Studien von 37% auf 20% ($p < 0,001$) (57). Damit ist natürlich ein deutlicher Gewinn an Lebensqualität zu verbuchen, zumal berücksichtigt werden muss, dass manifeste Hirnmetastasen nicht selten nur zeitlich begrenzt therapeutisch positiv beeinflusst werden können.

Von manchen Autoren beschriebene gravierende neurologische Späteffekte nach PCI sind zum Teil auf Verwendung hoher Einzeldosen (3 Gy) und simultane Anwendung mit der Chemotherapie zurückzuführen. Außerdem wurde häufig nicht beachtet, dass die Patienten in nicht geringem Prozentsatz bereits vor der PCI erheblich gefäßgeschädigt waren. Gründliche retrospektive Untersuchungen von normalfraktioniert bestrahlten Patienten zeigten keine PCI-bedingte erhöhte Toxizität. Auch prospektive Studien ließen keine signifikante Steigerung von zerebralen Schäden durch die PCI erkennen (57). Da durch die Radiotherapie die Blut-Liquor-Schranke geöffnet wird, ist es empfehlenswert, die Chemotherapie vor der PCI abzuschließen.

Wegen des günstigeren therapeutischen Index soll die Einzeldosis der PCI 2,0 Gy nicht übersteigen. Als Gesamtdosis genügen bei üblicher Fraktionierung 30 Gy (max. 36 Gy).

Eine aktuelle große Metaanalyse an 987 Limited-Disease-Patienten in kompletter Remission nach Chemotherapie konnte beweisen, dass durch die PCI nicht nur die Hirnmetastasenfrequenz reduziert, sondern auch die Dreijahres-Überlebensrate von 15,3% auf 20,7% erhöht wird (58).

Aus diesen Gründen ist die PCI bei kompletten Respondern nach Chemotherapie bei Limited-

Disease-Erkrankung als Standardtherapie anzusehen. Auch in den seltenen Fällen von Extensive-Disease-Patienten mit kompletter post-chemotherapeutischer Remission ist die PCI aufgrund günstiger retrospektiver Daten (59) zu diskutieren.

Strahlentherapie des Lungenkarzinoms – Nebenwirkungen und ihre Behandlung

Durch den Einsatz moderner Bestrahlungsplanungen (dreidimensionale Bestrahlungsplanung, intensitätsmodulierte Strahlentherapie) kann eine Vielzahl strahlenempfindlicher Gewebe deutlich besser als in der Vergangenheit geschont werden. Schwere späte Nebenwirkungen sind eine Seltenheit geworden.

Veränderungen der Haut im Sinne einer akuten radiogenen Dermatitis sind bei der Verwendung von Mehrfeldertechniken eine Rarität. Eine prophylaktische Pflege ist daher nicht erforderlich. In seltenen Fällen kann eine erosive Dermatitis auftreten, die mit Adstringenzien trocken gehalten werden sollte, damit keine Superinfektion entsteht. Spätere Verfärbungen der Haut (Hautblässe, dunkles Kolorit, petechiale Zeichnungen) können durch keinerlei Therapie beeinflusst werden.

Im Vordergrund des Nebenwirkungsprofils der Strahlentherapie stehen jedoch typischerweise andere Organe, die wesentlich strahlenempfindlicher sind: Lungengewebe mit einer Toleranzdosis von etwa 25 Gy bei großvolumiger Bestrahlung oder 45 Gy bei kleinvolumiger Bestrahlung, das Herz und die Speiseröhre, die bereits ab der dritten Behandlungswoche mit einer Mukositis reagiert.

Die akute Phase der radiogenen Pneumonitis wird typischerweise ca. ein bis sechs Monate nach Abschluss der Radiotherapie klinisch apparent. Sie kann jedoch gerade bei hyperfraktionierten und akzelerierten Schemata auch früher auftreten. Der Patient bietet Fieber, Husten, Dyspnoe und Schwäche. Konventionelle Röntgenaufnahmen können negativ sein oder unspezifische Infiltrationen zeigen, die sich nicht unbedingt streng auf das bestrahlte Lungenvolumen begrenzen müssen. Differenzialdiagnostisch ist zumeist schwer zwischen einer banalen, nicht radiogen induzierten Infektion oder einem Tumorrezidiv zu unterscheiden. Histologisch findet sich eine inflammatorische Reaktion mit intraalveolärem und septalem Ödem mit einer epithelialen und endothelialen Abschuppung. Diese lymphozytäre Alveolitis kann auch sympathisch in der kontralateralen, nicht bestrahlten Lunge auftreten. Therapeutisch sollten hochdosiert Kortikoide eingesetzt werden, die diese Entzündungsreaktion unterbrechen können. Falls die Behandlung erfolgreich ist, bessert sich die Symptomatik relativ rasch (< 1 Woche).

Eine interstitielle Fibrosierung als Folge der akuten radiogenen Lungenreaktion kann nach Monaten bis Jahren auftreten. Der Auswurf ist zähflüssig, schaumig und weißlich, die Temperaturen sind oft subfebril. Radiologisch findet sich eine geringgradige, kleinfleckige Zeichnungsvermehrung, die zu einer teilweise streifigen, teilweise milchglasartigen Trübung des Lungengewebes führt. Die CO_2-Diffusionskapazität nimmt ab. Szintigraphisch findet sich eine Perfusionsverminderung. Aufgrund des späten Auftretens und dann kaum beeinflussbaren Verlaufes sollten vor allem nach großvolumigen Lungenbestrahlungen regelmäßig ca. sechs Wochen nach abgeschlossener Radiotherapie konventionelle Röntgenaufnahmen der Lunge erfolgen und bei unklaren Veränderungen eine Abklärung mittels CT-Thorax in High-Resolution-Technik durchgeführt werden. Eine bronchiolo-alveoläre Lavage ist nur bei unklarer klinischer Situation gerechtfertigt, kann dann aber durch den Nachweis zahlreicher Lymphozyten, Eiweißausschüttungen und eines reduzierten oder inaktivierten Surfactants die radiogene Pneumonitis nahezu beweisen. Da das klinische Ausmaß der radiogenen Pneumonitis von der Größe des bestrahlten Volumens abhängt, ist eine optimale Reduktion des bestrahlten Lungenvolumens essenziell. Bei einem Zielvolumen unter 200 cm^3 liegt das Risiko für eine schwere Pneumonitis mit Dyspnoe und Reizhusten unter 5%. Bei einem größeren Volumen steigt das Risiko deutlich an und kann über 20% ausmachen.

Therapeutisch können Kortikoide (Prednisolon) eingesetzt werden, deren Wirksamkeit bei Inhalation der systemischen Anwendung überlegen zu sein scheint. Andere Substanzen könnten D-Penicillamin sowie der ACE-Hemmer Captopril sein, die allerdings noch in klinischen Studien untersucht werden müssen. Antibiotika sollten zur Bekämpfung einer möglichen bakteriellen Superinfektion der mit Exsudat gefüllten Alveolen eingesetzt werden. Ferner sind physikalische Maßnahmen wie Atemgymnastik und die Inhalation von Beta-Sympathomimetika sinnvoll. Bei schwerer Pneumonitis wird Bettruhe empfohlen. Die Kortison-Dosierung der Therapie der Pneumonitis sollte mit mindestens 60 mg/Tag Prednisolon beginnen, nach fünf Tagen auf ca. 30 mg/Tag reduziert werden, und nach neun Tagen auf 12 mg/Tag. Es ist eine Dauertherapie über mindestens sechs Wochen erforderlich, da ansonsten die Rückfallrate sehr hoch ist.

Eine weitere, noch häufigere akute Folge der Strahlentherapie bei Lungenkarzinomen ist die radiogene Ösophagitis. Diese Reaktion tritt bereits ab dem Ende der zweiten Bestrahlungswoche bei einer Gesamtdosis von 20–30 Gy in konventioneller Fraktionierung auf und imponiert als Dysphagie oder Odynophagie. Differenzialdiagnostisch sollten kardiale, muskuläre oder bronchiale Erkrankungen ausgeschlossen werden. Nach Abschluss der Strahlentherapie dauert die Rückbildung bis zu sechs Wochen. Schwere späte Effekte der Strahlentherapie (tiefe Ulzerationen, Fisteln, Strikturen) sind bei modernen Bestrahlungsprotokollen äußerst selten und sollten bei klinischen Hinweisen differenzialdiagnostisch gegenüber einer lokalen Tumorprogression abgeklärt werden. Eine prophylaktische Therapie existiert nicht. Im Vordergrund steht die Sicherung der Ernährung durch eine optimale Supportivtherapie. Hier können topische oder systemische Analgetika, bei Störung des gastro-ösophagealen Sphinkters Kalziumantagonisten, bei Hinweisen auf opportunistische Infektionen (vor allem Mykosen) Antimykotika und bei Hinweisen auf Reflux Protonenpumpenhemmer eingesetzt werden. Die Behandlung später Strahleneffekte der Speiseröhre erfolgt zumeist endoskopisch, im Sinne von Bougierungsbehandlungen und gegebenenfalls Stentimplantationen bei Stenosen sowie durch Anlage einer Gastrostomie (PEG) zur Sicherung der enteralen Ernährung. Nur in äußerst seltenen Fällen wird man operative Eingriffe zur Behandlung einer tiefen Ulzeration, Perforation der Speiseröhre mit Mediastinitis oder tracheo-ösophagealer Fistelbildung vornehmen müssen.

Andere Nebenwirkungen wie Perikarditis oder Myelitis (Lhermitte-Syndrom oder Paresen) sind im Zeitalter der CT-gestützten Bestrahlungsplanung eine Rarität und kommen in weniger als 1% der Patienten vor.

Literatur

1 Tyldesley S, Boyd C, Schluze K et al (2001) Estimating the need for radiotherapy for lung cancer: an evidence-based, epidemiologic approach. Int J Radiat Oncol Biol Phys 49: 973–985
2 Baumann M, Appold S, Petersen C et al (2001) Dose and fractionation concepts in the primary radiotherapy of non-small cell lung cancer. Lung Cancer 33: S35–S45
3 Maguire PD, Marks LB, Sibley GS et al (2001) 73.6 Gy and beyond: Hyperfractionated, accelerated radiotherapy for non-small-cell lung cancer. J Clin Oncol 19: 705–711
4 Budach W, Belka C (2004) Palliative percutaneous radiotherapy in non-small-cell lung cancer. Lung Cancer 45 (suppl 2): 239–245
5 Zimmermann FB, Molls M, Kneschaurek P, Pietzsch C (1995) 3D-Planung bei der Radiotherapie des Lungenkarzinoms. Onkologe 5: 467–472
6 Hayman JA, Martel MK, Ten Haken RK et al (2001) Dose escalation in non-small lung cancer using three-dimensional conformal radiation therapy: update of a phase I trial. J Clin Oncol 19: 127–136
7 Saunders M, Dische S, Barrett A et al (1999) Continuous hyperfractionated accelerated radiotherapy (CHART) versus conventional radiotherapy in non-small cell lung cancer: mature data from the randomised multicentre trial. Radiother Oncol 52: 137–148
8 Bentzen SM, Saunders MI, Dische S et al (2000) Updated data for CHART in NSCLC : further analyses. Radiother Oncol 55: 86–87
9 Fu XL, Jiang GL, Wang LJ et al (1997) Hyperfractionated accelerated radiation therapy for non-small cell lung cancer: clinical phase I/II trial. Int J Radiat Oncol Biol Phys 39: 545–552
10 Mehta MP, Tannehill SP, Adak S et al (1998) Phase II trial of hyperfractionated accelerated radiation therapy for nonresectable non-small cell lung cancer: results of Eastern Cooperative Oncology Group 4593. J Clin Oncol 16: 3518–3523
11 Yu E, Souhami L, Guerra J et al (1993) Accelerated fractionation in inoperable non-small cell lung cancer. Cancer 71: 2727–2731

12. Byhardt RW, Pajak TF, Emami B et al (1993) A phase I/II study to evaluate accelerated fractionation via concomitant boost for squamous, adeno, and large cell carcinoma of the lung: Report of Radiation Therapy Oncology Group 84-07. Int J Radiat Oncol Biol Phys 26: 459–468
13. King SC, Acker JC, Kussin PS, Marks LB, Weeks KJ (1996) High-dose, hyperfractionated, accelerated radiotherapy using a concurrent boost for the treatment of nonsmall cell lung cancer: unusual toxicity and promising early results. Int J Radiat Oncol Biol Phys 36: 593–599
14. Ball D, Bishop J, Smith J, O'Brian P, Davis S, Ryan G, Olver I, Toner G, Walker Q, Joseph D (1999) A randomised phase III study of accelerated or standard fraction radiotherapy with or without concurrent carboplatin in inoperable non-small cell lung cancer: final report of an Australian multicentre trial. Radiother Oncol 52: 129–136
15. Thomas M, Baumann M, Deppermann M et al (2002) Empfehlungen zur Therapie des Lungenkarzinoms. Pneumologie 56: 113–131
16. Abratt RP, Bogart JA, Hunter A (2002) Hypofractionated irradiation for non-small cell lung cancer. Lung Cancer 36: 225–233
17. Zimmermann FB, Geinitz H, Schill S, Grosu A, Schratzenstaller U, Molls M, Jeremic B (2005) Stereotactic hypofractionated radiation therapy for stage I non-small cell lung cancer. Lung Cancer 48: 107–114
18. Onishi H, Araki T, Shirato H et al (2004) Stereotactic hypofractionated high-dose irradiation for stage I non small cell lung carcinoma: clinical outcomes in 245 subjects in a Japanese multiinstitutional study. Cancer 101: 1623–1631
19. Hara R, Itami J, Kondo T et al (2002) Stereotactic single high dose irradiation of lung tumors under respiratory gating. Radiother Oncol 63: 159–163
20. Hof H, Herfarth KK, Munter M, Hoess A, Motsch J, Wannenmacher M, Debus J (2003) Stereotactic single-dose radiotherapy of stage I non-small-cell lung cancer (NSCLC) Int J Radiat Oncol Biol Phys 56: 335–341
21. Nagata Y, Negoro Y, Aoki T et al (2002) Clinical outcomes of 3D conformal hypofractionated single high-dose radiotherapy for one or two lung tumors using a stereotactic body frame. Int J Radiat Oncol Biol Phys 52: 1041–1046
22. Uematsu M, Shioda A, Suda A, Fukui T, Ozeki Y, Hama Y, Wong JR, Kusano S (2001) Computed tomography-guided frameless stereotactic radiotherapy for stage I non-small cell lung cancer: a 5-year experience. Int J Radiat Oncol Biol Phys 51: 666–670
23. Wulf J, Hädinger U, Opitz U et al (2001) Stereotactic radiotherapy of targets in the lung and liver. Strahlenther Onkol 177: 645–655
24. Zimmermann FB, Bamberg M, Molls M, Jeremic B (2003) Radiation therapy alone in early stage non-small-cell lung cancer. Semin Surg Oncol 21: 91–97
25. Lagerwaard FJ, Senan S, van Meerbeeck JP et al (2002) Has 3-D conformal radiotherapy (3D CRT) improved the local tumor control for stage I non-small cell lung cancer? Radiother Oncol 63: 151–157
26. Yorke ED, Jackson A, Rosenzweig KE et al (2002) Dose-volume factors contributing to the incidence of radiation pneumonitis in non-small-cell lung cancer patients treated with three-dimensional conformal radiation therapy. Int J Radiat Oncol Biol Phys 54: 329–339
27. Mantz CA, Dosoretz DE, Rubenstein JH, Blitzer PH, Katin MJ, Garton GR, Nakfoor BM, Siegel AD, Tolep KA, Hannan SE, Dosani R, Feroz A, Maas C, Bhat S, Panjikaran G, Lalla S, Belani K, Ross RH (2004) Endobronchial brachytherapy and optimisation of local disease control in medically inoperable non-small cell lung carcinoma: A matched-pair analysis. Brachytherapy 3: 183–190
28. Speiser BL (1999) Brachytherapy in the treatment of thoracic tumors. Lung and esophageal. Hematol Oncol Clin N Am 13: 609–634
29. Shasha D, Harrison LB (2000) The role of brachytherapy for palliation. Semin Radiat Oncol 10: 222–239
30. Trakhtenberg AK, Kiseleva ES, Pitskhelauri VG (1988) Preoperative radiotherapy in the combined treatment of lung cancer patients. Neoplasma 35: 459–465
31. Jeremic B, Classen J, Bamberg M (2002) Radiotherapy alone in technically operable, medically inoperable, early-stage (I/II) non-small cell lung cancer. Int J Radiat Oncol Biol Phys 54: 119–130
32. Burdett S, Stewart L (2005) Postoperative radiotherapy in non-small cell lung cancer: update of an individual patient data meta-analysis. Lung Cancer 47: 81–83
33. Okawara G, Ung YC, Markman BR, Mackay JA, Evans WK (2004) Postoperative radiotherapy in stage II or IIIA completely resected non-small cell lung cancer: a systematic review and practice guideline. Lung Cancer 44: 1–11
34. Jeremic B, Bamberg M (2002) External beam radiation therapy for bronchial stump recurrence of non-small-cell lung cancer after complete resection. Radiother Oncol 64: 251–257
35. Donato V, Bonfili P, Bulzonetti N (2001) Radiation therapy for oncological emergencies. Anticancer Res 21: 2219–2224
36. Numico G, Russi E, Merlano M (2001) Best supportive care in non-small cell lung cancer: is there a role for radiotherapy and chemotherapy? Lung Cancer 32: 213–226
37. Falk StJ, Girling DJ, White RJ et al (2002) Immediate versus delayed palliative thoracic radiotherapy in patients with unresectable locally advanced non-small cell lung cancer and minimal

38. Simpson JR (1985) Palliative radiotherapy for inoperable carcinoma of the lung: final report of a RTOG multi-institutional trial. Int J Radiat Oncol Biol Phys 11: 751–758
39. Teo P, Tai TH, Choy D et al (1988) A randomized study on palliative radiation therapy for inoperable nonsmall cell carcinoma of the lung. Int J. Radiat Oncol Biol Phys 14: 867–871
40. Rees GJ, Devrell CE, Barley VL, Newman HF (1997) Palliative radiotherapy for lung cancer: two versus five fractions. Clin Oncol (R Coll Radiol) 9: 90–95
41. Cox JD, Stanley K. Petrovich Z et al (1981) Cranial irradiation in cancer of the lung of all cell types. JAMA 245: 469–472
42. Russell AH, Pajak TE, Selim HM et al (1991) Prophylactic cranial irradiation for lung cancer patients at high risk for development of cerebral metastasis: Results of a prospective randomized trial conducted by the Radiation Therapy Oncology Group. Int J Radiat Oncol Biol Phys 21: 637–643
43. Umsawasdi T, Valdivieso M, Chen TT et al (1984) Role of elective brain irradiation during combined chemoradiotherapy for limited disease non-small cell lung cancer. J Neurooncol 2: 253–259
44. Pignon JP, Arriagada R, Ihde DC, Johnson DH, Perry MC, Souhami RL, Brodin O, Joss RA, Kies MS, Lebeau B, Onoshi T, Osterlind K, Tattersall MHN, Wagner H (1992) A meta-analysis of the thoracic radiotherapy for small cell lung cancer. N Engl J Med 327: 1618–1624
45. Warde P, Payne D (1992) Does thoracic irradiation improve survival and local control in limited-stage small cell carcinoma of the lung? A meta-analysis. J Clin Oncol 10: 890–895
46. Zimmermann FB, Bamberg M, Molls M, Jeremic B (2003) Limited disease small cell lung cancer. Semin Surg Oncol 21: 156–163
47. Lad T, Piaritadosi S, Thomas P et al (1994) A prospective randomized trial to determine the benefit of surgical resection of residual disease following response of small cell lung cancer to combination chemotherapy. Chest 106: 3205–3235
48. Fried DP, Morris DE, Poole C, Rosenman JG, Halle JS, Detterbeck FC, Hennsing TA, Socinsci MA (2004) Systematic revue avaluating cancer timing of thoracic radiotherapy in combined mortality therapy for limited-stage small cell lung cancer. J Clin Oncol 22: 4785–4793
49. Pijls-Johannesma M, Ruyscher D, Lambin P, Rutten I, Vansteenkiste J (2005) Early versus late chest radiotherapy for limited stage small cell lung cancer. Cochrane Database Syst Rev 25: 1
50. Lebeau B, Urban T, Brechot J-M et al (1999) A randomized clinical trial comparing concurrent and alternating thoracic irradiation for patients with limited small cell lung carcinoma. Cancer 86: 1480–1487
51. Bogart JA, Herndon JE, Lyss AP, Watson D, Miller AA, Lee ME, Turrisi AT, Green MR (2004) 70 Gy thoracic radiotherapy is feasible concurrent with chemotherapy for limited-stage small cell lung cancer: Analysis of Cancer and Leucemia Group B Study 39808. Int Radiat Oncol Biol Phys 59: 460–468
52. Turrisi AT, Kim K, Blum R et al (1999) Twice-daily compared with one-daily thoracic radiotherapy in limited small cell lung cancer treated concurrently with cisplatin and etoposide. N Engl J Med 340: 265–271
53. Schild SE, Bonner JA, Shanahan TG, Brooks BJ, Marks RS, Geyer SM, Hillman SL, Farr Jr GH, Tazelaar HD, Krook JE, Geoffroy FJ, Salin M, Arusell RM, Mailliard JA, Schaefer PL, Jett JR (2004) Long-term results of a phase III trial comparing once-daily radiotherapy with twice-daily radiotherapy in limited-stage small cell lung cancer. Int Radiat Oncol Biol Phys 59: 943–951
54. Erridge SC, Murray N (2003) Thoracic radiotherapy for limited-stage small cell lung cancer: Issues of timing, volumes, dose and fractionation. Semin Oncol 30: 26–37
55. Jeremic B, Shibamoto Y, Nikoloic N et al (1999) Role of radiation therapy in the combined-modality treatment of patients with extensive disease small cell lung cancer: a randomized study. J Clin Oncol 17: 2092–2099
56. Kristjansen PE, Kristensen CA (1993) The role of prophylactic cranial irradiation in the management of small cell lung cancer. Cancer Treat Rev 19: 3–16
57. Arriagada R, LeChevalier T, Rivière A, Chomy P, Monner I, Bardet E, Santos-Mirenda JA, LePechoux C, Tarayre M, Benhamou S, Laplanche A (2002) Patterns of failure after prophylactic cranial irradiation in small cell lung cancer: analysis of 505 randomized patients. Ann Oncol 13: 748–754
58. Auperin A, Arriagada R, Pignon JP et al (1997) Prophylactic cranial irradiation for patients with small cell lung cancer in complete remission. N Engl J Med 341: 476–484
59. Shaw EG, Su JQ, Eagan RT, Jett RT, Maksymiuk AW, Deigert FA (1994) Prophylactic cranial irradiation in complete responders with small cell lung cancer: analysis of the Mayo Clinic and North Central Cancer Treatment Group data bases. J Clin Oncol 12: 2327–2332
60. Huber RM, Fischer R, Hautmann H et al (1995) Palliative endobronchial brachytherapy for central lung tumors. A prospective, randomized comparison of two fractionation schedules. Chest 107: 463–470
61. Huber RM, Fischer R, Hautmann H et al (1997) Does additional brachytherapy improve the effect of external irradiation? A prospective, randomized study in central lung tumors. Int J Radiat Oncol Biol Phys 38: 533–540

Chemotherapie des kleinzelligen Lungenkarzinoms

A. Schalhorn, R. M. Huber, M. Schlemmer, F. Schneller

Das kleinzellige Lungenkarzinom (KLK) ist durch eine besonders hohe und rasche Proliferation gekennzeichnet. Es verhält sich klinisch äußerst maligne und führt zu einer frühzeitigen Metastasierung. In alten Studien betrug die mediane Überlebenszeit ohne eine spezifische Therapie im Stadium Limited Disease elf bis 14 und im Stadium Extensive Disease nur fünf bis sieben Wochen (1). Bei der Primärdiagnose lassen sich mit differenzierten Untersuchungsmethoden in ca. 2/3 der Fälle bereits Metastasen nachweisen. Bei diesem aggressiven biologischen Verhalten verwundert es nicht, dass selbst im Stadium Limited Disease in alten Studien, die nur eine Operation und/oder eine lokale Strahlentherapie, nicht aber eine Chemotherapie beinhalteten, die Ergebnisse enttäuschend waren und Langzeitremissionen praktisch nicht beobachtet wurden. Im Gegensatz zu den verschiedenen Formen des nicht-kleinzelligen Lungenkarzinoms ist die Chemotherapie beim KLK in allen Stadien ein integraler Bestandteil des Therapiekonzeptes. Die überwiegende Mehrzahl der Patienten profitiert nicht nur in der Bildgebung und biochemisch von einem Ansprechen auf die Chemotherapie, sondern meist kommt es innerhalb weniger Tage auch zu einer oft beeindruckenden klinischen Besserung, wobei insbesondere die Besserung von Dyspnoe und Husten dem Patienten Erleichterung bringt. Daher müssen heute alle Patienten mit KLK im Stadium Limited Disease und die überwiegende Mehrzahl auch der Patienten mit metastasierter Erkrankung chemotherapiert werden!

Monochemotherapie

Ähnlich wie bei den Lymphomen und den malignen Hodentumoren geht die rasche Proliferation des KLK mit einer hohen Sensitivität gegenüber Zytostatika einher. In der Literatur sind weit mehr als zehn Substanzen bekannt, die zu Remissionsraten von wenigstens 20% führen (1–4). In Tabelle 1 sind Remissionsraten verschiedener Zytostatika aufgeführt, wie sie in älteren Übersichtsarbeiten, hier z. B. von *Morstyn* et al. angegeben wurden (3). Es ist problematisch, die verschiedenen Substanzen an Hand der hier angegebenen Remissionsraten vergleichen zu wollen. Die Ergebnisse hängen sehr stark von der Patientenauswahl und von der Art der Studienführung ab. Während bei unvorbehandelten Patienten im Allgemeinen sehr günstige Remissionsraten erzielt werden, verschlechtern sich die Ergebnisse erheblich, wenn eine Substanz als Second-Line-Therapie eingesetzt wird. Insofern zählt Cisplatin zu den besonders effektiven Substanzen, da es in den Studien nur bei vorbehandelten Patienten angewandt wurde. Von den verschiedenen in Tabelle 1 genannten Substanzen haben sich in der Klinik besonders die Anthrazykline, die Epipodophyllotoxin-Derivate, Cyclophosphamid, Ifosfamid, Methotrexat und die Platin-Verbindungen Cisplatin und Carboplatin bewährt.

Trotz nachgewiesener Effektivität auch bei oraler Applikation hat diese Form der Etoposid-Therapie klinisch noch keine größere Bedeutung erlangt, zumal teilweise mit erheblicher Knochenmarktoxizität zu rechnen ist (5). Ob das chemisch verwandte und an kleinen Fallzahlen ebenfalls sehr effektive Teniposid echte Vorteile

Tabelle 1. Monochemotherapie des kleinzelligen Lungenkarzinoms.

	Patienten	Remissionsrate	Überlebenszeit
Ältere Studien (nach (3, 12, 13))			
Adriamycin	53	30%	
Carboplatin	77	51%	
CCNU	76	14%	
Cisplatin	110	16%	
Cyclophosphamid	389	39%	
Epirubicin	40	42%	
Etoposid i.v.	288	37%	
Etoposid oral	53	62%	
Ifosfamid	28	71%	
Methotrexat	73	30%	
Procarbazin	43	21%	
Teniposid	51	78%	
Vincristin	43	42%	
Vindesin	47	32%	
Neuere Studien (nach (7, 8))			
Docetaxel	43	23%	9 Mo.
Gemcitabin	29	27%	12 Mo.
Paclitaxel	32	34%	10 Mo.
Topotecan	48	39%	10 Mo.
Irinotecan			
Vinorelbin	22	18%	8 Mo.

gegenüber Etoposid bringen kann, ist derzeit offen.

In der jüngsten Zeit wurde ein besonderer Schwerpunkt auf die Entwicklung von Substanzen zur Behandlung des nicht-kleinzelligen Lungenkarzinoms (NKLK) gelegt. Es konnten mehrere Zytostatika mit eindeutiger Effektivität, d. h. Remissionsraten um 20%, für die Therapie bereitgestellt werden. Bezüglich des KLK liegen mit diesen Medikamenten überraschenderweise erst relativ wenige Untersuchungen vor (6, 7). In der Ersttherapie konnte an vergleichsweise kleinen Fallzahlen für die Substanzen Docetaxel, Gemcitabin, Paclitaxel und Topotecan mit Remissionsraten zwischen 29 und 48% eine günstige Effektivität auch beim KLK gesichert werden, ohne dass genügend Angaben zur Dauer der Remissionen und des Überlebens vorliegen (6–7). Für Vinorelbin sind die Fallzahlen noch zu gering, um verbindliche Schlussfolgerungen zu ziehen (7).

Von klinischer Bedeutung ist, dass der Topoisomerase-I-Hemmer Topotecan selbst in der Second-Line-Therapie noch effektiv sein kann (9). Handelt es sich um ein sensitives KLK, d. h. einen Rückfall ≥ 3 Monate nach Ende der Primärtherapie, kann in 15–37% mit einer erneuten Remission und in 1/3 der Fälle mit einem Krankheitsstillstand gerechnet werden (9). Hat das KLK primär nicht angesprochen oder kommt es in < 3 Monaten nach Ende der Primärtherapie zu einem Progress, kann nur in maximal 10% mit einer Remission gerechnet werden (9). Irinotecan (CPT-11), das ebenfalls die Topoisomerase I hemmt, führte in zwei Phase II-Studien zu Remissionsraten von 47 bzw. 16% (10) und war in einer ersten Phase III-Studie im Stadium Extensive Disease ein sehr wirksamer Kombinationspartner für Cisplatin (11). Der Vorteil der Kombination Irinotecan/Cisplatin gegenüber Cisplatin/Etoposid konnte jedoch in einer Studie der ECOG nicht gezeigt werden, sodass weitere Ergebnisse abgewartet werden müssen.

In den neuen Studien wird aus ethischen Gründen die Untersuchung einer neuen Substanz auf ihre Effektivität immer mit etablierten Standard-

Tabelle 2.a) Chemotherapieprotokolle für das kleinzellige Lungenkarzinom.

Cisplatin/Etoposid (11)
    Cisplatin   80 mg/m^2 i.v. (Kurzinfusion)   Tag 1
    Etoposid   100 mg/m^2 i.v. (1-h-Infusion)   Tag 1–3
    Wiederholung alle 3 Wochen bzw. nach Normalisierung der Blutwerte
    Normale Nierenfunktion und forcierte Diurese zwingende Voraussetzung

ACO-I nach *Livingston* und *Seeber* (1, 2, 18)
    Adriamycin   60 mg/m^2 i.v. Kurzinfusion   Tag 1
    Cyclophosphamid[a] 750 mg/m^2 i.v. Kurzinfusion   Tag 1
    Oncovin = Vincristin ≤ 2 mg/m^2 i.v. Bolus   Tag 1, (8), (16)
    Vincristin-Dosis altersabhängig: Alter ≤ 50 J.: 2 mg, ≤ 60 J.: 1,5 mg; > 60 J.: 1 mg
    Wiederholung alle 3 Wochen

ACE-Kombination nach *Klastersky* et al. (19)
    Adriamycin   45 mg/m^2 i.v. Kurzinfusion   Tag 1
    Cyclophosphamid[a] 1000 mg/m^2 i.v. Kurzinufusion   Tag 1
    Etoposid   80 mg/m^2 i.v. 1-h-Infusion   Tag 1–3
    Wiederholung alle 3 Wochen unter Berücksichtigung der Blutbildwerte

EpiCO-Therapie nach *Drings* (20)
    Epirubicin   70 mg/m^2 i.v. über 15–30 min Tag 1
    Cyclophosphamid[a] 1000 mg/m^2 i.v. 30 min   Tag 1
    Oncovin = Vincristin 2 mg   i.v. Bolus   Tag 1
    Vincristin-Dosis altersabhängig: Alter ≤ 50 J.: 2 mg, ≤ 60 J.: 1,5 mg; > 60 J.: 1 mg
    Wiederholung alle 3 Wochen unter Berücksichtigung des Blutbildes

[a] Zur Vermeidung einer sog. Endoxan-Zystitis i.v. Gabe von Mesna zur Stunde 0 und 4 und 8 h nach der Cyclophosphamid-Therapie: Die Mesna-Einzeldosis beträgt jeweils 20% der Cyclophosphamid-Dosis. Die 2. und/oder 3. Mesna-Dosis kann auch oral gegeben werden. Wegen der verzögerten und inkompletten Resorption beträgt die orale Mesna-Dosis jeweils 40% der Cyclophosphamid-Dosis und wird bereits nach 2 bzw. 6 h gegeben.

therapie-Protokollen kombiniert (12). Dies bedeutet, dass bei nur Krankheitsstillstand oder Progress unter der betreffenden Substanz sehr rasch auf eine der etablierten Standardkombinationen gewechselt wird. Daher spiegeln die medianen Überlebenszeiten in diesen Studien die Effektivität der neuen Substanzen nur teilweise wider. Früher hat man nachweisen können, dass beim KLK die durch eine Monotherapie induzierte Remission meist kürzer anhält als nach einer Kombinationstherapie und dass vor allem die Monotherapie nur selten zu einer Vollremission und praktisch nie zu einem Langzeitüberleben führt (13). Dies bedeutet, dass außerhalb von Studien Patienten mit KLK heute praktisch immer zunächst mit einer Kombinations-Chemotherapie behandelt werden, es sei denn, dass eine Polychemotherapie kontraindiziert ist.

Kombinations-Chemotherapie

Ziel der Chemotherapie des kleinzelligen LK muss besonders im Stadium Limited Disease praktisch immer die Vollremission sein, da nur sie die Chance auf eine Langzeitremission und damit in Einzelfällen auch eine Heilung beinhaltet. Ausnahmen hiervon sind nur in Einzelfällen (Risikopatient mit hohem Lebensalter, schlechtem Allgemeinzustand (Karnofsky-Index < 60%) und zusätzlichen Begleiterkrankungen; Resistenz auf eine First- und Second-Line-Chemotherapie) gerechtfertigt.

Im Allgemeinen werden heute zwei bis drei der bereits in der Monotherapie effektiven Substanzen kombiniert. Die am häufigsten angewandten Protokolle, die nach wie vor den Standard darstellen, sind die Kombination aus Cisplatin/

Tabelle 2.b) Chemotherapieprotokolle für das kleinzellige Lungenkarzinom.

Carboplatin/Etoposid (21)
    Carboplatin   AUC 5[a]   i.v. Kurzinfusion   Tag 1
    Etoposid   100 mg/m^2 i.v. 1-h-Infusion   Tag 1–3
    Wiederholung alle 3 Wochen bzw. nach Normalisierung der Blutwerte

Paclitaxel/Etoposid/Carboplatin (22)
    Paclitaxel[b]   175 mg/m^2 i.v. über 3 h   Tag 4
    Carboplatin   AUC 5[c]   i.v. Kurzinfusion   Tag 4
    Etoposid Stadium I-IIIB 125 mg/m^2 i.v. über 1 h   Tag 1–3
    Etoposid Stadium IV   100 mg/m^2 i.v. über 1 h   Tag 1–3
    Wiederholung alle 3 Wochen

Cisplatin/Irinotecan (11)
    Cisplatin   60 mg/m^2 i.v. Kurzinfusion   Tag 1
    Irinotecan   60 mg/m^2 i.v. über 30 min   Tag 1, 8, 15
    Atropin   0,25 mg   1/2 h vor Irinotecan s.c.
    Wiederholung alle 4 Wochen bzw. nach Erholung von Toxizitäten (Diarrhö!)

Topotecan (Second-Line) (23)
    Topotecan   1,25 mg/m^2 i.v. 30-min-Infusion Tag 1–5
    Wiederholung alle 3 Wochen bzw. nach Normalisierung der Blutwerte

[a] Dosierung heute meist nach Ziel-AUC 5 mg/ml × min, Berechnung über Calvert-Formel.
[b] Antiallergische Therapie vor Paclitaxel zwingend!
[c] Berechnung der Carboplatindosis nach der Calvert-Formel (28).

Etoposid (EP) bzw. die zuerst von *Livingston* et al. beschriebene Kombination aus Adriamycin, Cyclophosphamid und Vincristin (= Oncovin), üblicherweise als CAV oder ACO abgekürzt (1, 14). Nach einer Evidenz-basierten aktuellen Richtlinie, die unter Auswertung von 21 randomisierten Studien erstellt wurde, konnte für keines der verschiedenen anderen Therapieprotokolle eine echte und/oder klinische relevante Überlegenheit nachgewiesen werden (14). Dies bedeutet, dass Cisplatin/Etoposid oder ACO bzw. die in der EORTC häufig verwandte ACE-Therapie, in der das Vincristin durch Etoposid ersetzt wurde, als Ersttherapie des kleinzelligen Lungenkarzinoms gewählt werden sollte. Die entsprechenden Protokolle sind in Tabelle 2 a und b dargestellt.

Eine Steigerung auf vier oder mehr Zytostatika führt zu größeren toxischen Nebenwirkungen, ohne die Gesamtprognose der Patienten wirklich entscheidend zu verbessern (14, 15). Bei nicht vorbehandelten Patienten im Stadium Limited Disease eines KLK werden heute mit den verschiedenen Kombinations-Chemotherapien plus thorakaler Bestrahlung Remissionsraten von 70–95%, einschließlich 40–70% kompletter Remissionen erzielt (3, 4, 16). Die mediane Überlebenszeit steigt auf zehn bis 15 Monate, bei Patienten mit Vollremission sogar auf bis zu 20 Monate an (3). Nach einem Jahr leben 40–70% der Patienten (3). Die Langzeiterfolge sind aber auch im Stadium Limited Disease immer noch nicht befriedigend, da erst in ca. 10% mit einer Langzeitremission (bis 5 Jahre und darüber hinaus) und damit mit einer möglichen Heilung gerechnet werden darf. Eine Untersuchung von *Janne* et al. zeigt, dass mit den derzeit üblichen Therapieprotokollen und einer zusätzlichen Strahlentherapie die Prognose seit 1976 zwar signifikant aber immer noch viel zu wenig gebessert werden konnte: die Fünfjahres-Übelebensrate stieg nur von 5% auf 12% an (17).

Im Stadium Extensive Disease können mit den verschiedenen Therapieprotokollen ggf. noch sehr hohe Remissionsraten von 50–90% erzielt werden, die Zahl der klinischen Vollremissionen liegt jedoch nur zwischen 20% und 50% (4). Die mediane Überlebenszeit steigt auf sieben bis zehn Monate, die Einjahres-Überlebensrate auf 20–40% an. Selbst nach Erreichen einer Vollremission kommt es in der Mehrzahl der Fälle sehr rasch zu einem Rückfall der Erkrankung. Langzeitremissionen und Heilungen sind in diesem Stadium leider nur auf seltene Einzelfälle beschränkt.

In Tabelle 2 a und b sind verschiedene Zytostatika-Kombinationen aufgeführt, deren Effektivität und Praktikabilität an meist großen Fallzahlen bewiesen wurden. Im Gegensatz zum nichtkleinzelligen LK profitiert die Mehrzahl der Patienten mit KLK von einer Chemotherapie, sodass damit selbst in fortgeschrittenen Fällen eine Chemotherapie angestrebt werden muss.

Alle Versuche, ein Therapieprotokoll zu finden, das den anderen etablierten Protokollen in Bezug auf Remissionsraten und besonders auf das Langzeitüberleben überlegen ist, schlugen leider fehl. Nach der Metaanalyse von *Laurie* et al. sind Cisplatin/Etoposid (EP) und ACO immer noch die Standardtherapie (14). Eine Metaanalyse von *Pujol* et al. belegt, dass Cisplatin-haltige Protokolle zu signifikant besseren Ergebnissen führen als Therapien ohne dieses Alkylanz (24): Die Remissionsraten steigen von 62% auf 69% und die Überlebensraten von 65,8% auf 68,4% nach sechs Monaten und von 24,4% auf 28,8% nach 12 Monaten an. Daten zum Langzeitüberleben wurden leider nicht angegeben (24).

Diese Daten bedeuten, dass der klinische Gewinn durch die Zugabe von Cisplatin vergleichsweise gering ist. Die Wahl der Therapie wird außerhalb von Studien daher die spezifischen Toxizitäten und die individuelle Patientensituation berücksichtigen:

Unter ACO sind besonders die mögliche Neurotoxizität (Oncovin = Vincristin) und die Kardiotoxizität (Adriamycin) zu berücksichtigen, während für EP neben der Neurotoxizität die mögliche Nephrotoxizität und die Notwendigkeit einer forcierten Diurese zu bedenken sind. Die Nephrotoxizität und Wässerung sind bei der Gabe von Carboplatin von geringerer Relevanz. Ist an eine frühzeitige, d. h. simultane, Strahlentherapie gedacht, sollte wegen einer hohen Rate an Ösophagitis und kardiopulmonalen Problemen auf Anthrazyklin-haltige Kombinationen wie ACO und ACE verzichtet werden (14). Natürlich müssen für die Wahl des Protokolls immer auch der Allgemeinzustand und die Belastbarkeit des Patienten und seine Organfunktionen berücksichtigt werden.

Als Faustregel kann gelten, dass bei Patienten mit Limited Disease die Chemotherapie eher etwas intensiver und vor allem konsequent durchgeführt werden sollte. Im Stadium Extensive Disease sollten außerhalb von Studien zu intensive Protokolle vermieden werden, da bei gesteigerter Toxizität dennoch nicht mit besseren Langzeitergebnissen gerechnet werden darf. Die Toxizitäten der jeweiligen Einzelsubstanzen müssen zwingend berücksichtigt werden.

In Tabelle 2 a und b sind Therapieprotokolle für das KLK angegeben. Cisplatin/Etoposid ist eine der Standardtherapien des chemonaiven kleinzelligen Lungenkarzioms (11). In den verschiedenen Protokollen schwanken die Dosierungen für Cisplatin, während für Etoposid meist 100 mg/m^2 an den Tagen 1–3 angegeben werden (11, 25). Wir ersetzen in Tabelle 2 das ursprünglich angegebene Protokoll von *Natale* (25) durch die aktuell von *Noda* et al. angegebene Fassung (11).

Die Adriamycin-Kombinationen ACO und ACE zählen ebenfalls weiter zu den Standardchemotherapien für das kleinzellige Lungenkarzinom. Möchte man auf eine Cisplatin-haltige Primärtherapie verzichten, kommt besonders im Stadium Limited Disease und bei Patienten in guten Allgemeinzustand mit Extensive Disease die zuerst von *Klastersky* et al. angegebene ACE-Therapie (19), also die Kombination aus Adriamycin, Cyclophosphamid und Etoposid in Betracht. Diese Therapie zählt heute neben den verschiedenen ACO-Modifikationen und Platinhaltigen Kombinationen zu den am häufigsten angewandten Therapieprotokollen und ist in der EORTC immer noch ein Standard, gegen den neue Therapieansätze verglichen werden (26).

In der internationalen Literatur wird im Rahmen des ACO-Protokolls das Cyclophosphamid meist in einer Dosis von 1000 mg/m^2 gegeben. Im deutschen Sprachraum wird in einigen Zentren die von *Seeber* et al. angegebene ACO-I-Therapie angewandt, in der Endoxan nur mit 750 mg/m^2 angegeben wird (18), während andere Zentren die Dosis von 1000 mg/m^2 bevorzugen. In den Protokollen mit der höheren Cyclophosphamid-Dosis wird Adriamycin mit 45 mg/m^2 allerdings niedriger dosiert (27). Die ACO-I-Therapie ist im Vergleich z. B. zur ACE-Therapie etwas weniger toxisch und kann damit bei Patienten mit schlechterer Ausgangslage angewandt werden. In den verschiedenen ACO-Protokollen wechseln die Angaben zur Häufigkeit der Vincristin-Gabe. Während ursprünglich Vincristin von einigen Gruppen wöchentlich gegeben wurde, nahm man wegen der meist rasch entstehenden Vincristin-Polyneuropathie und auch aus Praktikabilitätsgründen hiervon Abstand. Heute wird Vincristin immer nur an den Therapietagen zusammen mit Adriamycin und Cyclophosphamid gegeben.

Die von *Drings* angegebene EPICO-Therapie führt zu ähnlichen Ergebnissen wie die klassische ACO-Therapie. In dieser Therapie wurde das Adriamycin durch Epirubicin ersetzt (20). Möglicherweise sind eine etwas geringere Kardiotoxizität und eine etwas bessere Verträglichkeit dieser Therapie von Vorteil (20).

Die weiteren in Tabelle 2 b angegeben Protokolle kommen in Betracht, wenn wegen einer eingeschränkten Nierenfunktion oder Problemen mit einer forcierten Diurese oder bereits bestehender Neuropathie das Cisplatin durch Carboplatin ersetzt und/oder auf Adriamycin verzichtet werden muss. In Kombinationstherapien sollte bei nicht vorbehandelten Patienten für Carboplatin eine AUC von 5 bis maximal 6 mg/ml × min angestrebt werden. Unter Kenntnis der Kreatininclearance kann die hierfür notwendige Carboplatin-Dosis leicht nach der Formel von Calvert berechnet werden (28).

Obwohl jeweils in einer randomisierten Studie ein Überlebensvorteil für die Kombinationen aus Cisplatin/Irinotecan bzw. Paclitaxel/Etoposid/Carboplatin nachgewiesen wurde (11, 22), sollte die Wertigkeit dieser Therapien durch weitere Studien weiter abgesichert werden. Möglicherweise könnte die Kombination aus Carboplatin/Gemcitabin für Patienten mit Kontraindikation gegen Cisplatin und Anthrazykline von Interesse sein. Immerhin erwies sich diese Kombination bei insgesamt 250 Patienten als ähnlich effektiv wie eine klassische Etoposid/Cisplatin-Therapie (29).

Dauer der Chemotherapie

Lange Zeit herrschte Unklarheit über die notwendige Dauer der Chemotherapie. *Spiro* et al. untersuchten in einer radomisierten Studie an 610 Patienten mit KLK (Limited Disease 32,1%; Extensive Disease 67,9%) den Einfluss der Therapiedauer auf Ansprechraten und Überleben (30). Mit 61% und 63% wurden nach vier und acht Therapiezyklen aus Cyclophosphamid/Vincristin und Etoposid praktisch identische Remissionsraten bestimmt. Die mediane Überlebenszeiten waren nach vier Therapiezyklen mit 43 Wochen (Limited) und 28 Wochen (Extensive) zwar signifikant kürzer als nach acht Therapiezyklen (48 bzw. 35 Wochen), der Unterschied war aber ohne größere klinische Relevanz, zumal eine erneute Chemotherapie (Adriamycin/Methotrexat) bei Relaps die medianen Überlebenszeiten weitgehend anglich (30). In weiteren randomisierten Studien wurde der Wert einer Erhaltungstherapie untersucht (31). In allen vier Studien mit zusammen mehr als 1500 Patienten konnte kein Überlebensgewinn durch eine Erhaltungstherapie nachgewiesen werden (31).

Auch eine aktuelle Studie von *Schiller* et al. konnte keine Vorteile für eine Erhaltungstherapie nachweisen (32). 223 Patienten mit KLK ED, die unter einer Cisplatin/Etoposid-Therapie wenigstens einen Krankheitsstillstand oder eine Remission erzielt hatten, wurden für eine Topotecan-Erhaltungstherapie oder in einen Kontrollarm randomisiert. Trotz der Erhaltungstherapie konnte die Prognose nicht verbessert werden! Nach diesen Ergebnissen und nach allgemeiner klinischer Erfahrung wird heute allgemein akzeptiert, dass beim KLK des Stadiums Limited Disease die Chemotherapie vier bis maximal sechs Zyklen umfassen sollte.

Im Stadium Extensive Disease ist das Vorgehen weniger klar definiert. In der Mehrzahl der Fälle wird man die Chemotherapie zumindest so lange fortsetzen, wie noch eine Besserung der Befunde, oft sehr gut über den Abfall der Tumormarker erfassbar, erzielt wird. Nach Erreichen eines optimalen Ergebnisses und möglicherweise zwei zusätzlichen Therapiezyklen wird man aber gerade nach der Studie von *Schiller* et al. auf eine automatische Therapiefortsetzung verzichten (32).

Nicht-Ansprechen und Relaps

Studien zur Zweitlinien-Monotherapie des KLK wurden mit Ausnahme des Topotecan nur vereinzelt und an sehr wenigen Patienten durchgeführt (7). Zumindest ein Teil der Patienten hat eine allerdings geringe Chance neben Topotecan auch auf Docetaxel, Gemcitabin, Paclitaxel oder Vinorelbin anzusprechen (7). Kommt es nach einer primären Remission erst nach einer längeren Therapiepause (> 3 Monate, Definition unterschiedlich) zu einem Rückfall, wird man erneut die ursprüngliche Therapie einleiten dürfen. Führt die primäre Chemotherapie nicht zu einem Ansprechen oder kommt es rasch unter einer noch laufenden oder erst kurz beendeten Chemotherapie zu einem erneuten Progress, muss auf eine andere Chemotherapie gewechselt werden. Mit z. B. Cisplatin/Etoposid können dann noch in ca. 30% – meist allerdings nur kurz anhaltende – Remissionen erzielt werden (23). Gerade bei diesen Patienten werden oft Kontraindikationen gegen Cisplatin gegeben sein. In einem Teil der Fälle kann dann auf Carboplatin gewechselt werden, das praktisch nicht nephrotoxisch ist und das daher eine kreislaufbelastende forcierte Diurese vermeidet.

Ist ein Therapiewechsel erforderlich, kann bei ausreichender Knochenmarkfunktion Topotecan gewählt werden, das in der Second-Line-Therapie primär sensitiver KLK immerhin in bis zu 38% eine erneute Remission ermöglicht und selbst bei primär progredienter Erkrankung vereinzelt eine Remission induziert (Tabelle 2) (9,33). In einer randomisierten Studie war eine Topotecan-Monotherapie (Remissionsrate 24,3%, mediane Überlebenszeit 24,7 Wochen) mindestens so effektiv wie die Kombination aus Adriamycin/Cyclophosphamid/Oncovin, die zu 17,3% bzw. 22 Wochen führte (34). In einer neuen Studie zeigten *Huber* und Mitarbeiter, dass 1,25 mg/m^2 Topotecan an den Tagen 1–5 zu gleichen Ergebnissen führt wie die bisherige Standarddosis von 1,5 mg/m^2 (35). Durch diese etwas niedrigere Topotecan-Dosis kann die Häufigkeit der KM-Toxität gesenkt werden.

Selbst bei den Patienten mit Limited Disease eines KLK wird im Laufe der Erkrankung in ca. ≥ 90% der Fälle eine Resistenz auch gegenüber den intensiveren Therapieprotokollen eintreten.

In diesen Fällen wird man auf eine Chemotherapie ganz verzichten und die palliativen Maßnahmen ganz in den Vordergrund stellen müssen.

Hochdosis-Chemotherapie?

Wegen der insgesamt immer noch unbefriedigenden Langzeitergebnisse der Chemotherapie des KLK hat man immer wieder versucht, die Ergebnisse durch eine Intensivierung der Chemotherapie zu verbessern. Vergleichsweise günstige Ergebnisse im Rahmen von Phase II-Studien mit kleinen Fallzahlen und hoch selektionierten Patienten müssen sehr kritisch gesehen werden. Letztlich kann der Beweis einer effektiveren Therapieform nur über randomisierte Studien erbracht werden. Nach einer Übersicht von *De Vore III* und *Johnson* (31) führten Hochdosis-Therapieprotokolle in vier von fünf Studien nicht zu einer signifikanten Überlebensverlängerung. Lediglich in einer Studie von *Arriagada* et al. mit einer relativ geringen Fallzahl von ca. 100 Patienten, die alle ein Stadium Limited Disease hatten, konnte durch eine Hochdosiskombination aus Platin, Cyclophosphamid, Adriamycin und Etoposid eine Verlängerung der medianen Überlebenszeit von ca. 14 auf ca. 18 Monate erzielt werden. Auch in einer aktuellen Studie von *Ardizzoni* et al. führte eine Dosisintensivierung ebenfalls nicht zu besseren Ergebnissen (26). Nach diesen Studien, die alle noch ohne Übertragung autologer Stammzellen durchgeführt wurden, und nach einer aktuellen Analyse von *Laurie* (14) ist derzeit außerhalb von Studien keine Indikation für eine Hochdosistherapie gegeben. Eine randomisierte Studie von *Steward* et al. spricht aber doch für eine möglichst große Dosisintensität gerade bei Patienten mit KLK mit mittlerer und guter Prognose (36): Eine bereits relativ intensive Kombination aus Vincristin, Ifosfamid, Carboplatin und Etoposid (6-mal alle 4 Wochen) wurde dadurch weiter intensiviert, dass die Therapiezyklen alle drei Wochen durchgeführt wurden: Die Toxität der Therapie war in beiden Studienarmen erheblich, sodass über 50% der Patienten eine febrile Neutropenie entwickelten und insgesamt 10% während der Therapiephase starben. Bei gleichermaßen hohen Remissionsraten von über 80% konnte die Überlebenszeit aber für die Patienten im intensivierten Therapiearm von median 351 auf 443 Tage gesteigert werden, und nach zwei Jahren überlebten 33% gegenüber 18% (36). Die zusätzliche Gabe von GM-CSF, die im Rahmen der Studie ebenfalls randomisiert untersucht wurde, hatte keinen Einfluss auf die Toxizitätsrate. Bedenkt man die erheblichen Nebenwirkungen in beiden Therapiearmen, die vergleichsweise geringen Fallzahlen und den höheren Prozentsatz von Patienten mit hohem Karnofsky-Index und Stadium Limited Disease im intensivierten Therapiearm, müssen die Ergebnisse doch sehr kritisch gesehen werden und rechtfertigen keineswegs die Anwendung außerhalb von Studien.

Ob eine Hochdosis-Chemotherapie mit autologem Stammzell-Support die Prognose verbessern kann, ist derzeit weiterhin unklar (31). Außerhalb von Studien hat auch dieser Ansatz einer Hochdosistherapie keine Berechtigung. Eine jüngst erschienene Übersicht zur Hochdosis-Chemotherapie solider Tumoren betont dies noch einmal ganz besonders und fordert dringend weitere randomisierte Studien (37).

Prognosekriterien und Überleben mit der Chemotherapie

Das Stadium eines KLK (Limited – Extensive) ist für die Prognose entscheidend. In allen größeren Chemotherapiestudien wird der Überlebensvorteil für Patienten mit Limited Disease nachgewiesen. Im Stadium I ist die Prognose mit einer medianen Überlebenszeit von 386 Tagen am günstigsten, um im Stadium IV mit 164 Tagen auf weniger als die Hälfte abzufallen (38). Die mediane Überlebenszeit von 2580 Patienten verschiedener SWOG-Studien ist in Tabelle 3 in Abhängigkeit vom Stadium und anderen wichtigen Prognosekriterien dargestellt (39).

Im Stadium Limited Disease weisen folgende Parameter in der Univariat- wie in der Multivariat-Analyse hochsignifikant auf eine günstige Prognose hin: Normale LDH, guter Allgemeinzustand (Performance-Status 0–1), Alter unter 70 Jahre und weibliches Geschlecht (39, 40). Im Stadium Extensive Disease konnte für eine normale LDH und ein Alter unter 70 Jahren mit beiden Analyseformen ebenfalls ein hochsignifikanter Überlebensvorteil nachgewiesen werden (39). In diesem Stadium beeinflusst die Lokalisation und die Ausdehnung der Metastasen die Remissionsraten und die mediane Überlebenszeit (40): Bei alleinigem Pleurabefall betrug die Remissionsrate 60%, bei ≥ 3 Metastasen nur 41%. Die mediane Überlebenszeit fiel von 341 Tagen (nur Pleurabefall) über 275 Tage (eine Metastasenlokalisation außerhalb der Pleura) und 193 Tage (2 Metastasenlokalisationen) auf 168 Tage bei ≥ 3 Lokalisationen ab (40). Diese hier modellhaft vorgestellten Ergebnisse wurden durch zahlreiche andere Studien bestätigt (41). Die Art der Therapie beeinflusst hochsignifikant die Prognose der Patienten: Ohne Therapie beträgt die mediane Überlebenszeit beim KLK nach *Manegold* nur 58 Tage

Tabelle 3. Kleinzelliges LK: Mediane Überlebenszeit in Abhängigkeit von verschiedenen Prognosekriterien. Daten in verschiedenen SWOG-Studien (39).

ED, LDH-erhöht	6,3 Mo.
ED, alle	**7,2 Mo.**
ED, LDH-normal	10,5 Mo.
LD, LDH-erhöht	11,6 Mo.
LD, alle	**15,5 Mo.**
LD, LDH-normal	17,2 Mo.
LD, LDH-normal; Erguss +	13,9 Mo.
LD, LDH-normal; Erguss –	18,3 Mo.
LD, LDH-normal; Erguss –, Alter >70	14,7 Mo.
LD, LDH-normal; Erguss –, Alter <70	19,0 Mo.
LD, LDH-normal; Erguss –, Alter <70, männl.	17,7 Mo.
LD, LDH-normal; Erguss –, Alter <70, weibl.	24,4 Mo.

mit Chemotherapie 148 Tage, mit Chemo- und Strahlentherapie 303 Tage, nach Operation und adjuvanter Chemotherapie immerhin 452 Tage (38). Bei diesen Angaben ist zu bedenken, dass die hier angegebenen Zahlen nicht alleine die Effektivität der Therapieart widerspiegeln, sondern auch durch die unterschiedlichen Stadien und andere Prognosekriterien mit beeinflusst werden (38).

Diese kurzen Ausführungen über die wichtigsten Prognosekriterien wurden bewusst in dieses Kapitel über die Chemotherapie des KLK mit aufgenommen, damit klar wird, dass Studienergebnisse nur dann nachvollziehbar, verlässlich und vergleichbar sind, wenn alle wichtigen prognostischen Patientenkriterien mit aufgeführt sind. Eine (neue) Chemotherapie nur nach den Remissionsraten und der medianen Überlebenszeit beurteilen zu wollen, ist ohne die entscheidenden Zusatzangaben über die Patienten unmöglich.

Stellung der Chemotherapie im Gesamtkonzept beim kleinzelligen LK

An der Notwendigkeit einer Chemotherapie bei allen Stadien eines KLK besteht heute kein Zweifel. Selbst im Stadium Limited Disease würde wegen der sehr hohen Tendenz zu frühzeitiger Metastasierung eine lokal sonst sehr effektive Therapie wie Bestrahlung ± Operation nicht zu einer Überlebensverlängerung führen können. Nachdem aber selbst bei einer zunächst effektiven systemischen Chemotherapie mit Teil- oder Vollremission in einem hohen Prozentsatz Lokalrezidive im Vordergrund stehen, ist für jeden Patienten auch die Frage der optimalen Lokaltherapie zu diskutieren.

Im Stadium Limited Disease besteht kein Zweifel, dass die konsolidierende Strahlentherapie die Häufigkeit eines Lokalrezidivs senkt und die Gesamtprognose dieser Patienten verbessert (41, 42). Auch die Bedeutung der Operation beim kleinzelligen BK wird in letzter Zeit wieder positiver gesehen (43). Bei einer günstigen Konstellation, nämlich Stadium I (T1-2, N0, „Very Limited Disease") und peripherer Lage sollte heute die primäre Operation angestrebt werden. Auf jeden Fall muss anschließend eine adjuvante Chemotherapie folgen, wobei die gleichen Protokolle wie bei Limited Disease zum Einsatz kommen. Mit diesem Vorgehen können immerhin Fünfjahres-Überlebensraten von 26–64% erreicht werden. Im Stadium II liegen verbindliche Empfehlungen zur Operation nicht vor. Im Einzelfall kann eine Operation bei Patienten in Erwägung gezogen werden, die gut auf eine Chemotherapie angesprochen haben. Stellt sich im Rahmen einer Operation heraus, dass ein Stadium II eines KLK vorliegt, muss wiederum die adjuvante Chemotherapie angeschlossen werden. Im Stadium III eines KLK hat die Chirurgie derzeit keine entscheidende Bedeutung, weder primär vor noch sekundär nach erfolgreicher Chemotherapie.

Während die Strahlentherapie des Primärtumors im Stadium Limited Disease zusätzlich zur primären Chemotherapie zwingender Standard ist, war die prophylaktische Schädelbestrahlung bei diesen Patienten mit Vollremission auf die Chemo- plus Strahlentherapie lange Zeit umstritten. Erst eine kürzlich erschiene Metaanalyse von *Arriagada* belegt einen geringen, aber eindeutigen Überlebensvorteil (44). Ist eine Vollremission nicht erzielt worden, ist eine prophylaktische Schädelbestrahlung nicht indiziert.

Der Zeitpunkt der thorakalen Strahlentherapie im Stadium Limited Disease eines KLK wurde in mehreren randomisierten Studien untersucht. Zwei Metaanalysen weisen einen geringen aber signifikanten Überlebensvorteil nach, wenn eine frühe Strahlentherapie (Beginn innerhalb von 9 Wochen nach Einleitung der systemischen Chemotherapie) mit einem späteren Beginn verglichen wird (45, 46). Bisher ist der Unterschied im Überleben von + 17% allerdings nur nach zwei und nicht nach drei Jahren signifikant, und außerdem ist dieser noch sehr geringe Fortschritt an die Kombination der Strahlentherapie mit einer Cisplatin-haltigen Chemotherapie gebunden (45). Dies bedeutet, dass besonders Patienten im Stadium Limited Disease und in sehr gutem AZ mit einer Cisplatin-haltigen Chemotherapie behandelt werden, die frühzeitig durch die lokale Strahlentherapie ergänzt werden sollte.

Im Stadium Extensive Disease kann die Chemotherapie unter individuellen Gesichtspunkten durch strahlentherapeutische Maßnahmen ergänzt werden: Bei Lokalproblemen trotz Chemotherapie (Husten, Hämoptysen, Retentionspneumonie) kann ebenso wie bei einem guten Ansprechen mit Remission aller extrathorakalen Tumormanifestationen die lokale Strahlentherapie indiziert sein. Bei Bedarf müssen zur Palliation zusätzlich die lokale Laser- und die Brachytherapie sowie prothetische Maßnahmen in Betracht gezogen werden. Selbstverständlich ist eine Strahlentherapie bei Hirnmetastasen und/oder bei Skelettmetastasen mit Schmerzen und/oder Frakturgefahr gegeben.

Literatur

1. Livingston RB (1980) Small cell carcinoma of the lung. Blood 56: 575–584
2. Livingston RB (1988) Treatment of advanced non-small cell lung cancer: the Southwest Oncology Group experience. Semin Oncol 15 (suppl 7): 37–41
3. Morstyn G, Ihde DC, Lichter SA et al (1984) Small cell lung cancer 1973–1983: early progress and recent obstacles. Int J Radiat Oncol Biol Phys 10: 515–539
4. Niederle N, Schütte J (1985) Chemotherapeutic results in small cell lung cancer. Rec Results Cancer Res 97: 127–145
5. Johnson DA, Greco JA, Strupp J et al (1990) Prolonged administration of oral etoposide in patients with relapsed or refractory small-cell lung cancer: a phase II trial. J Clin Oncol 8: 1613–1617
6. Sorensen M, Lassen U, Hansen HH (1998) Current therapy of small cell lung cancer. Curr Opin Oncol 10: 133–138
7. Simon M, Argiris A, Murren JR (2004) Progress in the therapy of small cell lung cancer. Crit Rev Oncol Hematol 49: 119
8. Schiller J, Kim HM, Hutson P et al (1996) Phase II study of topotecan in patients with extensive stage small-cell carcinoma of ther lung. An Eastern Cooperative Oncology Group trial. J Clin Oncol 14: 2345–2352
9. Rocha Lima CM, Chiappori A (2003) Treatment of relapsed small cell lung cancer – a focus on the evolving role of topotecan. Lung Cancer 40: 229–236
10. Fukuoka M (2001) Role of topoisomerase I inhibitors in small cell-lung cancer. Oncology 15 (suppl 8): 9–13
11. Noda K, Nishiwaki Y, Kawahara M et al (2002) Irinotecan plus cisplatin compared with etoposide plus cisplatin for extensive small-cell lung cancer. N Engl J Med 346: 85–91
12. Rowinsky EK, Ettinger DS (1996) Drug development and new drugs for lung cancer. In: Pass HI, Mitchell JB, Johnson DH, Turrisi AT (eds) Lung cancer: Principles and practice. Lippincott-Raven, Philadelphia, pp 793–810
13. Schalhorn A, Sunder-Plassmann L (1999) Bronchialkarzinome. In: Wilmanns W, Huhn D, Wilms K (eds) Internistische Onkologie, 2. Aufl. Thieme, Stuttgart, pp 617–640
14. Laurie SA, Logan D, Markman BR et al (2004) Practice guidelines for the role of combination chemotherapy in the initial management of limited stage small-cell lung cancer. Lung Cancer 43: 223–240,
15. Pujol JL, Daures JP, Riviere A et al (2001) Etoposide plus cisplatin with or without the combination of epidoxorubicin plus cyclophosphamide in treatment of extensive small-cell lung cancer: a French Federation of Cancer Institutes multicenter phase III randomized study. J Natl Cancer Inst 93: 300–308
16. Ihde DC (1984) Current status of therapy for small cell carcinoma of the lung. Cancer 54: 2722–2728
17. Janne PA, Freidlin B, Saxman S et al (2002) Twenty-five years of clinical research for patients with limited-stage small cell lung carcinoma in North America. Cancer 95 (7): 1528–1538
18. Seeber S, Niederle N (1983) Chemotherapie des kleinzelligen Bronchialkarzinoms. In: Hellriegel KP, Sack H (eds) Bronchialkarzinom, Mammakarzinom. Springer, Berlin, pp 11–18
19. Klastersky J, Sculier JP, Dumont JP et al (1995) Combination chemotherapy with adriamycin, etoposide, and cyclophosphamide for small cell carcinoma of the lung. Cancer 56: 71–75
20. Drings P, Bülzebruck H, Hruska D et al (1986) EPICO in der Chemotherapie des kleinzelligen Bronchialkarzinoms. Aktuelle Onkologie 29: Fortschritte in der Chemotherapie, pp 104–114
21. Kosmidis PA, Samantas E, Fountzilas G et al (1994) Cisplatin/etoposide versus carboplatin/etoposide chemotherapy and irradiation in small-cell lung cancer: a randomized phase III study. Semin Oncol 21 (suppl 6): 23–30
22. Reck M, v Pawel J, Macha HN et al (2003) Randomized phase III trial of paclitaxel, etoposide, and carboplatin versus carboplatin, etoposide, and vincristine in patients with small cell lung cancer. J Natl Cancer Inst 95: 1118–1127
23. Evans WK, Osoba D, Feld R et al (1985) Etoposide (VP-16) and Cisplatin: an effective treatment for relapse in small-cell lung cancer. J Clin Oncol 3: 65–71
24. Pujol JL, Carestia L, Daurès JP (2000) Is there a case for cisplatin in the treatment of small-cell lung cancer? A meta-analysis of randomized trial of a cisplatin-containing regimen versus a regimen without this alkylating agent. Br J Cancer 83: 8–15
25. Natale R, Hilaris B, Golbey R et al (1979) Induction chemotherapy in small cell carcinoma of

the lung (SCCL). Proc AACR and ASCO 20: 343 (C-214)
26 Ardizoni A, Tjan-Heijnen VCG, Postmus PE et al (2002) Standard versus intensified chemotherapy with granulocyte colony-stimulating factor support in small-cell lung cancer: a prospective European Organization for Research and Treatment of Cancer Lung Cancer Group phase III trial 08923. J Clin Oncol 20: 3947–3955
27 Murren JR, Turrisi AT, Pass HI (2005) Small cell lung cancer. In: DeVita VT Jr, Hellman S, Rosenberg SA (eds) Cancer – principles and practice of oncology, 7th ed. Lippincott, Williams & Wilkins, Philadelphia, pp 810–843
28 Calvert AH, Newell DR, Gumbrell LA et al (1989) Carboplatin dosage: prospective evaluation of a simple formula based on renal function. J Clin Oncol 7: 1748–1756
29 James LE, Rudd R, Gower NH et al (2002) A phase III comparison of gemcitabine/carboplatin with cisplatin/etoposide in patients with poor prognosis small cell lung cancer. Proc ASCO 21: #1170
30 Spiro SG, Souhami RL, Geddes DM et al (1989) Duration of chemotherapy in small cell lung cancer: a Cancer Research Campaign trial. Br J Cancer 4: 578–583,
31 DeVore III RF, Johnson DH (1996) Chemotherapy of small cell lung cancer. In: Pass HI, Mitchell JB, Johnson DH, Turrisi AT (eds) Lung cancer: Principles and practice. Lippincott-Raven, Philadelphia, pp 825–835
32 Schiller JH, Adak S, Cella D et al (2001) Topotecan versus observation after cisplatin plus etoposide in extensive stage small-cell lung cancer: E7593 – a phase III trial of the Eastern Cooperative Oncology Group. J Clin Oncol 19: 2114–2122
33 Ardizzoni A, Hansen H, Dombernowsky P et al (1997) Topotecan, a new active drug in the second line treatment of small-cell lung cancer: a phase II study in patients with refractory and sensitive disease. J Clin Oncol 15: 2090–2096
34 von Pawel J, Schiller J, Shepherd F et al (1999) Topotecan versus cyclophosphamide, doxorubicin and vincristine for the treatment of patients with recurrent small cell lung cancer: a phase III study. J Clin Oncol 17: 658–667
35 Huber RM, Gatzemeier U, Gosse H et al (2000) Topotecan as second line treatment of small-cell lung cancer. Onkologie 23 (suppl 3): 9–12

36 Steward WP, v Pawel J, Gatzemeier U et al (1998) Effects of granulocyte-macrophage colony stimulation factor and dose intensification of V-ICE chemotherapy in small-cell lung cancer: a prospective randomized study of 300 patients. J Clin Oncol 16: 642–650
37 MacNeil M, Eisenhauer EA (1999) High-dose chemotherapy: is it standard management for any common solid tumor? Ann Oncol 10: 1145–1161
38 Manegold C, Bülzebruck H, Drings P et al (1989) Prognostische Faktoren beim kleinzelligen Bronchialkarzinom. Onkologie 12: 240–245
39 Albain KS, Crowley JJ, LeBlanc M et al (1990) Determinants of improved outcome in small cell lung cancer: an analysis of the 2,580-patients Southwest Oncology Group data base. J Clin Oncol 8: 1563–1574
40 Feld R, Sagman U, LeBlanc M (1996) Staging and prognostic factors: Small cell lung caner. In: Pass HI, Mitchell JB, Johnson DH, Turrisi AT (eds) Lung cancer: Principles and practice. Lippincott-Raven, Philadelphia, pp 495–509
41 Spiegelman D, Maurer H, Ware JH et al (1989) Prognostic factors in small-cell carcinoma of the lung: an analysis of 1521 patients. J Clin Oncol 7: 344–354
42 Pignon JP, Arriagada R, Ihde DC et al (1992) A meta-analysis of thorcic radiotherapy for small cell lung cancer. N Engl J Med. 327: 1618
43 Warde P, Payne D (1992) Does thoracic irradiation improve survival and local control in limited stage small-cell lung carcinoma of the lung. A meta-analysis. J Clin Oncol 10: 890
44 Aupérin A, Arriagada R, Pignon JP et al (1999) Prophylactic cranial irradiation for patients with small-cell lung cancer in complete remission. N Engl J Med 341: 476–484
45 Fried DB, Morris DE, Poole C et al (2004) Systematic review evaluating the timing of thoracic radiation therapy in combined modality therapy for limited stage small-cell lung cancer. J Clin Oncol 22: 4837–4845
46 Huncharek M, MaGarry R (2004) A Meta-analysis of the timing of chest irradiation in the combined modality treatment of limited stage small cell lung cancer. Oncologist 9: 665–672

Medikamentöse Therapie des metastasierten nicht-kleinzelligen Lungenkarzinoms (NKLK)

A. Schalhorn, R. M. Huber, J. von Pawel

Nach wie vor bestehen entscheidende Unterschiede in der Effektivität und in der Indikation zu einer Chemotherapie in Abhängigkeit vom histologischen Subtyp des Lungenkarzinoms: Im Gegensatz zum kleinzelligen Lungenkarzinom ist die Chemotherapie des NKLK trotz der in den letzten Jahren erzielten eindeutigen Fortschritte immer noch nicht befriedigend. Oft wurde der Wert der Chemotherapie in der Behandlung des NKLK überhaupt in Frage gestellt, obwohl auch früher bereits immer wieder Patienten von einer Chemotherapie durch eine Remission und besonders durch eine klinische Besserung erheblich profitierten. Erst durch eine Metaanalyse von 52 randomisierten Studien und z. B. die Studie von *Cullen* et al., in der die MIC-Therapie (s. u.) mit einer alleinigen „best supportive care" verglichen wurde, konnte eindeutig belegt werden, dass Cisplatin-haltige Chemotherapien das Überleben signifikant verlängern (1). Die mediane Überlebenszeit stieg in der Studie von *Cullen* von 4,8 auf 6,9 Monate an, und in beiden Publikationen konnte nach einem Jahr eine um 10% höhere Überlebensrate nachgewiesen werden (1, 2). In der so wichtigen Metaanalyse, die randomisierte Studien vor 1995 berücksichtigte, konnte ein signifikanter Überlebensgewinn letztlich nur für Cisplatin-haltige Kombinationen gesichert werden (1). Zahlreiche moderne Kombinationen erwiesen sich ähnlich effektiv wie Cisplatin-haltige Therapien (s. u.), sodass Cisplatin heute oft z. B. durch Carboplatin ersetzt wird. Weitere jüngere randomisierte Studien belegen eindeutig, dass selbst Monotherapien in der Lage sind, das Überleben der Patienten (3–6) und/oder krankheitsbedingte Symptome und die Lebensqualität signifikant zu verbessern (3, 6, 7).

Monotherapie des NKLK

Ein Überblick von 134 Phase II-Untersuchungen (8) zur Monoaktivität beim nicht-kleinzelligen Lungenkarzinom, die 4340 Patienten umfasste, zeigte, dass nur fünf Substanzen (von 51) eine höhere Remissionsrate als 15% aufweisen (Tabelle 1). Auf die verschiedenen neuen Substanzen, die jeweils in ca. 20% fortgeschrittener metastasierter nicht-kleinzelliger LKs zu einer Remission führen, wird weiter unten ausführlicher eingegangen.

Carboplatin und Etoposid sind in der Monotherapie offensichtlich weniger wirksam als Ifosfamid, Vindesin/Vinblastin, Mitomycin C und Cisplatin, sind aber wichtige Partner im Rahmen von Kombinationstherapien (9, 10).

Die Dauer der mit diesen Monosubstanzen erzielten Remissionen ist mit üblicherweise zwei bis vier Monaten kurz. Für die in Tabelle 1 genannten Zytostatika gilt, dass die Monochemotherapie mit diesen Substanzen einer Poly-

Tabelle 1. Einzelsubstanzen in der Therapie des fortgeschrittenen bzw. metastasierten nicht-kleinzelligen Lungenkarzinoms (8).

Substanz	Pat.-Zahl	CR+PR
Ifosfamid	130	27%
Vindesin	370	18%
Vinblastin	22	18%
Mitomycin	88	17%
Cisplatin	305	16%
Carboplatin	491	11%
Etoposid	278	9%

chemotherapie bezüglich Remissionsraten und Remissionsdauer unterlegen ist.

Neue Substanzen

In den letzten Jahren wurde die Chemotherapie des fortgeschrittenen NKLK durch die Entwicklung neuer Substanzen erheblich bereichert, die in der Monotherapie in zahlreichen Studien zu Remissionsraten um 20% führen und die in der Mehrzahl zudem gut verträglich sind (Tabelle 2) (11, 12). Gemcitabin und Vinorelbin zählen ebenso wie die Taxane Docetaxel und Paclitaxel zum Standardrepertoir in der Therapie der NKLK. Das neue Antifolat Pemetrexed (MTA, multitargeted antifolate, LY231514) erwies sich nicht nur beim Pleuramesotheliom, sondern auch beim NKLK als effektiv (12, 13). Im Folgenden gehen wir auf diese fünf wichtigen Substanzen näher ein.

Docetaxel

Docetaxel ist ein semisynthetisches Taxan, das wie Paclitaxel seine Zytotoxizität über eine verstärkte Tubulinpolymerisation erfährt. In Phase II-Studien werden Ansprechraten von 18–38%, im Mittel um 25% angegeben (13). Auch in der Second-Line-Therapie können Remissionen erzielt werden (14, 15). Unter Dosierungen von 100 mg/m^2 kann bereits eine schwere Myelosuppression auftreten, weswegen sich heute vermehrt Protokolle mit der Gabe von 75 mg/m^2 alle drei Wochen durchsetzen (5, 16). Die Wirksamkeit von Docetaxel wird besonders durch zwei randomisierte Studien belegt, in denen das Taxan jeweils mit einer „best supportive care" verglichen wird (4, 5). Bei chemonaiven Patienten lebten im Therapiearm nach zwei Jahren immerhin 12%, im Kontrollarm jedoch kein Patient mehr (4). Sogar in der Second-Line nach Versagen einer Cisplatin-haltigen Therapie verlängert Docetaxel das mediane Überleben noch einmal signifikant um 2,6 Monate im Vergleich zu einer Kontrollgruppe mit „best supportive care" (5). Nach Versagen einer primären Chemotherapie bietet sich eine Zweittherpaie mit Docetaxel an (5).

Das allergische Potenzial von Docetaxel ist geringer als das von Paclitaxel, weswegen man auch mit einer alleinigen niedriger dosierten Steroidtherapie auskommt. Beginnend mindestens 12 Stunden vor der Docetaxel-Infusion werden üblicherweise sechs Dosen zu je 8 mg Dexamethason im Abstand von 12 h gegeben. Bei der wöchentlichen Therapie scheint nach unseren Erfahrungen die dreimalige Dexamethason-Gabe ausreichend zu sein. Die früher häufiger beschriebene Fluid-Retention tritt unter den Steroiden wesentlich seltener, später und weniger ausgeprägt auf. Als wichtige Nebenwirkung einer Langzeittherapie sind Nagelveränderungen zu nennen, die bei Fortsetzung der Therapie gelegentlich bis zu vollständigen Onycholyse führen können.

Gemcitabin

Gemcitabin ist ein doppelt fluoriertes Analogon von Deoxycytidin und entfaltet seine hauptsächliche Wirkung nach Einbau von dFdCTP in die DNA. In fünf Studien mit 67–161 und zusammen 467 Patienten wurde die Wirkung von Gemcitabin in der Monotherapie fortgeschrittener NKLK untersucht. Bei Einzeldosen von 800–1250 mg/m^2 wurden jeweils Remissionsraten von mindestens 20% bestimmt. Die Einzelwerte schwankten zwischen 20% und 26%, und die mediane Überlebenszeit betrug, soweit angegeben, zwischen 8,1 und 9,4 Monate (17). Bei diesen vergleichsweise sehr günstigen Ergebnissen ist zu berücksichtigen, dass der Anteil an Patienten mit metastasierter Erkrankung (Stadium IV) nur zwischen 42 und 65% lag. Dass Gemcitabin zu den effektiven Substanzen zählt, wird besonders durch zwei randomisierte Studien belegt, in denen Gemcitabin als Monotherapie mit einer früher oft als eine Art Standard angesehenen Cisplatin/Etoposid-Kombination verglichen wurde. Selbst in diesen randomisierten Studien mit zusammen 199 Patienten lag die Remissionsrate für Gemcitabin mit 18,2 bzw. 19,2% im Bereich von knapp 20% und unterschied sich nicht relevant von den Ergebnissen der wesentlich toxischeren Cisplatin/Etoposid-Kombinationen mit 15,3 und 20,8%. Auch in der medianen Überlebenszeit wurden keine signifikanten Unterschiede nachgewiesen (18–20).

Tabelle 2. Monochemotherapie des nicht-kleinzelligen Lungenkarzinoms mit neuen Substanzen nach (12, 22).

Substanz	Studien (n)	Patienten (n)	Remissionsraten (%)	
			Median	Bereich
Gemcitabin	5	398	21	16–25[a]
Vinorelbin	3	361	20	13–26[a]
Paclitaxel	7	259	27	21–33[a]
Docetaxel	6	205	26	19–32[a]
CPT-11	3	151	36	29–44[a]
Topotecan	3	115	11	5–18[a]
Pemetrexed	2	90		16–23

[a] Konfidenzintervall

Wichtig ist auch, dass nach *Gatzemeier* die Patienten unter Gemcitabin eine Symptomverbesserung zeigen, wobei besonders wichtig ist, dass Husten, Hämoptysen und Luftnot sich besonders bei mittlerer oder schwerer Ausprägung unter der Therapie in 73%, 100% bzw. 51% der Fälle bessern (17). Die Verträglichkeit von Gemcitabin ist gut, Übelkeit und Haarausfall (> 80% der Patienten ohne Haarausfall) sind im Allgemeinen kein Problem. Mit einer Leukopenie °IV oder Thrombopenie (≥ °III nach WHO) ist bei korrekter Anwendung und Auswertung von 790 Patienten nur in 5,7 bzw. 7,3% zu rechnen (21). Mukositis und Diarrhö treten in unter 10% auf. In ca. 1% können pulmonale Nebenwirkungen auftreten, die dann zum Abbruch der Therapie zwingen (17, 21).

In der Monotherapie hat sich die Infusion von 1000 mg/m^2 Gemcitabin an den Tagen 1, 8, 15 mit Wiederholung alle vier Wochen oder 1250 mg/m^2 an den Tagen 1 und 8 mit Wiederholung alle drei Wochen als sehr praktikabel durchgesetzt. Wichtig ist, dass die Infusionszeit von 30 min exakt eingehalten wird, da im Gegensatz zu z. B. 5-Fluorouracil die zeitliche Ausdehnung zu einer höheren Toxizität führt.

Paclitaxel

Nach entsprechender antiallergischer Vortherapie (Dexamethason 20 mg p. o. 12 h vor Therapie, Dexamethason 20 mg, 1 Amp. Sostril und 1 Amp Tavegil 1/2 h vor der Taxan-Gabe i. v.) ist Paclitaxel, das von den Taxanen als erstes für die klinische Anwendung zugelassen wurde, ein gut verträgliches Medikament, das in der Monotherapie in > 20% zu Remissionen führt. Nimmt man die Ergebnisse von sieben Studien mit zusammen mehr als 200 Patienten, geben *Carney* und Mitarbeiter Remissionsraten von 21–42% an (22), die damit im ähnlichen Bereich liegen wie die in Tabelle 2 angegebenen Daten von *Hansen* (21). In einer Studie von *Gatzemeier* et al. mit 58 Patienten wurde eine Remissionsrate von 24% erzielt, und die Überlebenszeit betrug immerhin zehn Monate (23, 24). In einer randomisierten Studie verglichen *Ransom* et al. bei fortgeschrittenem NKLK Paclitaxel (200 mg/m^2 als Dreistunden-Infusion alle 3 Wochen) mit einer besten supportiven Therapie (3): Das Überleben konnte um median 2,0 Monate signifikant gesteigert werden. Üblicherweise werden in der Monotherapie Paclitaxel-Dosen von 175–225 mg/m^2 alle drei Wochen infundiert. Die früher häufig angewandte 24-Stunden-Infusion ist weitgehend durch die wesentlich praktischere und gut verträgliche Dreistunden-Infusion ersetzt worden. In letzter Zeit gewinnen auch wöchentliche Therapieprotokolle an Bedeutung. Mögliche knochenmarktoxische Nebenwirkungen sind im Allgemeinen durch Dosisanpassung leicht zu regulieren. Mit zunehmender Zeitdauer können aber neurotoxische Nebenwirkungen, Arthralgien und Myalgien auftreten, die zum Abbruch der Therapie zwingen können.

Pemetrexed

Pemetrexed (**m**ul**ti**targeted **a**ntifolate = MTA; Alimta®) ist ein neuer Antimetabolit, der im Gegensatz zum Methotrexat nicht nur die Dihydrofolatreduktase sondern auch die Thymidylatsynthase und die Glycinamid-Ribonukleotid-Formyltransferase, wichtige Enzyme für die Pyrimidin- und Purinsynthese, hemmt (12). In mehreren Phase II-Studien konnte die Effektivität von Pemetrexed in der Therapie des fortgeschrittenen NKLK nachgewiesen werden: In der Ersttherapie langen die Remissionsraten zwischen 16 und 23% (12), und in einer Studie zur Zweittherapie bei 9%, wobei Patienten ohne Platin-haltige Vortherapie in 14% ansprachen (12). Die Bedeutung von Pemetrexed für die Zweittherapie des NKLK wurde durch eine große randomisierte Phase III-Studie von *Hanna* et al. an 571 Patienten, die auf eine Ersttherapie nicht mehr ansprachen, abgesichert (16). Die Patienten erhielten entweder Docetaxel oder Pemetrexed. Bei ca. 3/4 der Patienten lag ein Stadium IV vor, ca. 90% hatten bereits eine Platin- und ca. 1/4 eine Taxan-haltige Therapie erhalten. In beiden Studienarmen wurde in knapp 10% eine Remission erzielt, und in Abhängigkeit von der Effektivität der Primärtherapie wurde in 40–50% ein Krankheitsstillstand erzielt. Auch in der medianen Überlebenszeit (7,9 versus 8,3 Monate) und der Einjahres-Überlebensrate (jeweils 29,7%) unterschieden sich Docetaxel und Pemetrexed nicht (16). In beiden Studienarmen profitierten die Patienten gleichermaßen von der Chemotherapie mit einer Besserung von Husten, Dyspnoe und Schmerzen. Unter der Maßgabe, dass Pemetrexed immer mit einer Vitamin B12- und Folsäure-Gabe supplementiert wird, ist die Verträglichkeit dieses Therapieansatzes sehr günstig. Pemetrexed in Kombination mit Folsäure und Vitamin B12 ist für die Second-Line-Therapie des NKLK zugelassen.

Vinorelbin

Vinorelbin ist ein semisynthetisches Vinca-Alkaloid, das wie die früheren Vinca-Alkaloide Velbe, Vincristin und Vindesin seine zytostatische Wirkung durch Bindung an Tubulin, die basische Proteinuntereinheit der zellulären Mikrotubuli mit sekundärer Schädigung des mitotischen Spindelapparates erlangt (25). Neben der intravenösen Form, mit der die meisten Studien durchgeführt wurden, liegt auch eine orale zugelassene Formulierung mit guter Bioäquivalenz vor. Da die Effekte von Vinorelbin auf die axonalen Mikrotubuli geringer ausgeprägt sind, treten neurotoxische Nebenwirkungen im Allgemeinen wesentlich seltener auf als bei den älteren Vinca-Alkaloiden. Die Wirkung von Vinorelbin beim NKLK wurde in zahlreichen Phase II- und III-Studien untersucht (25). In 13 Studien mit mindestens 23 bzw. 25 und maximal 191 und 206 Patienten wurden meist 30 mg/m^2 pro Woche gegeben. Die Remissionsraten schwankten bei nicht vorbehandelten Patienten zwischen 12 und 42% und führten bei gemeinsamer Auswertung der zusammen > 1000 Patienten zu einer Remissionsrate von 23,6% ± 9,6%, zu einer Remissionsdauer von 19,8 ± 6,4 Wochen und zu einer medianen Überlebenszeit von 32,5 ± 4,1 Wochen (25). Wichtig ist die randomisierte Studie von *Le Chevalier* et al., in der Vinorelbin mit Cisplatin in Kombination mit Vindesin oder Vinorelbin verglichen wird (26). Auch an einer großen Patientenpopulation konnte somit die Effektivität von Vinorelbin mit 14% Remissionen und einer medianen Überlebenszeit von 32 Wochen erneut belegt werden. Interessant sind die Ergebnisse einer randomisierten Studie von *Kelly* et al., in der die Kombination Cisplatin/Vinorelbin zu den gleichen Ergebnissen führte wie Carboplatin/Paclitaxel (27). Wichtig ist besonders auch eine Studie bei älteren Patienten (≥ 70 Jahre) mit fortgeschrittenem NKLK, bei denen eine Vinorelbin-Monotherapie (30 mg/m^2 d 1 und 8, alle drei Wochen) mit „best supportive care" verglichen wurde (6). Bei vergleichsweise guter Verträglichkeit konnte in 19,7% eine Remission erzielt werden. Das Überleben stieg im Vergleich zur Kontrollgruppe signifikant von 21 auf 28 Wochen an (6).

Die Verträglichkeit von Vinorelbin ist im Allgemeinen gut. Haarausfall ist meist gering ausgeprägt und erreicht in weniger als 5% den Schweregrad 3. Vinorelbin kann knochenmarktoxisch wirken. Unter Blutbildkontrollen und Dosisanpassung sind diese Nebenwirkungen aber im Allgemeinen gut zu beherrschen. Mit neurotoxischen Nebenwirkungen muss gerechnet werden, auch wenn diese wesentlich geringer ausgeprägt sind als unter Vincristin und Vindesin: Die Sehnenreflexe könne ausfallen, Parästhesien treten in < 7 % auf und bilden sich nach Absetzen langsam zurück. Auf mögliche intestinale Paresen ist zu achten, wenn diese auch nur sehr selten zu einem Ileus führen.

Kombinations-Chemotherapie

Bei früher schlechten Ansprechraten klassischer Zytostatika wie z. B. Doxorubicin, Cyclophosphamid und Methotrexat vermochten auch die verschiedenen Formen der Kombinations-Chemotherapie die Prognose des fortgeschrittenen nicht-kleinzelligen BK zunächst nicht entscheidend zu verbessern. Es setzten sich in 1980er Jahren zunächst Kombinationen der bisher zur Verfügung stehenden schwach wirksamen Einzelsubstanzen durch, wobei Cisplatin- und Ifosfamid-haltige Therapien die größte Bedeutung erlangten (28–30). Meist wurde Cisplatin mit einem Vinca-Alkaloid (Vinblastin oder Vindesin) und/oder Mitomycin-C oder Etoposid kombiniert (30). Vergleichsweise eine größere Bedeutung erlangten auch die Kombinationen aus Ifosfamid und Etoposid und das sog. MIC-Protokoll, das sich aus Mitomycin C, Ifosfamid und Cisplatin zusammensetzt (31). Sollte auf Platinsalze oder Ifosfamid verzichtet werden, wurde relativ häufig die Kombination aus Mitomycin C und Vindesin angewandt (30).

Da die neuen zumeist recht gut verträglichen Substanzen Docetaxel, Gemcitabin, Paclitaxel und Vinorelbin selbst in großen und oft randomisierten Studien (Auswahl: 11, 13, 17, 25, 32, 33) zu klinisch relevanten Remissionsraten um 20 % bei zumeist zufrieden stellender Verträglichkeit führen, lag es nahe, diese Substanzen mit Platinsalzen zu kombinieren. Eine aktuelle Metaanalyse bewertet die Effektivität von Platinbasierten Zweierkombinationen im Vergleich mit einer Monotherapie mit einer der neuen Substanzen (33). Die Monotherapie führt zu Remissionsraten von median 16 % (Bereich 11–41 %), während die Kombinationen zu einem Anstieg auf etwa das Doppelte führen (RR median 35 %, Bereich 28–41 %, OR 2,32; 95 % Konfidenzintervall 1,68–3,20). Auch das Überleben verbesserte sich unter den Kombinationen, wurde aber letztlich nur um 13 % verlängert (33).

Prinzipiell können bisher keine klinisch relevanten Unterschiede in der Effektivität nachgewiesen werden, wenn man Kombinationstherapien aus zumeist zwei der effektiven Monosubstanzen vergleicht. Einzelne Phase II-Studien mit besonders guten Ergebnissen müssen immer kritisch hinterfragt werden, da die Ergebnisse entscheidend auch von der Auswahl der Patienten beeinflusst werden: Hier ist besonders auf den Einfluss des AZ und des Stadiums auf die Remissionsraten und das Überleben hinzuweisen (34). Studien mit einem höheren Anteil an Patienten mit dem Tumorstadium IIIA-inoperabel oder IIIB werden natürlich zu besseren Ergebnissen führen als Studien, in denen der Anteil von Patienten mit bereits metastasiertem NKLK sehr hoch ist (33).

Randomisierte Studien

Bedingt durch die unterschiedlichen Patienten- und Tumorkriterien lässt sich der Stellenwert einer (neuen) Chemotherapie nur im direkten Vergleich mit anderen Therapien bestimmen. Im Folgenden werden wir daher nur auf randomisierte Studien eingehen, die jeweils mindestens 50 Patienten pro Studienarm enthalten. In der Übersicht (35) werden 15 randomisierte Studien zum Wert verschiedener Kombinationstherapien mit in der Mehrzahl > 100 und oft sogar > 200 Patienten je Studienarm mit zusammen knapp 7000 Patienten erfasst. Überwiegend wurden Zweierkombinationen verglichen, die zumeist ein Platinsalz und wenigstens eine der neuen Substanzen (Docetaxel, Gemcitabin, Paclitaxel, Vinorelbin) enthielten (35).

Eine genügende Belastbarkeit vorausgesetzt gilt heute in nahezu allen Zentren eine Kombination aus einem Platinsalz mit einer der neuen Substanzen (Gemcitabin, Taxan, Vinorelbin) als Standard. Die Frage nach der optimalen Kombination kann immer noch nicht eindeutig beantwortet werden, da bei Zusammenschau einer Vielzahl von Studien mit 38 Studienarmen und knapp 7000 Patienten die Überlebenszeiten mit zumeist sieben bis neun Monaten letztlich dicht beieinander liegen (35). Eine erste Metaanalyse aus 13 randomisierten Studien mit 4556 Patienten vergleicht Platin/Gemcitabin-Kombinationen mit anderen Platin-Therapien (36). Es wird eine signifikante Reduktion der Gesamtmortalität mit einer HR (Hazard Ratio) von 0,90 beschrieben (36). Die mediane Überlebenszeit liegt unter den Platin/Gemcitabin-Therapien mit 9,0 Monaten (Konfidenzintervall 8,6–9,3 Monate) etwas höher als in den Kontrollarmen mit 8,2 Monaten (CI 7,9–8,6 Monate), und nach einem Jahr wird eine um 3,9% höhere Überlebensrate erzielt (36). Dieser geringe Lebensgewinn (Anstieg der medianen Überlebenszeit um 24 Tage) sollte nicht überbewertet werden, da Fragen der Verträglichkeit und Toxizität in der Auswertung nicht berücksichtigt wurden. In einer großen randomisierten Studie mit 1218 Patienten konnte zwar eine signifikant höhere Remissionsrate unter Cisplatin/Docetaxel nachgewiesen werden, klinisch wirklich Unterschiede bezüglich des Überlebens wurden aber im Vergleich Cisplatin/Docetaxel gegenüber Cisplatin/Vinorelbin nicht erzielt (37) (siehe auch Tabelle 3). Die Wertung der Ergebnisse, insbesondere der Tolerabilität wird aber dadurch erschwert, dass in dem Vinorelbin-Arm Cisplatin um 1/3 höher dosiert wurde als im Docetaxel-Arm.

Aus der Vielzahl der Therapieansätze stellen wir in Tabelle 3 neuere Studien mit jeweils mindestens drei Studienarmen und Gesamtfallzahlen von 612 bis 1218 Patienten dar, die zudem aktuelle Kombinationen mit einem Platinsalz und einem der neuen effektiven Monotherapeutika vergleichen (37–40): Zehn verschiedene Kombinationen aus Cis- oder Carboplatin mit den neuen Substanzen Docetaxel, Gemcitabin, Paclitaxel und Vinorelbin werden verglichen: In keinem Fall erwies sich eines der Protokolle den anderen bezüglich Remissionsraten, medianer Überlebenszeit und Einjahres-Überlebensrate wirklich, d. h. klinisch relevant überlegen (37–40). In der Studie mit dem niedrigstem Anteil an Stadium IV liegen die medianen Überlebenszeiten um zehn Monate (37) und in der Studie mit dem höchsten Anteil liegen sie bei acht Monaten (39).

In diesem Zusammenhang darf noch einmal auf die seit langem bekannten Zusammenhänge

Tabelle 3. Phase III-Studien mit ≥ 3 Studienarmen in der First-Line-Behandlung des fortgeschrittenen NKLK (37–40). Angabe der Medianwerte (TTP = Zeit bis Progression).

	Pat.	AZ (%)	Stad. IV (%)	CR / PR (Monate)	TTP (Monate)	Med. ÜLZ (Monate)	1-J-ÜLR (%)
Van Meerbeek 2001 (38)		PS 0/1					
	480	88	79				
Cisplatin/Paclitaxel				31		8,1	35,5
Cisplatin/Gemcitabin				36		8,8	36,2
Paclitaxel/Gemcitabin				27		6,9	26,5
Schiller et al. 2002 (39)		PS 0/1					
	1155	94	87	19	3,6	7,9	33
Cisplatin/Paclitaxel	288	94	89	21	3,4	7,8	31
Cisplatin/Gemcitabin	288	95	86	22	4,2	8,1	36
Cisplatin/Docetaxel	289	94	86	17	3,7	7,4	31
Carboplatin/Paclitaxel	290	95	86	17	3,1	8,1	34
Scagliotti et al. 2002 (40)	612	PS 0/1					
Cisplatin/Gemcitabin	205	95	81	30	5,5	9,8	37
Carboplatin/Paclitaxel	201	92	82	32	5,5	9,9	43
Cisplatin/Vinorelbin	203	92	81	30	4,6	9,5	37
Fossella 2004 (37)	1218	KPS ≥ 80					
Cisplatin/Docetaxel	408	96	67	31,6	22	11,3	46
Carboplatin/Docetaxel	406	96	68	23,9	20	9,4	38
Cisplatin/Vinorelbin	404	96	67	24,5	23	10,1	41

Tabelle 4. Toxizitäten der vier Therapiearme der Phase III-Studie von *Schiller* et al. (39). Angaben in %.

	Toxizitäten			
	Cisplatin/ Paclitaxel (n = 300)	Cisplatin/ Gemcitabin (n = 293)	Cisplatin/ Docetaxel (n = 297)	Carboplatin/ Paclitaxel (n = 293)
Neutropenie °4	57	39	48	43
Thrombopenie °4	2	28[a]	1	1
Übelkeit °3	25	37	24	9[a]
Neuropathie °3	5	9	5	10
Febrile Neutropenie °3/4	14	3[a]	10	4[a]
Nephrotoxizität ≥ °3	3	9[a]	3	1
Gesamttoxizitäten > °3	73	72	67	57[a]

[a] Unterschiede gegenüber Cisplatin/Paclitaxel signifikant.

zwischen Allgemeinzustand und Erfolg der Therapie hingewiesen werden. Unter anderen haben *Drings* und Mitarbeiter schon bei früheren Protokollen den Einfluss des Karnofsky-Index (KI) und des Stadiums auf die Remissionsraten von drei Ifosfamid-Kombinationen nachgewiesen (34). Bei einem KI von 90% und 100% sprachen 40% an, bei 70% und 80% noch 29%, während bei schlechtem Allgemeinzustand (KI 60% und 50%) nur noch 10% mit einer Remission reagierten (34).

Die Toxizitäten, die in der Studie von *Schiller* et al. besonders sorgfältig erfasst wurden (39), unterscheiden sich in Abhängigkeit von den gewählten Substanzen und Dosierungen erheblich (Tabelle 4). Bei der Bewertung der Toxizitätsdaten müssen die möglichen Toxizitäten der Einzelsubstanzen (z. B. Cisplatin!) und die unserer Meinung nach unterschiedliche Dosisintensität in den vier Protokollen (unterschiedliche Cisplatin-Dosierungen!) berücksichtigt werden.

Folgende Schlussfolgerungen lassen sich aus der großen Zahl früherer und der hier besprochenen Studien ziehen:
– Kombinationen führen im Vergleich zu einer Monotherapie zu höheren Remissionsraten führen zu einem geringen aber in der Metaanalyse signifikanten Überlebensgewinn,
– Cis/Carboplatin und eine neue Substanz enthaltende Kombinationen führen im Vergleich untereinander im Wesentlichen zu ähnlichen Ergebnissen,
– derzeit ist bezüglich der Effektivität der verschiedenen Chemotherapien eine Art Plateau erreicht worden (40),
– die Effektivität der Chemotherapie muss weiter verbessert werden (41),
– derzeit darf keine Therapie als der allgemein gültige Standard bezeichnet werden.

Second-Line-Therapie

Nach Versagen einer First-Line-Therapie waren früher die Chancen, auf eine Zweittherapie anzusprechen, so minimal, dass nur wenige Patienten erneut chemotherapiert wurden. Mit den zumeist recht gut verträglichen neuen Substanzen wurden in der jüngsten Zeit zahlreiche Phase II-Studien durchgeführt, die eindeutig zeigen, dass zumindest ein Teil der Patienten von einer Second-Line-Therapie profitieren kann (15). In Tabelle 5 sind die Ergebnisse von über 30 Phase II-Studien zur Second-Line-Monotherapie des NKLK in Anlehnung an *Huisman* (15) dargestellt. Naturgemäß schwanken die Ergebnisse in Abhängigkeit von der Patientenauswahl und vor allem der Vortherapie erheblich. Prinzipiell konnte aber belegt werden, dass mit den Substanzen Docetaxel, Gemcitabin und Paclitaxel in bis zu 15, maximal 20% eine Remission

Tabelle 5. Second-Line-Monotherapie des NKLK in Anlehnung an *Huisman* et al. (15). Es wurden nur Studien aufgenommen, in denen die angegebenen Zytostatika entsprechend den üblichen Standardprotokollen angewandt wurden. Die Medianwerte beziehen sich auf die Studienarme und nicht auf die Gesamtzahl der eingeschlossenen Patienten. Ergänzung durch (12, 29).

	Studien (n)	Patienten (n)	% Platin Vorbeh.	Remiss. Rate Med. (Bereich)	Med. ÜLZ Med. (Bereich)	1-J ÜLR Med. (Bereich)
Docetaxel	9	11–120	100	21% (7–27)	30 Wo (24–42)	27% (15–44)
Paclitaxel	5	11–35	91–100	?,3,9,14%	?,17+42 Wo	?,45%
Gemcitabin	10	16–83	?,79–100	17% (0–21)	?,30 Wo (22–36)	?,29+45%
Vinorelbin	3	10–18	?,87–100	0,0,20%	?,13 Wo	?
Vindesin	2	7–25	?	12+14%	?	?
Pemetrexed	1	44	100	5%	26 Wo	19%
	1	33	0	14%	18 Wo	24%

erzielt werden kann, obwohl in der Mehrzahl der Fälle bereits mit Cisplatin vorbehandelt worden war (15). Die Chancen sind etwas günstiger, wenn bereits die Ersttherapie effektiv gewesen ist. Auch wenn die Ergebnisse in den zitierten Arbeiten oft nicht vollständig dargestellt sind, können bei günstiger Konstellation noch eine mediane Überlebenszeit von bis über 30 Wochen und Einjahres-Überlebensraten von bis zu ca. 30% erzielt werden (15, 42). Den Beweis, dass eine Zweittherapie effektiv ist und von klinischem Nutzen sein kann, erbrachte die Phase III-Studie von *Shepherd* et al. (5): Im Vergleich zu einer „best supportive care" führte die Monotherapie mit 75 mg/m^2 Docetaxel alle drei Wochen zu einer signifikanten Überlebensverlängerung um 2,9 auf 7,5 Monate und zu einem klinischen Benefit (5). Bei Remissionsraten um 7% profitierten 47% der Patienten durch einen Krankheitsstillstand, und die Einjahres-Überlebensrate stieg von 11% auf 37% an. Diese Studie demonstriert aber auch die Bedeutung der richtigen Dosierung. Im Arm mit der höheren Docetaxel-Dosis von 100 mg/m^2 nahm die Toxizität unverhältnismäßig zu, und das Überleben war im Vergleich zum Kontrollarm nicht mehr verlängert (5). In einer weiteren randomisierten Studie wurden Docetaxel und Pemetrexed (mit Vitamin B12- und Folat-Supplementierung) verglichen: Die Remissionsraten lagen um 9% und die mediane Überlebenszeit unterschied sich mit 8,3 (Pemetrexed) und 7,9 Monaten (Docetaxel) ebenso wenig wie die Einjahres-Überlebensrate mit je 29,7% (16). Damit steht für die Zweittherapie des NKLK neben Docetaxel auch Pemetrexed als für diese Indikation zugelassene Substanz zur Verfügung.

Es liegen auch zahlreiche Phase II-Studien zu Kombinationen vor, wobei zumeist Zweierkombinationen mit Cis/Carboplatin, Docetaxel, Gemcitabin, MMC, Paclitaxel oder Vinorelbin zum Einsatz kamen. Bei geringen Fallzahlen (9–83, meist um 20) schwanken die Ergebnisse wieder erheblich zwischen 0 und 25% und liegen oft bei 15% (15). Da diese Ergebnisse und die nur selten angegebenen Daten zur medianen Überlebenszeit und zu den Einjahres-Überlebensraten nicht besser als unter einer Monotherapie sind, ist eine Indikation zu einer Second-Line-Kombinationstherapie außerhalb von Studien nur im Einzelfall gegeben. Selbst wenn in einzelnen Studien bereits Remissionsraten bis 30% und noch einmal eine mediane Überlebenszeit von bis zu acht Monaten angegeben werden, darf nach der früheren Cisplatin-Gabe die oft nicht unerhebliche Knochenmarktoxizität nicht außer Acht gelassen werden (43). Wie bei allen Therapien des NKLK gilt, dass nur Patienten in wirklich gutem AZ Chancen auf ein erneutes Ansprechen haben (43).

Welche Chemotherapie wann?

Kann in Phase II-Studien die prinzipielle Effektivität einer Chemotherapie nachgewiesen werden, lässt sich die klinische Bedeutung einer Therapie und ihre Stellung im Gesamtkonzept erst im Vergleich mit anderen Therapien im Rahmen von Phase III-Studien absichern. Gerade eine Stratifizierung der Patienten und große Fallzahlen vermindern das Risiko, unterschiedliche Ergebnisse durch unterschiedliche Patienten erzielt zu haben. Für praktisch alle (neuen) Zytostatika für die Therapie des NKLK gilt, dass die Remissionsraten sinken, wenn die Ergebnisse der Phase II in randomisierten Phase III-Studien überprüft werden. Studien, die alle derzeit häufig empfohlenen und angewandten Kombinationen gleichzeitig randomisiert vergleichen, fehlen bei deren Vielzahl natürlich, da die notwendige Patientenzahl in die Tausende gehen würde. Einen guten Überblick über Kombinationen der neuen Substanzen Docetaxel, Gemcitabin, Paclitaxel, Vinorelbin mit Platinsalzen bekommt man, wenn man z. B. die Studienergebnisse der großen drei- bzw. vierarmigen Studien mit 480 bis 1218 Patienten von *Van Meerbeek*, *Schiller*, *Scagliotti* und *Fossella* (37–40) vergleichend darstellt (Tabelle 3).

In den Tabellen 6 und 7 sind Protokolle für die Chemotherapie des NKLK dargestellt. Gerade die erfreulich große Zahl randomisierter Phase III-Studien belegt eindrücklich, dass „die" Standardtherapie des fortgeschrittenen nicht-kleinzelligen Lungenkarzinoms leider nach wie vor nicht existiert. Gleichzeitig belegen die Studienergebnisse eindeutig, dass heute verschiedene Ansätze zur Verfügung stehen, die zumindest für einen zunehmend größer werdenden Teil der Patienten die Chancen auf ein Ansprechen und eine Überlebensverlängerung und vor allem auch auf Besserung klinischer Symptome wie z. B. Husten, Dyspnoe und Schmerzen beinhalten. Trotz der Vielzahl der Studien bleibt bei der Auswahl der Protokolle leider ein starker subjektiver Aspekt. Die früher als eine Art Standard geltenden Platin/Etoposid-Kombina-

Tabelle 6. Protokolle zur Monochemotherapie beim nicht-kleinzelligen Bronchialkarzinom.

Docetaxel (5, 16)[a]	
75 mg/m^2	Kurzinfusion, alle 3 Wochen
35 mg/m^2	Kurzinfusion, Tag 1, 8, 15, alle 3–4 Wochen
Gemcitabin	
1000 mg/m^2	30-min-Infusion, Tag 1, 8, 15, alle 4 Wochen
1250 mg/m^2	30-min-Infusion, Tag 1, 8, alle 3 Wochen
Paclitaxel[a]	
175–200 mg/m^2	3-h-Infusion, alle 3 Wochen
80–100 mg/m^2	wöchentliche 1- –3-h-Infusion
Vinorelbin	
25–30 mg/m^2	wöchentlich i. v.
30 mg/m^2	Tag 1 und 8, alle 3 Wochen bei älteren Patienten
Pemetrexed (16)	
500 mg/m^2	10-min-Infusion Tag 1, alle 3 Wochen
	+ Dexamethason 2 × 4 mg p.o., d -1, 1 und 2
	+ Folsäure- und Vit. B$_{12}$-Supplementierung: Folsäure 350–1000 µg als Dauertherapie täglich p. o. Vitamin B$_{12}$ 1 mg alle 9 Wo i.m. Beginn Folsäure und Vit. B$_{12}$ 7 Tage vor der 1 Gabe und 3 Wochen über die letzte Pemetrexed-Gabe hinaus

[a] Antiallergische Therapie vor Docetaxel und Paclitaxel zwingend erforderlich!

tionen haben durch die neuen Substanzen und deren Kombinationen untereinander oder mit Platinsalzen erheblich Konkurrenz bekommen, zumal – abgesehen von Cisplatin-haltigen Protokollen – die neuen Therapien meist praktikabler und besser verträglich sind. Da die Etoposid/Platin-Kombination in der Studie von *Bonomi* et al. einer modernen Kombination (mit Cisplatin/Paclitaxel) signifikant unterlegen ist (35), haben wir die früher oft genutzten Cisplatin- und Carboplatin/Etoposid-Kombinationen (24) nicht wieder aufgeführt. Obwohl Ifosfamid unzweifelhaft eine beim NKLK wirksame Substanz ist, hat es erheblich an Bedeutung verloren. Früher häufige Fünftage-Protokolle (in Kombination mit Etoposid), wie sie z. B. von *Drings* et al. angegeben wurden (28), können heute einem Patienten kaum empfohlen werden, wenn moderne Eintages-Therapien zumindest gleichwertige Ergebnisse bei besserer Verträglichkeit und größerer Praktikabilität ermöglichen. In der Kombination mit Cisplatin und MMC und als relativ intensive und aufwändige Tagestherapie gegeben, hat die von *Cullen* et al. so gut untersuchte und in ihrer Effektivität so gut belegte MIC-Kombination (31) besonders in Großbritannien weiter eine große Bedeutung.

Die im Text und teilweise tabellarisch (Tabelle 4) aufgeführten Studien belegen, dass Kombinationen aus Docetaxel, Gemcitabin, Paclitaxel und Vinorelbin mit einem Platinsalz zu Remissionsraten um 20–30% und zu einer medianen Überlebenszeit von meist acht bis neun Monaten führen, ohne dass wirklich relevante Unterschiede zwischen den Studienarmen bewiesen werden konnten. Die entsprechenden Therapieprotokolle sind in Tabelle 7 dargestellt. Wir haben uns bei der Mehrzahl der angegebenen Protokolle auf die in den randomisierten Studien verwandten Dosen gestützt. In der von *Schiller* et al. vorgestellten Studie waren toxische Nebenwirkungen von Cisplatin/Gemcitabin etwas stärker ausgeprägt, was aber nicht verwundert, da im Gegensatz zu den anderen Studienarmen Cisplatin nicht mit 75 mg/m^2 sondern 100 mg/m^2 dosiert wurde (39).

Tabelle 7.a) Cisplatin-haltige Protokolle zur Kombinationschemotherapie beim nicht-kleinzelligen Lungenkarzinom. Die Besonderheiten der jeweiligen Therapie sind im Text besprochen.

Cisplatin/Docetaxel (39)			
Cisplatin	75 mg/m^2	i.v.	Tag 1
Docetaxel[a]	75 mg/m^2	1 h i.v.	Tag 1
Wiederholung alle 3 Wochen			
Cisplatin/Gemcitabin (44)			
Cisplatin	70 mg/m^2	i.v.	Tag 1
Gemcitabin	1000 mg/m^2	30 min i.v.	Tag 1, 8
Wiederholung alle 3 Wochen			
Cisplatin/Paclitaxel (39)			
Cisplatin	75 mg/m^2	i.v.	Tag 1
Paclitaxel[b]	175 mg/m^2	3 h i.v.	Tag 1
Wiederholung alle 3 Wochen			
Cisplatin/Vinorelbin (45)			
Cisplatin	80 mg/m^2	Kurzinfusion.	Tag 1
Vinorelbin	30 mg/m^2	i.v.	Tag 1, 8, 15
Wiederholung alle 3 Wochen			
„MIC" Mitomycin C/Ifosfamid/Cisplatin (2)			
Mitomycin C	6 mg/m^2	Bolus i.v.	Stunde 1
Ifosfamid	3000 mg/m^2	Infusion	Stunde 1–4
Mesna	1000 mg/m^2	Infusion	Stunde 1–4
Mesna	600 mg/m^2	Kurzinfusion	Stunde 7
Cisplatin	50 mg/m^2	Infusion	Stunde 7–8
Mesna	600 mg/m^2	Kurzinfusion	Stunde 11
Wiederholung alle 3 (–4) Wochen			

[a] Antiallergische Therapie mit Dexamethason erforderlich.
[b] Antiallergische Therapie mit Dexamethason und H$_1$- und H$_2$-Rezeptorantagonisten zwingend erforderlich.

Da *Parra* et al. in einer randomisierten Phase II-Studie mit einem in der Dosis reduzierten Cisplatin/Gemcitabin-Protokoll sehr günstige Ergebnisse bei geringeren Nebenwirkungen auf die Thrombopoese beschrieben, haben wir diese Cisplatin/Gemcitabin-Kombination in die Tabelle 7a aufgenommen (44).

In den Paclitaxel-Kombinationen mit Cis- bzw. Carboplatin geben wir im Gegensatz zur Originalpublikation (39) die Dosis von 175 mg/m^2 Paclitaxel über 3 h i. v. an. Diese Dosis hat sich bei vielen anderen Tumortypen wie z. B. dem Ovarialkarzinom durchgesetzt und liegt zwischen den Dosierungen, die in der Studie von *Bonomi* et al. zu gleichen Remissionsraten geführt haben (35).

Nach neueren randomisierten Studien können auch Platin-freie Zweierkombinationen aus einem Taxan, Gemcitabin oder Vinorelbin zu günstigen Ergebnissen führen (47–50). Aus der Vielzahl möglicher Therapien haben wir zwei Taxan/Gemcitabin- und eine Vinorelbin/Gemcitabin-Kombinationen mit aufgenommen (47–50).

Bei der Wahl der Chemotherapie ist außerhalb von Studien die individuelle Situation des Patienten zu berücksichtigen, besonders sein Allgemeinzustand, klinische Symptome und seine Motivation. Je besser der AZ und je jünger das Alter des Patienten ist, um so eher wird man sich für eine der modernen Kombinationen entscheiden, da bei etwas höheren Chancen auf eine Remission und damit auf klinischen Benefit (z. B. Besserung von Symptomen) auch mögliche Nebenwirkungen zu rechtfertigen sind. Dann ist sicher die Kombination eines Platinsalzes mit einem Taxan, Gemcitabin oder Vinorelbin der Standard (33). In Grenzsituationen, in denen früher eine Chemotherapie im Allgemeinen

Tabelle 7.b) Cisplatin-freie Protokolle zur Kombinationschemotherapie beim nicht-kleinzelligen Lungenkarzinom. Die Besonderheiten der jeweiligen Therapie sind im Text besprochen.

Carboplatin/Paclitaxel			
Paclitaxel[a]	175 mg/m^2	3-h-Infusion	Tag 1
Carboplatin (AUC 5-6)	300 mg/m^2	Kurzinfusion	Tag 1
Wiederholung alle 3 Wochen			
Mitomycin C/Vinorelbin (46)			
Mitomycin C[b]	6–8 mg/m^2	i.v.	Tag 1
Vinorelbin	25 mg/m^2	i.v.	Tag 1 + 8
Wiederholung alle 3 Wochen			
Paclitaxel/Gemcitabin (47)			
Paclitaxel[a]	200 mg/m^2	3-h-Infusion	Tag 1
Gemcitabin	1000 mg/m^2	30-min-Infusion	Tag 1
Wiederholung alle 3 Wochen			
Docetaxel/Gemcitabin (48)			
Gemcitabin	1100 mg/m^2	30-min-Infusion	Tag 1 + 8
Docetaxel[c]	100 mg/m^2	1-h-Infusion	Tag 8
Wiederholung alle 3 Wochen			
Vinorelbin/Gemcitabin (49, 50)			
Gemcitabin	1000 mg/m^2	30 min Infusion	Tag 1 + 8
Vinorelbin	25 mg/m^2	15 min Infusion	Tag 1 + 8
Wiederholung alle 3 Wochen			

[a] Antiallergische Therapie mit Dexamethason und H_1- und H_2-Rezeptorantagonisten zwingend erforderlich.
[b] Gabe von ≥ 50 mg Solu-Decortin vor MMC i. v.
[c] Antiallergische Therapie mit Dexamethason erforderlich.

nicht mehr erlaubt war (z. B. Karnofsky-Index < 70%, internistische Begleiterkrankungen), wird man eher zu einer Monotherapie neigen. Die Wahl der Therapie sollte jeweils mögliche Nebenwirkungen und auch die Belastbarkeit des Patienten berücksichtigen. Bei den begrenzten Ressourcen wird die endgültigen Wahl der Therapie heute bei jeweils gleichwertigen Protokollen auch die sehr unterschiedlichen Kosten der Einzelsubstanzen und die Praktikabilität für den Therapeuten wie für den Patienten berücksichtigen müssen.

War man früher bei älteren Patienten mit einer Chemotherapie sehr zurückhaltend, konnte in einer aktuellen Auswertung von über 6000 Patienten gezeigt werden, dass auch Patienten im Alter von über 65 Jahren von einer Chemotherapie profitieren können (51). Befinden sich Patienten noch in einem guten AZ, sollte daher in jedem Einzelfall mit metastasierter Erkrankung eine palliative Chemotherapie in Betracht gezogen werden (6).

Die Frage, wie lange eine Chemotherapie des fortgeschrittenen NKLK andauern soll, ist noch nicht endgültig geklärt. Üblicherweise wird die Therapie für sechs Zyklen und/oder bis zum Progress der Erkrankung gegeben. Auch wenn eine aktuelle randomisierte Studie mit Vergleich von sechs versus drei Zyklen MVP (MMC/ Velbe/Cisplatin) für die längere Therapiedauer keine signifikanten Vorteile belegen kann (52), erscheint diese Frage nicht abschließend beantwortet, zumal diesbezügliche Studien mit den neuen, derzeit üblichen Therapieprotokollen noch nicht vorliegen. Wir gehen üblicherweise so vor, dass wir bei Ansprechen mindestens zwei Zyklen über den maximalen Therapieerfolg hinaus geben und dass wir bei primär sehr aggressiv verlaufender Erkrankung oft auch über diesen Zeitpunkt hinaus behandeln, wenn es der AZ des Patienten zulässt.

Kommt es unter einer laufenden Chemotherapie zu einem Progress, ist heute bei günstigen Patientenkriterien sehr wohl der Versuch einer Second-Line-Therapie gerechtfertigt. Wir erleben immer wieder Patienten, die durch den Wechsel auf eine neue Substanz oder eine neue Kombination profitieren. Dabei sind wir meist schon zufrieden, wenn sich Symptome erneut bessern oder wenn nach eindeutigem Progress wieder ein Krankheitsstillstand erreicht wird. Substanzen der Wahl sind in dieser Situation Docetaxel und Pemetrexed (5, 16).

Neue Therapieansätze: „Targeted" Therapien beim NKLK

Der Epidermal Growth Factor Receptor (EGFR) gehört zu der Gruppe der HER-Wachstumsfaktor-Rezeptoren, die Tumorzellwachstum, Differenzierung und Überleben regulieren. Die Bindung spezifischer Liganden wie z.B. EGF (Epidermal Growth Factor) oder TGF-α (Transforming Growth Factor alpha) aktiviert durch Bildung von Rezeptor-Homo- oder -Hetero-Dimeren die jedem dieser Rezeptoren typische intrazelluläre Tyrosinkinase-Domäne. Dieser Mechanismus setzt Signaltransduktions-Kaskaden in Gang, die die DNA-Synthese, das Zellwachstum und -überleben steuern (53). Am Ende der Signalkaskade steht für Tumorzellen ein Überlebensvorteil durch Schutz vor Apoptose, eine gesteigerte Proliferation, ein Dedifferenzierung der Zellen und eine Förderung von Angiogenese und Metastasierung. In verschiedenen Untersuchungen konnte gezeigt werden, dass EGFR bei soliden Tumoren und in 40–90% auch bei den nicht-kleinzelligen Lungenkarzinomen exprimiert wird.

Damit ist die Hemmung des EGFR ein sehr interessanter Ansatz für eine zielgerichtete („targeted") Therapie solider Tumoren und besonders auch des NKLK. Entsprechend dem Aufbau von EGFR bieten sich verschiedene Therapieansätze an:

Monoklonale Antikörper wie das Cetuximab sind gegen die extrazelluläre Domäne gerichtet und verhindern durch ihre Bindung an EGFR dessen Aktivierung durch Liganden wie z. B. EGF. Dieser Ansatz erwies sich bisher schon beim kolorektalen Karzinom als effektiv und führte bereits zur Zulassung für die Behandlung Irinotecan-refraktärer kolorektaler Karzinome. Ein zweiter Weg, die Aktivierung von EGFR zu unterbinden, ist die Hemmung der intrazellulären Rezeptor-Tyrosinkinase durch sog. „Small Molecules" wie Gefitinib oder Erlotinib (53). In der Therapie fortgeschrittener und chemotherapierefraktärer NKLK haben beide Substanzen zu viel versprechenden Ergebnissen geführt, die bisher bereits zur Zulassung in der Schweiz (Gefitinib) bzw. den USA (Erlotinib) geführt haben.

In zwei Phase II-Studien an Patienten mit fortgeschrittenem NKLK wurde die Wirkung von Gefitinib nach Versagen der Chemotherapie untersucht. In der IDEAL 1-Studie hatten alle 210 Patienten zumindest eine und 44% zwei Vortherapien erhalten. Unter 250 oder 500 mg Gefitinib täglich oral wurde in 18,4 bzw. 19,0% eine Remission erzielt, und etwa 1/3 der Patienten erreichte noch einen Krankheitsstillstand (54). In der IDEAL 2-Studie hatten alle Patienten bereits zwei und 30 bzw. 28% drei oder vier verschiedene Chemotherapien erhalten. Auch in dieser Studie sprachen unter 250 oder 500 mg Gefitinib Patienten auf die Tyrosinkinasehemmung an, auch wenn die Remissionsraten mit 12 bzw. 9% niedriger lagen (55). In beiden Studien profitierten Patienten auch durch klinische Besserung, und das mediane Überleben betrug noch einmal sechs bis acht Monate.

Bei diesen ermutigenden Ergebnissen war die Hoffnung groß, durch Kombination von Gefitinib oder Erlotinib mit einer First-Line-Chemotherapie die Ergebnisse zu verbessern. In vier großen randomisierten Studien (INTACT 1, INTACT 2, TALENT und TRIBUTE) war keiner der Tyrosinkinase-Inhibitoren in der Lage, die Effektivität so potenter Kombinationen wie Cisplatin/Gemzar oder Carboplatin/Paclitaxel weiter zu steigern: Remissionsraten und Überlebenszeiten mit und ohne Tyrosinkinase-Inhibition (TKI) unterschieden sich in den vier Studien nicht von einander.

Daher sind die Ergebnisse zweier Studien von entscheidender Bedeutung, in denen doppelblind und plazebokontrolliert Gefitinib oder Erlotinib nach Versagen einer Chemotherapie mit „best supportive care" verglichen wird. In beiden Studien werden unter der TKI Remissionen erzielt und eine Verlängerung des Überlebens nachgewiesen, die für Erlotinib statistisch signifikant waren. In der BR21-Studie des NCIC (National Cancer Institute in Kanada) mit 150 mg Erlotinib täglich bei 488 Patienten (Kontrollarm mit Plazebo 243 Patienten) mit mindestens einer Vorbehandlung konnte in 9% eine Remission und in 35% ein Krankheitsstillstand erzielt werden, die Überlebenszeit stieg unter Erlotinib von 4,7 Monaten hoch signifikant (p 0,001) auf 6,7 Monate an (56).

Erfahrungsgemäß profitieren besonders Nichtraucher, Frauen und Patienten mit Adenokarzinom von einer Hemmung der Tyrosinkinase. Mutationen im EGFR scheinen das Ansprechen auf eine Hemmung der Tyrosinkinase z. B durch Gefitinib oder Erlotinib zu begünstigen. Ob aber Mutationen in der Tyrosinkinase-Domäne, die Expression von EGFR in der Histochemie oder eine Genamplifikation einen signifikanten Einfluss auf das Überleben unter einer Therapie z. B. mit Erlotinib haben, ist auch nach einer aktuellen Auswertung der BR21-Studie keineswegs klar (57). Die Suche nach und der Nachweis einer Mutation in der Tyrosinkinase-Domäne des EGFR sind derzeit nicht erforderlich, um nach Versagen einer Chemotherapie eine Therapie mit Gefitinib oder Erlotinib einzuleiten (57).

Wie unter einer Therapie mit dem EGFR-Antikörper Cetuximab ist auch unter einer oralen Hemmung der Rezeptor-Tyrosinkinase mit Gefitinib oder Erlotinib mit einem Hautausschlag zu rechnen, der in der BR21-Studie in 75% (Schweregrade 3 und 4: 9%) auftrat und der mit dem Überleben der Patienten korreliert (55). Gefitinib ist in der Schweiz zugelassen, und Erlotinib wird aufgrund der positiven Stellungnahme der EMEA voraussichtlich im Herbst 2005 in Deutschland zugelassen werden.

Literatur

1 Non-small Cell Lung Cancer Collaborative Group (1995) Chemotherapy in non-small cell lung cancer. A meta-analysis using updated data on individual patients from 52 randomised clinical trials. BMJ 311: 899–909
2 Cullen MH, Billingham LJ, Woodroffe CM et al (1999) Mitomycin, ifosfamide, and cisplatin in unresectable non-small cell lung cancer: Effects on survival and quality of life. J Clin Oncol 17: 3188–3194
3 Ransom M, Davidson N, Nicolson M et al (2000) Randomized trial of paclitaxel plus supportive care versus supportive care for patients with advanced non-small-cell lung cancer. J Natl Cancer Inst 92: 1074–1080

4 Roszkowski K, Pluzanska A, Krzakowski M et al (2000) A multicenter, randomized, phase III study of docetaxel plus best supportive care versus best supportive care in chemotherapy naive patients with metastatic or non-resectable localized non-small cell lung cancer. Lung Cancer 27: 145–157
5 Shepherd FA, Dancey J, Ramlau R et al (2000) Prospective randomized trial of docetaxel versus supportive care in patients with non-small-cell lung cancer previously treated with platinum based chemotherapy. J Clin Oncol 18: 2095–2103
6 The Elderly Lung Cancer Vinorelbine Italian Study Group (1999) Effects of vinorelbine on quality of life and survival of elderly patients with advanced non-small-cell lung cancer. J Natl Cancer Inst 91: 66–72
7 Anderson H, Hopwood P, Stephens RJ, et al (2000) Gemcitabine plus best supportive care (BSC) versus BSC in inoperable non-small cell lung cancer – a randomized trial with quality of life as the primary outcome. Br J Cancer 83: 447–453
8 Kris M (1985) An analysis of 134 phase II trials in non-small cell lung cancer. Proc ASCO 4: #39
9 Joss RA (1984) New agents in non-small cell lung cancer. Cancer Treat Rep 11: 205–236
10 Kreisman H et al (1987) Carboplatin or iproplatin in advanced non-small cell lung cancer: A Cancer and Leukemia Group B study. Cancer Treat Rep 71: 1049–1052
11 Hansen HH (1998) Is there any impact of new drugs on the outcome of lung cancer? Educational book of 23rd ESMO Congress Athens, pp 27–31
12 Adjei AA (2004) Pemetrexed (Alimta), a novel multitargeted antineoplastic agent. Clin Cancer Res 10 (suppl): 4276s–4280s
13 Shepherd FA (1999) Chemotherapy for non-small cell lung cancer: Have we reached a new plateau? Semin Oncol 26 (suppl 4): 3–11
14 Gandara DR, Vokes E, Green M et al (2000) Activity of docetaxel in platinum-treated non-small-cell lung cancer: Results of a phase II multicenter trial. J Clin Oncol 18: 131–135
15 Huisman C, Smit EF, Giaccone G, Postmus PE (2000) Second-line chemotherapy in relapsing or refractory non-small cell lung cancer: a review. J Clin Oncol 18: 3722–3730
16 Hanna N, Shepherd FA, Fossella FV et al (2004) Randomized phase III trial of pemetrexed versus docetaxel in patients with non-small-cell lung cancer previously treated with chemotherapy. J Clin Oncol 22: 1589–1597
17 Manegold C, Zatloukal P, Krejcy K, Blatter J (2000) Gemcitabine in non-small cell lung cancer. Invest New Drugs 18: 29–42
18 Manegold C (2001) Chemotherapy for advanced non-small cell lung cancer. Semin Oncol 28 (suppl 7): 1–6
19 Manegold C, Bergman B, Chemaissani A et al (1997) Single agent gemcitabine versus cisplatin-etoposide: early results of a randomized phase II study in locally advanced or metastatic non-small cell lung cancer. Ann Oncol 8: 525–529
20 Perng RP, Chen YM, Ming-Liu J et al (1997) Gemcitabine versus the combination of cisplatin and etoposide in patients with inoperable non-small cell lung cancer in a phase II randomized study. J Clin Oncol 15: 2097–2101
21 Cortes-Funes H, Martin C, Abratt R, Lund B (1997) Safety profile of gemcitabine – a novel anticancer agent in non-small cell lung cancer. Anti-cancer Drugs 8: 81–89
22 Carney DN (1996) Chemotherapy in the management of patients with inoperable non-small cell lung cancer. Semin Oncol 23 (suppl 16): 71–75
23 Gatzemeier U, Neuhaus R, Schlüter I et al (1996) Single-agent paclitaxcel as a 3-hour infusion. Semin Oncol 23 (suppl 16): 94–97
24 v Pawel J (2000) Chemotherapie des nicht-kleinzelligen Bronchialkarzinoms. In: Schalhorn A (ed) Tumorzentrum München Manual Tumoren der Lunge und des Mediastinums, 5. Aufl. Zuckschwerdt, München Wien New York, pp 70–78
25 Gralla R, Harper P, Johnson S, Delgado FM (1999) Vinorelbine in the treatment of non-small-cell lung cancer: Studies with single-agent stherapy and in combination with cisplatin. Ann Oncol 10 (suppl 5): S41–S45
26 Wozniak A, Crowley JJ, Balcerzak SP et al (1998) Randomized trial comparing cisplatin with cisplatin plus vinorelbine in the treatment of advanced non-small cell lung cancer: a Southwest Oncology Group study. J Clin Oncol 16: 2459–2465
27 Kelly K, Crowley J, Bunn PA (2001) Randomized phase III trial of paclitaxel plus caboplatin versus vinorelbine plus cisplatin in the treatment of patients with advanced non-small-cell lung cancer: a Southwest Oncology Group trial. J Clin Oncol 19: 3210–3218
28 Drings P, H. Becker H, Bülzebruck H et al (1990) Chemotherapie des fortgeschrittenen nichtkleinzelligen Bronchialkarzinoms mit Ifosfamid und Etoposid. Tumordiagn Ther 11: 79–84
29 Gralla RJ, Casper ES, Kelsen DP et al (1981) Cisplatin and vindesine combination chemotherapy for advanced carcinoma of the lung. Ann Intern Med 95: 414–420
30 Schalhorn A, Sunder-Plassmann L (2000) Bronchialkarzinome. In: Wilmanns W, Huhn D, Wilms K (eds) Internistische Onkologie, 2. Aufl. Thieme, Stuttgart, pp 617–640
31 Cullen MH, Joshi R, Chetiyawardana AD, Woodroffe CM (1988) Mitomycin, ifosfamide, and cis-platin in non-small cell lung cancer: treatment good enough to compare. Br J Cancer 58: 359–361
32 Le Chevalier T, Brisgand D, Douillard JY et al (1994) Randomized study of vinorelbine and cis-platin versus vindesine and cisplatin and vinorelbine alone in advanced non-small cell lung

cancer: Results of a European multicenter trial including 612 patients. J Clin Oncol 12: 360–367
33 Hotta K, Matsuo K, Ueoka H et al (2004) Addition of platinum compounds to a new agent in patients with advanced non-small cell lung cancer: a literature based meta-analysis of randomised trials. Ann Oncol 15: 1782–1789
34 Drings P, Becker H, Bülzebruck H et al (1988) Die Chemotherapie des nicht-kleinzelligen Bronchialkarzinoms mit Ifosfamid in Kombination mit Cisplatin, Etoposid oder Vindesin. Onkologie 11 (suppl 2): 47–56
35 Schalhorn A (2002) Moderne Chemotherapie beim Bronchialkarzinom. Internist 43: 416–430
36 Le Chevalier T, Scagliotti G, Natale R et al (2005) Efficacy of gemcitabine plus platinum chemotherapy compared with other platinum containing regimens in advanced non-small cell lung cancer: a meta-analysis of survival outcomes. Lung Cancer 47: 69–90
37 Fossella F, Pereira JR, von Pawel J et al (2004) Randomized, multinational, phase III study of docetaxel plus platinum combinations versus vinorelbine plus cisplatin for advanced non-small-cell lung cancer: the TAX 326 Study Group (2004). J Clin Oncol 21: 3016–3024
38 Van Meerbeek JP, Smit EF, Lianes P et al (2001) A EORTC randomized phase III trial of three chemotherapy regimens in advanced non-small cell lung cancer. Proc ASCO 20/1: 308a (#1228)
39 Schiller JH, Harrington D, Belani CP et al (2002) Comparison of four chemotherapy regimes for advanced non-small-cell lung cancer. N Engl J Med 346: 92–98
40 Scagliotti GV, De Marinis F, Rinaldi M et al (2002) Phase III randomized trial comparing three platinum based doublets in advanced non-small cell lung cancer. J Clin Oncol 20: 4285–4291
41 Breathnach OS, Freidlin B Cionley B et al (2001) Twenty-two years of phase III trials for patients with advanced non-small-cell lung cancer: sobering results. J Clin Oncol 19: 1734–1742
42 Fossella FV, DeVore R, Kerr RN et al (2000) Randomized phase III trial of docetaxel versus vinorelbine or ifosfamide in patients with advanced non-small-cell lung cancer previously treated with platinum containing chemotherapy regimens. J Clin Oncol 18: 2354–2362
43 Spiridonidis CH, Laufman LR, Carman L et al (2001) Second-line chemotherapy for non-small-cell lung cancer with monthly docetaxel and weekly gemcitabine: a phase II trial. Ann Oncol 12: 89–94
44 Parra H (2000) Superiority of three-week versus four-week schedule of cisplatin and gemcitabine: Results of a randomized II study. World Conference on Lung Cancer 2000, Abstract Book #155
45 Depierre A, Chastang C, Quoix E, Lebeau B et al (1994) Vinorelbine versus vinorelbine plus cisplatin in advanced non-small cell lung cancer: a randomized trial. Ann Oncol 5: 37–42
46 Milleron B, Brambilla C, Blanchon F et al (1991) Phase II study of combination of vinorelbine and mitomycin C in non-small cell lung cancer. In: Pierre Fabre Oncology (ed) Navelbine (vinorelbine). Update and new trends. John Libbey Eurotext, Paris, pp 151–156
47 Kosmidis P, Mylonakis N, Nicolaides C et al (2002) Paclitaxel plus carboplatin versus gemcitabine plus paclitaxel in advanced non-small-cell lung cancer: a phase III randomized trial. J Clin Oncol 20: 3578–3585
48 Georgoulias V, Papadakis E, Alexopoulos A et al (2001) Platinum-based and non-platinum-based chemotherapy in advanced non-small-cell lung cancer: a randomised multicentre trial. Lancet 357: 1478–1484
49 Gridelli C, Gallo C, Shepherd F et al (2003) Gemcitabine plus vinorelbine compared with cisplatin plus vinorelbine or cisplatin plus gemcitabine for advanced non-small-cell lung cancer: A phase III trial of the Italian GEMVIN investigators and the National Cancer Institute of Canada Clinical Trials Group. J Clin Oncol 21: 3025–3034
50 Laak E, Dickgreber N, Müller T et al (2004) Randomized phase III study of gemcitabine and vinorelbine versus gemcitabine, vinorelbine, and cisplatin in the treatment of advanced non-small-cell lung cancer. From the German and Swiss Lung Cancer Study Group. J Clin Oncol 22: 2348–2356
51 Earle GC, Tsai JS, Gelber RD et al (2001) Effectiveness of chemotherapy for advanced lung cancer in the elderly: Intrumental variable and propensity analysis. J Clin Oncol 19: 1064–1070
52 Smith IE, O'Brien MER, Talbot DC et al (2001) Duration of chemotherapy in advanced non-small-cell lung cancer: a randomized trial of three versus sic courses of mitomycin, vinblastine, and cisplatin. J Clin Oncol 19: 1336–1343
53 Baselga J (2001) The EGFR as a target for anticancer therapy – focus on cetuximab. Eur J Cancer 37: S16–S22
54 Fukuoka M, Yano S, Giaccone G et al (2003) Multi-institutional randomized phase II trial of gefitinib for previously treated patients with non-small-cell lung cancer. J Clin Oncol 21: 2237–2246
55 Kris MG, Natale RB, Herbst RS et al (2003) Efficacy of gefitinib, an inhibitor of the epidermal growth factor receptor tyrosine kinase, in symptomatic patients with non-small cell lung cancer. JAMA 290: 2149–2158
56 Shepherd FA, Pereira RJ, Ciuleanu T et al (2005) Erlotinib in previously treated non-small-cell lung cancer. N Engl J Med 353: 123–132
57 Tsao MS, Sakurada A, Cutz J-C et al (2005) Erlotinib in lung cancer – molecular and clinical predictors of outcome. N Engl J Med 353: 133–144

Immuntherapie des Lungenkarzinoms

D. Rüttinger, R. Hatz, H. Hautmann, R. M. Huber, H. Winter

Während lange Zeit umstritten war, ob das menschliche Immunsystem überhaupt eine bedeutende Rolle im Kampf gegen entstehende Tumoren spielt, gilt heute als gesichert, dass bei Krebspatienten von einem Versagen des hochpotenten, körpereigenen Immunsystems ausgegangen werden muss. Daraus leiten sich auch die wesentlichen Gründe ab, weshalb immuntherapeutische Ansätze bei der Behandlung des Lungenkarzinoms derzeit noch als experimentell einzustufen sind:
1. Die weitgehende Antigenübereinstimmung zwischen Tumorzellen und normalem Körpergewebe hat zur Folge, dass das Immunsystem die meisten Tumoren als „körpereigen" einstuft und eine relevante Immunantwort ausbleibt.
2. Auch bei einer ausgelösten immunologischen Reaktion sind Tumorzellen auf Grund ihrer hohen Mutationsrate ein schwer zu erfassendes Ziel für die Zellen des Immunsystems.
3. Viele Tumorzellen sind in der Lage, sich aktiv oder passiv (z. B. durch geringere Expression von Major-Histocompatibility (MHC)-Komplexen) dem Zugriff der immunkompetenten Zellen zu entziehen.

Oben genannte Punkte sind daher theoretische Grundlage der meisten immuntherapeutischen Behandlungskonzepte des nicht-kleinzelligen (NSCLC) und kleinzelligen (SCLC) Lungenkarzinoms. Unspezifische Immunmodulatoren wie intakte Bakterien, bakterielle Derivate und Zytokine sollen Antigen-präsentierende Zellen aktivieren, aufgenommene Tumorbestandteile im lymphatischen Gewebe den T-Lymphozyten zu präsentieren und so eine tumorspezifische Immunantwort auslösen. Weitaus mehr Aufmerksamkeit wird heute der spezifischen und unspezifischen Immuntherapie (aktiv und passiv) des Lungenkarzinoms zuteil. Diese Strategien basieren auf der Gabe von monoklonalen Antikörpern oder zellulären Bestandteilen des Immunsystems. Die therapeutische Impfung mit autologen oder allogenen Tumorzellen (oder deren definierten Proteinen oder Peptiden) zur Induktion einer humoralen und/oder zellulären Immunantwort stellt eine besonders nebenwirkungsarme Methode der aktiv-spezifischen Immuntherapie dar. Gentherapeutische Behandlungsmethoden des Lungenkarzinoms beruhen auf einer direkten genetischen Manipulation der Tumorzelle („gene replacement" und „suicide gene therapy") und/oder der immunkompetenten Zellen („immunogene therapy"). Im Folgenden soll eine Übersicht gegeben werden, die vorwiegend für die Therapie des Lungenkarzinoms relevante immuntherapeutische Behandlungsstrategien beleuchtet und ein besonderes Augenmerk auf neuere Entwicklungen mit bereits abgeschlossenen klinischen Studien legt.

Unspezifische Immunmodulatoren

Mit einiger Wahrscheinlichkeit wirken Immunmodulatoren als „danger signal" gegenüber Antigen-präsentierende Zellen (APC) (vor allem dendritische Zellen (DC)) und stimulieren diese, sonst nur schwach antigene Epitope den T-Lymphozyten zu präsentieren. Eine unspezifische Immunmodulation wurde bei Patienten mit Lungenkarzinom durch eine sehr heterogene Gruppe von Molekülen erreicht (Tabelle 1). Mit der Gabe von Bakterien oder bakteriellen Spaltprodukten wie Bacillus Cal-

Tabelle 1. Einsatz unspezifischer Immunmodulatoren in klinischen Studien.

Phase	Indikation	Immunmodulator	Patientenzahl	Referenz
I/II	NSCLC/SCLC	BCG	55	(1)
I/II	NSCLC/SCLC	C. parvum	400	(2)
II	NSCLC	M. vaccae	20	(3)
I/II	NSCLC/SCLC	Levamisol	99	(4)
I/II	SCLC	Thymosin	18	(5)
I/II	NSCLC	IFN-α	55	(6)
I	SCLC	GM-CSF	13	(7)

mette-Guérin (BCG) oder Corynebacterium parvum blieben signifikante klinische Erfolge allerdings aus. Andere Substanzgruppen wie das Anthelminthikum Levamisol oder bovine Thymushormone wirkten sich als Adjuvans zur Standardchemotherapie sogar negativ aus. Auch die systemische Applikation von Zytokinen wie IFN-α oder GM-CSF führte nicht zum erhofften Ergebnis. GM-CSF erlangte allerdings einige Bedeutung im Zusammenhang mit der Herstellung autologer Tumorzellvakzine (siehe unten).

Neuere Therapieansätze, die die Beeinflussung so genannter ko-stimulatorischer Moleküle (CTLA-4, B7.1, B7.2, CD40L) auf immunkompetenten Zellen bzw. APCs zum Ziel haben, wurden bei Patienten mit Lungenkarzinom bislang nur als allogene Tumorzellvakzinierung mit einer B7.1 (CD80) HLA-A genmodifizierten Adenokarzinomzelllinie umgesetzt. Die Verträglichkeit war hier bei gleichzeitig vielversprechender klinischer Ansprechrate gut.

Antikörper-basierte Immuntherapie des Lungenkarzinoms

Lange Zeit war Muromonab-CD3 (Orthoclone, OKT3) der einzige von der amerikanischen FDA zugelassene monoklonale Antikörper (mAB) überhaupt. Grund hierfür war vor allem die murine Herkunft der Antikörper und die daraus resultierende Antigenität bei Anwendung am Menschen. Die erhoffte Interaktion mit dem humanen Komplementsystem und die im Kampf gegen Tumorzellen erwünschte „antibody-dependent cellular cytotoxicity" (ADCC) blieben meist aus. Durch den Einsatz humaner oder humanisierter Antikörper konnten diese Probleme weitgehend überwunden werden, sodass heute elf monoklonale Antikörper eine FDA-Zulassung besitzen und sich mindestens 400 weitere in klinischer Erprobung befinden (8). In der Behandlung des Lungenkarzinoms wurden bislang vorwiegend Antikörper gegen den Rezeptor des Epidermal Growth Factors (EGFR) und seine Tyrosinkinase (EGFR-TK) sowie den Vascular Endothelial Growth Factor (VEGF) eingesetzt. In der klinischen Erprobung am weitesten fortgeschritten sind die EGFR-TK-Inhibitoren (sog. small molecules, die mit ATP um eine intrazelluläre Bindungsstelle der Tyrosinkinase wetteifern) Gefitinib (Iressa®) und Erlotinib (Tarceva®), der anti-EGFR-mAB Cetuximab (Erbitux®) und der anti-VEGF-mAB Bevacizumab (Avastin®).

Für Cetuximab (Erbitux®), die chimäre Form (Mensch:Maus) des ursprünglichen mAB 225, gelang bei NSCLC-Patienten damit der klinische Verträglichkeitsnachweis, eine schlüssige Aussage über die klinische Effektivität war auf Grund der geringen Patientenanzahl jedoch nicht möglich (9, 10). Mittlerweile wurden weitere Phase I-III-Studien mit anti-EGFR-mAB abgeschlossen, wobei sich die gute Verträglichkeit bestätigt hat, die klinische Response-Rate aber niedrig blieb (11).

Die Ergebnisse zur Kombinationstherapie der Tyrosinkinase-Inhibitoren Gefitinib und Erlotinib mit klassischen Chemotherapeutika waren negativ. Gefitinib (Iressa®) war in einer randomisierten Studie in der Rezidivtherapie der Behandlung mit „best supportive care" statistisch nicht überlegen, wohingegen Erlotinib dieser Nachweis gelang. Abschließende Studienergebnisse zur Anwendung als adjuvante Therapie liegen derzeit noch nicht vor.

Eine kürzlich veröffentliche Phase II-Studie und eine bis jetzt nur vorgetragene Phase III-Studie berichten über die erfolgreiche Anwendung des anti-VEGF-mAB Bevacizumab (Avastin®) mit und ohne Chemotherapie bei Patienten mit metastasiertem NSCLC (12, 13). Derzeit laufen weitere Studien mit Bevacizumab z. B. in Kombination mit dem EGFR-TK-Inhibitor Erlotinib (Tarceva®) oder als neoadjuvante Kombinationstherapie mit Paclitaxel und Carboplatin (14).

Das geringe zytotoxische Potenzial der meisten mAB soll in neuen Therapieansätzen durch die Kopplung an Toxine oder Radionuklide kompensiert werden. Bislang zugelassen sind der mAB Gemtuzumab Ozogamicin (Mylotarg®), der das Toxin Calicheamicin mit einem anti-CD33-spezifischen mAB verbindet und der mAB Ibritumomab tiuxetan (Zevalin®), bei dem das Radionuklid ^{90}Y an einen anti-CD20-spezifischen mAB gekoppelt wurde. Für die Behandlung des Lungenkarzinoms stehen derartige Antikörper derzeit nicht zur Verfügung, wobei zurzeit eine Phase I-Studie zur Anwendung des Immunotoxins SS1(dsFv)-PE38 bei Patienten mit fortgeschrittenen, Mesothelin-positiven Tumoren läuft.

Auch andere Immunkonjungat-basierte Konzepte wie die so genannte „antibody-directed enzyme prodrug-Therapie" (ADEPT) finden beim Lungenkarzinom noch keine klinische Anwendung (15).

Spezifische und unspezifische, zelluläre Immuntherapie

Ziel der unspezifischen, zellulären Immuntherapie ist es, diejenigen Antitumor-Mechanismen anzustoßen, die unabhängig von einem spezifischen Tumorantigen funktionieren. „Lymphokine-activated killer cells" (LAK) sind mononukleäre Zellen aus dem peripheren Blut, die ex vivo mittels Interleukin-2 (IL-2) expandiert wurden. Der adoptive (intravenöse) Transfer dieser LAK-Zellen auf Patienten mit Nierenzellkarzinom und malignem Melanom hat zu einer signifikanten Verbesserung des Überlebens geführt, wobei eine Monotherapie mit IL-2 vergleichbare Ergebnisse erbrachte

(16). Für das Lungenkarzinom konnten Therapieansätze mit LAK-Zellen ebenso wenig überzeugen wie Therapieversuche mit so genannten „Monokine-activated killer cells" (MAK).

$CD8^+$ T-Lymphozyten sind mit einiger Wahrscheinlichkeit die hauptverantwortlichen Effektorzellen im Kampf des Immunsystems gegen den Tumor (17). Leider sind die zur Interaktion mit der Tumorzelle notwendigen MHC I-Moleküle auf vielen Zellen des NSCLC kaum oder gar nicht exprimiert (18). Trotz dieser Schwierigkeiten isolierten *Melioli* et al. 1996 Tumor-infiltrierende Lymphozyten (TIL) ($CD8^+$ und $CD4^+$) aus resezierten Tumoren von NSCLC-Patienten und reinfundierten diese Zellen in Kombination mit einer subkutanen IL-2-Injektion (19). Weitere Studien zur klinischen Effektivität einer TIL-Reinfusion bei Patienten mit NSCLC erbrachten wie die Studie von *Melioli* einen signifikanten Überlebensvorteil (20), litten aber ebenfalls unter dem enormen technischen Aufwand. Große Beachtung fand in diesem Zusammenhang die 2002 von *Dudley* et al. veröffentlichte Studie, in der Patienten mit metastasiertem malignem Melanom vor TIL-Infusion einer Chemotherapie zur Lymphopenie-Induktion unterzogen wurden (21). Mit diesem Konzept erreichten die Autoren eine Response-Rate von 45%. Derzeit wird versucht, diese Strategie auf die Therapie anderer solider Tumoren zu übertragen.

Therapeutische Vakzinierung

Im Gegensatz zur prophylaktischen Impfung gegen Infektionskrankheiten ist in der Tumortherapie nur eine therapeutische Vakzinierung relevant. Ziel ist es, spezifische Tumorantigene für das Immunsystem sichtbar zu machen. Als Antigenquelle kommen grundsätzlich autologe oder allogene Tumorzellen, definierte Proteine oder Peptide in Frage. Aufgrund des sehr heterogenen histologischen Bildes des Lungenkarzinoms ist die Informationslage über Tumorassoziierte Antigene (TAA) beim Lungenkarzinom noch immer unzureichend. Vor allem Tumorzellen, die genetisch derart manipuliert wurden, dass sie kontinuierlich GM-CSF produzieren (GVAX®), haben sich als Impfstoff

Tabelle 2. Veröffentlichte klinische Studien zur Vakzinierung bei NSCLC.

Phase	Stadium	Vakzine	Patientenzahl	Referenz
II	III/IV	Ctx ± M.vaccae	29	(3)
I	IV	GVAX®	33	(28)
I/II	IB-IV	GVAX®	43	(29)
I	IIIB/IV	MUC1	17	(30)

beim NSCLC in Phase I/II-Studien als viel versprechend bewährt (Tabelle 2.).

BLP25 ist eine Vakzine, die aus einer liposomalen Aufbereitung des Karzinom-assoziierten Mucins MUC1 besteht. MUC1 wird von vielen Adenokarzinomen, nicht jedoch von normalen epithelialen Zellen exprimiert. 17 NSCLC-Patienten (Stadium IIIB/IV) wurden in einer Phase I-Studie mit BLP25 behandelt. Eine objektivierbare Tumorreduktion wurde nicht beobachtet, da jedoch eine verbesserte Überlebensrate vermutet wurde, wurde eine anschließende Phase II-Studie initiiert und kürzlich abgeschlossen. Für die Therapie des kleinzelligen Lungenkarzinoms wurde die anti-idiotypische Vakzine BEC2 entwickelt. Die Impfung erfolgt hier mit einem mAB, der den Maus-mAB R24 erkennt, welcher wiederum an das auf Tumoren neuroendokrinen Ursprungs überexprimierte Gangliosid GD3 bindet. Im Vergleich mit einer historischen Kontrolle fand sich bei sieben (Limited Stage) von 15 Patienten ein positiver Trend im medianen Überleben. Die EORTC-Studie (Phase III), die die BEC2-Impfung mit einer Induktions-Radio-Chemotherapie kombiniert, zeigt allerdings keine Überlebensvorteile (22).

Etwa 30% der NSCLC exprimierten das Peptid MAGE-3 (23). Als Beispiel für eine Peptid-Vakzinierung läuft derzeit eine multinationale Phase II-Studie mit NSCLC-Patienten der MAGE-3⁺ Stadien IB/II (Vakzine: GSK 249553). Vorläufige Veröffentlichungen berichten zumindest von einer deutlichen humoralen und zellulären Immunantwort bei diesen Patienten.

Weitere Impfstoffe befinden sich in der frühen klinischen Erprobung (NSCLC und SCLC):
- G17-DT, ein Gastrin-17-Epitop (24) (da SCLC häufig eine hohe Gastrin-Expression aufweist, könnte dieser Ansatz erfolgreich aus der bislang durchgeführten Therapie gastrointestinaler Tumoren übertragen werden)
- mp53DC, mit mutiertem p53 geladene dendritische Zellen (25)
- Fucosyl GM1-KLH, ein weiteres Mucin (26)
- Fowlpox-CEA/Vaccinia-CEA (27)

Gentherapeutische Behandlungskonzepte

„Gene replacement"-Therapie

Experimentelle Bemühungen auf diesem Gebiet konzentrieren sich in erster Linie auf das beim Lungenkarzinom am häufigsten mutierte Gen: p53. Diese Mutationen führen zum Beispiel zu Störungen des für die Integrität des Genoms wichtigen apoptotischen Zelltodes. Swisher et al. beschreiben in ihrem Übersichtsartikel zu diesem Thema die p53-Gentherapie des Lungenkarzinoms als insgesamt anwendungssicher und eventuell zur lokoregionären Tumorkontrolle geeignet (31). Hauptproblem der bislang durchgeführten klinischen Studien ist der schwierige Transport des Genproduktes zur Tumorzelle.

Ein weiteres, lohnenswertes Ziel für eine „Gene replacement"-Therapie des Lungenkarzinoms könnte das ras-Onkogen sein (ras Mutationen finden sich bei ca. 20% der Adenokarzinome).

„Suicide gene"-Therapie

Durch Transfer von HSV-tk (Herpes-simplex-Thymidinkinase) sollen Tumorzellen gegenüber Gancyclovir, das normalerweise keine zytotoxische Potenz besitzt, sensibilisiert werden. Während klinische Studien beim Lungenkarzinom hierzu bislang nicht vorliegen, wurde das Konzept mit einigem Erfolg als intrapleurale Applikation beim Mesotheliom eingesetzt (32).

„Immunogene" Therapie

Ziel dieses Therapieansatzes ist es, die Immunogenität der Tumoren zu erhöhen und sie so für das körpereigene Immunsystem sichtbar zu machen. (Theoretischer) Vorteil dieses Konzeptes ist die Induktion einer systemischen Immunität. In klinischen Studien bei NSCLC/SCLC-Patienten wurden bislang mit einigem Erfolg vor allem ex vivo „immunogene" Therapien eingesetzt, bei denen autologe Tumorzellen, TILs oder dendritische Zellen durch Genmanipulation zur Sekretion verschiedener Zytokine (IL-2, IL-7, GM-CSF) angeregt wurden (33).

Viel versprechende Resultate wurden auch von der Anwendung Gen-modifizierter, viraler Vektoren berichtet. Ein Beispiel ist hier das Vaccina Ankara-Virus (MVA), das zur MUC1-Expression modifiziert wurde.

Anti-angiogenetische Gentherapien, wie z. B. der Transfer des mutierten Raf-Gens (34), befinden sich derzeit noch im präklinischen Stadium.

Schlussfolgerung

Das begrenzte Wissen über relevante Tumorantigene und dem Lungenkarzinom eigene „Tumor escape"-Mechanismen machen diese Krebsform für das Immunsystem besonders schwer fassbar. Dennoch hat sich im vergangenen Jahrzehnt ein spannendes und Erfolg versprechendes Forschungsgebiet mit zahlreichen unterschiedlichen Therapiekonzepten entwickelt. Es zeichnet sich ab, dass immuntherapeutische Strategien ihren Platz vor allem im Rahmen multimodaler Behandlungskonzepte im Sinne einer adjuvanten Therapie finden werden. Insbesondere die therapeutische Vakzinierung erscheint attraktiv durch die hohe Spezifität bei relativer Nebenwirkungsarmut. Die Immuntherapie des Lungenkarzinoms besitzt derzeit allerdings noch meist experimentellen Charakter.

Literatur

1 Millar JW, Roscoe P, Pearce SJ et al (1982) Five-year results of a controlled study of BCG immunotherapy after surgical resection in bronchogenic carcinoma. Thorax 37: 57–60
2 Bast RC, Zbar B, Borsos T et al (1974) BCG and cancer. N Engl J Med 290: 1458–1469
3 O'Brien ME, Saini A, Smith IE et al (2000) A randomized phase II study of SRL172 (Mycobacterium vaccae) combined with chemotherapy in patients with advanced inoperable non-small-cell lung cancer and mesothelioma. Br J Cancer 83: 853–857
4 Anthony HM, Mearns AJ, Mason MK et al (1979) Levamisole and surgery in bronchial carcinoma patients: increase in deaths from cardiorespiratory failure. Thorax 34: 4–12
5 Cohen MH, Chretien PB, Ihde DC et al (1979) Thymosine fraction V and intensive combination chemotherapy. JAMA 241: 1813–1815
6 Agarwala SS (2000) Interferon-alpha and -beta: clinical applications. In: Rosenberg SA (ed) Principles and practice of the biologic therapy of cancer. Lippincott Williams & Wilkins, Philadelphia, pp 275–285
7 Aman MJ, Stockdreher K, Thews A et al (1996) Regulation of immunomodulatory functions by granulocyte-macrophage colony-stimulating factor in vivo. Ann Hematol 73: 231–238
8 Gura T (2002) Magic bullets hit the target. Nature 417: 584–586
9 Baselga J (2000) New therapeutic agents targeting the epidermal growth factor receptor. J Clin Oncol 18: 54S–59S
10 Baselga J, Pfister D, Cooper MR et al (2000) Phase I studies of anti-epidermal growth factor receptor chimeric antibody C225 alone and in combination with cisplatin. J Clin Oncol 18: 904–914
11 Nguyen DM, Schrump DS (2004) Growth factor receptors for lung cancer therapy. Semin Thorac Cardiovasc Surg 16: 3–12
12 Johnson DH, Fehrenbacher L, Novotny WF et al (2004) Randomized phase II trial comparing bevacizumab plus carboplatin and paclitaxel with carboplatin and paclitaxel alone in previously untreated locally advanced or metastatic non-small-cell lung cancer. J Clin Oncol 22: 2184–2191
13 Sandler AB et al (2005) Oral presentation. ASCO
14 Sandler AB, Johnson DH, Herbst RS (2004) Antivascular endothelial growth factor monoclonals in non-small cell lung cancer. Clin Cancer Res 10: 4258s–4262s
15 Ghetie MA, Ghetie V, Vitetta ES (1996) The use of immunoconjugates in cancer therapy. Expert Opin Invest Drugs 5: 309–321
16 Bermers AJA, Parmiani G (2000) Immunology and immunotherapy of human cancer: present concepts and clinical developments. Crit Rev Oncol Hematol 34: 1–25

17 Carbone FR, Bevan MJ (1990) Class I-restricted processing and presentation of exogenous cell-associated antigen in vivo. J Exp Med 171: 377–387
18 Korkolopoulou P, Kaklamanis L, Pezzella F et al (1996) Loss of antigen-presenting molecules (MHC class I and TAP-I) in lung cancer. Br J Cancer 73: 148–153
19 Melioli G, Ratto GB, Ponte M et al (1996) Treatment of stage IIIb NSCLC with surgery followed by infusion of tumor infiltrating lymphocytes and recombinant interleukin-2: a pilot study. J Immunother Emphasis Tumor Immunol 19: 224–230
20 Ratto GB, Zino P, Mirabelli S et al (1996) A randomized trial of adoptive immunotherapy with tumor-infiltrating lymphocytes and interleukin-2 versus standard therapy in the postoperative treatment of resected non small cell lung carcinoma. Cancer 78: 244–251
21 Dudley ME, Wunderlich JR, Robbins PF et al (2002) Cancer regression and autoimmunity in patients after clonal repopulation with antitumor lymphocytes. Science 298: 850–854
22 Giaccone G et al (2004) Oral presentation. ASCO
23 Gotoh K, Yatabe Y, Sugiura T et al (1998) Frequency of MAGE-3 gene expression in HLA-A2 positive patients with non-small cell lung cancer. Lung Cancer 20: 117–125
24 Smith A, Justin T, Michaeli D et al (2000) Phase I/II study of G17-DT, an anti-gastrin immunogen, in advanced colorectal cancer. Clin Cancer Res 6: 4719–4724
25 Nikitina E, Clark J, Van Beynen J et al (2001) Dendritic cells transduced with full-length wild-type p53 generate anti-tumor cytotoxic T lymphocytes from peripheral blood of cancer patients. Clin Cancer Res 1: 2–4
26 Dickler M, Ragupathi G, Liu N et al (1999) Immunogenicity of a fucosyl-GM1-keyhole limpet hemocyanin conjugate vaccine in patients with small cell lung cancer. Clin Cancer Res 5: 2773–2779
27 Marshall JL, Arlen PM, Rizvi N et al (2002) A phase I study of sequential vaccinations with fowlpox-CEA (6D)-Tricom (B7/ICAM/LFA3) alone, and in combination with vaccinia-CEA (6D)-Tricom and GM-CSF in patients with CEA expressing carcinomas. Proc ASCO 21: 7a
28 Salgia R, Lynch T, Skarin A et al (2003) Vaccination with irradiated autologous tumor cells engineered to secrete granulocyte-macrophage colony stimulating factor augments anti-tumor immunity in patients with metastatic non-small cell lung carcinoma. J Clin Oncol 21: 624–630
29 Nemunaitis J, Sterman D, Jablons D et al (2004) Granulocyte-macrophage colony-stimulating factor gene-modified autologous tumor vaccines in non-small-cell lung cancer. J Natl Cancer Inst 96: 326–331
30 Palmer M, Parker J, Modi S et al (2001) Phase I study of the BLP25 (MUC1 Peptide) liposomale vaccine for active specific immunotherapy in stage IIIB/IV non-small-cell lung cancer. Clin Lung Cancer 3: 49–57
31 Swisher S, Roth J (2002) Clinical update of Ad-p53 gene therapy for lung cancer. Surg Oncol Clin North Am 11: 521–535
32 Sterman D, Treat J, Litzky L et al (2000) Adenovirus-mediated herpes simplex virus thymidine kinase gene delivery in patients with localized malignancy: results of a phase I clinical trial in malignant mesothelioma. Hum Gene Ther 9: 1083–1092
33 Hege KM, Carbone DP (2003) Lung cancer vaccines and gene therapy. Lung Cancer 41: S103–S113
34 Hood JD, Bednarski M, Frausto R et al (2002) Tumor regression by targeted gene delivery to the neovasculature. Science 296: 2404–2407

Multimodale Therapie des Lungenkarzinoms

R. M. Huber, A. Schalhorn

Bei den verschiedenen Formen des Lungenkarzinoms ist die alleinige Chirurgie, Strahlen- oder Chemotherapie selbst bei der stadiengerechten Anwendung meist nicht ausreichend effektiv, wirklich befriedigende Langzeitergebnisse zu erzielen. Daher versucht man in Abhängigkeit vom Stadium der Erkrankung, durch Kombination der verschiedenen Therapieverfahren die Ergebnisse zu verbessern. Wie schon in den Kapiteln Chirurgie, Strahlentherapie und Chemotherapie beschrieben, wird das jeweilige Vorgehen von der Histologie des Lungenkarzinoms entsprechend geprägt, sodass im Folgenden multimodale Therapieansätze getrennt für das kleinzellige Lungenkarzinom und für die Gruppe der nicht-kleinzelligen Lungenkarzinome besprochen werden.

Multimodale Therapie des kleinzelligen Lungenkarzinoms

Lokal begrenzte Stadien (Stadien I–IIIB)

Wegen des biologisch sehr aggressiven Verhaltens des kleinzelligen Lungenkarzinoms mit Tendenz zu sehr früher Metastasierung ist es heute Standard, dass auch in allen Fällen mit klinisch lokalisierter Erkrankung (Limited Disease) eine Chemotherapie durchgeführt werden muss. Dies bedeutet, dass auch in den sehr wenigen Fällen mit peripher gelegenem kleinem Tumor ohne Mediastinalbefall (T1/T2/N0/N1) nach der Operation vier bis sechs Zyklen einer adjuvanten Chemotherapie zwingend erfolgen müssen. Stellt sich bei einer Operation heraus, dass hiläre oder mediastinale Lymphknoten befallen waren, ist auch eine zusätzliche Bestrahlung indiziert. Eine prophylaktische Strahlentherapie des Schädels (PCI) senkt bei Patienten im Stadium Limited Disease mit einer Vollremission die Häufigkeit einer symptomatischen Hirnmetastasierung und ist mit einem Überlebensvorteil für die so Behandelten verbunden (siehe auch Kapitel „Strahlentherapie") (1, 2).

Bei der weit überwiegenden Mehrzahl der Patienten mit kleinzelligem Lungenkarzinom im Stadium Limited Disease sitzt der Tumor zentral und/oder hat bereits zu hilärem und/oder mediastinalem Lymphknotenbefall geführt, sodass eine primäre Operation in keinem Fall indiziert ist. Es sollte deshalb neben einer Chemotherapie eine lokoregionäre Radiotherapie von Primärtumor, mediastinalem und ggf. supraklavikulärem Lymphabflussgebiet erfolgen. Die frühzeitige Radiotherapie simultan zur Chemotherapie (in der Regel mit Cisplatin und Etoposid) scheint dem sequenziellen Ansatz bezüglich des Überlebens überlegen zu sein (3–6). Da es auch nach Chemo- und Strahlentherapie leider relativ häufig zu einem Lokalrezidiv kommen kann, wird in letzter Zeit vermehrt über eine sekundäre Operation diskutiert. Die Ergebnisse der verschiedenen Studien sind immer noch widersprüchlich, sodass eine sekundäre Operation derzeit außerhalb von Studien allenfalls in sehr wenigen Einzelfällen in Betracht gezogen werden darf. Die deutsche Studie zum Stellenwert der sekundären Therapie wurde leider vorzeitig abgebrochen.

Metastasiertes kleinzelliges Lungenkarzinom (Stadium IV)

Im Stadium Extensive Disease eines kleinzelligen Lungenkarzinoms steht die systemische Chemotherapie ganz im Vordergrund. Eine Kuration ist auch mit multimodalen Therapieansätzen heute leider nicht möglich. Daher muss über den Einsatz einer zusätzlichen Strahlentherapie in diesen Stadien immer unter Berücksichtigung des individuellen Krankheitsverlaufes und der Wirkung der Chemotherapie und unter Beachtung möglicher lokaler Probleme entschieden werden. Die Strahlentherapie kann die Ergebnisse der palliativen Therapie entscheidend verbessern. Auf diesen wichtigen Aspekt wird im Kapitel „Palliative Therapie" ausführlich eingegangen. Eine Operation des Primärtumors kommt im Allgemeinen nicht in Betracht, wenn man von seltenen Fällen absieht, in denen lokale Komplikationen (Blutungen, Retentionspneumonie) zu einer palliativen Operation zwingen können. Bei komplettem Ansprechen der Metastasen können evtl. eine thorakale Bestrahlung und eine prophylaktische Strahlentherapie des Schädels sinnvoll sein (7).

Multimodale Therapie der nicht-kleinzelligen Lungenkarzinome

Selbst in den nicht metastasierten Stadien sind die Langzeitergebnisse der operativen Therapie (Stadium I bis Stadium IIIA) oder der Strahlentherapie (Stadium IIIB oder frühere Stadien mit technischer Inoperabilität oder funktionellen und/oder allgemein internistischen Gründen gegen eine Operation) immer noch enttäuschend, sodass man versucht, die Therapieergebnisse durch eine zusätzliche Bestrahlung (bei Patienten mit Operation des Tumors) und/oder durch eine Chemotherapie zu verbessern. Für jedes der verschiedenen Stadien I bis IIIB bieten sich verschiedene Ansätze der multimodalen Therapie an, die im Folgenden kurz besprochen werden sollen. Problematisch ist, dass von der Art und der zeitlichen Abfolge jeweils sehr verschiedene Formen der Strahlen bzw. Chemotherapie zur Anwendung gelangen, sodass eine schier unübersehbare Zahl von möglichen Therapiekombinationen resultiert, die hier nur stark vereinfacht dargestellt werden können.

Adjuvante Therapie nach Operation eines nicht-kleinzelligen Lungenkarzinoms

Ruckdeschel und *Robinson* fassten 1996 in einer Übersichtsarbeit die Ergebnisse randomisierter Studien zur **adjuvanten Chemotherapie** nach Primäroperation eines nicht-kleinzelligen Lungenkarzinoms zusammen (8). In diesen Studien mit 86 bis 296 Patienten wurden Platin-haltige Kombinationen (sehr häufig 6 Zyklen der so genannten CAP-Kombination) mit einem Kontrollarm ohne Chemotherapie oder mit einem Kontrollarm mit zusätzlicher Strahlentherapie oder mit einem Kontrollarm mit verzögertem Therapiebeginn verglichen. Problematisch bei all diesen Studien war, dass praktisch nie eine homogene Patientenpopulation vorlag. In einigen Studien wurden nur Patienten mit den Stadien I und II, in anderen nur II und III und in wieder anderen Patienten mit den Stadien I bis III aufgenommen (8). Das Stadium III wurde im Allgemeinen nicht in IIIA und IIIB differenziert. Die Mehrzahl der Studien konnte keinen signifikanten Überlebensgewinn durch die zusätzliche Chemotherapie nachweisen, auch wenn in einigen Studien ein leichter Anstieg der medianen Überlebenszeit (plus 7 Monate nach Holms et al.) bzw. der Fünfjahres-Überlebensrate um maximal 11% in der Studie von *Niiranen* erzielt wurde (8). *Tonato* zog aus den so stark divergierenden Ergebnissen die Schlussfolgerung, dass die adjuvante Chemotherapie nach Primäroperation bisher noch kein Standard, sondern weiterhin als experimenteller Ansatz aufzufassen ist (9). Seit Oktober 2003 wurden jedoch fünf randomisierte Studien publiziert bzw. vorgetragen, von denen vier einen statistisch signifikanten Überlebensvorteil durch eine Platin-haltige Zweierkombination teilweise in Kombination mit einer perkutanen Strahlentherapie belegen konnten (10–14). In diesen positiven Studien waren die Fünfjahres-Überlebensraten mit adjuvanter Chemotherapie um 4–16 % günstiger als in der Vergleichsgruppe. Die Datenlage hat sich deshalb in den Stadien IB bis IIIA klar zugunsten der adjuvanten Chemotherapie verschoben, wenngleich eine aktuelle Metaanalyse und die endgültige Publikation zweier Studien fehlen. Die Evidenz für die unterschiedlichen Stadien ist derzeit allerdings noch unterschiedlich, am klarsten ist die Datenlage für das Stadium II. Die Aussage zugunsten einer adjuvanten Chemotherapie gilt, wenn die Patienten sich nach einer Operation schnell (möglichst 6 Wochen, maximal 60 Tage nach der Operation) erholt haben, postoperativ einen guten Allgemeinzustand zeigen (ECOG 0/1) und keine Kontraindikationen für eine Platin-haltige Chemotherapie vorliegen.

Auf die **adjuvante Strahlentherapie** nach potenziell kurativer (R0) Resektion eines nicht-kleinzelligen Lungenkarzinoms wurde bereits im Kapitel „Strahlentherapie" eingegangen. In den frühen Stadien I und II führt die Strahlentherapie zu keinem relevanten Überlebensgewinn, teilweise wurde ein statistisch signifikantes kürzeres Gesamtüberleben nachgewiesen (15). Im Stadium IIIA ist ebenfalls kein klarer Vorteil erkennbar. Die durchgeführte Metaanalyse (16, 17) kam zu demselben negativen Ergebnis. Deshalb ist nach derzeitigem Kenntnisstand im Stadium I und II nach R0-Resektion eine Strahlentherapie nicht indiziert. Gegenargument ist, dass die meisten Behandlungen nicht nach dem heutigen Standard der Strahlentherapie durchgeführt wurden. Ebenso kann die lokale Kontrolle durch die Strahlentherapie verbessert werden (18). Deshalb wird man trotz der negativen Ergebnisse aus den o. g. Studien im R0-resezierten Stadium IIIA/B eines nicht-kleinzelligen Lungenkarzinoms die Entscheidung über eine Nachbestrahlung sehr stark unter individuellen Aspekten des Patienten fällen. Hier sind jedoch weitere Studien mit der derzeitigen Bestrahlungstechnik erforderlich.

Multimodale Therapie des operablen nicht-kleinzelligen Lungenkarzinoms im Stadium IIIA

Die Indikation zur Operation wird im Stadium IIIA unterschiedlich gesehen. Gerade bzgl. des Ausmaßes des mediastinalen Lymphknotenbefalls ergibt sich eine große Heterogenität, die von prognostischer Relevanz ist (19). Das American College of Chest Physicians empfiehlt deshalb eine weitere Unterteilung des mediastinalen Befalls in

IIIA (1) zufällig gefundene Lymphknotenmetastasierung bei der endgültigen Histologie,
IIIA (2) eine Lymphknotenstation, intraoperativ entdeckt,
IIIA (3) mediastinale Lymphknotenmetastasen präoperativ durch Mediastinoskopie oder PET entdeckt und
IIIA (4) „bulky", mehrere Etagen, inoperabel (20).

Ein hoher Prozentsatz von Patienten mit dem Stadium IIIA eines nicht-kleinzelligen Lungenkarzinoms erleidet auch nach primär erfolgreicher Operation im weiteren Krankheitsverlauf ein Lokalrezidiv und/oder Fernmetastasen, die dann letztlich den deletären Verlauf der Erkrankung bestimmen.

Daher wird in den letzten Jahren in zahlreichen Studien (Übersicht: 21-23) untersucht, ob eine sehr frühe, d.h. präoperative Chemo- und/oder Strahlentherapie die Langzeitprognose verbessern kann. Die Zielsetzung dieses Therapieansatzes beruht auf zwei Vorstellungen. Einmal hofft man, durch den frühen Beginn der Chemotherapie ein besonders gutes Ansprechen und möglicherweise ein „Downstaging" des Primärtumors zu erzielen, sodass die anschließende Operation sicherer und effektiver durchgeführt werden kann. Zum anderen hofft man, durch den frühen Beginn etwaige Mikrometastasen so erfolgreich zu behandeln, dass im weiteren Verlauf klinisch manifeste Metastasen seltener auftreten. Beide Ansätze sollten dann letztlich zu einem höheren Anteil an Langzeitremissionen führen als die konventionelle Therapie mit Operation und gegebenenfalls anschließender Nachbestrahlung. Zwei Publikationen von *Roth* et al. (23) sowie *Rosell* et al. (24) scheinen die Richtigkeit dieses Vorgehens zu bestätigen. In der Studie von *Roth* et al. wurde an einer sehr kleinen Fallzahl (insgesamt nur 60 Patienten!) untersucht, ob die prä- und postoperative Chemotherapie (jeweils 3 Zyklen einer Kombination aus Cisplatin, Cyclophosphamid und Etoposid) zu besseren Langzeitergebnissen führt als die alleinige Operation. Stellte sich im Rahmen der Operation heraus, dass der Tumor nicht oder nur inkomplett resezierbar war, wurde anschließend nachbestrahlt. In 35% der Patienten führte die primäre Chemotherapie zu einer Teil- oder Vollremission, in 31% zu einer „minor response", in 11% zu einem Krankheitsstillstand und in 15% zu einem Progress. Die Ergebnisse bezüglich der medianen Überlebenszeit waren mit 64 Monaten unter dem kombinierten Vorgehen beeindruckend und signifikant besser als nach alleiniger Operation mit nur elf Monaten (23). Bedenkt man aber die geringe Zahl von 58 auswertbaren Patienten, die sich auf fünf verschiedene TN-Gruppierungen und zudem auf die beiden Therapieprotokolle verteilten, und berücksichtigt man die Resektionsrate von nur 66% bzw. 61%, die niedrige Rate kompletter Resektionen (31% bzw. 39%) und die in 59% bzw. 53% erfolgte Nachbestrahlung, wird klar, dass diese und ähnliche Studien dringend einer Bestätigung an größeren Fallzahlen bedürfen. In der ebenfalls an kleinen Fallzahlen (n = 60) durchgeführten randomisierten Studie von *Rosell* et al. (24) wurden in der Gruppe mit präoperativer Chemotherapie drei Zyklen einer Kombination aus MMC, Ifosfamid und Cisplatin gegeben. Alle Patienten wurden postoperativ nachbestrahlt. Auch in dieser Studie ließ sich ein signifikanter Überlebensgewinn zugunsten der Kombination aus primärer Chemotherapie und anschließender Operation gegenüber der alleinigen Operation nachweisen. Obwohl in dieser Studie 85–90% der Patienten operiert werden konnten und alle nachbestrahlt wurden, sind die Ergebnisse der medianen Überlebenszeit mit 26 gegen acht Monaten (alleinige Operation) weit weniger beeindruckend als in der Studie von *Roth* (23, 24). Die Problematik kleiner Fallzahlen spiegelt sich auch im Vergleich der Zweijahres-Überlebensraten wider: Bei alleiniger Operation mit anschließender Strahlentherapie leben bei *Rosell* keine, bei *Roth* immerhin noch 25% der Patienten. D.h., dass nach der zusätzlichen präoperativen Chemotherapie in der Studie von *Rosell* mit 25% nach zwei Jahren genau so viele Patienten überleben wie in der Kontrollgruppe von *Roth* (23, 24). Natürlich sind solche Vergleiche verschiedener Studien sehr problematisch. Sie weisen aber doch darauf hin, dass bei kleiner Fallzahl und unterschiedlichen TNM-Kombinationen die Ergebnisse immer noch sehr kritisch gesehen werden müssen, besonders wenn man bedenkt, dass die Operation (R0-, R1- oder R2-Resektion oder Irresektabilität) und die Strahlentherapie die Ergebnisse zusätzlich beeinflussen. Eine französische Untersuchung an insgesamt 335 Patienten konnte letztlich nur für die Patienten im Stadium I und II einen statistisch signifikanten Vorteil der präoperativen Chemotherapie zeigen (26). Auch eine 2005 vorgestellte randomisierte Studie, die bei 354 (von geplanten 600) Patienten vorzeitig abgebrochen wurde und 70% der Patienten im IB/IIA und 30% im Stadium IIB/IIIA eingeschlossen hatte, konnte keinen statistisch signifikanten Vorteil bzgl. progressionsfreiem und Gesamtüberleben nachweisen, wenngleich ein positiver Trend bestand (27). Auch wenn in den verschiedenen Studien bewiesen wurde, dass die primäre Chemotherapie, die praktisch immer Cisplatin enthält, machbar ist und in 35–82% zu einer Remission führt, sodass später in ca. bis zu 60% eine R0-Resektion erzielt werden kann (28), betont *Tonato*, dass dieser multimodale Therapieansatz heute noch kein Standard ist (9). In einer Übersicht von *Rosell* wird noch einmal besonders auf die Notwendigkeit der exakten prätherapeutischen Staging-Untersuchungen mit mediastinoskopischer Sicherung von N2-Lymphknoten hingewiesen (29). Auch wenn *Rosell* für die Patienten im Stadium IIIA mit N2-Lymphknoten die präoperative Chemotherapie als durchführbar und empfehlenswert bezeichnet (29), sind viele Fragen nach dem optimalen Chemotherapieprotokoll, der günstigsten zeitlichen Abfolge und nach dem Zeitpunkt der ergänzenden Strahlentherapie und vor allem nach den Ergebnissen an größeren und weniger selektionierten Patientenzahlen offen.

Für die primär kurativ operierten Patienten (in den oben zitierten Studien meist Patienten im Stadium IIIA (1) und (2)) ist die adjuvante Therapie – wie oben ausgeführt – mit einem Überlebensvorteil verbunden. Daher und wegen der angeführten offenen Punkte ist die präoperative Chemotherapie im Stadium IIIA eines nicht-kleinzelligen Lungenkarzinoms heute noch kein eindeutiger Standard, wenngleich die ESMO die präoperative Chemotherapie als Standard empfiehlt (21). Möglichst viele geeignete Patienten, bei denen eine primäre Mediastinoskopie zwingende Voraussetzung ist, sollten aufgrund dieser Diskrepanzen in entsprechende Studien aufgenommen werden, die beispielsweise den neoadjuvanten versus den adjuvanten Ansatz untersuchen.

Für die Patienten vor allem im Stadium IIIA (4), aber auch im Stadium IIIA (3) ist die Frage noch offen, ob die Chirurgie zusätzlich zur Radio-Chemotherapie einen Stellenwert hat (30–32).

Therapie des lokal fortgeschrittenen inoperablen Lungenkarzinoms

Bisher war in der Therapie des lokal fortgeschrittenen, jedoch inoperablen Lungenkarzinoms die Bestrahlung der Standard. Wegen der unbefriedigenden Langzeitergebnisse versuchte man aber auch hier, durch Einsatz mehrerer Therapieansätze, hier also durch die Kombination aus Strahlen- und Chemotherapie, die Ergebnisse zu verbessern. Es liegt eine Vielzahl von Phase II- und einige randomisierte Studien zu dieser Fragestellung vor (Übersichten: 20, 33, 37, 38). Problematisch ist, dass die Mehrzahl der Studien unterschiedliche Patientenpopulationen enthält. Hauptzielgruppe für diesen Therapieansatz sind sicher Patienten, bei denen wegen eines N3-Lymphknotenbefalls eine Operation nicht mehr indiziert ist, bei denen also ein Stadium IIIB vorliegt. In die Mehrzahl der Studien wurden aber auch Patienten im Stadium IIIA aufgenommen, bei denen aus internistischer Sicht (insbesondere zu schlechte Lungenfunktion, begleitende Herzerkrankungen) oder aus technischen bzw. onkologischen (Stadium IIIA (4)) Gründen eine Operation nicht mehr durchgeführt werden konnte. Zwei bereits ältere randomisierte Studien weisen aber auf potenzielle Vorteile der Kombination aus Strahlen- und Chemotherapie hin (34, 35): In der Studie von *Dillman* et al. wurden 155 Patenten im Stadium IIIA mit T3- und/oder N2-Tumoren entweder nur bestrahlt (Tumordosis 60 Gy) oder zusätzlich zu der Bestrahlung mit einer Cisplatin-/Vinblastin-Therapie behandelt (34). Die Kombination aus Strahlen- plus Chemotherapie führte im Vergleich zur alleinigen Strahlentherapie zu einem signifikanten Anstieg der medianen Überlebenszeit um ca. vier Monate auf 13,8 Monate. Die Überlebensraten nach einem, zwei und drei Jahren stiegen von 40%, 13% und 11% auf 55% und 26% bzw. 23% an (34). Dieser Unterschied blieb auch im Langzeitverlauf bestehen. In einer Studie von *Schaake-Koning* et al. (35) wurde ebenfalls randomisiert untersucht, ob zwei verschiedene Formen einer simultanen Chemotherapie (30 mg/m^2 Cisplatin Tag 1 jeder Strahlentherapiewoche oder 6 mg/m^2 täglich vor der Bestrahlung) die Ergebnisse verbessern (35). Bei diesen Patienten mit sechs verschiedenen TN-Kombinationen, die aber zumindest zu 80% dem Stadium IIIA zuzuordnen waren, führte die tägliche zusätzliche Cisplatin-Therapie zu einem leichten aber signifikanten Anstieg der Überlebensraten nach einem, zwei und drei Jahren um 8%, 13% und 14% auf 54% und 26% bzw. 16% (35). *Blanke* und *Johnson* haben die Ergebnisse von acht randomisierten Studien zusammengefasst, die die alleinige Strahlentherapie mit der Kombination aus Strahlen- und Chemotherapie beim lokal fortgeschrittenen inoperablen nicht-kleinzelligen Lungenkarzinom verglichen haben (33). Bei insgesamt ca. 1500 Patienten lag die mediane Überlebenszeit unter der alleinigen Strahlentherapie zwischen 9,6 und 12,3 Monaten und unter der Kombination auch nur bei 9,9 bis 16 Monaten (33). In einem Teil der Studien konnten in der Einjahres-Überlebensrate keine Unterschiede zugunsten der Chemo-/Radiotherapie nachgewiesen werden wie z. B. bei *Mattson* und *Blanke* (33, 36), während in anderen Studien die Überlebensrate um ca. 10–15% anstieg (33). In einer ersten Metaanalyse wurden 14 Studien ausgewertet, in denen zehnmal eine Platin-haltige und viermal eine Platin-freie Chemotherapie gegeben wurde und in denen neunmal erst die Chemo- und dann die Strahlentherapie und fünfmal beide Therapieformen simultan durchgeführt wurden (37). Die Zugabe von Platin-haltiger Chemotherapie führte nach einem und zwei Jahren zu einer signifikanten Reduktion der Todesrate um 24% bzw. 30%, während nicht-Platin-haltige Kombinationen mit 5% bzw. 18% Reduktion der Todesrate wenig effektiv waren (37). Nach drei Jahren ließ sich kein Unterschied mehr zugunsten der Kombination aus Strahlen- und Platin-haltiger Chemotherapie nachweisen. Die Autoren sehen nach diesen Ergebnissen der Metaanalyse bei den lokal fortgeschrittenen inoperablen nicht-kleinzelligen Lungenkarzinomen Vorteile für eine Kombination aus Radio- und Cisplatin-haltiger Chemotherapie. Sie geben aber zu bedenken, dass der Gewinn kurz anhält und nach drei und fünf Jahren keine signifikanten Unterschiede mehr zur alleinigen Strahlentherapie bestehen. Besonders weisen sie darauf hin, dass für jeden einzelnen Patienten die klinische Relevanz und vor allem eine Balance zwischen Lebensqualität, Toxizität und Kosten der Chemotherapie erzielt werden muss (37, 38). Ein Vergleich gegenüber der hyperfraktionierten, akzelerierten Bestrahlung (CHART etc.) steht aus. Die gleichzeitige Gabe von Chemotherapie und Bestrahlung scheint bezüglich des Überlebens günstiger zu sein als die Sequenz aus Chemotherapie und Bestrahlung. Allerdings ist die simultane Radio-Chemotherapie deutlich toxischer (39). Evtl. ist hier die Kombination einer Induktions-Chemotherapie mit einer niedrig dosierten simultanen Radio-Chemotherapie ein Ausweg (40).

Auf den hier besprochenen Arbeiten fußend, sollte Patienten mit einem lokal fortgeschrittenen, jedoch inoperablen nicht-kleinzelligen Lungenkarzinom eine kombinierte Radio-Chemotherapie angeboten werden, wenn sie sich in einem guten AZ befinden, nicht betagt und selber zu einer intensiveren Therapie motiviert sind. Problematisch ist, dass immer noch kein Therapieprotokoll zur Verfügung steht, das von allen Strahlentherapeuten und Onkologen akzeptiert werden kann. Bevor nicht die Frage der optimalen Form der Strahlen- und Chemotherapie und deren zeitlichen Abfolge geklärt ist, sollten entsprechende Patienten nach Möglichkeit im Rahmen von Studienprotokollen behandelt werden.

Literatur

1 Arriagada R, Auperin A, Pignon JP, Gregor A, Stephens R, Kristjansen P, Johnson B, Ueoka H, Wagner H, Whitacre M (1998) Prophylactic cranial irradiation. Overview in patients with small cell lung cancer in complete remission. Proc ASCO 17: 457a (abstr 1758)
2 Auperin A, Arriagada R, Pignon J-P, Le Pechoux C, Gregor A, Stephens RJ, Kristjansen PEG (1999) Prophylactic cranial irradiation for patients with small-cell lung cancer in complete remission. N Engl J Med 341: 476–484
3 Murray N, Coy P, Pater JL, Hodson I, Arnold A, Zee BC, Payne D et al (1993) Importance of timing for thoracic irradiation in the combined modality treatment of limited-stage small-cell lung cancer. J Clin Oncol 11: 336–344
4 Jeremic B, Shibamoto Y, Acimovic L, Milisavljevic S (1997) Initial versus delayed accelerated hyperfractionated radiation therapy and concurrent chemotherapy in limited small-cell lung cancer. A randomized study. J Clin Oncol 15: 893–899
5 Takada M, Fukuoka M, Kawahara M, Sugiura T, Yokoyama A, Yokota S, Nishiwaki Y et al (2002) Phase III study of concurrent versus sequential thoracic radiotherapy in combination with Cisplatin and Etoposide for limited-stage small-cell lung cancer: Results of the Japan Clinical Oncology Group Study 9104. J Clin Oncol 20: 3054–3060
6 Turrisi A, Kim K, Blum R, Sause WT, Livingston RB, Komaki K, Wagner H et al (1999) Twice-daily compared with once-daily thoracic radiotherapy in limited small-cell lung cancer treated concurrently with Cisplatin and Etoposide. N Engl J Med 340: 265–271
7 Jeremic B, Shibamoto Y, Nikolic N, Milicic B, Milisavljevic S, Dagovic A, Aleksandrovic J, Radosavljevic-Asic G (1999) Role of radiation therapy in the combined-modality treatment of patients with extensive disease small-cell lung cancer: A randomized study. J Clin Oncol 17: 2092–2099
8 Ruckdeschel JC, Robinson LA (1996) Non-small cell lung cancer: surgery and postoperative adjuvant chemotherapy. In: Pass HI, Mitchell JB, Johnson DH, Turrisi AT (eds) Lung cancer: Principles and practice. Lippincott-Raven, Philadelphia, pp 839–849
9 Tonato M (1994) Is there progress in the treatment of non-small cell lung cancer? Educational Book, 19th Congress of the European Society for Medical Oncology, Lissabon, pp 77–83
10 Scagliotti GV, Fossati R, Torri V et al (2003) Randomized study of adjuvant chemotherapy for completely resected stage I, II, or IIIA non-small-cell lung cancer. J Natl Cancer Inst 95: 1453–1461
11 Arriagada R, Bergmann B, Dunant A et al (2004) Cisplatin-based adjuvant chemotherapy in patients with completely resected non-small cell lung cancer. N Engl J Med 350: 351–360
12 Strauss GM, Herndon J, Maddaus MA, Johnstone DW, Johnson EA, Watson DM, Sugarbaker DJ et al (2004) Randomized clinical trial of adjuvant chemotherapy with paclitaxel and carboplatin following resection in stage IB non-small cell lung cancer (NSCLC): Report of Cancer and Leukemia Group B (CALGB) Protocol 9633. J Clin Oncol 22 (suppl): 14S (abstr # 7019)
13 Douillard JY, Rosell R, DeLena M, Legroumellec A, Torres A, Carpagnano F (2005) ANITA: Phase III adjuvant vinorelbine (N) and cisplatin (P) ver-

sus observation (OBS) in completely resected (stage I–III) non-small-cell lung cancer (NSCLC) patients (pts): Final results after 70-month median follow-up. J Clin Oncol 23 (suppl): 16S (abstr # 7013)
14 Winton T, Livingston R, Johnson D, Rigas J, Johnston M, Butts C, Cormier Y et al (2005) Vinorelbine plus cisplatin vs. observation in resected non-small-cell lung cancer. N Engl J Med 352: 2589–2597
15 Dautzenberg B, Arriagada R, Boyer Chammard A, Jarema A, Mezzetti M, Mattson K, Lagrange JL et al (1999) Controlled study of postoperative radiotherapy for patients with completely resected nonsmall cell lung carcinoma. Cancer 86: 265–273
16 PORT Meta-analysis Trialists Group (1998) Postoperative radiotherapy in non-small-cell lung cancer: systematic review and meta-analysis of individual patient data from nine randomised controlled trials. Lancet 352: 257–263
17 Burdett S, Stewart L on behalf of the PORT Meta-analysis Group (2005) Postoperative radiotherapy in non-small-cell lung cancer: update of an individual patient data meta-analysis. Lung Cancer 47: 81–83
18 Trodella L, Granone P, Valente S, Valentini V, Balducci M, Mantini G, Turriziani A et al (2002) Adjuvant radiotherapy in non-small cell lung cancer with pathological stage I: definitive results of a phase III randomized trial. Radiother Oncol 62: 11–19
19 André F, Grunenwald D, Pignon J-P, Dujon A, Pujol JL, Brichon PY, Brouchet L et al (2000) Survival of patients with resected N2 non-small-cell lung cancer: evidence for a subclassification and implications. J Clin Oncol 18: 2981–2989
20 ACCP Evidence-Based Guidelines (2003) Diagnosis and management of lung cancer. Chest 123 (suppl)
21 ESMO (2005) Minimal clinical recommendations for diagnosis, treatment and follow-up of non-small-cell lung cancer. http://www.esmo.org
22 Fossella FV, Rivera E, Roth JA (1996) Preoperative chemotherapy for stage IIIA non-small cell lung cancer. Curr Opin Oncol 8: 106–111
23 Pisters K (2002) Multidisciplinary management of early lung cancer. ASCO Annual Meeting Educational Book
24 Roth JA, Fossella F, Komaki R et al (1994) A randomized trial comparing perioperative chemotherapy and surgery with surgery alone in respectable stage IIIA non-small-cell lung cancer. J Natl Cancer Inst 86: 673–680
25 Rosell R, Gómez-Codina J, Camps C et al (1994) A randomized trial comparing preoperative chemotherapy plus surgery with surgery alone in patients with non-small-cell lung cancer. N Engl J Med 330: 153–158

26 Depierre A, Milleron B, Moro-Sibilot D, Chevret S, Quoix E, Lebeau B, Braun D et al (2001) Preoperative chemotherapy followed by surgery compared with primary surgery in resectable stage I (except T1N0), II , and IIIa non-small-cell lung cancer. J Clin Oncol 20: 247–253
27 Pisters K, Vallieres E, Bunn P, Crowley J, Ginsberg R, Ellis P, Meyers B et al (2005) S9900: A phase III trial of surgery alone or surgery plus preoperative (preop) paclitaxel/carboplatin (PC) chemotherapy in early stage non-small cell lung cancer (NSCLC): Preliminary results. J Clin Oncol 23: 16S (abstr LBA7012)
28 Johnson DH, Turrisi A, Pass HI (1996) Combined modality treatment for locally advanced nonsmall cell lung cancer. In: Pass HI, Mitchell JB, Johnson DH, Turrisi AT (eds) Lung cancer: Principles and practice. Lippincott-Raven, Philadelphia, pp 833–873
29 Rosell R, López-Cabrerizo MP, Astudillo J (1997) Preoperative chemotherapy for stage IIIA non-small cell lung cancer. Curr Opin Oncol 9: 149–155
30 Albain KS, Scott CB, Rusch VR, Turrisi AT, Shepherd FA, Smith C, Gandara DR et al (2003) Phase III comparison of concurrent chemotherapy plus radiotherapy (CT/RT) and CT/RT followed by surgical resection for stage IIIA(pN2) non-small cell lung cancer (NSCLC): Initial results from intergroup trial 0139 (RTOG 93-09). Proc ASCO 22: 621 (abstr 2497)
31 Albain KS, Swann RS, Rusch VR, Turrisi AT, Shepherd FA, Smith CJ, Gandara DR et al (2005) Phase III study of concurrent chemotherapy and radiotherapy (CT/RT) vs CT/RT followed by surgical resection for stage IIIA(pN2) non-small cell lung cancer (NSCLC): Outcomes update of North American Intergroup 0139 (RTOG 9309) J Clin Oncol 23: 16S (abstr 7014)
32 van Meerbeeck JP, Kramer G, van Schil PE, Legrand C, Smit EF, Schramel FM, Biesma B et al (2005) A randomized trial of radical surgery (S) versus thoracic radiotherapy (TRT) in patients (pts) with stage IIIA-N2 non-small cell lung cancer (NSCLC) after response to induction chemotherapy (ICT) (EORTC 08941) J Clin Oncol 23: 16S (abstr LBA7015)
33 Blanke CD, Johnson DH (1995) Combined modality therapy in non-small cell lung cancer. Curr Opin Oncol 7: 144–149
34 Dillman RO, Seagren SL, Propert KJ et al (1990) A randomized trial of induction chemotherapy plus high-dose radiation versus radiation alone in stage III non-small cell lung cancer. N Engl J Med 323: 940–945
35 Schaake-Koning C, van den Bogaert W, Dalesio O et al (1992) Effects of concomitant cisplatin and radiotherapy on inoperable non-small-cell lung cancer. N Engl J Med 326: 524–530

36 Mattson K, Holsti LR, Holsti P et al (1988) Inoperable non-small cell lung cancer: radiation with or without chemotherapy. Eur J Cancer Clin Oncol 24: 477–482
37 Marino P, Preatoni A, Cantoni A (1995) Randomized trials of radiotherapy alone versus combined chemotherapy and radiotherapy in stages IIIa and IIIb nonsmall cell lung cancer. Cancer 76: 593–601
38 Johnson DH (1996) Combined-modality therapy for unresectable stage III non-small cell lung cancer – caveat emptor or caveat venditor? J Natl Cancer Inst 88: 1175–1177
39 Furuse K, Fukuoka M, Kawahara M, Nishikawa H (1999) Phase III study of concurrent versus sequential thoracic radiotherapy in combination with mitomycin, vindesine, and cisplatin in unresectable stage III non-small-cell lung cancer. J Clin Oncol 17: 2692–2699
40 Huber RM, Schmidt M, Flentje M, Poellinger B, Gosse H, Willner J, Ulm K et al (2003) Induction chemotherapy and following simultaneous radio/chemotherapy versus induction chemotherapy and radiotherapy alone in inoperable NSCLC (Stage IIIA/IIIB). Proc ASCO 22: 622 (abstr 2501)

Therapieplan für das Lungenkarzinom

R. M. Huber, A. Schalhorn

Wie aus den vorherigen Kapiteln ersichtlich, sind Histologie und Stadium eines Lungenkarzinoms für die Effektivität der verschiedenen Therapieverfahren und die Prognose entscheidend. Im Folgenden wird aufgrund des aktuellen Wissensstands der Therapieplan für die verschiedenen Stadien des kleinzelligen und des nicht-kleinzelligen Lungenkarzinoms angegeben. Die Empfehlungen, die sich aus den Kapiteln zur chirurgischen, Strahlen- und Chemotherapie ableiten, decken sich – in Abhängigkeit von dem jeweiligen aktuellen Stand – im Wesentlichen mit Empfehlungen der Deutschen Krebsgesellschaft (DKG) (1, 2), der interdisziplinären deutschen Empfehlung (3) und denen der ESMO (4, 5) sowie des American College of Chest Physicians (6).

Kleinzelliges Lungenkarzinom

Limited Disease

Stadium I und II mit peripher gelegenem Tumor

– Primäre Operation, anschließend

– vier (bis sechs) Zyklen adjuvante Chemotherapie
  Im Stadium II muss ein mediastinaler Lymphknotenbefall sicher ausgeschlossen sein. Bei T1/2-Tumoren mit N1-Lymphknotenbefall wird eine konsolidierende Strahlentherapie angeschlossen. Die Angaben zu einer zusätzlichen Strahlentherapie bei T1/2-Tumoren ohne Lymphknotenbefall (T1/2 N0) sind noch widersprüchlich. In den Empfehlungen der DKG und von unseren Strahlentherapeuten wird eine Nachbestrahlung empfohlen. Die Entscheidung muss aber bei diesen Fällen weiter individuell erfolgen.

– Eine prophylaktische Schädelbestrahlung (PCI) wird in Analogie zu den Daten zum kleinzelligen Lungenkarzinom im limitierten Stadium empfohlen, wenngleich keine Studien vorliegen, die den Wert der Bestrahlung bei dieser speziellen Patientengruppe belegen.

Insgesamt ist die Zahl der Patienten mit kleinzelligem Lungenkarzinom mit dem Stadium I und II und peripher gelegenem und operablem Tumor leider sehr gering. In der Mehrzahl der Fälle mit Limited Disease liegen ein zentraler Tumor und/oder ein Stadium IIIA oder IIIB vor.

Alle anderen Fälle mit Limited Disease

Stadien I und II mit zentralem Sitz bzw. fehlender Operabilität, IIIA, IIIB

– Primäre Kombinations-Chemotherapie
  Im Allgemeinen vier bis sechs Zyklen oder zwei bis drei Zyklen über den maximal erzielten Therapieeffekt hinaus. Bei jüngeren Patienten eher intensiver, bei älteren Patienten und/oder zusätzlichen Risikofaktoren mildere Therapie. Zur Wahl der jeweiligen Chemotherapie siehe das Kapitel über die Chemotherapie des kleinzelligen Lungenkarzinoms.

– Lokale Strahlentherapie
  Im limitierten Stadium führt die Kombination von Chemotherapie und Strahlenthera-

pie zu besseren Ergebnissen als die alleinige Chemotherapie. Die Studien deuten weiterhin darauf hin, dass ein früherer Beginn der Strahlentherapie sinnvoll ist. Deshalb sollte – falls der allgemeine Zustand des Patienten es erlaubt – nach zwei Zyklen die Strahlentherapie im Sinne einer simultanen Radio-Chemotherapie beginnen.

– Prophylaktische Schädelbestrahlung?
Nachdem die Metaanalyse von *Aupérin* (7) gezeigt hat, dass die prophylaktische Schädelbestrahlung (PCI) bei Patienten mit Vollremission zu einem geringen aber signifikanten Anstieg der Dreijahres-Überlebensrate von 15,3% auf 20,7% führt, wird man Patienten mit Vollremission auf die primäre Chemotherapie bestrahlen. Wurde eine Vollremission nicht erzielt, ist nach wie vor keine Indikation für eine PCI gegeben.

Nach Erreichen einer Teilremission führt ein Wechsel auf eine andere Chemotherapie nur selten zu einer Vollremission, sodass auch hier die Chemotherapie nach vier bis sechs Zyklen beendet wird. Zeigt ein Tumor nach zwei Therapiezyklen nicht bereits ein eindeutiges Ansprechen, muss auf eine andere Kombination gewechselt werden. Bei völlig fehlendem Ansprechen kann an der Richtigkeit der histologischen Diagnose gezweifelt werden, das therapeutische Vorgehen muss dann neu überdacht werden und sich an das Vorgehen wie beim nicht-kleinzelligen Lungenkarzinom anlehnen (s. u.).

Extensive Disease

Stadium IV
– Primäre Chemotherapie
Auch im Stadium Extensive Disease ist in der überwiegenden Mehrzahl der Patienten eine Chemotherapie indiziert, da diese in einem hohen Prozentsatz zum Ansprechen der Erkrankung und zu einer klinischen Besserung (z. B. Rückgang der Dyspnoe, Besserung des Hustens) führt. Angesichts des oft schlechteren Allgemeinzustandes muss aber häufiger mit toxischen Nebenwirkungen gerechnet werden. Die Dosierungen der Therapieprotokolle dürfen besonders in diesem Stadium daher nicht schematisch gewählt werden, sondern müssen der möglichen Toxizität angepasst werden. Bei weit fortgeschrittener Erkrankung und/oder bereits starker Reduktion des AZ muss u. U. auf nebenwirkungsreiche Kombinationen ganz verzichtet werden.

– Lokale Strahlentherapie
Über die konsolidierende Bestrahlung des Primärtumors wird individuell unter Berücksichtigung des Gesamtverlaufs und der lokalen tumorbedingten Probleme entschieden. Erste randomisierte Studien weisen auf einen Benefit bei sehr gutem Ansprechen der peripheren Metastasen hin. Schmerzende und/oder frakturgefährdete Skelettmetastasen werden bestrahlt.

Nichtansprechen und Rezidiv

– Chemotherapie
Bei nicht ausreichendem Ansprechen oder frühem Rezidiv kann in einem Teil der Fälle ein Wechsel auf eine andere Chemotherapie versucht werden. Bei Rückfall nach längerer Therapiepause ist es möglich, zunächst wieder die primär effektive Chemotherapie anzuwenden. Kommt es sehr bald, oft bereits unter einer laufenden Chemotherapie, zu einem erneuten Progress, ist immer ein Wechsel auf eine andere Chemotherapie notwendig.

– Palliative Therapie
Bei Verzicht auf eine erneute Chemotherapie oder bei nicht ausreichendem Ansprechen müssen symptomatische Maßnahmen (Sauerstoff, Analgetika) im Vordergrund stehen. Bei Hämoptysen und/oder tumorbedingter Bronchialobstruktion kann die endoskopische interventionelle Therapie eine gute Palliation ermöglichen. Die Strahlentherapie z. B. ist indiziert bei Hirnmetastasen und/oder schmerzenden und/oder frakturgefährdeten Knochenmetastasen. Die für den Patienten oft sehr segensreichen palliativen Maßnahmen sind in dem entsprechenden Kapitel sehr ausführlich dargestellt!

Nicht-kleinzelliges Lungenkarzinom

Stadium IA

- operabel: Operation, keine adjuvante Therapie
- inoperabel: bei nicht guter Datenlage und meist sehr individueller Situation Strahlentherapie oder evtl. Radio-Chemotherapie

Stadium IB

- operabel: Operation, adjuvante Therapie möglicherweise sinnvoll
- inoperabel: bei nicht guter Datenlage und meist sehr individueller Situation Strahlentherapie oder evtl. Radio-Chemotherapie

Stadium II

- operabel: Operation, adjuvante Chemotherapie empfohlen
  Nachbestrahlung nach R0-Resektion derzeit nicht indiziert
  Nach R1- oder R2-Resektion je nach Situation endobronchiale oder perkutane Strahlentherapie, evtl. Radio-Chemotherapie. Auch hier ist die Datenlage ungenügend
- inoperabel: bei nicht guter Datenlage Strahlentherapie oder in Analogie zu den Daten im Stadium IIIB Radio-Chemotherapie (vermutlich zu bevorzugen)

Stadium IIIA

- operabel: Patienten in gutem AZ sollten in Studien behandelt werden, in denen der Wert der primären präoperativen Chemotherapie zusätzlich zur Operation und Bestrahlung untersucht wird. Außerhalb von Studien ist derzeit das Standardvorgehen im minimalen Stadium IIIA Operation und adjuvante Chemotherapie, die Indikation zur postoperativen Bestrahlung hängt vom individuellen Risiko des lokalen Rezidivs ab

- inoperabel: Strahlentherapie oder Radio-Chemotherapie
  Die Frage der Radio-Chemotherapie ist im Kapitel „Multimodale Therapie" genauer besprochen.

Stadium IIIB

Das Stadium IIIB ist sehr heterogen. Für einzelne Patienten besteht durchaus die Option einer Operation, z. B. bei T4 N0. Die meisten Patienten in diesem Stadium profitieren jedoch nicht von einer primären Operation. Diese Patienten sollten möglichst ebenfalls in Studien behandelt werden, in denen entweder der Stellenwert der Operation oder die Optimierung der Radiochemotherapie untersucht wird.

Außerhalb von Studien beinhaltet das derzeitige Vorgehen bei gutem Allgemeinzustand/eher günstiger Prognose eine Radio-Chemotherapie. Eine alleinige Strahlentherapie kommt bei schlechteren oder älteren Patienten zum Einsatz. Die Frage der Radio-Chemotherapie ist im Kapitel „Multimodale Therapie" genauer besprochen.

Stadium IV

- Im Gegensatz zu früher ist heute meist eine Chemotherapie indiziert. Besonders bei jüngeren Patienten in gutem AZ (Karnofsky-Index = 70%) und guter Motivation sollte eine der neueren Chemotherapiekombinationen gewählt werden. Im Grenzbereich (Karnofsky um 60%, höheres Lebensalter) bietet sich eine Monotherapie mit einem Taxan, Vinorelbin oder Gemcitabin an. Bei einem Karnofsky < 60 % ist im Allgemeinen eine Chemotherapie nicht indiziert.

- Bei ungünstigen Kriterien weiterhin meist Verzicht auf eine Chemotherapie
  Fehlende Motivation, ein schlechter AZ, ein Gewichtsverlust > 10% und internistische Begleiterkrankungen sind im Regelfall eine Kontraindikation gegen eine Chemotherapie.

Unabhängig davon, ob eine Chemotherapie durchgeführt werden kann, sollten allen Patienten palliative Maßnahmen nach Erfordernis angeboten werden.

Bei isolierten Metastasen (Gehirn, Nebenniere), die in toto entfernt wurden, kann der Patient evtl. auch von der Operation eines kleinen primären Lungenkarzinoms profitieren.

- Einzelne Hirnmetastasen
  ohne extrazerebrale Metastasen: Operation und Bestrahlung oder stereotaktische Bestrahlung; mit extrazerebralen Metastasen: Bestrahlung; systemisches Vorgehen individuell

- Multiple Hirnmetastasen
  Entscheidung über eine Strahlentherapie unter Berücksichtigung des Allgemeinzustandes und des Krankheitsverlaufes

Nichtansprechen und Rezidiv

Für die Rezidivsituation des NSCLC stehen für geeignete Patienten die Therapie mit Docetaxel, Pemetrexed und Erlotinib zur Verfügung.

Palliative Therapie

- in allen Stadien jeweils nach Erfordernis

Literatur

1 Drings P für die Expertengruppe mit Beratung durch Fachgesellschaften (2004) Leitlinien der Deutschen Krebsgesellschaft e.V. zur Therapie des kleinzelligen Lungenkarzinoms. In: Kurzgefasste interdisziplinäre Leitlinien 2004. Zuckschwerdt, München Wien New York. Online über: http://www.awmf.org/
2 Drings P für die Expertengruppe mit Beratung durch Fachgesellschaften (2004) Leitlinien der Deutschen Krebsgesellschaft e.V. zur Therapie des nicht-kleinzelligen Lungenkarzinoms. In: Kurzgefasste interdisziplinäre Leitlinien 2004. Zuckschwerdt, München Wien New York. Online über: http://www.awmf.org/
3 Thomas M, Baumann M, Deppermann M et al (2002) Empfehlungen zur Therapie des Lungenkarzinoms. Pneumologie 56: 113–131
4 ESMO (2005) Minimal clinical recommendations for diagnosis, treatment and follow-up of non-small-cell lung cancer. http://www.esmo.org
5 ESMO (2005) Minimal clinical recommendations for diagnosis, treatment and follow-up of small-cell lung cancer. http://www.esmo.org
6 ACCP Evidence-Based Guidelines (2003) Diagnosis and management of lung cancer. Chest 123 (suppl)
7 Aupérin A, Arriagada R, Pignon JP et al (1999) Prophylactic cranial irradiation for patients with small cell lung cancer in complete remission. N Engl Med 341: 476–484

Palliative Therapie

H. Hautmann, T. Beinert, C. Dudel, R. Fischer, R. Hauck, R. M. Huber, M. Lindner, B. Pöllinger, M. Strätz, C. Uhde, O. Thetter, F. Zimmermann

Einleitung

(H. Hautmann)

Das vordringliche Ziel palliativer Maßnahmen bei der Behandlung des Lungenkarzinoms ist die Wiederherstellung bzw. die Aufrechterhaltung der Durchgängigkeit zentraler Atemwege. Dies dient vor allem dazu, schwer wiegende und mitunter akut lebensbedrohliche Komplikationen wie Asphyxie, Atelektasen und Retentionspneumonien zu verhindern. Aufgrund der vielfältigen therapeutischen Möglichkeiten sind zentrale Stenosen bzw. Verschlüsse mit den daraus resultierenden, oft letalen Folgen für den Patienten heute vermeidbar. Im Vordergrund stehen hierbei interventionelle bronchologische und radiotherapeutische Maßnahmen. Voraussetzung dabei ist jedoch die Beherrschung aller Methoden, um der jeweiligen Situation bzgl. eines für den Patienten optimalen Vorgehens gerecht zu werden. Palliative Therapieansätze ergeben sich darüber hinaus auch bei der Manifestation von Metastasen sowie bei Auftreten eines Pleuraergusses. Nicht minder bedeutend bedarf es der Erwähnung einer Vielzahl supportiver Maßnahmen. Dabei handelt es sich sowohl um eine adäquate Ernährung bis hin zu einer patientenorientierten psychologischen Betreuung. Das für den Patienten optimale Vorgehen sollte grundsätzlich möglichst frühzeitig in einem interdisziplinären Tumorkonsil mit Pneumologen, internistischen Onkologen, Strahlentherapeuten und Chirurgen, ggf. auch Orthopäden und Neurochirurgen diskutiert werden. In der Regel steht eine lokale Symptomatik im Vordergrund, welche zu lokalen Therapiemaßnahmen zwingt. Bei einer rasch zunehmenden viszeralen Metastasierung kann durchaus auch eine systemische Chemotherapie Linderung bringen. Prinzipiell müssen jedoch alle mit einer lokalen oder systemischen Therapie verbundenen Belastungen in einem vernünftigen Verhältnis zum erwarteten Erfolg stehen. Im Folgenden werden die Indikationen und Vorzüge der einzelnen Maßnahmen nochmals einzeln aufgeführt.

Lokalrezidiv/lokoregionäre Rezidive

(H. Hautmann, R. Hauck, R. M. Huber)

Lokale endobronchiale Probleme führen vor allem im Falle des Rezidivs häufig zu einer subjektiv schwer wiegenden Symptomatik, welche in nicht seltenen Fällen mit lebensbedrohlichen Komplikationen vergesellschaftet ist. Andererseits gab es in den letzten Jahren insbesondere auf dem Sektor der interventionellen Bronchologie erhebliche Fortschritte, welche in der Regel zu einem lokal zufrieden stellenden Ergebnis führen, ohne den Patienten wesentlich zu belasten.

Ein lokales Tumorrezidiv – vor allem im Bereich des Bronchusstumpfes nach Resektion – kann durchaus erneut mit langfristigem Erfolg behandelt werden. So lassen sich beispielsweise mit kumulativen Strahlendosen oberhalb von 60 Gy ein medianes Überleben von über 12 Monaten und ein Fünfjahresüberleben bis über 25% erzielen. Daher sind vor der Endscheidung zu rein palliativen Maßnahmen interdisziplinär alle Optionen zu diskutieren (1).

Tabelle 1. Indikation zu interventionellen Maßnahmen, abhängig von Lokalisation und Ausprägung des Tumors (–: nicht geeignet, +: manchmal geeignet, ++: in der Regel geeignet, +++: gut geeignet).

Lokales Problem		Laser (Zangenabtragung)	Dilatation	Prothese (Stent)	Afterloading
Wirkungseintritt		sofort	sofort	sofort	verzögert
Exophyt	zentral[a]	+++	–	+	++
	peripher	+	–	–	+
Kompression[b]	zentral	–	++	++	++
	peripher	–	+	+	++
Bronchiale Instabilität		–	-	+++	–
Narbige Stenose		+	+++	++	–

[a] Trachea und Hauptbronchien; [b] und/oder murales Wachstum

Tabelle 1 gibt einen Überblick darüber, welche Maßnahmen zur Behandlung welcher Läsion indiziert sind. Die Methoden sind nachstehend im Einzelnen näher erläutert.

Literatur

1 Jeremic B, Bamberg M (2005) Radiation therapy for recurrent lung cancer. In: Jeremic B (ed) Advances in radiation oncology in lung cancer. Springer, Berlin Heidelberg New York, pp 297–308

Lasertherapie

(R. Hauck)

Der Neodym-YAG-Laser mit einer Wellenlänge von 1,06 nm ist ein etabliertes Verfahren (1, 2). Hierbei wird das Tumorgewebe zunächst ohne direkten Gewebekontakt denaturiert oder verdampft und anschließend das nekrotische Gewebe mechanisch abgetragen. Die Tiefenwirkung des Lasers beträgt bis zu 5 mm, sodass auch eine Koagulation tiefer gelegener kleiner Blutgefäße des Tumors möglich ist. Der Laserstrahl wird über eine flexible Quarzfaser geleitet, die durch den Instrumentierkanal eines Bronchoskops (flexibel oder starr) eingeführt wird (3, 4). In jüngster Zeit hat sich neben der kontaktfreien Laseranwendung auch die Tumorabtragung mit dem Fibertomlaser bewährt. Hierbei lassen sich durch Kontakt mit der Laserfaser kleine Stücke aus dem Tumor herausschneiden, ohne dass größere Blutungen entstehen (5, 6).

Indikationen

Hauptindikation der endobronchialen Laserabtragung ist die Resektion endobronchial wachsender Tumoren, vorwiegend im Bereich der zentralen Atemwege. In den meisten Fällen handelt es sich um inoperable Patienten mit beginnender respiratorischer Insuffizienz oder den einleitend dargestellten Problemen. Daneben findet die Methode auch Anwendung bei benignen Tumoren, kurzstreckigen narbigen Stenosen mit stabiler Bronchialwand, Fremdkörpergranulomen und kleineren Blutungsherden.

Gelegentlich ist auch eine Laser-Rekanalisation sinnvoll, um die Inspektion distaler Bronchusabschnitte zur Operabilitätsbeurteilung zu ermöglichen. In den meisten Fällen ist die Laserbehandlung jedoch eine Methode mit palliativem Ansatz.

Komplikationen

Bei erfahrenen Anwendern muss in etwa 1% mit einem Pneumothorax oder einem Mediastinalemphysem gerechnet werden. In weniger als 1% können schwere Blutungen auftreten. Die Mortalität im Rahmen einer endobronchialen Laserbehandlung liegt unter Einschluss von Hochrisikopatienten nicht über 1%. Während oder nach einer endobronchialen Lasertherapie kann es durch die Rauchentwicklung sowie durch die thermische Wandirritation zu obstruktiven Ventilationsstörungen kommen, weshalb eine Prämedikation mit Steroiden erfolgen sollte.

Bei großflächiger Koagulation kann sekundär Fibrin- oder Granulationsbildung raumfordernd wirken und eine erneute Stenose bedingen. Falls sich bei der bronchoskopischen Kontrolluntersuchung zeigt, dass sich diese Ersatzgewebe nicht spontan abgestoßen haben, müssen diese abgetragen werden (z. B. mit der Biopsiezange).

Voraussetzungen

Der Patient sollte nach Möglichkeit vor einem vollständigen Lumenverschluss (Atelektasenbildung) der Lasertherapie zugeführt werden, um möglichst übersichtliche anatomische Verhältnisse und Leitstrukturen zu haben. Neben der reinen Rekanalisation kann die Lasertherapie als stenosereduzierendes Verfahren auch vorbereitend für eine erfolgreiche Stentimplantation oder endoluminale Afterloadingtherapie indiziert sein. Vor rekanalisierenden Maßnahmen kann die Durchgängigkeit der Pulmonalarterie fakultativ angiographisch oder computertomographisch geprüft werden, da fehlende Perfusion in diesem Strombahngebiet gegebenenfalls zu einer Verschlechterung des Gasaustausches durch Totraumventilation führen kann.

In manchen Fällen (poststenotische, nicht beherrschbare Pneumonie) kann jedoch auch die alleinige Sekretdrainage Ziel der Behandlung sein. Bei langstreckigen oder zirkulären Stenosen ist die Lasertherapie häufiger technisch schwierig und somit schlecht geeignet. Bei extraluminal gelegenen, stenosierenden Prozessen ist sie kontraindiziert.

In allen Fällen ist darauf zu achten, dass nach einer erfolgreichen Lasertherapie stabilisierende Maßnahmen (Chemotherapie, Bestrahlung) angeschlossen werden, um so den Akuteffekt für längere Zeit zu erhalten.

Literatur

1 Häußinger K, Huber RM (1985) Möglichkeiten der Lasertherapie endobronchialer Obturationen. Internist 26: 221–227

2 Laforet EG, Berger RL, Vaughan CW (1976) Carcinoma obstructing the trachea. Treatment by laser resection. N Engl J Med 294: 941
3 Ramser ER, Beamis JF (1995) Laser bronchoscopy. Clin Chest Med 16: 415–426
4 Daddi G, Puma F, Avenia N, Santoprete S, Casadei S, Urbani M (1998) Resection with curative intent after endoscopic treatment of airway obstruction. Ann Thorac Surg 65: 203–207
5 Cavaliere S, Venuta F, Foccoli P, Toninelli C, La Face B (1996) Endoscopic treatment of malignant airway obstructions in 2,008 patients. Chest 110: 1536–1542
6 Diaz-Jimenez JP, Canela-Cardona M, Maestre-Alcacer J (1990) Nd:YAG Laser photoresection of low-grade malignant tumors of the tracheobronchial tree. Chest 97: 920–922

Dilatation, Stentimplantation

(H. Hautmann, R. M. Huber, R. Hauck)

Die älteste und vor allem im Notfall immer noch angewandte Methode zur Rekanalisation okkludierter Atemwege ist die endoskopische Zangenabtragung von Tumorgewebe und die mechanische Eröffnung, flexibel bronchoskopisch oder mit dem starren Rohr. Dies sollte allerdings Notfallsituationen vorbehalten bleiben, zumal heute bessere und risikoärmere Verfahren zur Verfügung stehen.

Ballondilatation

Die Dilatation stenosierter Atemwege mittels Ballonkatheter (1) kann die Ventilation akut und mittelfristig verbessern. Während bei Dehnung von Tumorstenosen aufgrund extra- oder intramuraler Kompression der Erfolg oft nur kurz anhält, lassen sich bei den Narbenstenosen, wie sie gelegentlich nach Bestrahlung auftreten, häufig gute Langzeitergebnisse erzielen. Bei Verlegung durch exophytisches Tumorgewebe ist die Dilatation ungeeignet.

Sinnvoll kann ihr Einsatz vor geplanter Stentimplantation sein, um damit eine Präformierung oder Lumenerweiterung des zu schienenden Atemweges zu erreichen, was sowohl die Wahl des Stentdurchmessers als auch das Einbringen des Stents erleichtert. Vor allem bei entzündlichen poststenotischen Komplikationen wie bei einer Retentionspneumonie oder einem Abszess kann die Dilatation auch bei nur kurzfristigem Rekanalisationserfolg wesentlich zur Abheilung beitragen.

Stentimplantation

Bei extrabronchialer Kompression durch größere Tumormassen ist eine Rekanalisation oft nur durch die Einlage eines Stents möglich (2, 3). Aber auch exophytische Tumorstenosen lassen sich mit dieser Methode erfolgreich behandeln. Für diesen Zweck sind verschiedene Stentmodelle verfügbar. Dies sind entweder Silikonstents oder Metallmaschenstents (z. B. Ultraflex-Stent), die sowohl ohne als auch mit Kunststoffbeschichtung (gecoverter Stent) erhältlich sind. Die Auswahl des Modells richtet sich nach den im Einzelfall erforderlichen Eigenschaften. Diese sind vor allem Durchmesser, Länge, radiale Flexibilität und Widerstandsfähigkeit sowie ggf. Explantierbarkeit. Die Stents werden entweder durch ein starres Bronchoskop eingebracht oder unter Durchleuchtung mit Hilfe eines Fiberbronchoskops in Seldinger-Technik platziert.

Man unterscheidet zwischen selbstexpandierenden und Ballon-expandierbaren Modellen. Die starre Bronchoskopie ist dabei nur noch bei denjenigen Stenttypen erforderlich, welche aus technischen Gründen nicht flexibel implantiert werden können. Die Mehrzahl der Stents ist jedoch mit dem flexiblen Endoskop ohne erhöhtes Risiko bei geringerer Invasivität platzierbar (4). Damit ist die Behandlung von Stenosen im Bereich der Trachea bis hin zu Lappenbronchien möglich. Auch hier gilt, dass bei Komplikationen mit dem starren Bronchoskop interveniert werden kann. Distal der Hauptbronchien sind die Möglichkeiten einer sinnvollen Applikation aufgrund der anatomischen Gegebenheiten jedoch erheblich eingeschränkt. Ernsthafte Komplikationen sind bei adäquater Auswahl des Stentmodells äußerst selten.

Die Toleranz durch den Patienten ist erstaunlich gut, akut auftretender Hustenreiz sistiert innerhalb kurzer Zeit. Die Bildung von Granulationsgewebe, Sekretverhalt und Penetration von vitalem oder nekrotischem Tumorgewebe erfordert bisweilen ergänzende endoskopische Maßnahmen, in jedem Falle jedoch eine regelmäßige bronchoskopische Nachsorge. Dislokationen sind bei zu klein bemessenem Stentdurchmesser möglich und können einen Austausch nötig machen. Auch Materialermüdung kann bei hoher mechanischer Beanspruchung in Einzelfällen einen Ersatz erfordern.

Durch die Stentimplantation kann somit die Zeit bis zum Wirkungseintritt anderer Maßnahmen (endoluminale Kleinraumbestrahlung, perkutane Radiatio, Chemotherapie) überbrückt werden. Häufig kann der Stent nach Tumorregression dann wieder entfernt werden.

Literatur

1 Hautmann H, Gamarra F, Pfeifer KJ, Huber RM (2001) Fiberoptic bronchoscopic balloon dilatation in malignant tracheobronchial disease: indications and results. Chest 120: 43–49
2 Stephens KE, Wood DE (2000) Bronchoscopic management of central airway obstruction. J Thorac Cardiovasc Surg 119: 289–296
3 Bolliger CT, Mathur PN (2002) ERS/ATS statement on interventional pulmonology. Eur Respir J 19: 356–373
4 Hauck R, Lembeck RM, Emslander HP, Schömig A (1997) Implantation of Accuflex and Strecker stents in malignant bronchial stenoses by flexible bronchoscopy. Chest 112: 134–144

Endoluminale Kleinraumbestrahlung (Afterloading- bzw. Brachytherapie)

(R. Fischer, H. Hautmann, R. M. Huber, B. Pöllinger)

Mittels Lasertherapie, Dilatation und Stentimplantation lassen sich Stenosierungen und gravierende Beschwerden wie Atemnot, Hämoptoe und Husten meist günstig und rasch beeinflussen.

Um aber einen möglichst lang andauernden Effekt dieser Akuttherapie zu erzielen, eignet sich neben der perkutanen Strahlentherapie, deren Möglichkeiten aufgrund bereits vorausgegangener Bestrahlungsserien oft eingeschränkt sind, die lokale Strahlenbehandlung mittels Afterloadingtechnik (Iridium-192) (1).

Sie kann auch als alleinige palliative Therapie in der Nicht-Notfallsituation durchgeführt werden, wenn die Patienten aus klinischen Gründen für eine externe Strahlentherapie nicht in Frage kommen (2). Beim Vergleich von externer zu endoluminaler Strahlentherapie schneidet die lokale Therapie zwar im Überleben und der lokalen Kontrolle etwas schlechter ab, die Nebenwirkungsrate liegt jedoch deutlich niedriger (3). Bei sorgfältiger Planung kann mittels lokaler Therapie eine lang anhaltende Palliation erreicht werden (4).

Bei der Brachytherapie wird meist in Seldinger-Technik eine Führungssonde mit Abstandshaltern (z. B. eine Magensonde) in den Tumorbereich endobronchial eingelegt und anschließend die Strahlenquelle computergesteuert nachgeführt (Bestrahlungsdauer wenige Minuten). Die Therapie ist für den Patienten nicht belastender als eine diagnostische Bronchoskopie.

Üblicherweise erhalten die Patienten in jeweils ein- bis dreiwöchigen Abständen zwei bis vier Bestrahlungen mit Einzeldosen von 4–8 Gy bezogen auf 10 mm Abstand von der Quellenachse (4–6). Relevante Komplikationen sind nicht zu erwarten (3). Allerdings sind späte (oft erst nach vielen Monaten) und dann häufig letale Blutungen nach Afterloadingtherapie in etwa 10% (0–35%) beschrieben worden (7).

Indikation für die Afterloadingtherapie sind alle malignen stenosierenden Tumoren des Bronchialsystems (inkl. adenoidzystische Karzinome), die entweder extramural oder intramural, aber exophytisch wachsen. Dabei ist ein aufdehnbares Mindestlumen von 3,2 mm notwendig, um die Bestrahlungssonde platzieren zu können (siehe Dilatation/Laser). Vorbehandlungen wie eine externe Radiotherapie stellen keine Kontraindikation dar. Auch eine bereits stattgehabte Afterloadingtherapie an gleicher Stelle ist in Abhängigkeit von der bereits applizierten Dosis keine absolute Kontraindikation.

Langfristige Erfolge sind in der Regel nur bei kleineren Tumoren bis zu einem Querdurchmesser von etwa 3 cm zu erwarten. Jenseits dieser Grenze wird durch die Brachytherapie aufgrund des steilen Dosisabfalls mit zunehmendem Abstand von der Quelle nur noch eine geringe Strahlendosis mit entsprechend geringer Wirkung erreicht. In diesen Fällen sollte dann eine zusätzliche bzw. alternative perkutane Bestrahlung erwogen werden.

Zusammenfassend erreicht die endobronchiale Brachytherapie als alleinige lokale Maßnahme eine lang anhaltende lokale Kontrolle des Tumorwachstums. Eine Verlängerung der Überlebenszeit in der palliativen Situation konnte bisher nicht eindeutig gezeigt werden. In zentral gelegenen Tumoren kann die endoluminale Brachytherapie in Kombination mit der externen Strahlentherapie die Gesamtdosis bei gleichzeitiger Schonung des umgebenden Lungenparenchyms erhöhen und damit zu einer verbesserten lokalen Tumorkontrolle führen (6).

Literatur

1 Nag S, Kelly JF, Horton JL et al (2000) The American Brachytherapy Society recommendations for brachytherapy of carcinoma of the lung. Int J Radiat Oncol Biol Phys 48 (3) (suppl): 328–329
2 Marsiglia H, Baldeyrou P, Lartigau E et al (2000) High-dose rate brachytherapy as sole modality for early-stage endobronchial carcinoma. Int J Radiat Oncol Biol Phys 47: 665–672
3 Speiser BL, Spratling L (1993) Radiation bronchitis and stenosis secondary to high dose rate endobronchial radiation. Int J Radiat Oncol Biol Phys 25: 589–597
4 Kelly JF, Delclos ME, Morice RC et al (2000) High-dose-rate brachytherapy effectively palliates symptoms due to airway tumors: the 10-year M. D. Anderson Cancer Center Experience. Int J Radiat Oncol Biol Phys 48(3): 697–702
5 Huber RM, Fischer R, Hautmann H et al (1995) Palliative endobronchial brachytherapy for central lung tumors. A prospective, randomized comparison of two fractionation schedules. Chest 107: 463–470
6 Huber RM, Fischer R, Hautmann H et al (1997) Does additional brachytherapy improve the effect of external irradiation? A prospective, randomized study in central lung tumors. Int J Radiat Oncol Biol Phys 38: 533–540
7 Hara R, Itami J, Aruga T et al (2001) Risk factors for massive hemoptysis after endobronchial brachytherapy in patients with tracheobronchial malignancies. Cancer 92: 2623–2627

Metastasen

Knochenmetastasen

(B. Pöllinger, F. Zimmermann, H. Hautmann)

Bei 30–50% der Patienten mit Lungenkarzinomen werden im Krankheitsverlauf Knochenmetastasen diagnostiziert. Sie entstehen durch hämatogene Tumorzelldissemination in das Knochenmark und sind eigentlich Metastasen des Knochenmarks (1). Der Metastasierungsprozess im Skelett durchläuft drei Phasen: frühe Invasion, Osteopathie sowie fortgeschrittene Karzinose, von denen nur die Karzinose klinisch in Erscheinung tritt. Der Zeitraum zwischen hämatogener Tumorzelleinschwemmung in das Knochenmark und dem Auftreten klinischer Symptome liegt zwischen Wochen und Jahren (durchschnittlich etwa 12 Monate). Knochenmetastasen imponieren als solitäre Herde oder als diffuse Karzinose des Knochenmarks. Sie zerstören den Knochen beim Lungenkarzinom meist osteolytisch. Die Folge der tumorinduzierten Umbau- und Zerstörungsprozesse des Skeletts sind Knochenschmerzen und ggf. pathologische Frakturen. Die Indikation zur perkutanen Strahlentherapie sind Schmerzen, Frakturgefahr (Häufigkeit ca. 10%) (2) sowie Kompression durch Tumormassen (z. B. Hirnnervenausfälle durch ossäre Veränderungen im Bereich der Austrittsstellen an der Schädelbasis). Die Radiotherapie ist auch indiziert nach operativen Interventionen zur Vermeidung des Lokalrezidives. Schmerzende Knochenmetastasen sprechen auf eine Strahlentherapie in der Regel sehr gut an (70–90% Schmerzreduktion bis Schmerzfreiheit) (3). Dosierung und Fraktionierung müssen je nach Lokalisation und Ausdehnung der zu bestrahlenden Region sorgfältig abgewogen werden. Im Allgemeinen ist bei konventioneller Fraktionierung (5 × 2,0–3,0 Gy pro Woche) eine Gesamtdosis von etwa 30–40 Gy erforderlich (4). Randomisierte Studien zeigten bezüglich der Schmerzreduktion identische Erfolge mit hypofraktionierten und damit kürzeren Behandlungsschemata. (1 × 8 oder 5 × 5 Gy), wobei nahezu jede Radiotherapie bei entsprechendem Abstand zur Vorbehandlung (in der Regel > 12 Monate) wiederholt werden kann (5–9). Akzelerierte Fraktionierungen sollten vor allem bei kurzer Lebenserwartung und immobilen Patienten eingesetzt werden. Wichtigste Zielsetzungen sind eine lang dauernde Analgesie sowie eine Stabilisierung befallener Knochenpartien, die jedoch bei Vorliegen von Osteolysen erst nach zwei bis drei Monaten zu erwarten ist. Die schmerzlindernde Wirkung setzt dagegen in der Regel bereits nach wenigen Sitzungen ein. Fraktionierte Schemata zeigen bezüglich der Remineralisation bessere Ergebnisse, sodass diese bei solitären Skelett-

Tabelle 2. Randomisierter Vergleich fraktionierter Dosiskonzepte mit Einzeitbestrahlung.

Autor	Ref.	Patienten	Gesamtdosis Fraktionierung	Gesamtansprechraten %
Price et al. 1986	(15)	288	30 Gy/10 × 3 Gy	85
			1 × 8 Gy	73
Gaze et al. 1997	(16)	265	22,5 Gy/5 × 4,5 Gy	89
			1 × 10 Gy	84
Nielsen et al. 1998	(8)	241	20 Gy/5 × 4 Gy	82
			1 × 8 Gy	72
Koswig/Budach 1999	(17)	107	30 Gy/10 × 3 Gy	81
			1 × 8 Gy	78
Steenland et al. 1999	(18)	1171	24 Gy/6 × 4 Gy	69
			1 × 8 Gy	72
Bone Pain Trial Working Party 1999	(19)	761	20 Gy/5 × 4 Gy	78
			1 × 8 Gy	78

metastasen mit insgesamt günstigerer Prognose des betroffenen Patienten und gleichzeitiger Frakturgefahr indiziert sind.

Bei ausgedehnten Metastasen ist auch eine Halbkörperbestrahlung möglich. Sie kann einmalig mit 6 Gy (oberer Halbkörper) – 8 Gy (unterer Halbkörper) oder mit je 2 × 3 Gy an zwei aufeinanderfolgenden Tagen durchgeführt werden. Eine Linderung der Schmerzen ist ähnlich gut wie bei rein lokalen Bestrahlungen (75,5% Linderung und 19,5% komplette Schmerzfreiheit) (10, 11). Eine Stabilisierung der Knochen ist dagegen nicht zu erwarten. Um die Gefahr von Begleitreaktionen niedrig zu halten, ist eine antiemetische und antiödematöse Therapie sinnvoll, eventuell auch eine parenterale Flüssigkeitssubstitution. Eine Alternative stellt die Behandlung mit Radionukliden dar. Im Einsatz sind verschiedene Nuklide wie Rhenium, Strontium und Phosphor. Mittels Skelettszintigraphie wird zuvor überprüft, ob eine Aufnahme der Radionuklide in die ossären Filiae zu erwarten ist.

Indikationen zu einem operativen Vorgehen sind (12):
1. pathologische Fraktur tragender Partien,
2. drohende Lähmung,
3. Besserung oder Beseitigung von Immobilität,
4. Besserung von Schmerzen, die mit anderen Methoden (z. B. Bestrahlung) nicht behoben werden können,
5. inkomplette Querschnittslähmung bzw. auftretende neurologische Symptomatik: eine umgehende operative Entlastung des Myelons und Knochenstabilisierung sind hier zwingend. Nach dem operativen Eingriff muss in der Regel noch nachbestrahlt werden.
6. Solitäre Metastase bei vergleichsweise guter Lebenserwartung des Patienten (> 12 Monate).

Unter palliativen Gesichtspunkten haben die Bisphosphonate sowohl durch symptomatisch analgetische als auch durch ihre antiosteoklastische Wirkung einen wichtigen Platz im Gesamtbehandlungskonzept ossärer Metastasen erhalten. Bisphosphonate führen durch die Hemmung der Osteoklastenaktivität und durch eine Stabilisierung des Hydroxylapatits im Knochen zur Senkung des Serumkalziums (siehe Kapitel „Hyperkalzämie") und einer Rekalzifizierung von Tumorosteolysen (13, 14). Bisphosphonate führen relativ schnell zur Schmerzlinderung bei Knochenmarkkarzinose. Das Nebenwirkungsspektrum ist außerordentlich günstig.

Literatur

1 Krempien B (1995) Pathogenese der Knochenmetastasen und Tumorosteopathien. Radiologe 35: 1–7
2 Mirels H (1989) Metastatic disease in long bones. A proposed scoring system for diagnosing impending pathologic fractures. Clin Orthop: 256–264
3 Blitzer PH (1985). Reanalysis of the RTOG study of the palliation of symptomatic osseous metastasis. Cancer 55: 1468
4 Eble MJ, Eckert W, Wannenmacher M (1995) Stellenwert der lokalen Strahlentherapie in der Behandlung ossärer Metastasen, pathologischer Frakturen und Myelonkompressionen. Radiologe 35: 47–54
5 Ben-Josef E, Shamsa F, Williams AO et al (1998) Radiotherapeutic management of osseous metastases: A survey of current patterns of care. Int J Radiat Oncol Biol Phys 40(4): 915–921
6 Arcanegli G, Giovinazzo G, Saracino B et al (1998) Radiation therapy in the management of symptomatic bone metastases: the effect of total dose and histology on pain relief and response duration. Int J Radiat Oncol Biol Phys 42(5): 1119–1126
7 Roos DE, O'Brien PC, Smith FG et al (2000) A role for radiotherapy in neuropathic bone pain: preliminary response rates from a prospective trial (Trans-Tasman Radiation Oncology Group, TROG 96,05). Int J Radiat Oncol Biol Phys 46(4): 975–981
8 Nielson OS, Bentzen SM, Sandberg E et al (1998) Randomized trial of single dose versus fractionated palliative radiotherapy of bone metastases. Radiother Oncol 47: 233–240
9 Niewald M, Tkocz H-J, Abel U et al (1996) Rapid course radiation therapy vs more standard treatment: a randomized trial for bone metastases. Int J Radiat Oncol Biol Phys 36(5): 1085–1089
10 Skolyszewski J, Sas-Korczynska B, Korzeniowski S, Reinfuss M (2001) The efficiency and tolerance of half body irradiation (HBI) in patients with multiple metastases. Strahlenther Onkol 177: 482–486
11 Anderson PR, Coia LR (2000) Fractionation and outcomes with palliative radiation therapy. Semin Radiat Oncol 10: 191–199
12 Sundaresan N, Digiacinto GV, Hughes JEO (1991) Treatment of neoplastic spinal cord compression: results of a prospective study. Neurosurgery 29: 645
13 Body JJ, Bartl R, Burckhardt P et al (1998) Current use of bisphosphonates in oncology. International Bone and Cancer Study Group. J Clin Oncol 16: 3890–3899

14 Fleisch H (1997) Bisphosphonates in bone disease, 3rd ed. Parthenon, New York London
15 Price P, Hoskin PJ, Easton D et al (1986) Prospective randomised trial of single and multifraction radiotherapy schedules in the treatment of painful bony metastases. Radiation Oncol 6: 247–255
16 Gaze M-N, Kelly C-G, Kerr GR et al (1997) Pain relief and quality of life following radiotherapy for bone metastases: a randomised trial of two fractionation schedules. Radiother Oncol 45 (2): 109–116
17 Koswig S, Budach V (1999) Remineralisation und Schmerzlinderung von Knochenmetastasen nach unterschiedlich fraktionierter Strahlentherapie (10-mal 3 Gy vs. 1-mal 8 Gy). Strahlenther Onkol 175: 500–508
18 Steenland E, Leer JW, van Huowelingen H et al (1999) The effect of single fraction compared to multiple fractions on painful bone metastases: a global analysis of the Dutch Bone Metastasis Study. Radiother Oncol 52 (2): 101–109
19 Bone-Trial-Working-Party (1999) 8 Gy single fraction radiotherapy for the treatment of metastatic skeletal pain: randomised comparison with a multifraction schedule over 12 months of patient follow-up. Bone Pain Trial Working Party. Radiother Oncol 52: 111–121

Weichteilmetastasen

(B. Pöllinger, F. Zimmermann, O. Thetter, M. Lindner)

Sofern eine operative Intervention unmöglich oder unnötig erscheint, kann eine Strahlentherapie versucht werden. Diese führt im Allgemeinen nicht zur vollständigen Beseitigung des Weichteilinfiltrates. Durch eine Änderung des Mikromilieus im Tumor und seiner Umgebung bilden sich die Schmerzen dennoch in vielen Fällen zurück. Die verwendeten Strahlendosen richten sich nach dem zu erwartenden Nebenwirkungsprofil, das vor allem durch die umliegenden Organe definiert ist.

Die verwendeten Gesamtdosen liegen bei konventioneller Fraktionierung zumeist zwischen 40 und 50 Gy. Da mit späten, unerwünschten Effekten der Radiotherapie aufgrund der geringen Lebenserwartung nicht zu rechnen ist, sind hypofraktionierte Schemata aber prinzipiell vorzuziehen (z. B. 12 × 3,0 Gy oder 7 × 4,0 Gy), um den Patienten durch eine Verkürzung der Behandlungszeit eine möglichst geringe Einbuße an Lebensqualität zu sichern.

Thoraxwandmetastasen

(B. Pöllinger, F. Zimmermann, O. Thetter, M. Lindner)

Thoraxwandmetastasen sind im Allgemeinen einer Strahlentherapie zugänglich. Hier steht die Behandlung von medikamentös unzureichend behandelbaren Schmerzen im Vordergrund. Durch den Einsatz moderner Techniken in der Bestrahlungsplanung und -ausführung und der Verwendung multipler Bestrahlungsfelder ist eine gute Lungenschonung erreichbar. Die Gefahr einer radiogenen Pneumonitis ist damit gering. Isolierte Thoraxwandtumoren im Sinne eines Lokalrezidivs können bei bestehender allgemeiner Operabilität erneut einer chirurgischen Resektion unterzogen werden. Um eine dauerhafte lokale Tumorkontrolle zu erreichen, sollte eine postoperative Strahlentherapie erwogen werden. Andernfalls ist eine definitive Radiotherapie mit hohen Gesamtdosen indiziert.

Solitäre Lungenmetastase/neuer Rundherd nach kurativer Resektion

(M. Lindner, O. Thetter, B. Pöllinger, F. Zimmermann)

Tritt nach kurativer Resektion eines Lungenkarzinoms erneut ein isolierter pulmonaler Rundherd auf, so kommt differenzialdiagnostisch eine isolierte Lungenmetastase oder auch ein zweites primäres Lungenkarzinom in Frage. Mit einem zweiten Primärtumor muss nach kurativer Resektion in mehr als 10% der Fälle gerechnet werden, insbesondere wenn die Patienten länger als drei Jahre überlebt haben (1). 75% der Patienten einer Studie von *Battafarano* (2) befanden sich bei der Erstoperation im Stadium I und erwarten nach der Zweitoperation eine Überlebenszeit von 4,1 Jahren. Wird die Resektion im Rahmen einer neuerlichen Operation im kurativen Ansatz nicht durchgeführt, erwartet die Patienten eine durchschnittliche Lebenserwartung von 1,4 Jahren (2, 3). Die operative Mortalität nach der zweiten Resektion betrug 5,8%.

Wenn funktionell keine wesentlichen Einschränkungen vorliegen, besteht im Allgemeinen bei

R0-resezierten primären Tumoren und fehlenden Fernmetastasen die Indikation zur Operation (4). Bei langsam wachsenden solitären Metastasen und fehlenden pleuralen postoperativen Veränderungen kann der Versuch einer videothorakoskopischen Resektion durchgeführt werden. Der Eingriff erscheint insbesondere dann sinnvoll, wenn die in der Lungenmetastasenchirurgie als günstig geltenden Prognosefaktoren gegeben sind (periphere Lage, langes krankheitsfreies Intervall, vollständige Resektabilität der Metastase/n) (5).

Der Ratiotherapeut sollte auch nach einer früher durchgeführten Strahlentherapie konsiliarisch hinzugezogen werden, damit der Chirurg über Lage und applizierte Dosis bestrahlter Gebiete informiert ist. In diesen Bereichen könnte aufgrund einer partiellen Fibrosierung des Lungengewebes der Zugang erschwert sein. Die Zeit bis zur kompletten Wundheilung könnte verlängert sein. Bei Inoperabilität kommt primär eine kleinvolumige externe Strahlentherapie, am besten im Sinne einer stereotaktisch geführten Strahlenbehandlung in Frage. Dabei werden hohe Einzeldosen innerhalb von einer Woche appliziert (z. B: 3 × 20 Gy). In bis zu 80% der Fälle kann damit eine dauerhafte Tumorkontrolle erreicht werden. Aufgrund der geringen Belastung des umliegenden Gewebes ist diese ambulante Behandlung auch in bereits vorbestrahlten Regionen ohne relevante Toxizität möglich (6, 7).

Sollte die funktionelle Überprüfung eine chirurgische oder radioonkologische Intervention ausschließen und liegen pulmonale Rundherde vor, die nicht größer als 3 cm sind, besteht die Möglichkeit einer Radiofrequenz-Ablation (RFA) oder der Laser-induzierten Thermotherapie. Nach CT-gesteuerter Punktion und histologischer Sicherung, werden die Herde koaguliert. Als Frühkomplikationen sind in 15% Pneumothoraces und in 8% intrapulmonale Blutungen und als Spätkomplikationen Entzündungen zu erwarten, die durch Tumornekrosen bedingt sind. Diese Verfahren stehen derzeit nur in Zentren unter Studienbedingungen zur Verfügung (8).

Literatur

1 Biodegom van PC, Wagenaar SS, Corrin B et al (1989) Second primary lung cancer: importance of long term follow up. Thorax 44: 788–793
2 Battafarano RJ, Force SD, Meyers BF, Bell J, Guthrie TJ, Cooper JD, Patterson GA (2004) Benefits of resection for metachronous lung cancer. J Thorac Cardiovasc Surg 127(3): 836–842
3 Rice D et al (2003) The risk of second primary tumors after resection of stage I non small cell lung cancer. Ann Thorac Surg 76(4): 1001–1007
4 Murakami S, Watanabe Y, Saitoh H et al (1995) Treatment of multiple primary squamous cell carcinomas of the lung. Ann Thorac Surg 60: 964–969
5 Girard P, Baldeyrou P, Le Chevalier T et al (1994) Surgery for pulmonary metastases. Who are the 10-year survivors? Cancer 74: 2791–2797
6 Uematsu M, Shioda A, Tahara K et al (1998) Focal, high dose, and fractionated modified stereotactic radiation therapy for lung carcinoma patients. Cancer 82: 1062–1070
7 Zimmermann F, Geinitz H, Schill S, Grosu A, Schratzenstaller U, Molls M, Jeremic B (2005) Stereotactic fractionated radiation therapy for stage I non small cell lung cancer. Initial results. Lung Cancer, in press
8 Hoffmann RT, Jakobs TF, Reiser MF, Helmberger TK (2004) Radiofrequenzablation of lung tumors and metastases. Radiologe 44(4): 364–369

Hirnmetastasen

(B. Pöllinger, F. Zimmermann)

Bis zu 50% der Patienten mit Lungenkarzinomen entwickeln im Krankheitsverlauf Hirnmetastasen und mit zunehmendem Lebensalter steigt die Inzidenz an (1). Bei der Diagnosefindung und Therapieplanung ist die kontrastmittelverstärkte kraniale Magnetresonanztomographie (MRT) das Verfahren der Wahl. Unterschiedliche MRT-Techniken verbessern die Abgrenzbarkeit und erhöhen die Nachweisrate von Metastasen. Ziel der Behandlung ist eine Verbesserung der neurologischen Symptomatik (Kopfschmerzen, Paresen u. a.) und eine Überlebensverlängerung. 25–50% dieser Patienten versterben letztlich am zerebralen Tumorgeschehen. Die Therapieoptionen sind abhängig von Alter und Allgemeinzustand des Patienten, sowie der Kontrolle der extrakraniellen Tumormanifestation.

Ein **isolierter Herd eines nicht-kleinzelligen Lungenkarzinoms** kann bei günstiger Lage und guter mittelfristiger Gesamtprognose operativ entfernt werden (2–4). Häufig ist eine komplette Resektion der Metastase nicht möglich, und sie rezidiviert rasch. In vielen Fällen liegen weitere, klinisch zunächst noch nicht fassbare Hirnmetastasen vor. Diese werden im weiteren Verlauf klinisch manifest, wenn außer der Operation der vermeintlich solitären Metastase keine weitere Behandlung erfolgt. Eine Nachbestrahlung des kompletten Schädels ist daher gewöhnlich erforderlich (30–40 Gy Gesamtdosis, 5 × 2–3 Gy pro Woche, evtl. Boost auf das ehemalige Tumorgebiet) (5). Auf eine Strahlentherapie des gesamten Gehirns sollte nur verzichtet werden, wenn sich die Prognose des Patienten rasch außerhalb des Kopfes entscheidet und der Vorteil einer besseren Tumorkontrolle im Bereich des Gehirns nicht mehr ins Gewicht fällt.

Finden sich primär bereits **multiple Hirnmetastasen** oder handelt es sich um **Metastasen eines kleinzelligen Lungenkarzinoms**, hängt die Entscheidung zu einer Behandlung vom neurologischen Bild ab, das der Patient bietet. Liegen bereits neurologische Defizite (Hemiparese, Verwirrtheit, Koma) und ein in der Bildgebung auffälliges Hirnödem vor, sollte parallel zur Einleitung weiterer Maßnahmen umgehend symptomatisch mit Kortikosteroiden (z. B. 3 × 4–8 mg Dexamethason) behandelt werden. Eine Strahlenbehandlung des gesamten Hirns sollte rasch eingeleitet werden. Sie wird über seitliche Gegenfelder mit Ausblockung der Orbitae und des Gesichtsschädels durchgeführt. Dabei sollten aufgrund der ungünstigen Prognose hypofraktionierte Behandlungsschemata in Erwägung gezogen werden, die Tumorkontrollen (8–12 Wochen Progressionsfreiheit), Symptomlinderung (56–75%) und medianes Überleben (15–21 Wochen) wie bei konventionell fraktionierten, aber zeitaufwändigeren Schemata erreichen (z. B. 10 × 3 oder 7 × 4 Gy). Größere Metastasen erhalten eventuell einen Dosisboost, der auch stereotaktisch gegeben werden kann, um einen längerfristigen Wachstumsstop zu erreichen. Aufgrund der geringen Akuttoxizität der Radiotherapie des Zerebrums ist diese prinzipiell auch parallel zu den meisten systemischen Therapien durchführbar (Chemotherapie, Immuntherapie).

Eine Besserung der neurologischen Funktion ist mit der Bestrahlung in 60–70% möglich, eine komplette Remission tritt bei Kopfschmerzen in 50–70%, bei Paresen in 30–40% und bei generalisiertem Krampfanfall in 65–90% auf (6–8). Die Rolle der Chemotherapie ist noch nicht klar definiert. Eine systemische Chemotherapie hat in der Behandlung von Hirnmetastasen im Vergleich zu den lokoregionären Therapieoptionen den Vorteil einer gleichzeitigen Mitbehandlung der teilweise prognostisch entscheidenden systemischen Metastasierung. Insbesondere bei Hirnmetastasen chemotherapieempfindlicher Tumoren wie dem kleinzelligen Lungenkarzinom konnten in einigen bisher durchgeführten Studien mit Chemotherapie zumindest vergleichbare Resultate wie mit der Strahlentherapie erreicht werden. Die Liquorgängigkeit der Zytostatika ist keine Voraussetzung für die Wirksamkeit, allerdings kann vermutet werden, dass mit einer Chemotherapie, die eine gute spezifische Antitumoraktivität mit Liquorgängigkeit vereinigt, eine Verbesserung der Behandlungsergebnisse zu erzielen ist (9). Prinzipiell gilt jedoch, dass die Radiotherapie eine deutlich höhere Potenz zur Kontrolle von Hirnmetastasen besitzt und ihr Einsatz daher nicht lange aufgeschoben werden sollte.

Bei **Metastasen eines nicht-kleinzelligen Lungenkarzinoms** kann alternativ zur Operation eine stereotaktische Strahlentherapie in Form einer Einzeitbestrahlung (Radiochirurgie: mittels mo-

Tabelle 3. Prognosefaktoren (modifiziert nach (13)).

Prognosefaktor	Günstig	Ungünstig
Primärtumor	kontrolliert	unkontrolliert
Extrakranielle Metastasen	fehlend	vorhanden
Alter	≤ 65 Jahre	> 65 Jahre
Karnofsky-Index	≥ 70%	< 70 %
ECOG-Status	0	1–3
Metastasenzahl	1–2	≥ 3
Ansprechen auf Steroide	gut	mäßig o. schlecht

Tabelle 4. Therapieempfehlung in Abhängigkeit von der Prognose.

Autor	Ref.	Ungünstige Prognose	Günstige Pognose
Bamberg et al. 1996	(13)	10 × 3,0 Gy bis 30,0 Gy	OP, wenn möglich, 10 × 3,0 Gy bis 30,0 Gy plus lokale Aufsättigung (boost)
Leibel 1998	(14)	10 × 3,0 Gy bis 30,0 Gy	1,8–2,0 Gy bis 45–50,0 Gy
DEGRO 1999	(15)	10 × 3,0 Gy bis 30,0 Gy	15 × 2,0 Gy bis 30,0 Gy ggf. höher solitäre M. bei kontr. Primär TU: Op/Radiochirurgie + Ganzhirn
Adamietz 2004	(16)	10 × 3,0 Gy bis 30 Gy	20 × 2,0 Gy bis 40 Gy + lokaler Boost ggf. stereotaktisch Bis zu 3 Meta < 3 cm Resektion oder Radiochirurgie (+ Ganzhirn)
Kagan 2004	(17)	10 × 3,0 Gy bis 30,0 Gy 12 × 2,5 Gy bis 30,0 Gy	Keine Angabe

difiziertem Linearbeschleuniger oder Gammaknife wird die gesamte Strahlendosis (18–20 Gy) in einer Sitzung appliziert), oder auch fraktioniert mit dem Linearbeschleuniger durchgeführt werden. Die Lage und Größe der Metastase ist entscheidend für die Wahl der Fraktionierung: kleinere Metastasen in unkritischer Lage werden radiochirurgisch behandelt. Die lokalen Tumorkontrollen sind hierbei wenigstens genauso hoch wie nach chirurgischen Verfahren Gegebenenfalls kann auch nach Ganzhirnbestrahlung ein stereotaktischer Boost appliziert werden. Hiermit sind lange Tumorkontrollraten erzielbar (bis zu 100% nach 12 Monaten) und auch eine Verbesserung des Überlebens (10–12). Diese kombinierte Radiotherapie sollte Patienten mit gutem Allgemeinzustand, nicht-kleinzelliger Histologie und wenigen Hirnfiliae angeboten werden.

Literatur

1 Felsberg J, Reifenberger G (2000) Neuropathologie und molekulare Grundlagen von Metastasen im zentralen Nervensystem. Onkologe 6: 919–929
2 Patchell RA, Tibbs RP, Walsh JW (1990) A randomized trial of surgery in the treatment of single metastases to the brain. N Engl J Med 322: 494–500
3 Hanbali F, Sawaya R (2002) Management of brain metastases. Neurosurgery Quarterly 12(1): 79–85
4 Schackert G, Steinmetz A, Meier U, Sobottka SB (2001) Surgical management of single and multiple brain metastases: results of a retrospective study. Onkologie 24: 246–255
5 Patchell RA, Tibbs PA, Regine WF et al (1998) Postoperative radiotherapy in the treatment of single metastases of the brain: A randomized trial. JAMA 280: 1485–1489
6 Diener-West M, Dobbins TW, Phillips TL et al (1991) Identification of an optimal subgroup for treatment evaluation of patients with brain metastases using RTOG study 7916. Int J Radiat Oncol Bio Phys 16: 669–673
7 Nieder C, Niewald M, Schnabel K (1994) Strahlentherapie von Hirnmetastasen des Bronchialkarzinoms. Strahlenther Onkol 170: 335–341
8 Chatani M, Matayoshi Y, Masaki N et al (1994) Radiation therapy for brain metastases from lung carcinoma. Strahlenther Onkol 170: 155–161
9 Korfel A, Thiel E (2000) Chemotherapie zerebraler Metastasen solider Tumoren. Onkologe 6: 959–965
10 Grosu AL, Feldmann HJ, Stärk S et al (2001) Stereotaktische Strahlentherapie am adaptierten Linearbeschleuniger bei Patienten mit Hirnmetastasen. Nervenarzt 72: 770–781
11 Sanghavi SN, Miranpuri SS, Chappell R et al (2001) Radiosurgery for patients with brain metastases: a multiinstitutional analysis stratified by the RTOG recursive partitioning analysis method. Int J Radiat Oncol Biol Phys 51: 426–434
12 Konziolka D, Patel A, Lunsford LD et al (1999) Stereotactic radiosurgery plus whole brain radiotherapy versus radiotherapy alone for patients for patients with multiple brain metastases. Int J Radiat Oncol Biol Phys 45: 427–434
13 Bamberg M, Hess CF, Kortmann R-D (1996) Zentralnervensystem – Hirnmetastasen solider Tumoren. In: Scherer E, Sack H (eds) Strahlen-

therapie – Radiologische Onkologie. Springer, Berlin Heidelberg New York, pp 794–796
14 Leibel SA (1998) Brain metastases. In: Leibel SA, Phillips TL (eds) Textbook of radiation oncology. Saunders, Philadelpha, pp 314–318
15 DEGRO (1999) Leitlinien in der Radioonkologie R16. Radiotherapie von primären Tumoren des ZNS und ZNS-Metastasen im Erwachsenenalter: 12. Hirnmetastasen: 7–8
Koordinator: Prof. Dr. M. Bamberg
Expertengruppe: Prof. R.D.Kortmann,, Tübingen, Prof. Dr. R. Engenhardt-Cabillic, Marburg, Prof. Dr. E. Richter, Lübeck
16 Adamietz IA (2004) Palliative Therapie – Hirnmetastasen. In: Bamberg M, Molls M, Sack H (eds) Radioonkologie. Zuckschwerdt, München Wien New York, pp 1128–1133
17 Kagan AR (2004) Palliation of brain and spinalcord metastases. In: Perez CA, Brady LW, Halperin EC, Schmidt-Ullrich R-K (eds) Principles and practice of radiation oncology. Lippincott Williams & Wilkins, Philadelphia, pp 2373–2328

Meningeosis carcinomatosa

(C. Dudel, B. Pöllinger)

Meningeosis carcinomatosa ist definiert als metastatische Absiedlung von Tumorzellen in den Subarachnoidalraum. Ihr Verteilungsmuster kann „solide" oder „nicht adhärent" oder gemischt sein.

Sie tritt bei bis zu 10% aller Patienten mit malignen Erkrankungen, meist in einem fortgeschrittenen Tumorstadium, auf und geht häufig mit einer systemischen Progression (66%) und soliden Hirnmetastasen (50%) einher. Die mediane Überlebenszeit ohne Therapie ist bei soliden Tumoren sechs bis acht Wochen, unter Therapie zwei bis acht Monate.

Klinisch typisch ist das Auftreten von Hirnnerven-, radikulären oder Hirndruckzeichen. Die Diagnose ist gesichert bei Nachweis maligner Zellen in evtl. mehrfachen (!) Liquorpunktionen oder bei der Konstellation: Malignom + anderweitig nicht zu erklärende Fokalneuro-

Tabelle 5. Therapie der Meningeosis carcinomatosa, abhängig von Verteilungstyp und zusätzlicher Metastasierung.

Meningeosis carcinomatosa	+Solide Hirnmetastase	+Systemische Metastasen	Therapie
Solider Typ	nein	nein	fokale Radiatio (plus systemische Chemotherapie)
	ja	nein	Helmfeldbestrahlung plus fokale spinale Radiatio (plus systemische Chemotherapie)
	nein	ja	systemische Chemotherapie (plus fokale spinale Radiatio)
	ja	ja	systemische Chemotherapie plus Helmfeldbestrahlung plus fokale spinale Radiatio
Nicht-adhärenter Typ	nein	nein	intrathekale Chemotherapie
	ja	nein	intrathekale Chemotherapie plus Helmfeldbestrahlung
	nein	ja	systemische Chemotherapie (plus intrathekale Chemotherapie)
	ja	ja	systemische Chemotherapie plus Helmfeldbestrahlung (plus intrathekale Chemotherapie)

logie + erhöhtes Liquoreiweiß, gegebenenfalls zusätzlich meningeales Enhancement im MRT mit Kontrastmittel.

Die Therapie erfolgt entsprechend dem Verteilungstyp der Meningeosis carcinomatosa und zusätzlicher Metastasierung (siehe Tabelle 5). Eine intrathekale (i. th.) Therapie sollte, wenn irgend möglich, über ein intraventrikuläres Reservoirsystem (z. B. Ommaya, Rickham) erfolgen, dadurch ist eine gleichmäßige Verteilung des Zytostatikums im Liquorraum und reduzierte lokale Toxizität zu erreichen.

Typischerweise erhalten die Patienten 12–15 mg Methotrexat i. th. (weniger verbreitet: 10 mg Thiothepa) zweimal wöchentlich für zwei bis drei Wochen bzw. bis zur Liquorsanierung oder zusätzlicher Radiatio. Danach erfolgt die weitere intrathekale Therapie in Abhängigkeit vom neurologischen bzw. Liquorbefund. Nach intrathekaler Gabe von Methotrexat sollte ein systemischer Folinsäure-Rescue mit 15 mg p. o. alle sechs Stunden für 48 Stunden durchgeführt werden.

Eine Strahlenbehandlung des gesamten Liquorraumes in spezieller Technik kann durch eine vorangegangene Strahlenbehandlung des Mediastinums eingeschränkt sein, wobei Zweitbestrahlungen vor allem mit großem Intervall durchaus möglich sind. Sie ist nur dann möglich, wenn die Rückenmarkstoleranz der Brustwirbelsäule nicht schon durch eine vorangegangene mediastinale Bestrahlung ausgeschöpft wurde. Alternativ zur Behandlung des gesamten Liquorraumes kann im Falle der soliden Variante eine fokale Strahlentherapie des betroffenen Areals durchgeführt werden.

Literatur

1 Bogdahn U, Herrlinger U, Schabet M, Vogt-Schaden M, Weller M (2002) Leitlinien der Deutschen Gesellschaft für Neurologie: Meningeosis neoplastica
2 Grisold W, Krauseneck P, Müller B (2000) Praktische Neuroonkologie. Springer, Wien New York
3 Kagan AR (1997) Palliation of brain and spinal cord metastases. In: Perez CA, Brady LW (eds) Principles and practice of radiation oncology. Lippincott, Philadelphia, pp 2187–2196
4 Posner JB (1995) Metabolic and nutritional complications of cancer. Davies, Philadelphia

Palliative Chemotherapie

(R. M. Huber)

Aufgrund der Metaanalysen (1) ist von einem geringen (2) aber signifikanten Vorteil der Chemotherapie im metastasierten Stadium auf Überleben und Lebensqualität auszugehen. Dies gilt primär für die Patienten in gutem Allgemeinzustand. Der genaue Stellenwert bei Patienten mit schlechtem Allgemeinzustand oder wesentlichen Komorbiditäten ist derzeit noch nicht festzulegen (3). Einzelheiten sind in den Kapiteln über die Chemotherapie nachzulesen.

Literatur

1 Alberti W, Anderson G, Bartolucci A et al (1995) Chemotherapy in non-small cell lung cancer: A meta analysis using updated data on individual patients from 52 randomised clinical trials. Br Med J 311: 899–909
2 Carbone DP, Minna JD (1995) Chemotherapy for non-small cell lung cancer – A meta analysis suggests that the benefits are small. Br Med J 311: 889–890
3 Gridelli C, Ardizzoni A, Le Chevalier T et al (2004) Treatment of advanced non-small-cell lung cancer patients with ECOG performance status 2: results of an European Experts Panel. Ann Oncol 15: 419–426

Obere Einfluss-Stauung

(B. Pöllinger, F. Zimmermann, H. Hautmann)

Verursacht wird das Krankheitsbild durch eine Kompression der Vena cava superior von außen oder durch intravasale Thrombenbildung. Letztere wird bei etwa 40–50% der Patienten mit oberer Einfluss-Stauung gefunden. 90% der Vena cava superior-Syndrome haben eine maligne Ursache (1). Klassische Symptome sind Dyspnoe (63%), Druckgefühl im Bereich des Schädels sowie Gesichtsschwellungen (50%). Vitale Komplikation ist das kongestionsbedingte Glottisödem. Obwohl prinzipiell von einer schlechten Prognose auszugehen ist, werden Zweijahres-Überlebensraten von mehr als 10% bei adäquater Therapie beobachtet (2).

Zunächst sollte eine Abklärung der Genese der Einfluss-Stauung erfolgen. Hierzu zählen vor allem die genaue Erfassung der Ausdehnung der Raumforderung (Röntgenthorax, CT-Thorax) sowie die Histologiegewinnung. Im Falle des kleinzelligen Lungenkarzinoms kann erfolgreich mittels Chemotherapie oder Strahlentherapie behandelt werden (3). Bei nicht-kleinzelligen Lungenkarzinomen hingegen ist die lokale Bestrahlung die Therapie der Wahl (4). Diese kann mit höheren Einzeldosen beginnen (3–4 Gy jeweils an den ersten 2–3 Behandlungstagen) um eine rasche Rückbildung des Tumors zu erreichen (5). Als antiödematöse Therapie sollte parallel eine Kortikosteroidtherapie eingeleitet werden (z. B. Dexamethason 3 × 4–8 mg).

Aufgrund der Veränderung des Blutflusses ist prinzipiell eine Heparinisierung indiziert, um eine Thrombosierung möglichst zu verhindern. Manche Autoren empfehlen ferner niedrig dosiert Diuretika. Wie lange die Einfluss-Stauung vor Einsatz der Therapie bestand, ist entscheidend für das Ansprechen des Tumors auf die Behandlung. Mit zunehmender Dauer und konsekutiver Thrombosierung der venösen Gefäße wird eine Desobliteration unwahrscheinlicher. Bei tumorbedingter Kompression ohne Thrombenbildung ergibt sich die Option der perkutanen Ballonangioplastie mit nachfolgender Venoplastie mittels Stentimplantation (6–9). Damit lässt sich eine sofortige Rekanalisation erreichen, sodass eine Stentimplantation ggf. als erste therapeutische Maßnahme zur Anwendung kommen sollte. Die dann zum Einsatz kommenden bereits erwähnten Maßnahmen führen zu einer Stabilisierung des Rekanalisationsergebnisses. Stent-Dislokationen werden in der Regel dabei nicht beobachtet. Mit den in der Behandlung des Lungenkarzinoms üblichen Therapeutika bzw. Strahlendosen kann bei bis zu 90% der Patienten eine klinische Besserung erreicht werden. Eine Rückbildung der Symptomatik nach alleiniger Strahlentherapie kann innerhalb von 14 Tagen nach Beginn der Therapie erwartet werden (9). Sollte es bei einem kleinzelligen Lungenkarzinom zu keiner Besserung der Beschwerden auf die Chemotherapie kommen, sollte eine lokale Radiotherapie versucht werden.

Literatur

1 Rowell NP, Gleeson FV (2002) Steroids, radiotherapy, chemotherapy and stents for superior Vena caval obstruction in carcinoma of the bronchus: a systemic review. Clin Oncol 14: 338–351
2 Baker G, Barnes HJ (1992) Superior Vena cava syndrome. Etiology, diagnosis and treatment. Am J Crit Care 1: 54–64
3 Thierry U, Lebeau B, Chastang C et al (1993) Superior Vena cava syndrome in small-cell lung cancer. Arch Intern Med 153(3): 384–387
4 Donato V, Bonfili P, Bulzonetti N (2001) Radiation therapy for oncological emergencies. Anticancer Res 21(3C): 2219–2224
5 Egelmeers A, Goor C, Van-Meerbeeck J, et al (1996) Palliative effectiveness of radiation therapy in the treatment of superior Vena cava syndrome. Bull Cancer Radiother 83(3): 153–157
6 Gross CM, Kramer J, Waigand J et al (1997) Stent implantation in patients with superior Vena cava syndrom. Am J Roentgenol 169(2): 429–432
7 Witt Ch, Romaniuk P, Ewert R et al (1996) Interventionelle Pneumologie: Maßnahmen bei pulmonaler Blutung und tumorbedingtem Vena-cava-superior-Syndrom. Pneumologie 50: 202–208
8 Gereillier L, Barlesi F, Doddoli C et al (2004) Vascular stenting for palliation of superior Vena cava obstruction in non-small-cell lung cancer patients: A future "standard" procedure? Respiration 71: 178–183
9 Chatziioanou A, Alexopoulos Th, Mourikis D et al (2003) Stent therapy for malignant superior Vena cava syndrome: Should be first line therapy or simple adjunct to radiotherapy. Eur J Radiol 47(3): 247–250

Pulmonale Blutungen, Hämoptysen

(H. Hautmann, R. M. Huber, B. Pöllinger)

In vielen Fällen treten im Rahmen eines Lungenkarzinoms pulmonale Blutungen auf. Dabei handelt es sich in der Regel aber um geringgradige Schleimhautblutungen bzw. Blutungen aus der Tumoroberfläche, die sich klinisch in Form von intermittierend auftretenden Hämoptysen geringen Ausmaßes bemerkbar machen. Eine Therapie ist dabei nur selten notwendig. Häufiger auftretende oder über das geringe Maß hinausgehende Blutungen bedürfen einer endoskopischen Klärung (1). Das weitere Vorgehen hängt in hohem Maße vom individuellen Befund ab (2). Grundsätzlich lässt sich aber durch Laserkoagulation, Argon-Beamer oder Kryotherapie ein hoher Prozentsatz an lokalisierten Blutungen erfolgreich behandeln. Falls keine Möglichkeit einer endoskopischen Blutstillung besteht, kann in Einzelfällen die blutende Arterie mit einem Angiographie-Katheter aufgesucht und embolisiert werden (3). Durch eine endoluminale oder perkutane Strahlentherapie können in 60–80% der Patienten Hämoptysen gebessert, in bis zu 50% dauerhaft behandelt werden (4). Akute Massenblutungen aus einem großen arrodierten Gefäß (Hämoptoe, „Blutsturz") sind mit einer hohen Mortalität verbunden. Nur in Ausnahmefällen sind sie einer raschen bronchoskopischen Intervention (Tamponade, Ballon-Okklusion) zugänglich. Häufig verstirbt der Patient rasch an den Folgen des akuten respiratorischen Versagens durch Blutaspiration, bevor überhaupt wirksame Maßnahmen eingeleitet werden können.

Literatur

1 O'Neil KM, Lazarus AA (1991) Hemoptysis. Indications for bronchoscopy. Arch Intern Med 151: 171–174
2 Witt Ch, Romaniuk P, Ewert R et al (1996) Interventionelle Pneumologie: Maßnahmen bei pulmonaler Blutung und tumorbedingtem Vena-cava-superior-Syndrom. Pneumologie 50: 202–208
3 Stoll JF, Bettmann MA (1988) Bronchial artery embolisation to control hemoptysis: a review. Cardiovasc Intervent Radiol 11: 263–269
4 Plataniotis GA, Kouvaris JR, Dardoufas V et al (2002) A short radiotherapy course for locally advanced non-small cell lung cancer (NSCLC). Effective palliation and patients' convenience. Lung Cancer 35: 203–207

Maligner Pleuraerguss

(H. Hautmann)

Diagnostik und Entlastungspunktion

Der maligne Pleuraerguss stellt vor allem beim fortgeschrittenen Lungenkarzinom häufig dann ein therapeutisches Problem dar, wenn die dadurch verursachten Beschwerden in den Vordergrund treten. Dies sind in erster Linie Dyspnoe durch Kompression vitalen Lungengewebes sowie Husten und Thoraxschmerzen. 10–24% aller Patienten mit Lungenkarzinom entwickeln im Laufe der Erkrankung einen malignen Erguss (1).

Die Diagnose kann bei größeren Ergüssen klinisch gestellt werden. Die Methode der Wahl ist jedoch die Sonographie. Damit lassen sich sowohl kleine Ergussmengen ab 50 ml erfassen als auch die optimale Punktionsstelle sicher lokalisieren. Darüber hinaus bietet sie weitere Informationen über Septierungen und Kammerungen. Differenzialdiagnostisch ist immer auch an einen parapneumonischen Erguss, eine Tbc, ein Empyem oder an eine Herzinsuffizienz zu denken, insbesondere dann, wenn der Erguss kontralateral der tumorbefallenen Seite auftritt. Die Differenzierung erfolgt durch eine diagnostische Punktion oder in Einzelfällen anhand einer Pleurabiopsie. Die Ergussflüssigkeit wird zytologisch, bakteriologisch und laborchemisch untersucht.

Typisch für den malignen Erguss ist das sterile Exsudat mit erhöhtem Pleura-Serum-LDH- (> 0,6) und -Eiweiß-Quotienten (> 0,5). Ist der Erguss bei Vorliegen oben genannter Beschwerden klinisch relevant, so ist eine Entlastung angezeigt (2). Dies geschieht in der Regel durch eine Punktion mit Entleerung der Pleurahöhle. Je nach Konstitution des Patienten sollten zu Beginn pro Sitzung nicht mehr als 1000–1500 ml abgelassen werden. Bei rascher Neubildung des Ergusses und fortbestehender klinischer Symptomatik kann eine Pleurodese versucht werden.

Pleurodese

Hinsichtlich der Durchführung einer medikamentösen Pleurodese sind zunächst folgende Punkte zu beachten: Ein Erfolg kann sich nur einstellen, wenn die komprimierte Lunge noch entfaltbar ist. Bei einer Fesselung der Lunge, beispielsweise durch ausgedehnten tumorösen Befall der Pleura visceralis, ist dies nicht mehr möglich. Zudem sollte sowohl die Belüftung als auch die Perfusion der befallenen Lungenseite Beachtung finden, da die Induktion eines funktionellen AV-Shunts oder einer Totraumventilation durch die Pleurodese nachteilig sein kann.

Insgesamt kommen verschiedene Pleurodeseverfahren zur Anwendung. Diese unterscheiden sich vor allem in der Anwendung und in der Erfolgsrate. Durch die alleinige Punktion wird lediglich in 0–4% eine Pleurodese erreicht. Günstiger sind die Zahlen bei Durchführung einer Pleuradrainage (Erfolgsquote 20–50%). Am geeignetsten ist jedoch die Anwendung einer Pleuradrainage kombiniert mit der anschließenden Instillation lokal sklerosierender Substanzen. Dabei werden Erfolgsquoten von bis zu 80% erreicht, die aber in Abhängigkeit von der Patientenauswahl, der Art des Primärtumors und der verwandten Substanz ganz erheblich schwanken können (3, 4). Wird Talkum verwendet, so sind die Erfolgsquoten mit über 90% noch günstiger (5).

Aus der Vielzahl der medikamentösen Substanzen werden Tetracycline und die Zytostatika Bleomycin und Mitoxantron am häufigsten eingesetzt. In der Mehrzahl der Fälle beginnen wir mit Tetracyclinen. Anstelle von Tetracyclin-HCl kann auch Doxycyclin oder Rolitetracyclin verwandt werden. Nach Instillation kommt es zur Induktion einer sterilen Pleuritis mit nachfolgender Verklebung der Pleurablätter. Während das Zytostatikum Bleomycin keine Nebenwirkungen auf das Knochenmark hat (Auftreten von Fieber aber möglich), kann es im Einzelfall unter einer Mitoxantron-Therapie trotz der geringen pleuralen Clearance zu hämatologischen Toxizitäten kommen. Es ist noch nicht endgültig klar, inwieweit bei der Anwendung von Zytostatika die eigentlichen zytotoxischen Effekte das Therapieergebnis beeinflussen oder ob die chemisch induzierte Pleuritits überwiegt. Die Erfolgsquote beim malignen Erguss liegt mit den hier genannten Substanzen bei 50–80%. Eine verbindliche Empfehlung für ein bestimmtes Tetracyclin oder Zytostatikum liegt derzeit nicht vor, sodass die Wahl des verwandten Pharmakons stark von der persönlichen Erfahrung des Therapeuten beeinflusst wird.

Ein sehr wirksames und anderen medikamentösen Pleurodesen überlegenes Verfahren ist die Einbringung von Talkum. Diese Maßnahme wurde früher nur im Rahmen einer Thorakoskopie durchgeführt, weswegen sie selten erfolgte. Neuere Untersuchungen zeigen jedoch, dass eine Talkumsuspension alternativ auch mittels Drainageschlauch erfolgreich eingebracht werden kann, ohne dass die Erfolgsquote abnimmt.

Somit ist diese preisgünstige Methode auch dann einsetzbar, wenn keine Thorakoskopie möglich ist, bzw. eine solche als nicht indiziert angesehen wird. Obwohl kein vollkommen asbestfreies Talkum verfügbar ist, ergaben sich bislang keine Hinweise auf eine im klinischen Einsatz kanzerogene Wirkung. Andere Verfahren wie die Einbringung von Fibrin- oder Gewebekleber spielen beim malignen Erguss keine Rolle. In Einzelfällen ist auch die chirurgische Intervention, ggf. mit Pleurektomie, zu erwägen, insbesondere dann, wenn bei gutem Allgemeinzustand eine persistierende bronchopleurale Fistel die Ausdehnung der Lunge verhindert oder konservative Versuche wiederholt fehlschlagen. Dabei tritt die chirurgische videoassistierte Thorakoskopie (VATS) als im Vergleich zur Thorakotomie weniger invasives Verfahren mehr und mehr in den Vordergrund.

Zunächst sollte ein Drainagekatheter (Ch 16–20) platziert und der Erguss vollständig abgelassen werden. Bei gekammerten Ergüssen ist die Anwendung von Fibrinolytika (Streptokinase, Urokinase) gelegentlich hilfreich. Bei ausgedehnter Kammerung kann aber nur noch eine Thorakoskopie oder Thorakotomie Abhilfe schaffen. Deshalb sollte eine absehbare Pleurodese möglichst früh erfolgen, da es im Verlauf fast immer zu Kammerungen kommt. Der Erfolg hängt zudem von der täglich produzierten Ergussmenge ab. Nur wenn diese unter 100–200 ml liegt, ist ein anhaltender Effekt möglich.

Durchführung der Pleurodese

Die sklerosierende Substanz wird über den Drainagekatheter eingebracht (Tetracycline 500–1000 mg, Bleomycin 60–120 Einheiten, Mitoxantron 30 mg), jeweils gelöst in 30–50 ml körperwarmer physiologischer Kochsalzlösung. Zur Talkum-Pleurodese wird z. B. 5–8 g Talkum, gelöst in 50–80 ml physiologischer Kochsalzlösung angewandt. Wird Tetracyclin oder Talkum verwendet, so empfiehlt es sich, wegen der möglichen Schmerzinduktion vorweg ein Lokalanästhetikum zu instillieren (z. B. 20–30 ml Lidocain oder Xylocain 1%). Ggf. kann auch eine systemische Analgesie mit einem Opiat erforderlich sein. Danach wird die Drainage für zwei Stunden abgeklemmt. Bei Verwendung von

Zytostatika werden längere Intervalle bis zum Ablassen des Instillats und der nachproduzierten Ergussmenge angewandt. Darauf folgend wird die Drainage wieder geöffnet und ggf. mit Sog für mehrere Tage drainiert, bis die Ergussproduktion sistiert oder zumindest signifikant abnimmt. Im Falle der Erfolglosigkeit kann das Verfahren wiederholt werden.

Eine Rotation des Patienten zur besseren Verteilung des sklerosierenden Agens ist in der Regel nicht erforderlich. Mehrere Untersuchungen haben nun gezeigt, dass damit kein zusätzlicher Effekt zu erzielen ist (6). Grundsätzlich ist noch anzumerken, dass ein unbefriedigendes Ergebnis auch auf ein zu frühes Ziehen des Drainageschlauchs zurückzuführen sein kann. Insbesondere bei Talkum-Pleurodesen kann oft erst nach Ablauf von einigen Tagen eine endgültige Aussage über den Therapieerfolg gemacht werden. Es sei auch nochmals darauf hingewiesen, dass die medikamentöse Pleurodese nur bei vollständig entleerter Pleurahöhle sinnvoll anzuwenden ist, da ansonsten durch den Resterguss-bedingten Verdünnungseffekt keine ausreichende Wirkung gewährleistet ist und zusätzlich Septierungen entstehen.

Literatur

1 Loddenkemper R, Fabel H, Konietzko N et al (1994) Diagnostisches Vorgehen beim Pleuraerguss. Pneumologie 48: 278–280
2 Antony VB, Loddenkemper R, Astoul P et al (2001) Management of malignant pleural effusions. Eur Respir J 18: 402–419
3 Ruckdeschel JC, Moores D, Lee JY et al (1991) Intrapleural therapy for malignant pleural effusions. A randomized comparison of bleomycin and tetracycline. Chest 100: 1528–1535
4 Walker-Renard P, Vaughan LM, Sahn SA (1994) Chemical pleurodesis for malignant pleural effusions. Ann Intern Med 120: 56–64
5 Zimmer PW, Hill M, Casey K, Harvey E, Low DE (1997) Prospective randomized trial of talc slurry vs bleomycin in pleurodesis for symptomatic malignant pleural effusions. Chest 112: 430–434
6 Mager HJ, Maesen B, Verzijlbergen F, Schramel F (2002) Distribution of talc suspension during treatment of malignant pleural effusion with talc pleurodesis. Lung Cancer 36: 77–81

Metastatisch bedingter Subileus und Ileus

(M. Strätz, C. Uhde, F. Zimmermann)

Gelegentlich treten Subileuszustände im Verlauf einer Tumorerkrankung, vor allem bei intestinalem bzw. retroperitonealem Befall auf, die möglichst durch lokale Behandlungen und Stuhlregulierung in vorausschauender Weise minimiert werden sollten. Gegebenenfalls kann zusätzlich auf eine milde propulsive Medikamententherapie (z. B. Neostigmin) zurückgegriffen werden.

Bei Auftreten eines mechanischen Ileus ist in der Regel die sofortige Laparotomie erforderlich. Bei ausgedehnten retroperitonealen Lymphknotenfiliae, die im weiteren Verlauf zu einem mechanischen Darmverschluss führen könnten, ist eine lokale Radiotherapie zu erwägen. Hierbei wird zumeist mit reduzierten Einzeldosen bestrahlt, um die strahlenempfindlichen Organe (Dünndarm, Nieren) zu schonen. Im Falle eines bereits bestehenden Ileus ist die Radiotherapie kontraindiziert.

Hyperkalzämie

(M. Strätz, C. Uhde, H. Hautmann)

Das Hyperkalzämiesyndrom kann bei lytischer Knochenmetastasierung und als paraneoplastisches Syndrom, ausgelöst durch parathormonähnliche Substanzen, auftreten. Wichtigstes Therapieprinzip ist die Behandlung der Grundkrankheit. Die Einführung der Bisphosphonate, die über Hemmung der Osteoklasten zum Abfall des Serum-Kalziums führen, stellte einen entscheidenden Fortschritt in der Therapie der Hyperkalzämie dar. Mit Substanzen wie Clodronsäure, Pamidronsäure, Ibandronat u.a. neueren Präparaten können die erhöhten Kalziumspiegel in der überwiegenden Mehrzahl der Patienten rasch in den Normbereich gesenkt werden. Dabei werden, abhängig vom Kalziumspiegel, zum Beispiel einmal 60–90 mg Pamidronsäure in vier bis fünf Stunden infundiert. Wegen der langen Wirkdauer von Pamidronat und Ibandronat reicht es meist aus, diese Behandlung alle drei bis vier Wochen zu wiederholen. Forcierte Diurese und Kortikosteroide zählen immer noch zur Basistherapie der Hyperkalzämie, während Kalzitonin erheblich an Bedeutung verloren hat. Clodronsäure steht auch in Tablettenform zur Verfügung, sodass nach initial immer intravenöser Bisphosphonat-Therapie eine orale Erhaltungstherapie erfolgen kann. In der Mehrzahl der Fälle wird heute aber im Abstand von drei bis vier Wochen die intravenöse Einmalgabe eines der modernen Bisphosphonate vorgezogen.

Literatur

1 Coleman RE, Purohit OP (1993) Osteoclast inhibition for the treatment of bone metastases. Cancer Treat Rev 19: 79–103

Hustenreiz

(M. Strätz, C. Uhde, H. Hautmann)

Bei quälendem Husten bzw. Hustenreiz ist zunächst nach der Ursache zu suchen. Häufig liegt eine lokale bronchiale Schleimhautinfiltration durch das Karzinom zu Grunde, was zu einer erheblichen und schwer zu beeinflussenden Hyperreagibilität führt. Oft besteht zusätzlich eine obstruktive Ventilationsstörung im Sinne einer COPD. Auch (totale oder subtotale) Bronchusverschlüsse können durch die dadurch bedingte Retention von Sekret ständigen Hustenreiz auslösen. Dies lässt sich jeweils bronchoskopisch klären. Daneben sollten eine pleurale Tumorinfiltraiton und eine tracheobronchiale Fistel ausgeschlossen werden. Ist die Ursache nicht zu beheben, gestaltet sich die Therapie erfahrungsgemäß schwierig. Die Grundlage bilden Codein-haltige, antitussive Substanzen und entsprechend hoch dosierte Kortikosteroide in systemischer oder topischer Form. Unspezifische Maßnamen im Sinne von Inhalation oder Lagerungsdrainagen (physikalische Therapie) sollten versucht werden.

Literatur

1 Simoff MJ, Kvale PA (2005) Advances in supportive and palliative care for lung cancer patients. In: Jeremic B (ed) Advances in radiation oncology in lung cancer. Springer, Berlin Heidelberg New York, pp 321–336

Atemnot

(M. Strätz, C. Uhde, T. Beinert)

Atemnot ist neben chronischen Schmerzen das häufigste Problem bei den fortgeschrittenen Lungenkarzinomen. Hier kommt es entscheidend darauf an, dass alle möglichen Ursachenkomponenten der Dyspnoe geprüft und im Zweifelsfall gezielt behandelt werden. Dazu gehört die Behandlung einer (hypoxischen) Linksherzinsuffizienz, ebenso wie die antiobstruktive Therapie nach den üblichen Kriterien. Frühzeitiger Einsatz testgerechter Antibiotika im Falle einer Retentionspneumonie kann von ebenso vitaler Bedeutung sein wie die rechtzeitige endoskopische Bronchialtoilette bei Hypersekretion und Sekretostase. Dies gilt vor allem für Patienten mit verminderter Atemmuskelfunktion. Durch die Applikation von Sauerstoff via Nasensonde lässt sich bei bestehender Hypoxämie in der Regel eine symptomatische Besserung erzielen. Eine schwere Hyperkapnie ist dabei nur bei parallel bestehender chronisch-obstruktiver Lungenerkrankung mit respiratorischer Globalinsuffizienz zu befürchten. Kontrollen der arteriellen bzw. kapillären Blutgase erscheinen deshalb ratsam.

Bei schwerer respiratorischer Insuffizienz sollte auch für zuhause ein Sauerstoffkonzentrator oder auch Flüssigsauerstoff zur Verfügung gestellt werden. Die Krankenkassen erhalten ggf. das Gerät wieder zurück, wenn es nicht mehr gebraucht wird. Auch im Handel bzw. den Sanitätshäusern erhältliche kleine Sauerstoffflaschen zur Überbrückung kürzerer Wegstrecken wären möglich zu verordnen.

In diesem Zusammenhang sei nochmals darauf hingewiesen, dass insbesondere die Angst des Patienten das Symptom „Dyspnoe" aggravieren kann. Das subjektive Empfinden, mehr Luft zu bekommen, kann eine solche existenzielle Angst wesentlich mildern. Dies sollte auch durch unspezifische Maßnahmen und mitmenschliche Betreuung erreicht werden.

In den Therapieablauf könnten bei Beachtung der nicht selten bestehenden Kontraindikationen dennoch die Theophylline mit ihren vielfältigen Wirkansätzen eingebunden werden. Hilfreich wäre es deshalb, weil diese Stoffe eine Modulation von Afferenzen und Efferenzen im

Stammhirn bedingen und damit die Verminderung der subjektiven Dyspnoe.

Häufig wird jedoch zusätzlich eine konsequente Sedierung erforderlich sein, wobei neben den Benzodiazepinen vor allem den Opiaten, wie z. B. dem Morphin, eine wichtige Rolle zukommt. Die üblichen Kautelen der Sedierung für Patienten mit respiratorischer Globalinsuffizienz sind zu beachten.

Kortikosteroide in mittlerer bis hoher Dosierung (initial etwa 50–100 mg Prednisolon-Äquivalent, dann stufenweiser Abbau bis möglichst unter 12,5 mg Erhaltungsdosis) unterstützen in späten Stadien die übrigen Therapiemaßnahmen oft sehr günstig (entzündungshemmend, appetitsteigernd). Die Kontraindikationen (z. B. Magenulkus, Pneumonie) sind dabei zu beachten.

Schmerztherapie

(M. Strätz, C. Uhde, T. Beinert)

Schmerz als Kardinalsymptom bei 60–90% aller Tumorerkrankungen muss mit allen Mitteln unterdrückt werden. Bei onkologischen Patienten besteht häufig eine Unterbehandlung. Notwendig ist aber die ausreichende Einstellung in den „drei Lebensqualitäten" Nachtruhe, Ruheverhalten und Bewegung am Tage. So sollte in der ersten Stufe (s. u.) die Therapie eine schmerzfreie Nachtruhe bewirken. Tagsüber genügt meist eine Unterdrückung auf 3/10 zur ausreichenden Mobilisierung. Besonders in der Einstellungsphase erscheint daher eine mehrfache tägliche Abfrage der Schmerzintensität mittels Analogskala von 0 bis 10 nötig.

Die weit verbreitete Angst vor einem qualvollen Leidensweg wäre bezüglich des Tumorschmerzes unbegründet, wenn die heutigen Möglichkeiten der Schmerztherapie voll ausgeschöpft würden. Das Prinzip der Therapie des „chronischen" Schmerzes bei Tumorpatienten beruht auf der regelmäßigen Verabreichung von Analgetika, wobei besonders darauf zu achten ist, dass immer ein ausreichender Wirkspiegel aufrechterhalten wird. Deshalb ist die Wirkdauer der applizierten Substanzen zu berücksichtigen und die Einzeldosis danach angepasst „nach der Uhr" einzunehmen.

Die oft befürchtete Abhängigkeit tritt bei peroraler Therapie nicht auf. Darüber hinaus muss konstatiert werden, dass die Morphine die nebenwirkungsärmsten Schmerzmedikamente sind, die zur Verfügung stehen und deren Effektivität bei richtiger Anwendung unerreicht ist. Die Medikation ist auch dann beizubehalten, wenn keine Schmerzen mehr bestehen: Das Schmerzmittel muss „vor dem Schmerz da sein". Die Einnahme hat demnach prophylaktisch weiter zu erfolgen, da ja die Ursache nicht behoben ist. Dadurch entfällt das ansonsten stets von neuem erforderliche, äußerst schwierige Durchbrechen von massiven Schmerzzuständen. Die häufig geübte Verordnungspraxis „nach Bedarf" ist nur bei leichten, intermittierenden Schmerzzuständen zu akzeptieren, also nicht beim chronischen Schmerzsyndrom.

Je nach Ansprechen der Schmerzmedikation wird gemäß den Empfehlungen der WHO dem folgenden Stufenplan entsprechend vorgegangen:

Stufe 0   Leichte intermittierende Schmerzen: bei Bedarf Analgetika der Nicht-Opioid-Gruppe

Stufe 1   Chronischer Schmerz: regelmäßige Gabe eines peripher wirkenden Analgetikums (z. B. Diclofenac, Ibuprofen, Coxibe). Evtl. zusätzliche Ko-Medikation

Stufe 2   Zunehmende, weiter bestehende, bisher unzureichend therapierbare Schmerzen: Medikamente der Stufe 1 plus niederpotente Opioide (z. B. Tilidin, Codein, Tramadol), ergänzt durch Ko-Medikation

Stufe 3   Zunehmende, weiter bestehende, nach Stufe 2 unzureichend therapierbare Schmerzen: Medikament der Stufe 1 plus hochpotente Opiode (z. B. Buprenorphin, Morphin, Fentanyl), ergänzt durch Ko-Medikation

Auch bei Morphin ist die relativ kurze Wirkzeit von ca. vier Stunden zu beachten. Die retardierten Morphintabletten wirken ca. acht bis zwölf Stunden, der Wirkungseintritt ist jedoch entsprechend verzögert. Bei akuten Schmerzen sind deshalb nicht-retardierte Tabletten, Tropfen oder Injektionen (zusätzlich!) angebracht. Begonnen wird mit einer Tagesdosis von unter 50 mg. Diese kann gesteigert werden, zum Teil auf weit mehr als 200 mg. Auf eine stets zu beachtende Tatsache ist hinzuweisen: Mit einer zögerlichen und/oder niedrigstufigen Steigerung der therapeutischen Dosis der Morphine bei ungenügend eingestellten Schmerzzuständen treibt man gleichsam auch die Schmerzempfindung nach oben. In solchen Fällen sollte eine 50 %ige Dosissteigerung erfolgen (z. B. von 100 mg Morphin auf 150 mg/d).

Bei schlechter Verträglichkeit eines Morphinpräparates ist der Wechsel auf eine andere orale Darreichungsform (wie z. B. Hydromorphon mit seinem auch sehr günstigem Nebenwirkungsprofil) oder die transdermalen Applikationsformen wie z. B. Fentanyl- oder Buprenorphin-Membranpflaster oft sehr hilfreich.

Wegen der obstipierenden Nebenwirkungen aller Opioide sollten grundsätzlich, zumindest aber bei Einleitung der Therapie, Laxanzien dazugegeben werden. Bei einigen Patienten tritt auch zu Therapiebeginn Übelkeit/Erbrechen auf. Die antiemetische Behandlung (z. B. mit 3 × 5 Tropfen Haloperidol) ist hier unbedingt nötig.

Ko-Medikation

Je nach klinischer Situation: Antiemetika, Anxiolytika, Antidepressiva, Spasmolytika, Kortikoide etc.

Bei den häufig auftretenden neurogenen Schmerzsyndromen im Verlaufe einer Tumorerkrankung haben sich heute Antikonvulsiva (z. B. Carbamazepin, Gabapentin) hervorragend bewährt. Da Nebenwirkungen und eventuell nötige Spiegelbestimmungen bei Carbamazepin eine gewisse Einschränkung darstellen, haben sich Gabapentin u. ä. Substanzen bei neuropathischen Schmerzen in den Vordergrund geschoben. Hier sind unerwünschte Nebenwirkungen deutlich geringer ausgeprägt und die Medikamente bieten hinsichtlich Verträglichkeit, hämatologischer Kontrollen und Steuerung Vorteile.

Bei Hustenreiz: Codein in mittlerer bis hoher Dosierung (60–120 mg/Tag), eventuell in retardierter Form (DHC) (Cave: zusätzliches Obstipationspotenzial).

Vor allem bei oraler Unverträglichkeit oder hohem Dosisbedarf hat sich auch die Dauerapplikation über eine tragbare, stromunabhängige Pumpe bewährt. Ferner können lokale Analgesieformen wie Infiltrationen, Periduralkatheter, Elektrostimulationsverfahren (TENS), Elektro-Akkupunktur und neurochirurgische Verfahren (Chordotomie, Neurolyse) im Einzelfall nützlich sein. Für besonders gravierende Fälle stehen Spezialambulanzen für Schmerztherapie zur Verfügung.

Inappetenz und Kachexie

(M. Strätz, C. Uhde, T. Beinert)

Inappetenz und Kachexie stellen beim fortgeschrittenen Lungenkarzinom regelmäßig ein Problem dar. Schnell wirksam ist hier die akute Gabe von Dexamethason oral und Metoclopramid. Auch ein Versuch mit Gestagenen als anabol wirksamen Medikamenten, z. B. 160 mg Megestrolacetat oder 500 mg Medroxyprogesteronacetat täglich ist oft empfehlenswert. Diese Maßnahmen können durch Zugabe von „Astronautenkost", d. h. flüssiger, hochkalorischer Ergänzungsernährung (gekühlt!, meist besser verträglich und angenommen) noch unterstützt werden.

Kombinierte Konzepte der Ernährungs- und Bewegungstherapie, auch mit psychoonkologischer Unterstützung, bringen große Vorteile und Verbesserungen für den Patienten. Etwa 60% der Patienten berichten von einer Besserung des Appetits und viele von ihnen erleben eine reale Gewichtszunahme, die vor allem auch für die psychische Situation von nicht unerheblicher Bedeutung ist.

Berufliche Risikofaktoren, Berufskrankheit, arbeitsmedizinische Begutachtung[1]

D. Nowak, R. M. Huber

Einführung, Zielsetzung

Das Lungenkarzinom stellt den Prototyp eines durch exogene Noxen verursachten Tumors dar. Die wesentlichen Risikofaktoren wurden bereits im Kapitel „Ätiologie und Epidemiologie des Lungenkarzinoms" genannt.

Der vorliegende Abschnitt zielt darauf ab,
1. Hintergrund und Sinnhaftigkeit einer arbeitsbedingten Verursachung bei Patienten mit Lungenkarzinom zu verdeutlichen,
2. dem betreuenden Arzt eine praxistaugliche Orientierungshilfe zu geben, bei welchen konkreten Tätigkeiten und Expositionen eine Berufskrankheiten-Verdachtsanzeige erstattet werden soll, wobei eine Checkliste angefügt wird, die vom Patienten selbst verwendet werden kann,
und
3. kurz und lediglich orientierend die Grundzüge der arbeits- und sozialmedizinischen Begutachtung von Lungenkarzinomen darzustellen.

Arbeitsbedingte Faktoren beim Lungenkarzinom: Attributabler Anteil

Der attributable Anteil beruflicher Faktoren an der Gesamt-Kausalität (hier: eines Lungenkarzinoms) bezeichnet denjenigen Kausalanteil, um den das Risiko vermindert würde, wenn die

---

[1] Herrn *Otto Blome*, Hauptverband der Gewerblichen Berufsgenossenschaften, St. Augustin, sei für Anregungen gedankt.

Noxe wegfiele bzw. weggefallen wäre. Mit unterschiedlichen methodischen Zugangswegen wurden die in Tabelle 1 angeführten Anteile für berufliche Einflüsse errechnet.

Bei konservativer Betrachtung ist es daher realistisch, für die in den letzten etwa 15 Jahren bis heute diagnostizierten Lungenkarzinome zu etwa 10% berufliche Einflüsse anzunehmen. Es handelt sich dabei naturgemäß weitestgehend um Folgen arbeitshygienischer Altlasten.

Interaktionen karzinogener Noxen

Mit dem Begriff der Interaktion, der meist falsch verwendet wird, ist nicht gemeint, dass beispielsweise Raucher mit beruflicher Exposition gegenüber inhalativen Karzinogenen ein höheres Lungenkarzinomrisiko haben als Nichtraucher mit vergleichbarer beruflicher Exposition. Wenn die Einflussgrößen „Rauchen" und „karzinogene Noxen am Arbeitsplatz" voneinander unabhängige Effekte aufweisen, verhalten sich die einzelnen Risiken multiplikativ. Eine Interaktion zwischen dem Faktor „karzinogene Arbeitsstoffe" und dem Faktor „Rauchen" errechnet sich im multiplikativen Modell, indem folgende Risiken zueinander in Beziehung gesetzt werden:

$$\frac{\text{Krebsrisiko Raucher (arbeitsstoffexponiert)}}{\text{Krebsrisiko Nichtraucher (arbeitsstoffexponiert)}}$$

im Verhältnis zum

$$\frac{\text{Krebsrisiko Raucher (nicht arbeitsstoffexponiert)}}{\text{Krebsrisiko Nichtraucher (nicht arbeitsstoffexponiert)}}$$

Der einfachste Fall liegt dann vor, wenn das relative Risiko unter den Rauchern identisch dem

Tabelle 1.

Region/Land	Methodik	Berufs-attributabler Anteil	Literatur
Italien	Zusammenfassung Studien unter Verwendung von von „job exposure matrices"	meist 17–33%	*Barone-Adesi* et al. 2005 (16)
Norddeutschland	Fall-Kontroll-Studie	– bei ≥ 1/2-jähriger Exposition gegenüber erwiesenem Humankanzerogen 16% (Männer) – bei ≥ 1/2-jähriger Exposition gegenüber vermutetem Humankanzerogen 10% (Männer)	*Jöckel* et al. 1997 (17)
Turin	Fall-Kontroll-Studie	10–15% (Männer) 2–5% (Frauen)	*Merletti* et al. 1999 (18)
USA, mehrere Zentren	Fall-Kontroll-Studie	9,2%	*Morabia* et al. 1992 (19)

relativen Risiko bei Nichtrauchern ist, somit keine Interaktion vorliegt und die Risiken sich multiplizieren. Wenn das relative Krebsrisiko der Raucher über dem relativen Risiko bei Nichtrauchern liegt, verhalten sich die Risiken beider Einflussgrößen übermultiplikativ. Ein übermultiplikatives Risiko bedeutet in diesem Zusammenhang somit, dass der Faktor „Berufsnoxe" bei Rauchern schwerer wiegt als bei Nichtrauchern. Für die Noxe „Asbest" ergibt sich in der Mehrzahl der Studien ein multiplikatives, teilweise ein übermultiplikatives Risiko. Radon und Rauchen wirken in der Mehrzahl der Studien unabhängig voneinander, somit multiplikativ.

Ein hoher Interaktionsanteil geht mit einem hohen Präventionspotenzial einher, da die Krebswahrscheinlichkeit überproportional sinkt, wenn eine der beiden Noxen eliminiert wird. Mit anderen Worten: Wenn weniger geraucht wird, nimmt die Zahl der Berufskrebsfälle der Lunge ab. Wenn heute das Lungenkarzinom der häufigste Berufskrebs ist, so können durch die Aufgabe des Rauchens wesentlich mehr Berufskrebsfälle der Lunge verhindert werden als durch die Eliminierung sämtlicher inhalativer Karzinogene am Arbeitsplatz (1).

Klassifikation beruflicher Karzinogene allgemein

Zum besseren Verständnis scheint es sinnvoll, die Klassifikation von Arbeitsstoffen nach ihrer kanzerogenen Potenz kurz generell zu erläutern: Chemische Stoffe oder Stoffgruppen, welche mit der Entstehung maligner Erkrankungen assoziiert sind, werden u. a. von der International Agency for Research on Cancer (IARC) und der Senatskommission zur Prüfung gesundheitsschädlicher Arbeitsstoffe der Deutschen Forschungsgemeinschaft (DFG MAK- und BAT-Werte-Listen) veröffentlicht. Die wissenschaftliche Bewertung, welche die IARC und die Senatskommission vornehmen, erfolgt im Hinblick auf eine Prävention. Die zugrunde liegenden Kriterien sind deshalb aus grundsätzlichen Erwägungen nicht identisch mit den Kriterien einer versicherungsrechtlich-individualmedizinisch wesentlichen (Teil-)Ursache im Sinne des deutschen Berufskrankheitenrechts.

Eine genaue Definition der gültigen Kategorien mit entsprechenden Beispielen ist in der Tabelle 2 wiedergegeben.

Tabelle 2: Klassifikation beruflicher Karzinogene.

Kategorie	Definition	Beispiele
1	Stoffe, die beim Menschen Krebs erzeugen und bei denen davon auszugehen ist, dass sie einen nennenswerten Beitrag zum Krebsrisiko leisten. Epidemiologische Untersuchungen geben hinreichende Anhaltspunkte für einen Zusammenhang zwischen einer Exposition des Menschen und dem Auftreten von Krebs. Andernfalls können epidemiologische Daten durch Informationen zum Wirkungsmechanismus beim Menschen gestützt werden.	Asbest Benzol Nickel
2	Stoffe, die als krebserzeugend für den Menschen anzusehen sind, weil durch hinreichende Ergebnisse aus Langzeit-Tierversuchen oder Hinweise aus Tierversuchen und epidemiologischen Untersuchungen davon auszugehen ist, dass sie einen nennenswerten Beitrag zum Krebsrisiko leisten. Andernfalls können Daten aus Tierversuchen durch Informationen zum Wirkungsmechanismus und aus in vitro- und Kurzzeit-Tierversuchen gestützt werden.	Cobalt Ethylenoxid Glasfasern (Faserstaub)
3	Stoffe, die wegen erwiesener oder möglicher krebserzeugender Wirkung Anlass zur Besorgnis geben, aber aufgrund unzureichender Informationen nicht endgültig beurteilt werden können. Die Einstufung ist vorläufig.	s. 3A, 3B
3A)	Stoffe, bei denen die Voraussetzung erfüllt wären, sie der Kategorie 4 oder 5 zuzuordnen. Für die Stoffe liegen jedoch keine hinreichenden Informationen vor, um einen MAK- oder BAT-Wert abzuleiten.	Dichlormethan, Ölsaure, Toluylendiisocyante
3B)	Aus In-vitro- oder aus Tierversuchen liegen Anhaltspunkte für krebserzeugende Wirkung vor, die jedoch zur Einordnung in eine andere Kategorie nicht ausreichen. Zur endgültigen Entscheidung sind weitere Untersuchungen erforderlich. Sofern der Stoff oder seine Metaboliten keine gentoxische Wirkung aufweisen, kann ein MAK- oder BAT-Wert festgelegt werden.	Anilin Schlackenwolle (Faserstaub) Talk (asbestfaserfrei)
4	Stoffe mit krebserzeugender Wirkung, bei denen ein nicht-gentoxischer Wirkungsmechanismus im Vordergrund steht und gentoxische Effekte bei Einhaltung des MAK- und BAT-Wertes keine oder nur eine untergeordnete Rolle spielen. Unter diesen Bedingungen ist kein nennenswerter Beitrag zum Krebsrisiko für den Menschen zu erwarten. Die Einstufung wird insbesondere durch Befunde zum Wirkungsmechanismus gestützt, die beispielsweise darauf hinweisen, dass eine Steigerung der Zellproliferation, Hemmung der Apoptose oder Störung der Differenzierung im Vordergrund stehen. Zur Charakterisierung eines Risikos werden die vielfältigen Mechanismen, die zur Kanzerogenese beitragen können, sowie ihre charakteristischen Dosis-Zeit-Wirkungs-Beziehungen berücksichtigt.	Formaldehyd 1,4-Dioxan Lindan
5	Stoffe mit krebserzeugender und genotoxischer Wirkung, deren Wirkungsstärke jedoch als so gering erachtet wird, dass unter Einhaltung des MAK-Wertes kein nennenswerter Beitrag zum Krebsrisiko für den Menschen zu erwarten ist. Die Einstufung wird gestützt durch Informationen zum Wirkungsmechanismus, zur Dosisabhängigkeit und durch toxikokinetische Daten zum Spezies vergleich.	Ethanol Styrol

Tabelle 3. Gegenüberstellung der beim Menschen epidemiologisch erwiesenen pulmonalen Karzinogene (K1 entsprechend Tabelle 2) und der entsprechenden Berufskrankheit (BK) mit Nummer und Wortlaut. Gliederung im Wesentlichen nach Häufigkeit.

Erwiesene pulmonal karzinogene Noxe (sofern von Senatskommission eingestuft, entsprechend K1)	Berufskrankheit Listen-Nummer oder § 9 (2) SGB VII	Wortlaut
Asbest	4104	Lungenkrebs oder Kehlkopfkrebs – in Verbindung mit Asbeststaublungenerkrankung (Asbestose), – in Verbindung mit durch Asbeststaub verursachter Erkrankung der Pleura oder – bei Nachweis der Einwirkung einer kumulativen Asbest-Faserstaub-Dosis am Arbeitsplatz von mindestens 25 Faserjahren (25×10^6 [(Fasern/m^3) $\times$ Jahre])
	4105	Durch Asbest verursachtes Mesotheliom des Rippenfells, des Bauchfells oder des Perikards
„Silikotisches Narbenkarzinom"	4101	Quarzstaublungenerkrankung (Silikose)
Kristallines Siliziumdioxid	4112	Lungenkrebs durch die Einwirkung von kristallinem Siliziumdiuxid (SiO$_2$) bei nachgewiesener Quarzstaublungenerkrankung (Silikose oder Siliko-Tuberkulose)
Ionisierende Strahlung	2402	Erkrankungen durch ionisierende Strahlen
Arsen, -verbindungen	1108	Erkrankungen durch Arsen oder seine Verbindungen
Dichlordimethylether	1310	Erkrankungen durch halogenierte Alkyl-, Aryl- oder Alkylaryloxide
Chrom, -verbindungen	1103	Erkrankungen durch Chrom oder seine Verbindungen
Dichlordiethylsulfid (LOST)	1311	Erkrankungen durch halogenierte Alkyl-, Aryl- oder Alkylarylsulfide
Nickel, -verbindungen	4109	Bösartige Neubildungen der Atemwege und der Lungen durch Nickel oder seine Verbindungen
Kokereirohgase	4110	Bösartige Neubildungen der Atemwege und der Lungen durch Kokereirohgase
Pyrolyseprodukte aus organischem Material	§ 9 Abs. 2 SGB VII	Lungenkrebs durch polyzyklische aromatische Kohlenwasserstoffe bei Nachweis der Einwirkung einer kumulativen Dosis von mindestens 100 Benzo[a]pyren-Jahren [(µg/m^3) $\times$ Jahre] (bislang nur Empfehlung des Ärztlichen Sachverständigenbeirats, die vom Verordnungsgeber noch nicht umgesetzt wurde)
Passivrauchen am Arbeitsplatz	§ 9 Abs. 2 SGB VII	Keine BK, aber § 9 (2) SGB VII denkbar
Beryllium, -verbindungen	1110 i.V.m. § 9 Abs. 2	Erkrankungen durch Beryllium oder seine Verbindungen (noch nicht ins amtliche Merkblatt aufgenommen)
Cadmium, -verbindungen	1104 i.V.m. § 9 Abs. 2	Erkrankungen durch Cadmium oder seine Verbindungen (noch nicht ins amtliche Merkblatt aufgenommen)

Lungenkarzinome als Berufskrankheiten – welche Nummern der BK-Liste kommen in Frage?

Entsprechend dem in Deutschland gültigen „Listenprinzip" sind Berufskrankheiten „Krankheiten, die die Bundesregierung durch Rechtsverordnung ... als Berufskrankheiten bezeichnet und die Versicherte infolge einer den Versicherungsschutz ... begründenden Tätigkeit erleiden" (§ 9 (1) SGB VII).

Über diese so genannten Listentatbestände hinausgehend regelt der umgangssprachlich „Öffnungsklausel" genannte § 9 (2) SGB VII das Vorgehen, sofern neue wissenschaftliche Erkenntnisse vorliegen, die sich in der wissenschaftlichen Literatur in Richtung BK-Reife verdichten, aber der Verordnungsgeber (noch) keine neue BK geschaffen hat:

„Die Unfallversicherungsträger haben eine Krankheit, die nicht in der Rechtsverordnung bezeichnet ist oder bei der die dort bestimmten Voraussetzungen nicht vorliegen, wie eine Berufskrankheit als Versicherungsfall anzuerkennen, sofern im Zeitpunkt der Entscheidung nach neuen Erkenntnissen der medizinischen Wissenschaft die Voraussetzungen für eine Bezeichnung nach Absatz 1 Satz 2 erfüllt sind."

In der Tabelle 3 sind diejenigen Stoffe aufgelistet, die beim Menschen erwiesenermaßen Lungenkarzinome erzeugen können. Synoptisch sind diejenigen Berufskrankheiten (mit Nummer und exaktem Wortlaut) aufgeführt, die bereits in der BK-Definition Lungenkrebs enthalten oder unter denen die Erkrankungen durch die jeweiligen karzinogenen Noxen gemeldet, anerkannt und ggfs. entschädigt werden können.

Lungenkarzinome als Berufskrankheiten: Das BK-Geschehen in Zahlen

Geht man in den letzten etwa 15 Jahren von etwa 35 000 bis 40 000 tödlich verlaufenden Lungenkarzinomen pro Jahr in Deutschland aus, so ist es aufgrund der vorstehend genannten Definition des attributablen Anteils *nicht* legitim, gewissermaßen die „Forderung" nach 3500 bis 4000 Berufskrankheiten-Fällen „herzuleiten".

Die Tatsache, dass jährlich etwa 1000 Lungenkarzinome als Berufskrankheit in Deutschland anerkannt werden, lässt gleichwohl eine gewisse Dunkelziffer von Fällen vermuten, die den Trägern der gesetzlichen Unfallversicherung niemals gemeldet werden.

Die Abbildung 1 veranschaulicht, dass asbestbedingte Krebserkrankungen (vorrangig Lungenkarzinome und Pleuramesotheliome, geringer Larynxkarzinome) damit nach wie vor etwa 70% des gesamten Berufskrebsgeschehens ausmachen, gefolgt von ionisierenden Strahlen (u. a. Uran und Uranfolgeprodukten), deren Anteil am gesamten Berufskrebsgeschehen bei etwa 15% liegt.

Arbeitsanamnese bei Karzinompatienten – wozu?

Bei Patienten mit malignen Tumoren stehen naturgemäß stets diagnostische, therapeutische, prognostische und psychische Fragen im Vordergrund aller ärztlichen Überlegungen. Gleichwohl ist es eine ethisch wichtige originäre und damit nicht delegierbare ärztliche Aufgabe, mit dem Patienten gemeinsam zu erörtern, ob berufliche Einflüsse eine Rolle spielen. Der begründete Verdacht auf eine Berufskrankheit ist in Deutschland gesetzlich meldepflichtig.

Folgende Gründe machen es bei definitiv jedem Patienten mit einem Lungenkarzinom ratsam und erforderlich, gezielt nach lungenkrebserzeugenden Arbeitsstoffen zu fragen:
– Die Nicht-Meldung eines BK-Verdachts ist ethisch zu beanstanden, da dem Patienten und ggfs. seinen Angehörigen evtl. eine zustehende Rente/Hinterbliebenenrente vorenthalten wird und der behandelnde Arzt, nicht der Patient, derjenige ist, der dieses Wissen haben sollte.
– Die Nicht-Meldung eines BK-Verdachts ist formal eine Ordnungswidrigkeit, somit ist die Strafbewehrtheit vordergründig gering. Sie kann jedoch empfindliche zivilrechtliche Konsequenzen haben – beispielsweise in Form der Klage einer Witwe gegen einen Arzt auf Zahlung einer (entgangenen) Lebzeitrente, da der Arzt den BK-Verdacht erst nach dem Ableben des Patienten gestellt hatte.

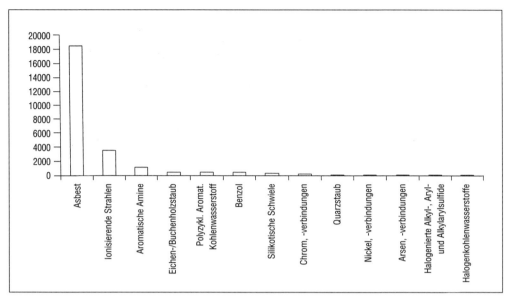

Abbildung 1. Beruflich verursachte Krebserkrankungen (1978 bis 2000) nach dem verursachenden Arbeitsstoff (Quelle: Hauptverband der gewerblichen Berufsgenossenschaften, 2002).
Anmerkung: Da es bislang in Deutschland bedauerlicherweise keine übergeordnete Berufskrebs-Statistik gibt, sind hier nur Zahlen aus der gewerblichen Wirtschaft und nicht aus dem Bereich der Eigenunfallversicherungsträger/Gemeindeunfallversicherungsverbände sowie der Landwirtschaftlichen Berufsgenossenschaften wiedergegeben.
Von den 43 Millionen Versicherten der gewerblichen Berufsgenossenschaften starben im Jahr 2000 insgesamt 1547 Personen durch Arbeits- und Wegeunfälle, sowie 1785 infolge einer Berufskrankheit. Bei den insgesamt 3332 Verstorbenen war in 35,1% (1169 Fällen) die Todesursache Krebs. Bei den beruflich verursachten Krebserkrankungen dominiert eindeutig der Lungenkrebs mit 53,9% der entschädigten BK-Fälle von 1978–2000.

– Bestimmte Expositionskonstellationen werden den Unfallversicherungsträgern nur dann bekannt, wenn die Ärzteschaft ihrer Meldepflicht nachkommt. Nur hierdurch können die BG-liche Früherkennung und ggfs. sogar Primärprävention zielgerichtet zum Nutzen weiterer Menschen weiterentwickelt werden.
– Weiterhin ist zu bedenken, dass die Meldung des BK-Verdachts durch die qualifizierte Ärzteschaft oft einen wesentlich höheren prädiktiven Wert (eine höhere „Trefferquote") aufweist als spätere Meldungen von Angehörigen, Anzeigen der Krankenkassen („Rasterfahndung") oder der Arbeitgeber.

Ein ohne Verstand überzogenes Meldeverhalten bei augenscheinlich nicht erfüllten Voraussetzungen zur Anerkennung einer Berufskrankheit ist auf der anderen Seite ebenfalls kritikwürdig, denn

– es führt zu kostspieligen Verwaltungsverfahren zu Lasten der Unfallversicherungsträger, die von den Arbeitgebern und letztlich von der Allgemeinheit bezahlt werden müssen und
– solcherart absehbare Enttäuschung von Patienten führt zu vermeidbar negativen Einstellungen gegenüber der Ärzteschaft und dem deutschen Sozialversicherungssystem insgesamt.

Der Arzt kann sich in arbeitsmedizinischen, internistischen und onkologischen Lehrbüchern überschlägig informieren, so bei *Angerer* und *Nowak* (2), *Konietzko*, *Dupuis* und *Letzel* (3), *Triebig* et al. (4), *Nowak* (5), *Pethran* und *Nowak* (6), *Norpoth* und *Konietzko* (7) und Einzelstoff-Monographien der DFG konsultieren (8). Qualifizierte Online-Information bietet eine Stoffdatenbank unter www.gestis.de.

Arbeitsmedizinische Hochschulinstitute (Liste unter www.dgaum.de) oder die zuständigen Staatlichen Gewerbeärzte/Landesgewerbeärzte und die UV-Träger können weiteren Rat geben.

> Im Zweifel empfiehlt sich ein eher großzügiges Meldeverhalten. Es ist ratsam, den Patienten darauf hinzuweisen, dass vom anzeigenden Arzt lediglich der begründete Verdacht gemeldet werden kann, und dass ggfs. umfangreiche technische und juristische Prüfschritte zwischen der Meldung und einer etwaigen BK-Anerkennung stehen.

Was ist bei einer BK-Verdachtsmeldung zu beachten? Was ist „begründeter Verdacht"?

§ 202 SGB VII legt fest:

„Haben Ärzte oder Zahnärzte den begründeten Verdacht, dass bei Versicherten eine Berufskrankheit besteht, haben sie dies dem Unfallversicherungsträger oder der für den medizinischen Arbeitsschutz zuständigen Stelle in der für die Anzeige von Berufskrankheiten vorgeschriebenen Form (§ 198 Abs. 8) unverzüglich anzuzeigen. Die Ärzte oder Zahnärzte haben die Versicherten über den Inhalt der Anzeige zu unterrichten und ihnen den Unfallversicherungsträger und die Stelle zu nennen, denen sie die Anzeige übersenden."

Eine solche Ärztliche Anzeige über den Verdacht auf eine Berufskrankheit ist in Abbildung 2 wiedergegeben.

Die Pflicht, den Verdacht auf eine Berufskrankheit anzuzeigen, trifft jeden Arzt und Zahnarzt, den niedergelassenen ebenso wie den Krankenhausarzt, den Facharzt (Pneumologe, Thoraxchirurg, internistischer Onkologe, auch konsiliarisch hinzugezogener Radiologe und Pathologe) ebenso wie den Allgemeinpraktiker und auch den Betriebsarzt.

Die vom Bundesministerium für Gesundheit und Soziale Sicherung herausgegebenen Merkblätter für Berufskrankheiten geben Hinweise auf Vorkommen, Gefahrenquellen, Entstehungsweise und Verlauf sowie für die ärztliche Beurteilung der einzelnen Berufskrankheiten.

Sie sind im Internet unter anderem unter www.dgaum.de zu laden, ansonsten kommentiert bei *Mehrtens* und *Perlebach* (9) oder z. B. bei *Blome* (10). Sie enthalten die Kriterien, an denen sich der anzeigende Arzt zu orientieren hat.

Im Anhang des vorliegenden Kapitels zum Manual „Tumoren der Lunge und des Mediastinums" wurden die für das Berufskrebsgeschehen der Lunge relevanten Abschnitte der Merkblätter in tabellarischer Form zusammengetragen, gestrafft und durch aktuelle Erkenntnisse (Stand: Oktober 2005) ergänzt. Diese Listen können zweckmäßigerweise vom Patienten selbst durchgesehen werden, um das Gespräch mit dem Arzt vorzubereiten. Sie sind auch auf der Homepage des Tumorzentrums München zusammengestellt und können ausgedruckt werden: http://tzm.web.med.uni-muenchen.de. Weiterhin sind sie auf der Homepage des Instituts und der Poliklinik für Arbeits- und Umweltmedizin der Universität München zusammengestellt (http://www.arbmed.klinikum.uni-muenchen.de), Rubrik „Für Patienten".

> Beim malignen Mesotheliom ist *stets* der Verdacht auf eine BK gegeben. *Jedes* Mesotheliom soll somit als BK-Verdacht angezeigt werden.

Die Erhebung der exakten Arbeitsanamnese ist gesetzlich definierte Aufgabe in dem überwiegend durch eine ärztliche Verdachtsanzeige ausgelösten Feststellungsverfahren von Amts wegen.

Begutachtung: Welche Sparte?

Der medizinische Gutachter ist sachverständiger Berater der Träger der gesetzlichen Sozialversicherungen, ggfs. auch privater Versicherungen. Außerdem kann ein Gutachter durch Aufforderung eines Gerichts verpflichtet werden, als medizinischer Sachverständiger zu wirken. Grundsätzliche Ausführungen der Autoren zur pneumologischen Begutachtung in sämtlichen Sparten der Sozialversicherung finden sich bei *Huber* (11) und *Lorenz* (12). Stets ist zunächst zu prüfen, in welche Sparte die gut-

ÄRZTLICHE ANZEIGE BEI VERDACHT AUF EINE BERUFSKRANKHEIT

1 Name und Anschrift des Arztes

2 Empfänger

3 Name, Vorname des Versicherten | 4 Geburtsdatum | Tag | Monat | Jahr

5 Straße, Hausnummer | Postleitzahl | Ort

6 Geschlecht ☐ männlich ☐ weiblich | 7 Staatsangehörigkeit | 8 Ist der Versicherte verstorben? ☐ nein ☐ ja, am | Tag | Monat | Jahr

9 Fand eine Leichenöffnung statt? Wenn ja, wann und durch wen?

10 Welche Berufskrankheit, Berufskrankheiten kommen in Betracht? (ggf. BK-Nummer)

11 Krankheitserscheinungen, Beschwerden des Versicherten, Ergebnis der Untersuchung mit Diagnose (Befundunterlagen bitte beifügen), Angaben zur Behandlungsbedürftigkeit

12 Wann traten die Beschwerden erstmals auf?

13 Erkrankungen oder Bereiche von Erkrankungen, die mit dem Untersuchungsergebnis in einem ursächlichen Zusammenhang stehen können

14 Welche gefährdenden Einwirkungen und Stoffe am Arbeitsplatz bzw. welche Tätigkeiten werden für die Entstehung der Erkrankung als ursächlich angesehen? Welche Tätigkeit übt/übte der Versicherte wie lange aus?

15 Besteht Arbeitsunfähigkeit? Wenn ja, voraussichtlich wie lange?

16 In welchem Unternehmen ist der Versicherte oder war er zuletzt tätig? In welchem Unternehmen war er den unter Nummer 14 genannten Einwirkungen und Stoffen zuletzt ausgesetzt?

17 Krankenkasse des versicherten (Name, PLZ, Ort)

18 Name und Anschrift des behandelnden Arztes/Krankenhauses (soweit bekannt auch Telefon- und Faxnummer)

19 Der Unterzeichner bestätigt den Versicherten über den Inhalt der Anzeige und den Empfänger (Unfallversicherungsträger oder für den medizinischen Arbeitsschutz zuständige Landesbehörde) informiert zu haben

20 Datum | Arzt | Telefon-Nr. für Rückfragen (Ansprechpartner)

Bank/Postbank | Kontonummer | Bankleitzahl

Abbildung 2. Ärztliche Anzeige über den begründeten Verdacht auf eine Berufskrankheit.

achterliche Fragestellung gehört, da für einige Sparten die Kausalitätsbeurteilung erforderlich ist, für andere nicht:

Klärung der Kausalität eines Körperschadens:

erforderlich für

Unfallrecht (= Berufskrankheitenrecht)
Soziales Entschädigungsrecht

nicht erforderlich für

Recht der gesetzlichen Krankenversicherung
Rentenrecht
Schwerbehindertenrecht

Begutachtung von Lungenkarzinomen im Recht der Gesetzlichen Krankenversicherung

- Abhängig vom ggfs. erfolgenden operativen Eingriff werden größere Lob- oder Bilobektomien und regelhaft Pneumonektomien dazu führen, dass körperliche Arbeiten nur eingeschränkt möglich sind.
- Damit kann für bestimmte Tätigkeiten Arbeitsunfähigkeit auf Dauer vorliegen, berufsfördernde Maßnahmen oder eine Erwerbsunfähigkeitsrente können in Betracht kommen.

Begutachtung von Lungenkarzinomen im Berufskrankheitenrecht

Die „Listenkrankheiten" sind vorstehend benannt worden. Die „Öffnungsklausel" kann entsprechend dem aktuellen wissenschaftlichen Kenntnisstand angewandt werden. Generell gilt:

- Der Krebs der Atmungsorgane muss histologisch oder zytologisch gesichert sein. Ausnahme: Bei Anerkennung ohne diese Sicherung z. B. durch Verlaufsmerkmale bei nicht mehr zumutbarer Diagnostik kann ggfs. im Einzelfall der „Vollbeweis" auch anders gesichert werden.
- Lungenmetastasen von einem anderen Primärtumor müssen mit zumutbaren Maßnahmen ausgeschlossen sein.

Nach dem „Alles-oder-Nichts-Prinzip" erfolgt eine einheitliche, ungeteilte Beurteilung der Kausalität für die in Frage stehende Erkrankung. Entweder eine Teilursache ist rechtlich wesentlich (und die BK-Anerkennung kann sich hierauf stützen) oder sie ist es nicht (weit untergeordnet, und eine BK wird abzulehnen sein). Nach dem deutschen BK-Recht wird nicht ein naturwissenschaftlich attributabler Anteil als BK anerkannt, sondern der gesamte Schaden. Entscheidend ist die Frage, ob die berufliche Einwirkung als rechtlich wesentliche Teilursache angesehen werden kann. Eine rechtlich wesentliche Teilursache ist diejenige ursächliche Bedingung, die wegen ihrer besonderen qualitativen Beziehung zum Erfolg (Gesundheitsschaden) wesentlich beigetragen hat. Soweit im Einzelfall mehrere (berufliche und außerberufliche) Faktoren zu dem Gesundheitsschaden oder dessen Verschlimmerung beigetragen haben, sind berufliche Faktoren schon dann als rechtlich wesentliche Mitursache anzusehen (BK ist also zu bejahen), wenn sie in ihrer Bedeutung und Tragweite für den eingetretenen Schaden gegenüber den außerberuflichen Faktoren als annähernd gleichwertig anzusehen sind.

Für einige ausgewählte Noxen werden nachstehend Details genannt, weiterführend sei auf *Kroidl* et al. (13) verwiesen.

Lungenkrebs bei Asbeststaubexposition (BK 4104)

Die drei BK-Kriterien gelten alternativ, d.h. nur eines muss erfüllt sein:

- Asbestose
- Durch Asbeststaub verursachte Erkrankung der Pleura
- Kumulative Asbestfaserstaub-Dosis am Arbeitsplatz von mindestens 25 Faserjahren
- Nativ-radiologischer Nachweis der Asbestose: Verbindliche Definition der radiologischen Mindestmerkmale der Asbestose, die zu einer Anerkennung des Asbestkrebses qualifizieren, ist vom Verordnungsgeber nicht festgelegt. Orientierung erfolgt daher an den Eingangskriterien über die BK-Verdachtsmeldung der Asbestose (ILO 1/0 s,t,u mit

Knisterrasseln und/oder inspiratorischer Vitalkapazität < 90% des alten EGKS-Mindestsollwertes oder ≥ 1/1 s,t,u auch wenn klinisch und funktionsanalytischer Normalbefund vorliegt).
- Computertomographische Kriterien der Asbestose sind gut definiert und machen bei etwas fortgeschritteneren Fibrosestadien eine histomorphologische Absicherung der Fibrose nicht erforderlich. Pleura- und alveolarseptaler Befund ist im HRCT allerdings erst dann fassbar, wenn er mindestens auf das Fünf- bis Zehnfache der Norm verändert ist.
- Minimalasbestose (in aller Regel radiologisch invisibel): Entspricht Grad I der Asbestose entsprechend der Definition des Pneumokoniose-Komitees des Kollegs Nordamerikanischer Pathologen. Die Minimalasbestose definiert sich als der lichtmikroskopische Nachweis minimaler Fibrosierungsherde im Bereich der Bronchioli respiratorii und der begleitenden Gefäße mit Einstrahlung maximal in die direkt angrenzenden Alveolarsepten, mit in diesen Fibrosierungsarealen eingelagerten Asbestkörpern. Für die lichtmikroskopische Diagnose muss der gleichzeitige Nachweis von Asbestkörpern und einer fibrosierenden Lungenreaktion herangezogen werden. (Bei solcher Minimalasbestose findet man nach der Kaltveraschung eines Lungenwürfels von 1 cm Kantenlänge stets mehr als 1000 Asbestkörperchen – dies ist aber kein staubanalytischer Grenzwert für die Minimalasbestose.)
- Raschere Eliminationskinetik von Chrysotil (Halbwertszeit ca. 1 Jahr) im Vergleich zu Amphibolasbesten, speziell Krokydolith (Halbwertszeit 10–20 Jahre) ist zu bedenken.
- Negative licht- und elektronenmikroskopische Lungenstaubanalyse stößt qualifizierte Arbeitsanamnese (25 Faserjahre! – siehe Faserjahr-Report des HVBG) nicht um. Ermittlung der 25 Faserjahre ist Aufgabe des Unfallversicherungsträgers und nicht des gutachterlich tätigen Arztes, aber kritische Aufmerksamkeit des Gutachters (vor allem hinsichtlich zunächst nicht berücksichtigter Zeiträume!) führt mitunter zur Neuberechnung der Faserdosis und Überschreitung der kritischen Schwelle.
- Indikation elektronenmikroskopischer Zusatzuntersuchungen: In Fällen mit ausgeprägten entzündlichen oder tumorbedingten Veränderungen bzw. bei bereits im Lungengewebe abgelaufenen autolytischen Prozessen können die eiweißhaltigen Hüllstrukturen der Asbestkörper abgebaut sein. Asbestfasern können sich dann der lichtmikroskopischen Analyse entziehen → Diagnosestellung einer Minimalasbestose kann unter diesen Umständen mit ausschließlich lichtoptischen Methoden erschwert sein.

Pleuramesotheliom, Peritonealmesotheliom, Perikardmesotheliom (BK 4105)

- Überwiegend asbestinduziert, vielfach auch nur vergleichsweise geringe kurzzeitige Expositionen. Kriminalistische Anamnese! Expositionen deutlich unter einem Faserjahr können ausreichend sein. Validierte positive Arbeitsanamnese und histologischer Nachweis reichen für die Anerkennung aus.
- Histologische Sicherung gehört zu den schwierigsten morphologischen Differenzialdiagnosen überhaupt. Immunhistochemie erforderlich. Stets ratsam: Beurteilung durch Deutsches Mesotheliomregister, Institut für Pathologie, BG-Kliniken Bergmannsheil, Bürkle-de-la-Camp-Platz 1, 44789 Bochum

Lungenkrebs bei Quarzstaubexposition

BK 4101 (silikotisches „Narbenkarzinom"): Zusammenhang eines Lungenkrebses mit der Silikose im Sinne des Narbenkarzinoms ist mit Wahrscheinlichkeit dann gegeben, wenn als Ausgangspunkt des Tumors bei der Autopsie oder im Resektionspräparat
- eine silikotische Schwiele
- eine silikotisch verursachte Kaverne oder
- ein Lungenbezirk mit besonders zahlreichen silikotischen Knötchen

festgestellt werden kann

BK 4112 (Lungenkrebs durch Siliziumdioxid): Berufskrankheit liegt vor, wenn ein Versicherter nach Tätigkeiten mit einer Exposition gegenüber alveolengängigem Staub mit kristallinem

Siliziumdioxid an Silikose (radiologisch festgestellte Silikose der ILO-Kategorie ≥ 1/1 bzw. Silikotuberkulose und außerdem an Lungenkrebs erkrankt ist
- Zur Exposition: Erzbergbau, Gewinnung und Umschlag von Diatomeenprodukten, Steinbrucharbeiter, Keramikarbeiter, Gießereiindustrie. Lungenkrebs in Verbindung mit Silikose bei Steinkohlenbergleuten ist beim gegenwärtigen Wissensstand von dieser Empfehlung ausgenommen!
- Hohe kumulative Dosis von eingeatmetem Siliziumdioxid allein ohne Zeichen einer Lungenfibrose ist nicht als ursächlich für Lungenkrebs anzusehen.

Lungenkrebs bei ionisierender Strahlung (unter BK 2402)

- Maß der kumulativen Exposition = WLM = „working level month" (bezogen auf 170 Stunden/Monat). Ein Working Level entspricht $1{,}3 \times 10^5$ MeV potenzieller Alphaenergie durch Radonzerfallprodukte/Liter Luft. Multipliziert mit der Anzahl der Expositionsmonate ergibt sich die kumulative WLM.
- Empfehlung für die Bearbeitung von Berufskrankheiten infolge von Tätigkeiten bei der SDAG Wismut:
  - Strahlenexposition > 200 WLM → Anerkennung kann nach fachärztlicher Stellungnahme ohne Einzelfallbegutachtung erfolgen
  - Strahlenexpositionen < 200 WLM → aufwändigere Risikoabschätzung, Einzelbegutachtung.
  - Maßgeblich: Jacobi-Dosismodell

Lungenkrebs bei Exposition gegenüber Dichlordimethylether (BK 1310)

- Exposition (Altfälle) meist bei Chlormethylierungen (Reaktion von Paraformaldehyd und Schwefelsäure)
- Außerdem: Konvention zur Einzelfallentschädigung bei Lungenkrebs nach Exposition gegenüber 2,3,7,8-TCDD sieht Anerkennung vor, wenn:

- hohe Exposition, belegt durch Chlorakne, Schadstoffanalyse im Blut oder Betriebskataster,
- Latenzzeit von nicht wesentlich unter 20 Jahren und
- fehlende oder im Verhältnis zur Höhe der Exposition unwesentliche konkurrierende Faktoren.

Lungenkrebs bei Exposition gegenüber Passivrauch

- Meldung bei beruflich Hochexponierten (Gaststättengewerbe) diskutierbar, sofern lebenslang Nie-Raucher. Gutachterliche Bewertung anhand kumulativer Dosis und aktueller wissenschaftlicher Literatur.

Synkanzerogenese

Unter einem synkanzerogenen Effekt wird die Verstärkung der krebserzeugenden Wirkung durch gleichzeitige oder aufeinanderfolgende Exposition gegenüber zweien (oder mehreren) kanzerogenen Stoffen verstanden. Synkanzerogene Wirkungen lassen sich im Allgemeinen nur durch Analyse der jeweiligen Expositionskonstellationen unter Berücksichtigung der Expositionshöhe und -dauer sowie der Wirkungsmechanismen der beteiligten Chemikalien beurteilen. Das Bundessozialgericht (B2 U 71/04) bestätigte kürzlich ein Urteil des Hessischen Landessozialgerichts (L11/3U 740/02), in welchem das Lungenkarzinom eines Dachdeckers („nur" 14,6 Asbest-Faserjahre und „nur" 39 Benzo(a)pyren-Jahre) über § 9 (2) SGB VII wie eine Berufskrankheit anerkannt und entschädigt wurde, da unter Berücksichtigung der zumindest additiven Kombinationswirkung beider Gefahrstoffbelastungen („Synkanzerogenese") eine Risikoverdopplung eingetreten sei. Die entscheidenden Probleme bei solchen Fallkonstellationen liegen bei den wissenschaftlichen Tatsachenfeststellungen, d. h. bei der Verfügbarkeit und Belastbarkeit der epidemiologischen Datengrundlage (15).

Bemessung der Minderung der Erwerbsfähigkeit bei Lungenkrebs im BK-Recht

- Krebserkrankung der Lunge begründet zunächst eine MdE von 100%. Bei Patienten mit kurativ therapiertem Karzinom kann nach (zwei bis) fünf Jahren die MdE herabgesetzt werden. Sie wird nach den Auswirkungen des tatsächlich objektivierbaren Schadens (Funktionseinbuße) angepasst.
- Neuere, kritisch beurteilte Vorschläge differenzieren bereits initial zwischen nicht operabel/metastasierend (MdE 100%) und operiert (fünf Jahre Basis-MdE 50 %)
- Heilungsbewährung ist kein Begriff des Unfallrechts, daher hier unpassend. Neben reinem Lungenfunktionsschaden und objektivierbaren, quantifizierbaren somatischen Auswirkungen kann allerdings psychische Beeinträchtigung/reaktive Depression gleichwohl erheblich MdE-erhöhend angesetzt werden.
- Das Bundessozialgericht hat in einer neuen Entscheidung im Jahr 2004 einen neuen Begriff „Genesungszeit" geprägt. Danach begründet das allgemeine Rezidivrisiko keine pauschale MdE-Erhöhung. Bei der MdE sind besondere Aspekte der Genesungszeit, die Auswirkungen auf die Erwerbstätigkeit haben, zu berücksichtigen (z. B. Dauertherapie, Schmerzsyndrom mit Schmerzmittelabhängigkeit, psychische Beeinträchtigungen etc.) Der reine Ablauf einer bestimmten rezidivfreien Zeit genügt nicht für einen Besserungsnachweis. Es bedarf einer Besserung der zuvor der MdE-Bemessung zu Grunde gelegten Funktionsbeeinträchtigungen bzw. besonderer Aspekte der Genesungszeit. Für die schematische Übertragung der Grundsätze der Heilungsbewährung nach dem Schwerbehindertenrecht ist kein Raum. Es ist rechtlich nicht zwingend, die Genesungszeit in der gesetzlichen Unfallversicherung ähnlich wie bei der Heilungsbewährung auf einen bestimmten Zeitraum von z. B. fünf Jahren zu beschränken. Die besonderen Aspekte der Genesungszeit lassen vielmehr mehrere Abstufungen über einen längeren Zeitraum hinweg als denkbar erscheinen.

Begutachtung von Lungenkarzinomen im Gesetzlichen Rentenrecht

- Patienten mit kurativ therapiertem Bronchialkarzinom können bei gutem Allgemeinzustand arbeitsfähig bleiben.
- Insbesondere bei jüngeren Versicherten sollte unter Ausnutzung aller Reha-Maßnahmen, auch ggf. unter Gewährung einer Zeitrente die alsbaldige Wiedereingliederung in das berufliche Umfeld angestrebt werden.

Begutachtung von Lungenkarzinomen im Sozialen Entschädigungsrecht

- Im SER entspricht die Kausalitätsbeurteilung der des Unfallrechts, wenn vergleichbare Exposition bestand.
- Darüber hinaus kann Anerkennung erfolgen, wenn ein Malignom auftritt
  - am Ort jahrelanger entzündlicher Prozesse (z. B. im Bereich einer tuberkulösen Kaverne),
  - am Ort einer starken Gewalteinwirkung (Kriegsverletzung),
  - bei vermehrter Exposition karzinogener Substanzen (z. B. Kampfstoffbeseitigung),
  - bei besonderer Strahlenbelastung (z. B. Uranbergbau).

Begutachtung von Lungenkarzinomen im Schwerbehindertenrecht

- Nach Entfernung eines malignen Lungentumors oder eines nicht-kleinzelligen Bronchialtumors ist in den ersten fünf Jahren eine Heilungsbewährung abzuwarten.
  GdB während dieser Zeit wenigstens 80,
  bei Einschränkung der Lungenfunktion mittleren bis schweren Grades 90–100
- Kleinzelliges Bronchialkarzinom und Mesotheliom 100

Literatur

1 Nowak D (1998) Berufskrebs – Überlegungen zur arbeitsmedizinischen Risikoabschätzung. Arbeitsmed Sozialmed Umweltmed 33: 334–343

2 Angerer P, Nowak D (2004) Berufsbedingte Krebskrankheiten. In: Berdel WE, Böhm M, Classen M et al (eds) Innere Medizin – Klinische Arbeitsmedizin, 5. Aufl. Elsevier Urban & Fischer, München, pp 1920–1923
3 Konietzko J, Dupuis H, Letzel S (2005) Handbuch der Arbeitsmedizin Loseblattsammlung, 39. Erg.Lfg. Ecomed, Landsberg
4 Triebig G, Kentner M, Schiele R (eds) (2003) Arbeitsmedizin – Theorie und Praxis. Gentner, Stuttgart
5 Nowak D (2005) Arbeitsmedizin. Elsevier Verlag, München
6 Pethran A, Nowak D (2000) Berufskrebs. In: Wilmanns W, Huhn D, Wilms K (eds) Internistische Onkologie, 2. Aufl. Thieme, Stuttgart, pp 62–70
7 Norpoth K, Woitowitz HJ (1994) Beruflich verursachte Tumoren: Grundlagen der Entscheidung zur BK-Verdachtsanzeige. Deutscher Ärzte-Verlag, Köln
8 Greim H (ed) (2005) Gesundheitsschädliche Arbeitsstoffe – Toxikologisch-arbeitsmedizinische Begründungen von MAK-Werten. 38. Lieferung. Wiley-VCH, Weinheim
9 Mehrtens G, Perlebach E (2005) Die Berufskrankheitenverordnung. Loseblattsammlung, 47. Erg.Lfg. Kommentar. Erich Schmidt, Berlin
10 Blome O (2005) Berufskrankheiten-Merkblätter, Textausgabe-Rechtsgrundlagen-Hinweise-Unfallversicherungsanzeigen-Verordnung-Berufskrankheiten in Europa, 4. Aufl. Düringshofen, Berlin
11 Huber RM (2003) Lunge. In: Dörfler H, Eisenmenger W, Lippert H-D (eds) Das medizinische Gutachten. Springer, Heidelberg, pp 1–60
12 Lorenz J, mit einem Beitrag von Nowak D (2004) Checkliste Pneumologie. Thieme, Stuttgart
13 Kroidl R, Nowak D, Seysen U (2000) Bewertung und Begutachtung in der Pneumologie. Empfehlungen der Deutschen Atemwegsliga und der Deutschen Gesellschaft für Pneumologie. Thieme, Stuttgart
14 Hallier E (2004) Synkanzerogenese – Wechselwirkungen zwischen krebserzeugenden Noxen am Arbeitsplatz. Arbeitsmed Sozialmed Umweltmed 39: 492–494
15 Becker P (2005) Synkanzerognese aus sozialjuristischer Sicht. Med Sach 101: 115–119
16 Barone-Adesi F, Richiardi L, Merletti F (2005) Population attributable risk for occupational lung cancer in Italy. Int J Occup Environ Health 11: 23–31
17 Jöckel KH, Ahrens W, Bolm-Audorff U, Jahn I, Pohlabeln H (1997) Occupationally induced lung cancer – a quantitative evaluation for the North German area. Gesundheitswesen 59: 275–278
18 Merletti F, Richiardi L, Boffetta P (1999) Proportion of lung rumors attributable to occupation. Epidemiol Prev 23: 327–332
19 Morabia A, Markowitz S, Garibaldi K, Wynder EL (1992) Lung cancer and occupation: results of a multicentre case-control study. Br J Ind Med 49: 721–727

Anhang
Fragebogen nach möglichen beruflichen Ursachen bei Patienten mit Lungentumoren
Download unter http://tzm.web.med.uni-muenchen.de, „Für Patienten und Angehörige" oder
http://www.arbmed.klinikum.uni-muenchen.de, „Für Patienten"

Sehr geehrter, lieber Patient,

bei vielen Erkrankungen kann man trotz intensiver Forschung heute die Frage noch nicht beantworten, warum der eine Mensch erkrankt, der andere nicht, obwohl beide ähnliche Schadstoffe eingeatmet haben. Bei einigen Patienten können Einflüsse vom Arbeitsplatz eine Rolle gespielt haben. Oftmals gibt es auch eine Kombination von „privaten" Risikofaktoren (z. B. Rauchen) und Arbeitsplatzeinflüssen (z. B. Asbest).

In einigen Fällen kann sich aus dem Gespräch mit Ihrem Arzt der begründete Verdacht auf eine Berufskrankheit ergeben. In diesem Falle würde Ihr Arzt eine „Ärztliche Anzeige über den Verdacht auf eine Berufskrankheit" erstatten und an den zuständigen Träger der gesetzlichen Unfallversicherung bzw. an den Landesgewerbearzt schicken.

Ob in Ihrem Fall ein solcher begründeter Verdacht vorliegt und es sinnvoll erscheint, wird der Arzt prüfen. Sprechen Sie Ihren Arzt darauf an. Ihr Arzt kann sich im Zweifelsfall auch beraten lassen, z. B. über das Tumorzentrum München, welches den Kontakt mit der Arbeitsmedizin vermittelt.

Zur Vorbereitung dieses Gesprächs ist es hilfreich, wenn Sie versuchen, Hinweise über Lungentumor-erzeugende Arbeitsstoffe in Ihrem Arbeitsleben zu geben. Wir haben Ihnen hierfür beispielhaft eine solche Tabelle vorbereitet. Wichtig ist, dass wir eine möglichst lückenlose Aufstellung erhalten, denn mitunter können schon kurze Zeiträume von Bedeutung sein. Um Ihnen diese Aufgabe zu erleichtern, haben wir für die wichtigsten schädlichen Arbeitsstoffe eine Art Checkliste vorbereitet. Gehen Sie sie bitte durch und streichen an, welche Tätigkeiten auf Sie zugetroffen haben. Nicht die Berufsbezeichnung, sondern die konkrete Tätigkeit und die konkreten Stoffe sind wichtig, mit denen sie Umgang hatten. Auf diese Weise bekommt Ihr Arzt ein Bild von möglichen beruflichen Schadstoffen und kann prüfen, ob der begründete Verdacht auf eine Berufskrankheit vorliegt. Unsere Liste kann dabei nicht vollständig sein, sondern nur eine Orientierung bieten. Sprechen Sie Ihren Arzt auf weitere Einwirkungen an, die Ihnen nicht klar sind.

	Jahr–Jahr	Tätigkeitsbezeichnung	Art der Tätigkeit	Umgang mit bestimmten Arbeitsstoffen	Bemerkungen / Besonderheiten
B E I S P I E L	1958	(Schulabgang)	–	–	
	1958–1961	Schlosserlehrling HDW-Werft Hamburg	Schlosserarbeiten, Montage	Eisen, Spritzguss	Öfters wurden Asbestplatten in der Nachbarschaft geflext
	1961–1962	Schlossergeselle	Wie oben, plus Schweißarbeiten	Eisen, Hitzeisolierung aus Asbest verwendet	

Schädlicher Arbeitsstoff (Berufskrankheiten-Nummer)	Typisches Vorkommen/Anmerkungen
Asbest (4104)	– Asbestaufbereitung. Hierbei wird in Kollergängen, Prall- oder Schlagmühlen entweder asbesthaltiges Muttergestein zerkleinert und/oder Rohasbest zu stärker aufgeschlossenen Fasern aufgelockert – Herstellung und Verarbeitung von Asbesttextilprodukten wie Garne, Zwirne, Bänder, Schnüre, Seile, Schläuche, Tücher, Packungen, Kleidung usw. Dabei kommen Tätigkeiten wie Abfüllen, Einwiegen, Mischen, Krempeln, Spinnen, Zwirnen, Flechten, Weben und Zuschneiden vor. Auch das Tragen unbeschichteter Asbestarbeitsschutzkleidung ist ggf. zu berücksichtigen – industrielle Herstellung und Bearbeitung von Asbestzementprodukten, speziell witterungsbeständiger Platten und Baumaterialien einschließlich vorgefertigter Formelemente, z. B. für Dacheindeckungen, Fassadenkonstruktionen, baulichen Brandschutz usw. – Bearbeitung und Reparatur der vorgenannten Asbestzementprodukte, z. B. Tätigkeiten wie Sägen, Bohren, Schleifen usw. im Baustoffhandel oder Bauhandwerk – industrielle Herstellung und Bearbeitung von asbesthaltigen Reibbelägen, speziell Kupplungs- und Bremsbelägen – Ersatz von solchen Reibbelägen, z. B. Tätigkeiten wie Überdrehen, Schleifen, Bohren, Fräsen von Bremsbelägen in Kfz-Reparaturwerkstätten usw. – Herstellung, Anwendung, Ausbesserung und Entsorgung von asbesthaltigen Spritzmassen zur Wärme-, Schall- und Feuerdämmung (Isolierung) – Herstellung, Verarbeitung und Reparatur von säure- und hitzebeständigen Dichtungen, Packungen usw., z. B. im Leitungsbau der chemischen Industrie – Herstellung, Be- und Verarbeitung von Gummi-Asbest(IT)-Produkten – Herstellung, Be- und Verarbeitung asbesthaltiger Papiere, Pappen und Filzmaterialien – Verwendung von Asbest als Zusatz in der Herstellung von Anstrichstoffen, Fußbodenbelägen, Dichtungsmassen, Gummireifen, Thermoplasten, Kunststoffharzpressmassen usw. – Entfernen, z. B. durch Abbrucharbeiten, Reparaturen usw. sowie Beseitigung der vorgenannten asbesthaltigen Produkte – Umgang mit Talkum im medizinischen (Hebammen, Schwestern, Pfleger, OP-Personal) und tiermedizinischen Bereich Außerdem enthalten verschiedene Minerale, z. B. Speckstein (Talkum), Gabbro, Diabas usw. geringe Asbestanteile, u. a. als Tremolit und Aktinolith. Sie können infolgedessen über eine Mischstaubexposition zu Asbestrisiken führen.
„Silikotisches Narbenkarzinom (4101)"	Ein solcher Tumor steht nur dann zur Diskussion, wenn eine Silikose, also eine Quarzstaublungenerkrankung vorliegt. Dies erkennt der Arzt auf dem Röntgenbild oder im Computertomogramm, evtl. in der feingeweblichen Untersuchung. Hierbei handelt es sich um eine ohnehin meldepflichtige Berufskrankheit. Die

Schädlicher Arbeitsstoff (Berufskrankheiten-Nummer)	Typisches Vorkommen/Anmerkungen
	Quarzstaublungenerkrankung (Silikose) entsteht durch Einatmung von Staubpartikeln, die Quarz, Cristobalit oder Tridymit enthalten. – Gewinnung, Bearbeitung oder Verarbeitung von Sandstein, Quarzit, Grauwacke, Kieselerde (Kieselkreide), Kieselschiefer, Quarzitschiefer, Granit, Porphyr, Bimsstein, Kieselgur, Steinkohle und keramischen Massen – auch silikatisches Material kann, wenn freie kristalline Kieselsäure darin enthalten ist, eine Gefahrenquelle sein, z. B. Talkum – gefährdet: Erz- (einschließlich Uranerz-) und Steinkohlebergleute, Tunnelbauer, Gussputzer, Sandstrahler, Ofenmaurer, Former in der Metallindustrie – Personen, die bei der Steingewinnung, -bearbeitung und -verarbeitung oder in grob- und feinkeramischen Betrieben sowie in Dentallabors beschäftigt sind
Kristallines Siliziumdioxid (4112)	Siliziumdioxid: Quarz, Cristobalit und Tridymit. Quarzhaltige Stäube in Kohlengruben sind nicht Gegenstand dieser Berufskrankheit – Staubentwicklung bei der Gewinnung, Be- oder Verarbeitung insbesondere von Sandstein, Quarzit, Grauwacke, Kieselerde (Kieselkreide), Kieselschiefer, Quarzitschiefer, Granit, Gneis, Porphyr, Bimsstein, Kieselgur und keramischen Massen – Natursteinindustrie bei der Gewinnung, Verarbeitung und Anwendung von Festgesteinen, Schotter, Splitten, Kiesen, Sanden, – Gießereiwesen – insbesondere beim Aufbereiten von Formsanden und Gussputzen, die Glasindustrie (Glasschmelzsande) – Emaille- und keramische Industrie (Glasuren und Fritten, Feinkeramik) – Herstellung feuerfester Steine sowie die Schmucksteinverarbeitung – Quarzsand bzw. Quarzmehl als Füllstoff (Gießharze, Gummi, Farben, Dekorputz, Waschpasten), als Filtermaterial (Wasseraufbereitung) und als Rohstoff, z. B. für die Herstellung von Schwingquarzen, Siliziumcarbid, Silikagel, Silikonen und bei der Kristallzüchtung – Verwendung als Schleif- und Abrasivmittel (Polier- und Scheuerpasten) oder als Strahlmittel – Cristobalit und Tridymit: wenn Diatomeenerden, Sande oder Tone einer hohen Temperatur ausgesetzt wurden, so z. B. in feuerfesten Steinen und gebrannter Kieselgur. Solche Cristobalitsande und -mehle werden als Füllstoffe in Farben, Lacken und Kunststoffputz, in keramischen Fliesenmassen, in Scheuermitteln sowie als Bestandteil von Einbettmassen für den Dental-, Schmuck- und anderen Präzisionsguss verwendet – Erz- (einschließlich Uranerz-) bergleute, Schachthauer sowie Gesteinshauer (auch im Steinkohlenbergbau), Tunnelbauer, Gussputzer, Sandstrahler, Ofenmaurer, Former in der Metallindustrie – Personen, die bei der Steingewinnung, -bearbeitung und -verarbeitung oder in grob- und feinkeramischen Betrieben sowie in Dentallabors beschäftigt sind

Schädlicher Arbeitsstoff (Berufskrankheiten-Nummer)	Typisches Vorkommen/Anmerkungen
Ionisierende Strahlung (2402)	– Erzgewinnung und -verarbeitung insbesondere in Sachsen-Anhalt, Thüringen, Sachsen (v.a. SDAG Wismut) – Arbeiten mit Uran und Thorium – zu Heilzwecken betriebene Radonbäder
Arsen, -verbindungen (1108)	– Verhüttung und Rösten arsenhaltiger Mineralien – Herstellung von Arsenik, arsenhaltigen Farben und Anstrichmitteln (Schiffsbodenanstrich) – Verwendung arsenhaltiger Ausgangsstoffe in der Pharmazie, in der chemischen, keramischen und Glasindustrie – Gerbereien, Kürschnereien (Beizmittel), zoologische Handlungen – Herstellung und Verwendung arsenhaltiger Schädlingsbekämpfungsmittel – Beizen von Metallen mit arsenhaltiger Schwefel- oder Salzsäure und Nassbearbeitung von Erzen, Schlacken oder Metallspeisen – Einwirken von Feuchtigkeit auf Ferrosilicium, das mit As und Phosphiden verunreinigt ist – Arsentrichlorid zum Beizen und Brünieren von Metallen
Dichlordimethylether (1310)	– als Zwischenprodukte in der chemischen Industrie, z. B. für Expoxidharze (Epichlorhydrin) – als Chloralkylierungsmittel (Monochlordimethyläther, Dichlordiäthyläther) – für Pflanzenschutzmittel (Chlorphenole, Chlorkresole) – als Holzkonservierungsmittel (z. B. Pentachlorphenol) – zur Herstellung von Desinfizientien (Chlorphenole) – Entstehung als unerwünschtes Nebenprodukt, z. B. Tetrachlordibenzo p dioxin bei der Herstellung von Trichlorphenol, Dichlordimethyläther bei der Herstellung von Monochlordimethyläther
Chrom, -verbindungen (1103)	– Aufschluss von Chromerzen und Herstellung von 6-wertigen Chromverbindungen – Glanz- und Hartverchromung in der Galvanotechnik – Anstricharbeiten mit chromhaltigen Korrosionsschutzmitteln in Spritzverfahren – Brennschneiden, Schweißen und Schleifen von Blechen mit chromhaltigen Anstrichstoffen – Herstellung und Verwendung von Chrom(VI)-Pigmenten, insbesondere Zink- und Bleichromat, in der Lack-, Farben- und Kunststoffindustrie – Verwendung von Chrom(VI)-Oxid und Alkalichromaten, z. B. in der Lithographie, der fotografischen Industrie, der Textil- und Teppichindustrie, der Glas- und keramischen Industrie, bei der Herstellung von Feuerwerkskörpern und Zündhölzern sowie von Pflanzenleimen – Holzimprägnierung – Herstellung und Verwendung von Schneidölen – Gerben von Leder

Schädlicher Arbeitsstoff (Berufskrankheiten-Nummer)	Typisches Vorkommen/Anmerkungen
	– Beizen und Reinigen von Metallen – Glasfabrikation (Chromschwefelsäure) – Herstellung und Verwendung von gefärbten Natronlaugen zum Bleichen von Ölen, Fetten und Wachsen – Oxidationsmittel – in Zement und Bauxit sind kleine Mengen von Verbindungen des 6-wertigen Chroms vorhanden.
Dichlordiethylsulfid (LOST) (1311)	– Kampfstoff: Schwefellost. 2,2 Dichlordiäthylsulfid wird auch heute noch gelegentlich als Fundmunition aus vergrabenen oder versenkten Beständen geborgen und vernichtet – Gefährdung: in erster Linie Angehörige von Munitionsbergungs- und -beseitigungstrupps – gelegentlich Pilzbekämpfungsmittel, Milbenbekämpfungsmittel (halogenierte Aryl- und Alkylarylsulfide)
Nickel, -verbindungen (4109)	– Aufbereitung und Verarbeitung von Nickelerzen zu Nickel oder Nickelverbindungen (auch Arbeiten an nachgeschalteten Staubfiltern) im Bereich der Raffination – Elektrolytische Abscheidung von Nickel unter Verwendung unlöslicher Anoden – Herstellen und Verarbeiten von Nickel und Nickelverbindungen in Pulverform – Herstellen nickelhaltiger Akkumulatoren und Magnete – Lichtbogenschweißen mit nickelhaltigen Zusatzwerkstoffen in engen Räumen oder ohne örtliche Absaugung in ungenügend belüfteten Bereichen – Plasmaschneiden von nickelhaltigen Werkstoffen – thermisches Spritzen (Flamm-, Lichtbogen-, Plasmaspritzen) mit nickelhaltigen Spritzzusätzen – Schleifen von Nickel und Legierungen mit erheblichem Nickelgehalt – Elektrogalvanisation (elektrolytisches Vernickeln von z. B. Eisenoberflächen) – Fabrikation von nickelhaltigen Spezialstählen (z. B. Ferronickel) – Plattieren (mechanisches Vernickeln) – Verwendung von feinverteiltem Nickel als großtechnischer Katalysator in der organischen Chemie (z. B. bei der Fetthärtung). – Nickeltetracarbonyl: Herstellung von Nickel nach dem MOND-Verfahren
Kokereirohgase (4110)	Schwelung (450 bis 700 °C) und Verkokung (über 700 °C) von Kohle. Gefährdung: am Ofenblock und in unmittelbaren Umgebung eingesetztes Personal, insbesondere: – Füllwagenfahrer – Einfeger (Deckenmann) – Steigrohrreiniger – Teerschieber – Druckmaschinenfahrer – Kokskuchenführungswagenfahrer bzw. Koksüberleitungsmaschinist

Schädlicher Arbeitsstoff (Berufskrankheiten-Nummer)	Typisches Vorkommen/Anmerkungen
	– Löschwagenfahrer – Türmann – Rampenmann – regelmäßige Wartung von Rohgasleitungen, wenn die Möglichkeit des Freiwerdens von Gasen besteht
Pyrolyseprodukte aus organischem Material	– Kokereien und Generatorgasherstellung – Teerraffinerien – Elektrographitindustrie – Aluminiumherstellung – Eisen- und Stahlerzeugung – Gießereien – Straßenbau – Dachdecker – Schornsteinfeger
Passivrauchen am Arbeitsplatz	Praktisch nur bei lebenslangen Nichtrauchern relevant, Gefährdung vor allem im Gaststättengewerbe, z. B. als Schankkellner.
Beryllium, -verbindungen (1110)	– Herstellung hoch-feuerfester Geräte und Materialien sowie keramischer Farben – Herstellung von Aluminium-Schweißpulver – Herstellung von Spezialporzellan – Herstellung von Glühkörpern und Leuchtstoffen – Kernreaktor- und Raketentechnik – Verarbeiten trockener, staubender Berylliumverbindungen, hauptsächlich das Mahlen und Abpacken, in etwas geringerem Maße das Gewinnen des Berylliums aus seinen Erzen und Zwischenprodukten – Gefährdung auch an Arbeitsplätzen, an denen Beryllium oder seine Verbindungen in Dampfform auftreten
Cadmium, -verbindungen (1104)	– Zinkgewinnung als Nebenprodukt – Zusatz von Legierungen beim galvanischen Metallisieren und in der Akkumulatorenfabrikation – Herstellung von Kontrollstäben in Atomreaktoren – Herstellen von Kadmiumlegierungen – Herstellen von Nickel-Kadmium-Akkumulatoren (Stahlakkumulatoren) – Herstellung von Kadmiumüberzügen mittels Elektrolyse – Herstellung Kadmiumfarbstoffen (Kadmiumgelb, Kadmiumrot) – Schweißen, Schmelzen und Schneiden von mit Kadmium überzogenen, legierten sowie verunreinigten Metallen – Goldschmieden
Lungennarben	– nach Tuberkulose als Berufskrankheit (BK 3101) – nach thorakalen Perforationstraumen (ggfs. als Arbeitsunfall-Folge)

Nachsorge bei malignen Lungentumoren

M. Strätz, C. Uhde, R. M. Huber, P. Stieber

Die Tumornachsorge umfasst folgende Bereiche:
- Früherkennung und Behandlung von Lokalrezidiven und Metastasen sowie von Folgeschäden der Therapie
- medizinische Rehabilitation
- Rehabilitation einschließlich psychosoziale Betreuung
- palliative Maßnahmen
- Dokumentation

Früherkennung und Behandlung von Lokalrezidiven und Metastasen sowie von Folgeschäden der Therapie

Generell haben sich die Nachsorgeinhalte von der programmierten, apparativ dominierten umfangreichen Diagnostik zur ärztlich-klinischen und vor allem auch psychosozialen Betreuung hin verschoben. So gilt als wichtigster Grundsatz, dass diagnostische Maßnahmen nur dann zu rechtfertigen sind, wenn sich aus dem Ergebnis für den Patienten auch ein therapeutischer Gewinn ableiten lässt. Für das Lungenkarzinom ist deshalb ein programmiertes Nachsorgeprogramm nur sinnvoll, wenn die Primärtherapie unter kurativem Ansatz erfolgt ist und im Falle eines Rezidiv- oder Metastasennachweises eine frühzeitig einsetzende Therapie für den Patienten auch nützlich ist. Nach palliativer Primärbehandlung jedoch ist die Nachsorge ausschließlich beschwerde- und symptomadaptiert zu gestalten.

Gegenüber früheren Empfehlungen sind im Nachsorgeplan (Tabelle 1) des Tumorzentrums München (1) klinische Inhalte wie Anamneseerhebung, klinische Untersuchung und Aufklärungsgespräch weit stärker betont. Tabelle 2 enthält die wichtigsten anamnestischen Fragen, die bei jedem Nachsorgetermin gestellt werden müssen, gefolgt von einer gründlichen körperlichen Untersuchung. Dabei ist darauf zu achten, dass die in Tabelle 3 dargestellten klinischen Untersuchungsinhalte lückenlos überprüft werden, um auch eine diskrete frühe Symptomatik nicht zu übersehen. In jeden Nachsorgetermin ist auch ein Aufklärungsgespräch einzubinden, dessen häufigste und wichtigste Themen Tabelle 4 wiedergibt.

Der Einsatz der technischen Untersuchungen wird, wie bereits betont, heute wesentlich kritischer als früher gesehen. So führt in aller Regel die möglichst frühe Entdeckung z. B. von Lebermetastasen durch die Sonographie oder durch die wesentlich teurere Computer- oder Kernspintomographie oder gar PET leider nicht mehr zu einem kurativen Therapieansatz, sondern allenfalls zu einer palliativen Chemotherapie. Daher müssen sich die diagnostischen Inhalte der Nachsorge jeweils danach richten, ob noch ein kurativer oder nur noch ein palliativer therapeutischer Ansatz gegeben ist. Der Stellenwert der Bronchoskopie wird von Thoraxchirurgen und Pneumologen unterschiedlich diskutiert. Beim kleinzelligen Lungenkarzinom besteht Einigkeit darüber, dass bei einem frühzeitigen Erkennen eines Lokalrezidivs in der Regel eine erneute effektive Therapie angeboten werden kann. Diese Aussage gilt nur mit Einschränkung für die nicht-kleinzelligen Lungenkarzinome. Es empfiehlt sich hier, eine Bronchoskopie beim beschwerde- und symptomfreien Patienten allenfalls in Absprache mit dem erstbehandelnden Thoraxchirurgen oder

Tabelle 1. Nachsorgeplan nach Lungenkarzinom.

Jahre nach Primärtherapie	1 2	3 4 5	> 5
Anamnese	vierteljährlich	halbjährlich	jährlich
Körperliche Untersuchung	vierteljährlich	halbjährlich	jährlich
Aufklärung/Information	vierteljährlich	halbjährlich	jährlich
Röntgen-Thorax p.a. + seitlich	vierteljährlich	halbjährlich	jährlich
Thorax-CT	halbjährlich	fakultativ	
Bronchoskopie[a]	halbjährlich	fakultativ	
Leber-Sono und/oder Abdomen-CT[a]	halbjährlich	fakultativ	
Klinisch-chemische Untersuchungen: BKS, BB, γ-GT, LDH, AP, CEA[b], CYFRA 21-1[b], NSE[b], ProGRP[b]	vierteljährlich	halbjährlich	fakultativ
Spezielle Untersuchungen je nach Beschwerdebild (z.B. Sklettszintigramm, Röntgen-Skelett, MRT, CT- bzw. MRT-Schädel)	bei klinischem Verdacht auf Rezidiv/Metastasen		

[a] Bei nicht-kleinzelligem LK nur auf Anweisung des Operators oder des für die lokal definitive Therapie Zuständigen;
[b] Tumormarker: Kleinzellig: NSE/ProGRP und/oder CYFRA 21-1, Plattenepithel: CYFRA 21-1; großzellig, Adeno: CYFRA 21-1 und/oder CEA

Tabelle 2. Wichtigste anamnestische Fragen in der Nachsorge bei Lungenkarzinom.

Änderung von Befunden/Leistungsfähigkeit?
Änderung von Essensgewohnheiten, Appetit, Gewicht?
Neigung zu Husten, Atemnot, Auswurf, Heiserkeit, Herzbeschwerden, Pulsunregelmäßigkeiten?
Änderung der Schlafhaltung?
Neue Schmerzen? Veränderter Schmerzcharakter?
Beschwerden in Knochen/Muskulatur?
Kopfschmerzen, Schwindel, Gefühlsstörungen, Schwächegefühl in Armen, Beinen oder anderen Körperregionen?
Zunehmende Müdigkeit, Schwäche, Antriebsarmut?
Seit letztem NS-Termin schwer krank gewesen?

Tabelle 3. Wichtigste Untersuchungsinhalte in der Nachsorge bei Lungenkarzinom.

Gewicht, Puls, Blutdruck
Inspektion des entblößten Körpers
Palpation Lymphabflussgebiete, Narben, Abdomen (Leber!)
Perkussion, Auskultation der Lunge
Klopfschmerzhaftigkeit des Skelettes
Beweglichkeit Wirbelsäule und Extremitäten
Venensystem: Einflussstauung?
Thrombophlebitis?
Orientierende neurologische Untersuchung

dem für die lokal definitive Therapie Zuständigen routinemäßig durchzuführen. Dieses Vorgehen gilt auch für die Oberbauchsonographie bzw. Computertomographie des Abdomens.

Bei der Wahl eines geeigneten Tumormarkers für die Nachsorge sind die Histologie des Primärtumors und gegebenenfalls ein prätherapeutisch erhöhter Marker zu berücksichtigen. Bei den Haupttypen des LK wird man sich auf die für den jeweiligen Tumortyp relevanten Marker beschränken und dabei in der Regel mit einem bis maximal zwei Tumormarkern auskommen. Diese sind in Tabelle 1 mit aufgeführt.

Wichtig: Grundvoraussetzung für die Bestimmung von Tumormarkern im Verlauf wie in diesem Fall in der Nachsorge ist die Beibehaltung der Methodik während der gesamten Verlaufsbeobachtung (keine Garantie hierfür ist die Beibehaltung des gleichen Labors!). Hierfür ist die Angabe der verwendeten Tests (Hersteller und Testverfahren, z.B. Abbott, MEIA) zusätzlich zu jedem Wert und im Arztbrief erforderlich. Muss dennoch das Testbesteck gewechselt werden, dann sollte über ein bis zwei Untersuchungsintervalle mit beiden Methoden parallel gemessen werden.

Für die Interpretation der Tumormarker-Befunde ist darüber hinaus wichtig zu beachten, dass

Tabelle 4. Mit jedem Nachsorgetermin verbundene Aufklärungsinhalte.

Bei Änderung des körperlichen und subjektiven Befindens ohne sichere bekannte Ursache: Arzt umgehend aufsuchen
Bei Husten, Auswurf, Heiserkeit, Gewichtsabnahme, unklarem Fieber: Arzt umgehend aufsuchen
Bei Auftreten (unklarer) Schmerzen: Arzt umgehend aufsuchen
Verhaltensmaßnahmen in Familie, Beruf, Freizeit besprechen
Psychosoziale Situation erörtern
Mögliche Therapieansätze diskutieren (Selbsthilfegruppen und Sozialstation evtl. einbinden)

---

jeder Patient nach R0-Resektion seine „individuellen Basiswerte" aufweist, wobei verständlicherweise in den meisten Fällen dieser individuelle „Normal"-wert zum Zeitpunkt vor der Tumorerkrankung nicht bekannt ist. Somit kommt insbesondere im Fall einer R0-Resektion der postoperativen Kontrolluntersuchung (ca. 2–3 Wochen nach Operation) zum Auffinden der individuellen Basiswerte eine große Bedeutung zu. Für die weitere Verlaufsbeobachtung dient dieser Wert als Grundlage, wobei dann die Referenzbereichsgrenze aller gesunden Kontrollpersonen keine Bedeutung mehr hat und vielmehr die kinetische Entwicklung bei jedem individuellen Patienten ausschlaggebend ist.

Treten dagegen Symptome oder Beschwerden auf, so sind die entsprechenden diagnostischen Untersuchungen ohne zeitlichen Verzug indiziert, sofern therapeutische Konsequenzen möglich erscheinen.

Die Nachsorgeinhalte unter palliativem Gesichtspunkt (2) sind geprägt vom Gebot: „nil

Tabelle 5. Untersuchungsverfahren ohne klinische Relevanz.

Kombination irrelevanter Tumormarker
Tumormarker mit geringer Sensitivität oder Spezifität
Klinisch-chemische Laboruntersuchungen zur Rezidiv-/Metastasendiagnostik
Apparative Diagnostik bei Beschwerdefreiheit und fehlender Kurabilität
Bereits mit einfacher Methode gesicherter Befund
Bei positivem Ergebnis keine klinische Konsequenz

---

nocere". Je nach durchgeführter Therapie oder auch „Nicht-Therapie" („wait and see") ist hier ausschließlich unter dem Gesichtspunkt einer möglichen therapeutischen Konsequenz beschwerde- oder symptomorientiert vorzugehen (siehe Abschnitt „Palliation").

Häufig durchgeführte Untersuchungen ohne klinische Relevanz sind in Tabelle 5 zusammengestellt.

Medizinische Rehabilitation

Unter Rehabilitation versteht man die verbesserte Kompensation von körperlichen, beruflichen und psychosozialen Beeinträchtigungen, sodass der Patient trotz seiner Krankheitsfolgen ein weitgehend normales berufliches, familiäres und soziales Leben führen kann.

Die medizinische Rehabilitation hat sich folgenden Aufgaben zu stellen:
– Behandlung von tumor-/therapiebedingten Beschwerden
– Trainingsprogramme
– allgemeine Information zum Krebsgeschehen
– spezielle Information zur Tumorerkrankung
– ggf. Einleitung einer beruflichen Reha-Maßnahme

Behandlung von tumor-/therapiebedingten Beschwerden

Im Vordergrund stehen thorakale Schmerzen nach Operation und/oder Bestrahlung, häufig verbunden mit Fehlhaltungen nach Lob- oder Pneumektomie sowie Funktionsminderung im Bereich der Muskulatur und angrenzender Gelenke. Zur Linderung sind gezielte krankengymnastische und balneo-physikalische Maßnahmen, insbesondere eine individuell abgestimmte krankengymnastische Einzelbehandlung einschließlich Atemtherapie, unverzichtbar. Mögliche Kontraindikationen sind besonders streng zu beachten. Gefährdungen müssen rechtzeitig diagnostiziert werden, um die Patienten vor Schaden zu bewahren. Deshalb darf bei der Behandlung von Tumorkranken nur ein mit dieser Problematik vertrautes Personal eingesetzt werden.

Aufgrund der verminderten Atemfläche drohen vor allem belastungsabhängig Dyspnoe, Neigung zu Tachykardien und Herzrhythmusstörungen, die sich mit Sekretolytika und Kardiaka beheben oder in der Regel wenigstens bessern lassen.

Als Spätfolgen der Zytostatikatherapie können Polyneuropathien (nach Vinca-Alkaloiden), Kardiotoxizität (nach Anthrazyklinen) und Nephrotoxizität (nach Cisplatin-haltigen Therapieschemata) eine symptomatische Therapie erforderlich machen.

Trainingsprogramme

Darunter versteht man Behandlungsformen, die therapie- und krankheitsbedingte Funktionsstörungen beheben, lindern oder bessern können. Im Vordergrund steht dabei das aktive Üben unter krankengymnastischer und physiotherapeutischer Anleitung. Durch ergotherapeutische Maßnahmen können zusätzlich kreative Kräfte geweckt werden, die einen stimulierenden Effekt auf die gesamte körperliche Leistungsfähigkeit und das seelische Wohlbefinden zu entwickeln pflegen.

Besonders wichtig sind vor allem:
- spezielle Atem- und Krankengymnastik
- gezieltes Funktionstraining bei Schwächung des Muskeltonus oder gestörten Bewegungsabläufen
- kompensierendes Geschicklichkeitstraining, vor allem nach Nervenplexusschäden
- neurophysiologisches Training, etwa bei Konzentrationsschwäche und mangelnder Koordination
- Selbsthilfetraining für den Alltag
- allgemeines Ausdauertraining, evtl. auch unter Sauerstoffgabe

Allgemeine Information zur Krebserkrankung

Durch die Diagnose „Krebs" wird in aller Regel der Betroffene nicht nur physisch gezeichnet, sondern auch psychisch schwerstens verletzt. In Gedanken und Gesprächen rücken deshalb Fragen zur allgemeinen Krebsproblematik in den Vordergrund, die vor der Erkrankung keine oder

Tabelle 6. Häufige allgemeine, im Rahmen einer Krebserkrankung gestellte Fragen.

Umgang mit der Angst
Krebsdiät – Diät bei Krebs
Krebsursachen
Außenseitermethoden
Risikofaktoren
Vererbbarkeit der Tumorerkrankung
Stimulation der Abwehrkräfte – Immunsystem
Strahlenbelastungen
Anleitung zu gesünderer Lebensweise
Stressbewältigung
Umgang mit Medikamenten
Bedeutung von Genussmitteln

keine nennenswerte Beachtung gefunden hatten. In Tabelle 6 sind die wichtigsten und am häufigsten genannten allgemeinen Fragenkomplexe zusammengestellt. Es ist dabei zu bedenken, dass neben den von Angst und Sorge geprägten eigenen Überlegungen zahlreiche Ratschläge und Meinungen von nicht-betroffenen Freunden und selbsternannten Therapeuten auf die Betroffenen einstürmen und zu quälenden Zweifeln, zermürbender Ungewissheit, Unsicherheit und Fehlbehandlungen führen können. Fundiertes Wissen und Verständnis für die notwendigen medizinischen Zusammenhänge können die Patienten davor am wirkungsvollsten schützen.

Spezielle Information zu krankheitsspezifischen Fragen

Hierbei soll dem Einzelnen geholfen werden, seine ganz individuellen Probleme besser meistern zu können. Häufige Fragenkomplexe sind in Tabelle 7 zusammengestellt (3).

Es darf nicht vergessen werden, dass eine behutsame, gezielte, sich innerhalb der medizinischen Wahrhaftigkeit bewegende Informationsbereitschaft durch die behandelnden Ärzte ein wesentlicher Bestandteil im Hilfsangebot zur Krankheitsbewältigung des Betroffenen darstellt. Unsicherheit, Unwissen, Fehlinformation und das Schweigen von Therapeuten dagegen verstärken Angst, Hilflosigkeit, depressiven Rückzug, Fehlverhalten und Abkehr von der klassisch-medizinischen Behandlung und Zuwendung zu häufig nicht ungefährlichen Außenseitermethoden.

Rehabilitation einschließlich psychosozialer Betreuung

Psychische Betreuung und Hilfe bei der Krankheitsverarbeitung

Neben der primären Traumatisierung durch die Diagnose „Krebs" stehen eine über Jahre anhaltende Angst vor Rezidiven oder Metastasen sowie die Auseinandersetzung mit der reduzierten körperlichen Leistungsfähigkeit und einem oft veränderten Körperbild als besonders belastende Faktoren im Vordergrund. Die ärztlich-psychologische Betreuung muss sich deshalb ganz besonders an den häufig geäußerten Belastungsfaktoren orientieren (Tabelle 8).

Gesprächsgruppen unter fachkundiger Leitung durch Ärzte und/oder klinische Psychologen bzw. Psychoonkologen, aber ebenso mit Gleichbetroffenen – durchaus auch im Rahmen von Selbsthilfegruppen – vermögen oft wesentlich zu einer Entlastung, Hilfestellung und seelischen Stabilisierung beizutragen, was in der Regel zu einer Zunahme der körperlichen Leistungsfähigkeit führt. Es ist deshalb besonders wichtig, im Rahmen der Krankheitsverarbeitung mit den Patienten behutsam positive Verhaltensweisen zu erarbeiten und negativen Trends entgegenzuwirken. Die wichtigsten positiven und negativen Verhaltensweisen stellt Tabelle 9 dar (4).

Sozialmedizinische und berufliche Rehabilitation

Sozialmedizinische Beratung

Mit einer Tumorerkrankung entstehen in der Regel zahlreiche sozialmedizinische Probleme. Sozialdienste vermögen zu deren Lösung oft am kompetentesten beizutragen. Die häufigsten Beratungsinhalte sozialmedizinischer Gespräche sind in Tabelle 10 zusammengefasst.

Ärztlicherseits muss sehr gründlich und sorgfältig zur Belastbarkeit am Arbeitsplatz Stellung genommen werden. Einschränkungen, Behinde-

Tabelle 7. Spezielle Fragen zur eigenen Tumorerkrankung.

Prognose der Erkrankung
Therapeutische Möglichkeiten bei Rezidiv/Metastasierung
Art und Umfang der Nachsorge
Ursache von Schmerzen
Schmerztherapie
Bedeutung von Tumormarkern
Art und Durchführung einer Chemotherapie (wann, wie, warum, wie lange?)
Verhaltensregeln in Beruf, Haushalt, bei Hobbys, in der Freizeit
Arbeits-, Berufs- und Erwerbsfähigkeit

Tabelle 8. Häufig geäußerte psychische Belastungsfaktoren nach einer Tumordiagnose.

Angst vor Schmerzen und Hilflosigkeit
Angst vor Wiederauftreten der Tumorkrankheit
Angst, nicht mehr ausreichend für die Familie sorgen zu können
Angst vor gravierenden Störungen in Partner- und Freundschaftsbeziehungen
Minderwertigkeitsgefühle
Angst vor Arbeitsplatzverlust und sozialem Abstieg
Arbeitsunfähigkeit
Schlafstörungen

Tabelle 9. Häufigste „geeignete" und „ungeeignete" Bewältigungsformen (Zusammenfassung aus 15 Evaluationsstudien; modifiziert nach (4)).

„Geeignet"
    Zupacken
    Zuwendung
    Problemanalyse
    Dissimulieren (je nach Krankheitsphase)
    (Stoisches) Akzeptieren
    Auflehnung
    Emotionale Entlastung
    Mehrere ausgewogene Strategien
„Ungeeignet"
    Resignierendes Akzeptieren
    Passive Kooperation
    Resignation, Depression
    Selbstbeschuldigung
    Dissimulieren (je nach Krankheitsphase)
    Isolieren, Unterdrücken
    Eingeschränkte Strategien

Tabelle 10. Häufigste sozialmedizinische Beratungsinhalte bei Tumorerkrankung.

Information über sozialrechtliche Möglichkeiten
Praktische Hilfe im Umgang mit Behörden
  (Erstellung von Schwerbehindertenausweis,
  Anerkennung zusätzlicher Behinderungen usw.)
Beratung zum Schwerbehindertenrecht
  (Kündigungsschutz, steuerliche Vergünstigungen)
Fragen zur Sozialversicherung
  (Krankenkassenleistungen, Krankengeld,
  Rentengeld, Leistungen der Arbeitsverwaltung)
Pflege und Haushaltsfragen (Wohngeld, Sozialhilfe)
Probleme am Arbeitsplatz

---

rungen und Vorbeugemaßnahmen müssen den speziellen Gegebenheiten entsprechend mitgeteilt werden. Dazu gehören auch alle Fragen über berufliche Anpassung, Fortbildung und evtl. auch Umschulung.

Sozialmedizinische Beurteilung

Körperliche Behinderungen als Folge einer operativen oder radiotherapeutischen Lokalbehandlung, der Chemotherapie und auch der hormonellen Maßnahmen sind für die verbliebene Leistung der Karzinompatienten von wesentlicher Bedeutung. Gerade bei länger dauernden adjuvanten Behandlungsmaßnahmen oder bei palliativer Tumorbehandlung sind die Patienten/innen längere Zeit arbeitsunfähig. Der maximale Zeitraum bis zur Aussteuerung durch die Krankenkasse ist dabei 1 1/2 Jahre.

Nach Abschluss der stationären Rehabilitationsphase muss zur Erwerbsfähigkeit Stellung bezogen werden. Die bisher gültigen Begriffe der Berufs- und Erwerbsunfähigkeit nach §§ 43 und 44 SGB IV wurden durch Beschluss des Deutschen Bundestages und des Deutschen Bundesrates ab 1.1.2001 nach §§ 43 SGB VI ersetzt durch den Begriff „Rente wegen Erwerbsminderung". Damit entfällt der §§ 44 SGB VI (Rente wegen Erwerbsunfähigkeit). Allerdings bleibt für Versicherte, die vor dem 2.1.1961 geboren wurden, das Risiko der Berufsunfähigkeit im Rahmen einer Vertrauensschutzregelung (§§ 240 SGB VI) weiterhin abgesichert.

Die relevante sozialmedizinische Änderung betrifft auch eine neue zeitliche Abstufung des quantitativen Leistungsvermögens, die in „6 Stunden und mehr", „3 bis unter 6 Stunden" und „unter 3 Stunden" unterteilt wird.

Teilweise erwerbsgemindert sind danach Versicherte, die wegen Krankheit oder Behinderung auf nicht absehbare Zeit außerstande sind, unter den üblichen Bedingungen des allgemeinen Arbeitsmarktes mindestens sechs Stunden täglich erwerbstätig zu sein.

Voll erwerbsgemindert sind Versicherte, die wegen Krankheit oder Behinderung auf nicht absehbare Zeit außerstande sind, unter den üblichen Bedingungen des allgemeinen Arbeitsmarktes mindestens drei Stunden täglich erwerbstätig zu sein.

Bei einem Leistungsvermögen über sechs Stunden sind die medizinischen Voraussetzungen einer Erwerbsminderung nicht erfüllt.

Die Rente wegen voller oder teilweiser Erwerbsminderung ist im Regelfall zeitlich befristet, die Gewährung auf Dauer bedarf der stichhaltigen medizinischen Begründung.

Zu betonen ist, dass alleine die Diagnose eines bösartigen Tumors nicht mit der Aufhebung der Leistungsfähigkeit gleichzusetzen ist. Auch die medizinisch exakt erhobenen und wichtigen prognostischen Faktoren sind für die voraussichtliche Dauer einer Leistungseinschränkung und für die Erfolgsaussichten medizinisch-rehabilitativer Maßnahmen nicht von Bedeutung. Die sozialmedizinische Beurteilung muss sich am Ist-Zustand und nicht an Prognosekriterien orientieren. Jeder behandelnde Arzt sowie der beigezogene Sozialberater sollten stets berücksichtigen, dass eine weitere Berufsfähigkeit für das Selbstwertgefühl, die Lebensphilosophie und die Förderung sozialer Kontakte bei vielen Tumorpatienten von außerordentlich großer Bedeutung ist (5).

Bezüglich weiterer Details wird auch auf das Kapitel zum Berufskrankheitenrecht und zur Begutachtung verwiesen.

Berufliche Rehabilitation

Für aufwändige Umschulungen ist wesentlich, dass der Patient tumorfrei bzw. rezidivfrei ist und keine schlechte prognostische Situation aufweist. Bei Wiederaufnahme der Tätigkeit am alten Arbeitsplatz müssen durch die Operation oder begleitende Therapiemaßnahmen aufgetretene Einschränkungen Berücksichtigung finden. Hier sind besonders die Möglichkeit einer Umgestaltung des Arbeitsplatzes, eine Versetzung innerhalb des Arbeitsteams oder auch eine Entlastung bei besonders ungünstigen Tätigkeiten in Betracht zu ziehen. Es ist wichtig, mit den Sozialarbeitern der Rentenversicherung, dem Arbeitgeber und vor allem mit dem Betriebsarzt Kontakt aufzunehmen. Prinzipiell gilt der Grundsatz: Rehabilitation geht vor Rente.

Rehabilitationsmaßnahmen

Stationäre onkologische Rehabilitation

In vielen Fällen ist es sinnvoll, Patienten nach Abschluss der Primärtherapie (= Operation, Strahlentherapie oder Kombination beider, nicht aber alleinige Chemotherapie) im Akutkrankenhaus direkt zur stationären Anschlussheilbehandlung (AHB) in eine geeignete Rehabilitationseinrichtung zu überweisen. Der zeitliche Abstand zwischen Entlassung aus dem Akutkrankenhaus und der Aufnahme in der Reha-Klinik sollte nicht mehr als drei Wochen betragen. Die Anträge für eine solche AHB sind von den Ärzten der erstbehandelnden Klinik auszufüllen und der nächstgelegenen zuständigen Vertragsklinik zuzuleiten (siehe Kataloge der BfA/LVA für das Indikationsgebiet „Bösartige Geschwulsterkrankungen und maligne Systemerkrankungen"). Vorher sollte jedoch zur raschen Terminabsprache eine telefonische Kontaktaufnahme mit der AHB-Klinik erfolgen.

Jede neuerliche Operation oder strahlentherapeutische Tumorbehandlung stellt die Indikation für eine erneute AHB dar.

Jeder Patient nach Krebserkrankung hat ferner bei entsprechender ärztlicher Begründung die Möglichkeit, ein bis zwei stationäre Heilverfahren (HV) innerhalb der ersten drei Jahre nach der Primärbehandlung zu erhalten. Die Anträge sind dazu vom behandelnden Arzt und dem Patienten auszufüllen und bei der zuständigen Krankenkasse oder der Rentenversicherung einzureichen.

Ambulante Rehabilitation

Die medizinische Rehabilitation im ambulanten Bereich ist nur zum Teil strukturell vorhanden. Hier werden derzeit entsprechende Konzepte entwickelt. Möglichkeiten der ambulanten Rehabilitation liegen im Bereich der physikalischen Therapie, der Diätberatung, der Krebssportgruppen, in Beratungsstellen und bei Selbsthilfegruppen.

Selbsthilfe

Wichtig für viele Karzinompatienten ist nach erfolgter Rehabilitation die Weiterbetreuung durch Selbsthilfegruppen in heimischer Umgebung.

Hierbei soll der Informationsaustausch und die Unterstützung im täglichen Leben erfolgen. Schon in der Klinik müsste eine entsprechende Betreuung in Sprechstunden und durch Beratung begonnen werden. Die Rentenversicherungsträger empfehlen dieses Vorgehen auch dringend (z. B. BfA mit Rundschreiben vom 12.12.02).

Die Kontaktaufnahme kann ferner anhand von Broschüren der „Nationalen Kontakt- und Informationsstelle zur Anregung und Unterstützung von Selbsthilfegruppen" (NAKOS) erfolgen. Dafür liegen örtliche/regionale und thematisch sortierte Verzeichnisse vor. Auch der Internetzugang www.nakos.de (s. o.) und derjenige der ärztlichen Zentralstelle für Qualitätssicherung (www.patienten-information.de) stehen zur Verfügung.

In Bayern primärer und direkter Ansprechpartner, auch in Bezug auf Selbsthilfegruppen, ist die:
Psychosoziale Beratungsstelle der Bayerischen Krebsgesellschaft e.V.
Nymphenburger Straße 21a
80335 München
Tel.: 0 89/54 88 40-21/-22/-23
E-Mail:
brs-münchen@bayerische-krebsgesellschaft.de

Palliative Maßnahmen

Auch nach primär potenziell kurativer Therapie erleiden immer noch zu viele Patienten einen Rückfall ihrer Erkrankung. Für die Mehrzahl von ihnen und für die Patienten mit primär bereits fortgeschrittener, metastasierter Erkrankung werden palliative Maßnahmen im Vordergrund stehen müssen. Die Palliation ist somit ein ganz wesentlicher Faktor der Tumornachsorge. Wegen der vielen möglichen Probleme und der heute oft bereits sehr effektiven Maßnahmen wird die palliative Therapie in einem eigenen Kapitel abgehandelt.

Dokumentation

Zu einer adäquaten Tumorbehandlung gehört auch eine vollständige Dokumentation der Behandlungsvorgänge. In Bayern steht durch die Kooperation der Tumorzentren mit der Bayerischen Landesärztekammer und der Kassenärztlichen Vereinigung ein Erfolg versprechender Lösungsansatz zur Verfügung:

Alle an der kassenärztlichen Versorgung Beteiligten sind angehalten, den Nachsorgekalender zu führen und eine spezielle minimale Dokumentation vorzunehmen. Anzugeben sind nur die Nummer des Kalenders, die KV-Nummer des Arztes, das Untersuchungsdatum und einige wenige Angaben zum aktuellen Befund. Für die Fortschreibung des Kalenders und der Dokumentation kann der Kassenarzt nach entsprechender Zulassung Nr. 98101 EBM abrechnen.

Alle diese anonymisierten, weil nur durch die Nummer des Nachsorgekalenders identifizierbaren Untersuchungsergebnisse werden in einem anonymen Register zentral für ganz Bayern bei der Kassenärztlichen Vereinigung Bayerns zusammengeführt.

Jeder Arzt in Bayern hat die Möglichkeit, diese Daten unter Angabe der ihm bekannten Kalendernummern, also für seine Patienten, abzurufen und so die Nachsorgetermine und -ergebnisse zu überprüfen.

Bezugsquelle für Kalender, Nachsorgeschema, Ringbuch, Dokumentation

Nicht an der Kassenärztlichen Versorgung teilnehmende Krankenhausärzte erhalten den Nachsorgekalender und die Nachsorgeempfehlungen (Ringbuch „Onkologische Nachsorge Bayern") über die
Arbeitsgemeinschaft zur Förderung der Krebserkennung und Krebsbekämpfung in Bayern e.V.
Mühlbaurstraße 16, 81677 München
(Tel. 0 89/47 74 01 oder 0 89/4 14 72 77).

Für Kassen-Vertragsärzte erfolgt die Anforderung der Erstausstattung zur onkologischen Dokumentation über die jeweilige Bezirksstelle der Kassenärztlichen Vereinigung Bayerns.

Abruf der Daten:
Kassenärztliche Vereinigung Bayern
Zentrale, EDV
Arabellastraße 30/XII, 81925 München
(s. auch Ringbuch Kap. 7b).

Für den Abruf gibt es ein spezielles Formular, in das einige Kalendernummern eingetragen werden können. Kalendernummern können auch per Datenträger übermittelt werden.

Führung des Nachsorgekalenders

Der Nachsorgekalender sollte eine Erinnerungshilfe für den Patienten darstellen, die wichtigsten Nachsorgetermine wahrzunehmen. Er dient der Kommunikationsverbesserung zwischen allen beteiligten Ärzten und dem Patienten. Die Kalendernummer ermöglicht anonymisierte Verlaufsdokumentationen, sodass alle Folgeerhebungen des Patienten zusammengeführt und von den an der Therapie und der Nachsorge beteiligten Ärzten abgerufen werden können.

Für die Benutzung des Kalenders sind folgende Gesichtspunkte zu beachten:
- In der Regel sollte der Kalender im Rahmen der Primärtherapie von den Kliniken ausgestellt werden. Die Kalendernummer ist in den Patientenunterlagen festzuhalten. Selbstverständlich können auch nachträglich Kalender vom niedergelassenen Arzt oder bei Folgebehandlungen in den Kliniken ausgestellt werden.

- Die Kalenderserie C enthält auf Seite 5 eine Einverständniserklärung. Der Patient wird um seine schriftliche Einwilligung gebeten, nachdem ihm die anonymisierte Dokumentation und Speicherung und die Nutzung dieser Daten durch die an der Therapie beteiligten Ärzte erläutert worden ist.
- Jeder Arzt, der sich an der Betreuung eines Patienten beteiligt, sollte sich einmal auf Seite 3 einstempeln (bei Kliniken die informierte Nebenstelle).
- Der Patient muss angehalten werden, bei jedem Arztbesuch seinen Kalender mitzubringen und ggf. seine Fragen und Beobachtungen einzutragen.
- Der Kalender verbleibt beim Patienten und nicht in den Arztunterlagen.
- Der Kalender sollte auch nach fünf Jahren für die längerfristige Planung und die kombinierte Nachsorge und Früherkennungsuntersuchung weiter benutzt werden.
- Für die Art der Eintragung der Befunde in den Nachsorgekalender können keine allgemeingültigen Empfehlungen gegeben werden. Der Nachsorgekalender muss in jedem Fall individuell auf jeden und mit jedem einzelnen Patienten abgestimmt werden (z. B. abhängig vom Grad der Aufklärung etwa bei fortgeschrittenen Stadien).

Literatur

1 Schmid L, Uhde C (1995) Früherkennung von Lokalrezidiven und Fernmetastasen. In: Tumorzentrum München (ed) Empfehlungen zur Diagnostik, Therapie und Nachsorge – Tumoren der Lunge und des Mediastinums. pp 78–86
2 Aulbert E (1993) Bewältigungshilfen für den Krebskranken. Thieme, Stuttgart New York
3 Delbrück H (1993) Lungenkrebs. Kohlhammer, Stuttgart Berlin Köln
4 Heim E (1988) Coping und Adaptivität: Gibt es geeignetes oder ungeeignetes Coping? Psychother Med Psychol 38: 8–18
5 Zellmann K, Rauthe G (1995) Bösartige Geschwulsterkrankungen einschließlich maligner Systemerkrankungen. In: Verband Deutscher Rentenversicherungsträger (ed) Sozialmedizinische Begutachtung in der gesetzlichen Rentenversicherung, 5. Aufl. Gustav-Fischer, Stuttgart Jena New York, pp 543–564

Neuroendokrine Tumoren der Lunge

Th. Duell, I. Bittmann, M. Lindner, T. Strauss, F. Zimmermann

Abgrenzung und Terminologie

Der klassische Vertreter dieser Gruppe an primären Lungentumoren ist das Karzinoid, das erstmals im Jahre 1930 durch *Kramer* (1) unter dem Begriff „Bronchialadenom" als eigene Tumorentität erfasst wurde. Erst 1972 haben *Arrigoni* et al. eine erste Klassifizierung pulmonaler neuroendokriner Tumore eingeführt (2).

Nach *Williams* und *Sandler* zählen die Karzinoide der Lunge embryogenetisch, gleich denen des Magens, des Duodenums und des Pankreas, zu den Tumoren des Vorderdarms (3). Durch charakteristische lichtmikroskopische und vor allem immunhistochemische Eigenschaften, die eine sichere Zuordnung erst ermöglicht haben, lassen sich davon weitere primäre neuroendokrine Tumore (NET; Grad I-III) der Lunge abgrenzen. Diese unterscheiden sich prognostisch je nach Differenzierungsgrad erheblich voneinander und werden in der Literatur sehr uneinheitlich bezeichnet. Von dem hoch differenzierten typischen Karzinoid (TC; low-grade, Grad I, well differentiated neuroendocrine tumor – WDNET) wird das atypische Karzinoid (AC; intermediate-grade, Grad II; well differentiated neuroendocrine carcinoma – WDNEC) abgegrenzt. Unter den hoch aggressiven (high-grade; Grad III) Formen der NET wird das großzellige neuroendokrine Karzinom (LCNEC) vom klassischen kleinzelligen Karzinom (SCLC) unterschieden (4). Letzteres wird jedoch an anderer Stelle behandelt.

Klassifikation und Häufigkeit

Auf der Basis der Arbeiten von *Travis* et al. (4) wurde im Rahmen der 2004 aktualisierten WHO-Klassifizierung der Lungentumore von 2001 auch das Konzept der NET anhand histopathologischer, immunhistochemischer (IHC) und ultrastruktureller Eigenschaften modifiziert. Unter Beibehaltung der vier oben aufgeführten Entitäten wurde v. a. die Gruppe der LCNEC neu definiert (5). Die Pathologie wird ausführlich an anderer Stelle beschrieben. Als spezifische IHC-Marker werden zur Definition der NET das Chromogranin A, das Synaptophysin sowie das Neural-cell Adhesion Molecule NCAM (= CD56) eingesetzt, daneben gibt es elektronenmikroskopisch nachweisbare typische neuroendokrine Granula (5).

NET machen in großen Serien resezierter Fälle etwa 3–5% aller primären Lungentumore aus, berücksichtigt man das SCLC, so sind 20–25% aller diagnostizierten Fälle neuroendokrin differenziert (6). Im Folgenden sollen die Karzinoide als Entität getrennt von den High-grade-Formen des LCNEC betrachtet werden. Die relativen Häufigkeiten für TC, AC und LCNEC in großen chirurgischen Serien sind 80%, 8–13% bzw. 7–10%, wobei die Angaben in der Literatur auch aufgrund diagnostischer Unsicherheit (7) schwanken (8, 9). Ebenso gilt dies für die selteneren Mischformen von NET, auf die im Folgenden ebenfalls kurz eingegangen wird.

Karzinoidtumoren der Lunge

Karzinoide – Epidemiologie, klinische Symptomatik und prognostische Faktoren

Die gut differenzierten TC zeichnen sich in der Regel durch einen benignen Verlauf aus, metastasieren selten und haben nach Operation eine hohe kurative Chance. Dagegen nehmen AC, die histologisch mehr Mitosen und Nekrosen aufweisen, prognostisch eine intermediäre Stellung zwischen den TC und den High-grade-NET ein (10). Ca. 25% aller im Körper auftretenden Karzinoidtumoren, die sonst bevorzugt im GI-Trakt vorkommen, sind im Tracheobronchialbaum lokalisiert (11). Sie machen 1–2% aller resezierten Lungentumore aus, wobei acht bis neun von zehn Karzinoidtumoren TC sind (10). Die jährliche Inzidenz der Tumore liegt bei ca. 2,5 Fällen pro 1 Million Einwohner (12). Frauen sind etwas häufiger (56–60%) betroffen als Männer (9, 12), das mittlere Alter liegt bei TC etwas unter 50 Jahren, bei AC darüber (13). Die Prävalenz an Rauchern unter TC-Patienten entspricht der in der allgemeinen Bevölkerung (ca. 30%), unter AC-Patienten sind dagegen 60–80% Raucher (14). Festzuhalten ist, dass alle Karzinoide grundsätzlich als maligne zu betrachten sind (4).

TC sind in der Regel zentral lokalisiert und zu über 75% bronchoskopisch sichtbar, AC liegen etwas häufiger auch peripher (8). Entsprechend sind Hauptsymptome in über 50% d. F. Zeichen der bronchialen Obstruktion mit rezidivierenden Retentions-(pleuro-)pneumonien, darüber hinaus Husten, Luftnot und Hämoptysen (12). 19–39% der Patienten sind dagegen asymptomatisch und werden zufällig diagnostiziert (11). Paraneoplastische Phänomene wie das Karzinoid-, Cushing-, Hyperkalzämiesyndrom oder eine Akromegalie sind dagegen sehr selten (1–3%) und zumeist nur in fortgeschrittenen Stadien (große Tumore, Lebermetastasen!) zu beobachten (9, 12). Das Karzinoidsyndrom ist gekennzeichnet durch Hautflush, Hypotonie, Durchfälle, Bronchospasmus und Endokardfibrosen (15). Die für Symptome verantwortlichen, ektopen bioaktiven Amine sind u. a. Serotonin, ACTH, Vasopressin, Noradrenalin, ADH, Calcitonin, PTH, PTH-related Peptide und Bombesin (13, 15).

Nach bronchoskopischer Biopsie der typischerweise weichen, rötlich-bräunlich schimmernden, gestielten oder oft auch submukös wachsenden Tumoren kommt es häufiger zu stärkeren Blutungen, die unter entsprechendem Management jedoch selten zu ernsthaften Komplikationen führen (12, 16).

Entscheidend für die Langzeitprognose ist, wie bei Lungenkarzinomen im Allgemeinen, das klinisch-pathologische Stadium zum Zeitpunkt der Diagnose, wobei insbesondere AC bei häufigerem primären N1/N2-Befall ein sehr hohes Rezidivrisiko nach Resektion aufweisen (10). Für beide Subtypen ist ein positiver Lymphknotenstatus (N0 vs. N1-2) mit einem signifikant schlechteren Überleben verbunden (14). Jedoch kann auch bei lokalem Lymphknotenbefall mittels radikaler Resektion bei TC im Gegensatz zu AC eine Langzeitremission erreicht werden. Das Risiko der Entwicklung von späteren Fernmetastasen beträgt dann ca. 9% bzw. 67% (10). Fernmetastasen treten zumeist in Leber, Knochen, Nebennieren, Hirn und im Weichteilgewebe auf (11). Beim AC ist eine hohe Mitoserate sowie weibliches Geschlecht prognostisch ungünstig (17). Tabelle 1 zeigt eine vergleichende Analyse für TC und AC.

Tabelle 1. Vergleichende Analyse für Patienten mit typischem/atypischem Karzinoid (nach 9)).

	TC/AC (n = 261/43)	p-Wert
Mittleres Alter (Jahre)	47/56	0,001
Weibl. Geschlecht (%)	56/53	0,89
Periphere Lokalisation (%)	27/37	0,42
Lymphknotenbefall (%)	4/23	< 0,001
Metastasierung (%)	1,5/20,9	< 0,001
Lokalrezidiv	0,7/2,3	0,09

Das Fünf- und Zehnjahresüberleben wird in der Literatur für TC mit 87–100% und 82–93% angegeben, für AC mit 40–72% und 35–60% und ist signifikant verschieden (7, 9, 11, 14, 17).

Diagnostik von Karzinoidtumoren

Bildgebung und Histologiegewinnung

An erster Stelle steht die bildgebende thorakale Diagnostik mit konventionellem Röntgen, CT und ggf. MRT, intratumorale Verkalkungen finden sich in < 10% (18). Zum Metastasenausschluss ist eine zusätzliche Oberbauchsonographie, -KM-CT oder -MRT sinnvoll.

Über 75% der Karzinoidtumore sind bronchoskopisch zu erfassen (8), somit steht die Bronchoskopie an oberster Stelle nach den bildgebenden Verfahren, insbesondere bei zentraler bronchialer Obstruktion. Der Bronchoskopie in starrer Technik sollte wegen der Möglichkeit zum besseren Management von möglichen Blutungen sowie wegen der Option der Gewinnung größerer Biopsate der Vorzug gegeben werden (18). Der endobronchiale Ultraschall bietet überdies die Möglichkeit, die Eindringtiefe des Tumors (z. B. nach Abtragung) festzustellen (18). Bei peripheren Tumoren wird die Diagnose durch Nadelbiopsie oder u. U. erst am Operationspräparat eindeutig zu stellen sein. Als Spezialität kommen bei neuroendokrinen Tumoren zusätzlich mehr oder weniger spezifische Biomarker und nuklearmedizinische Verfahren in Betracht, die jedoch nicht zuletzt wegen der damit verbundenen Kosten rational eingesetzt werden sollten.

Biomarker

Als einzelner Serummarker besitzt das Chromogranin A (CGA) bei lokalisierten NET die höchste Aussagekraft und kann zuverlässiger Verlaufsparameter sein. Etwa 86% der krankheitsfreien Patienten weisen keine erhöhten Werte auf (Spezifität), 68% mit aktiver Erkrankung bzw. Rezidiv dagegen pathologisch erhöhte (Sensitivität). In Kombination haben die Serum-Neuronen-spezifische Enolase (NSE) mit der Hydroxy-Indol-Essigsäure-Bestimmung im Urin (HIES) als weitere biochemische Assays die höchste Spezifität (100%) bei allerdings geringer Sensitivität (35%). Zur Identifizierung von Patienten mit Karzinoidsyndrom eignet sich (neben der Klinik) die Kombination von CGA mit HIES. Bei disseminierter Erkrankung ist die Sensitivität aller Parameter dagegen gering (19).

Im Rahmen der Diagnostik von NET gerade des Vorderdarms wird die routinemäßige Bestimmung des CGA zur Verlaufskontrolle empfohlen, das CEA ist hier bedeutungslos (20).

Nuklearmedizinische Untersuchungen

Die PET hat aufgrund einer niedrigen Fluorodeoxyglukoseaufnahme der Tumorzellen wohl einen eher geringen Stellenwert (11, 18). Das Vorhandensein spezifischer Somatostatin-Rezeptoren (STS-R) auf NET ermöglicht dagegen den Einsatz spezifischerer nuklearmedizinischer Verfahren sowohl im Rahmen der Diagnostik, als auch bei der Therapie. STS ist ein multifunktionelles Peptid, das in einer Vielzahl neuroendokriner, aber auch anderer Zellen im zentralen und peripheren Nervensystem sowie in einem komplexen Netzwerk von Zellen im GI-Trakt, in Drüsen- und lymphatischen Geweben gebildet wird und endo- und exokrine Zellfunktionen moduliert (21). Es gibt verschiedene Typen von STS-R, wobei das häufig verwendete STS-Analogon Octreotid an die Typen 2 und 5 bindet, die von vielen NET exprimiert werden. Modifiziert und radio-konjugiert kann ^{111}In-Pentreotide (= DTPA-Octreotide) mit hoher Aussagekraft zur Detektion lokalisierter und metastasierter NET eingesetzt werden (21), wobei die Sensitivität und vor allem Spezifität des Verfahrens mit dem Grad der Entdifferenzierung (I-III) des Tumors abnimmt; darüber hinaus gibt es u. U. intraindividuell ein divergierendes Bindungsverhalten von Primarius und Metastasen (22). Ein weiteres nuklearmedizinisches Verfahren ist die Szintigraphie mit MIBG (^{131}Jod-Methyl-Meta-Benzylguanidin), wobei die Anwendungsgebiete im Wesentlichen übereinstimmen. Bei korrektem Einsatz ist der Octreotid-Scan jedoch empfindlicher, die Sensitivität für NET der Lunge beträgt hierfür um 90%, für den MIBG-Scan um 70% (21). MIBG ist hochsensitiv beim Phäochromozytom und Neuroblastomen (23), die selten auch in der Lunge vorkommen.

Indikation für den diagnostischen Einsatz nuklearmedizinischer Verfahren kann die Suche nach dem Primarius bei CUP- oder symptomatischen bzw. „syndromatischen" Patienten oder auch das Staging in zweifelhaft lokalisierten Stadien vor Operation sein, wobei die Sensitivität höher ist, als die der üblichen bildgebenden Verfahren. Dadurch soll sich das therapeutische Vorgehen bei bis zu 24% der Patienten ändern, bei bis zu 31% der Fälle finden sich zusätzliche, bis dahin nicht bekannte Läsionen. Darüber hinaus ist ein positiver Octreotid-Scan prognostisch für das Ansprechen auf eine Octreotid-Therapie. Eine positive Radionuklidbindung ist Voraussetzung für einen therapeutischen Einsatz. Erhöhte HIES und CGA-Werte korrelieren mit einem positiven Octreotid-Scan (21), die verschiedenen Verfahren ergänzen sich gegenseitig (22). Der generelle und ungezielte Einsatz des Octreotid-Scan wird jedoch allein wegen der Kosten nicht empfohlen (13).

Therapie von Karzinoidtumoren

Operation

Unumstritten ist die komplette Resektion des Tumors entsprechend den anatomischen Gegebenheiten die Therapie der ersten Wahl und der einzig kurative Ansatz. Hierzu gibt es jedoch wegen der relativen Seltenheit der Tumore keinerlei randomisierte Studien, lediglich Fallserien (8–10, 12–14, 17). Die Prognose hängt allein von dem klinischen Stadium und der funktionellen Resektabilität ab, wobei auch lokal fortgeschrittene Stadien des TC von einer radikalen Operation profitieren (14). Dabei sollte sowohl für ein exaktes pathologisches Staging, als auch aus therapeutischen Gründen eine systematische mediastinale Lymphadenektomie vorgenommen werden (11, 24). Eine präoperative Mediastinoskopie erscheint deshalb verzichtbar. Bei peripheren TC kann auf Segmentebene reseziert werden, bei AC sollte der anatomischen Lappenresektion in jedem Fall der Vorzug gegeben werden und die chirurgische Therapie sich grundsätzlich an der des nichtkleinzelligen Karzinoms orientieren. Bronchoplastische Verfahren sollten, wo möglich, zum Einsatz kommen (13). Wenn ein radikales Vorgehen kontraindiziert ist, kann bei einem TC auch eine sparsamere Resektion erfolgen (11), beim AC ist die radikale Operation dagegen unabdingbar und prognostisch bedeutsam (16). In Ausnahmefällen (z.B. absolute funktionelle Inoperabilität) kann eine alleinige endoskopische Therapie beim TC u.U. auch kurativ sein, eine interventionelle präoperative Tumorreduktion zur Rekanalisierung kann das exakte Tumorstaging erleichtern (11). Der Wert adjuvanter Maßnahmen bei N0-Stadien und nach R0-Resektion ist derzeit ungeklärt und sie werden deshalb nicht empfohlen.

Strahlentherapie

Die Ergebnisse nach einer alleinigen kompletten Resektion typischer Karzinoidtumoren sind sowohl hinsichtlich der lokalen Tumorkontrolle als auch des rezidivfreien Überlebens so gut, dass der Stellenwert einer adjuvanten Strahlentherapie hier bisher nicht geprüft wurde. Aufgrund der geringen Rezidivneigung sollte auf eine postoperative Strahlenbehandlung in dieser Situation zur Vermeidung einer möglichen zusätzlichen pulmonalen Toxizität verzichtet werden.

Unklar ist die Situation bei inkomplett resezierten typischen Karzinoidtumoren sowie bei atypischen Karzinoidtumoren mit kompletter Resektion. Es existieren nur wenige Hinweise auf eine verbesserte lokale Tumorkontrolle auch in der Situation eines mediastinalen Lymphknotenbefalls. Eindeutige Aussagen zum Einfluss der Strahlentherapie auf das Überleben fehlen völlig. Die Indikation sollte daher zurückhaltend gestellt werden (38, 39).

Im Gegensatz hierzu besteht eine Indikation zur Strahlentherapie nach einer inkompletten Resektion eines atypischen Karzinoidtumors, da eine hohe Progressionsgefahr der zumeist zentral liegenden Tumoren besteht und eine komplette Resektion in einer zweiten Operation kaum gelingt. Durch eine Strahlentherapie scheint eine dauerhafte lokale Tumorkontrolle möglich. Die Strahlenbehandlung sollte dreidimensional geplant und konventionell fraktioniert bis zu kumulativen Dosen von ca. 54 Gy durchgeführt werden. Daten zum Einfluss der Strahlentherapie auf das Überleben fehlen aber in dieser Situation ebenso wie zur primären Strahlenbehandlung eines bereits initial inoperablen Karzinoidtumors. Eine Strahlentherapie eines fortgeschrittenen irresektablen oder metastasierten Karzinoids scheint dann indiziert, wenn lokale Symptome (pulmonal, ossär oder zerebral) zu erwarten sind. Der Beginn der Radiotherapie und die optimale Sequenz einer Radio-Chemotherapie bei diesen Tumoren sollten interdisziplinär abgestimmt werden und sich an dem Allgemeinzustand des Patienten und der zu erwartenden Toxizität orientieren (26, 38, 39).

Bei lokal fortgeschrittenen inoperablen Tumoren wird über Remissionen (ca. 20%) auch unter Radio-Chemotherapie berichtet (26). Bei Inoperabilität kann u.U. auch eine stereotaktische Lungenbestrahlung oder auch eine Radiofrequenzablation (18) in Erwägung gezogen werden. Eine gezielte „targeted" Radiotherapie mit ^{111}In-Pentreotide oder ^{131}MIBG ist bei positivem Bindungsverhalten möglich, bringt jedoch wohl selten mehr als eine vorübergehende Stabilisierung (25).

Systemtherapie

Zu unterscheiden ist zunächst die adjuvante von der palliativen Situation. Es gibt keine gesicherten Daten für die adjuvante Chemotherapie bei Karzinoidtumoren, weder nach kompletter noch inkompletter Resektion (11). In der Literatur gibt es hierzu widersprüchliche Empfehlungen, wobei die Mehrzahl der Autoren – schon allein wegen der geringen Chemosensitivität – eine adjuvante Chemotherapie außerhalb von Studien nicht für indiziert hält (9, 16, 17). In der palliativen Situation bieten sich neben der systemischen Chemotherapie die regionale Therapie von Lebermetastasen (Embolisation) und auch die Biotherapie mit Interferon und Somatostatin (-analoga) an, wobei die Wirksamkeit dieser systemischen Maßnahmen leider begrenzt ist (25).

Größere systematische Analysen zur Chemotherapie bei pulmonalen Karzinoidtumoren liegen nicht vor, entsprechend gibt es wenige verlässliche Daten. An Substanzen wurden Kombinationen aus Streptozotocin und 5-Fluorouracil, Streptozotocin und Doxorubicin, Doxorubicin und Paclitaxel sowie Cisplatin und Etoposid eingesetzt, wobei letztere Kombination, wie sie ja auch bei High-grade-NET eingesetzt wird, am geeignetsten zu sein scheint, die Ergebnisse mit Streptozotocin jedoch enttäuschend sind (25). Dies wird auch von einer retrospektiven Analyse unterstützt, die unter Chemotherapie mit Platin und Etoposid, teils in Kombination mit Bestrahlung, Remissionen von ca. 20% fand (26).

Der Versuch einer STS- bzw. Octreotid-Therapie zur Palliation bei Patienten mit Karzinoid-Syndrom scheint, wenn auch nicht durch Studien abgesichert, schon wegen der guten Verträglichkeit in jedem Falle gerechtfertigt zu sein (15, 25). Ein positiver Octreotid-Scan ist dabei prädiktiv für ein Ansprechen (15). Die Angaben zum Erreichen einer Remission unter STS sind dagegen widersprüchlich. *Filosso* et al. (15) beobachteten eine Rückbildung der Lebermetastasen bei zwei von fünf Patienten bei sehr guter Verträglichkeit sowie Kontrolle des Karzinoidsyndroms mit Rückgang der HIES bei allen Patienten und berichten von einer mutmaßlichen Überlebenszeitverlängerung. Die verabreichte Tagesdosis lag bei 1500 µg s.c., der Wirkungseintritt war nach vier bis zehn Tagen. Weniger günstig sind die Erfahrungen von *Granberg* et al. (25), die zwar bei 23 Patienten eine gute Symptomkontrolle unter Octreotid, teils in Kombination mit Interferon-α, beobachteten, jedoch, abgesehen von einer vorübergehenden Stabilisierung, kein objektives Ansprechen sahen. UAW zwangen zu einem häufigen Absetzen von Interferon, CGA war hier ein verlässlicher biochemischer Verlaufsparameter. Alternativ zur (dreimal) täglichen Octreotid-Gabe kann auch Octreotid als Monatsdepotpräparat in einer Dosis von 20 mg i.m. verwendet werden (z.B. Sandostatin®LAR®-Monatsdepot).

Großzellige neuroendokrine Karzinome (LCNEC) der Lunge

Klassifizierung der großzelligen Lungenkarzinome

Wie bei den Karzinoiden erfolgt die Klassifizierung nach morphologischen und immunhistochemischen Gesichtspunkten. Von den fünf Unterformen des klassischen großzelligen NSCLC (LCC) gemäß der WHO-Klassifikation von 2001 wird das großzellige neuroendokrine

Karzinom (LCNEC) abgegrenzt, wenn es die IHC-Kriterien des NET erfüllt (5). In der Literatur werden jedoch entgegen der aktuellen Klassifikation noch andere Formen großzelliger Karzinome beschrieben. So grenzen einige Autoren großzellige Karzinome ab, die zwar morphologisch wie NET imponieren, jedoch keine neuroendokrine Differenzierung in der IHC aufweisen (27) und nicht eigens klassifiziert werden (5). Diese Tumore werden an entsprechender Stelle dann als großzellige Karzinome mit neuroendokriner Morphologie bezeichnet (LCCNM) und haben wie die LCNEC im Vergleich zu den klassischen LCC eine ungünstigere Prognose (28). Darüber hinaus gibt es auch NSCLC, die in der IHC Merkmale der neuroendokrinen Differenzierung zeigen (27) und als „NSCLC mit neuroendokriner Differenzierung" bezeichnet werden (5).

Mit Hilfe von Genexpressionanalysen konnten Karzinoide, LCC und Adenokarzinome als eigene Klassen eindeutig charakterisiert werden, wobei zwischen SCLC und LCNEC nicht zu differenzieren war, was für eine enge Verwandtschaft dieser zwei Entitäten spricht (6).

Im Folgenden soll nur auf die LCNEC eingegangen werden. Das Management des LCCNM, des klassischen LCC und „NSCLC mit neuroendokriner Differenzierung" sollte dem des NSCLC entsprechen, da es für diese Subgruppen keine eigenen klinischen Implikationen und daraus resultierenden Empfehlungen gibt (5).

LCNEC

Epidemiologie, klinische Symptomatik und Prognose

LCNEC sind seltene Tumore, wobei bei der eindeutigen Zuordnung immer wieder Probleme auftreten, zum einen wegen der Schwierigkeiten bei der Abgrenzung zum SCLC, zum anderen, weil diese Tumoren auch in Kombination mit SCLC und NSCLC auftreten können (27). In einer großen chirurgischen Serie lag die Häufigkeit bei 3,5% aller resezierten Lungentumore (29). Die Mehrzahl der Patienten sind männlich (ca. 80%), das mittlere Alter liegt bei etwa 64 Jahren und es betrifft überwiegend starke Raucher. 67% der Tumore liegen peripher, bei 40–50% der Fälle finden sich zum Zeitpunkt der Diagnose überdies Lymphknotenmetastasen (9, 28–30). Häufige klinische Symptome sind Thoraxschmerzen, Hämoptysen, Luftnot und Nachtschweiß, paraneoplastische Symptome dagegen selten (31).

Die Prognose ist äußerst schlecht, signifikant ungünstiger als die des AC, und unterscheidet sich nicht von der des SCLC (4). Bei gleicher Behandlungsstrategie haben LCNEC auch in frühen Stadien eine schlechtere Prognose als NSCLC (29). Das Stadium hat einen signifikanten Einfluss auf das Überleben (30). Je nach Quelle beträgt das generelle Einjahresüberleben 60%, das Fünfjahresüberleben zwischen 20–36%. Auch für das Stadium I liegt es bei einigen Autoren nur bei 27% (9, 28, 29, 31) und sogar darunter (30). Rezidive treten zu über 80% innerhalb eines Jahres und in ca. 1/3 der Fälle lokoregionär und in 2/3 der Fälle in Form von Fernmetastasen auf (32).

Therapie des LCNEC

Aufgrund des Fehlens von Studien gibt es kein gesichertes oder optimales Vorgehen bei diesem hoch aggressiven Tumor, der in seiner Prognose mehr dem SCLC als dem NSCLC entspricht (4, 29).

Dennoch sollte im Falle eines lokalisierten Erkrankungsstadiums eine radikale Resektion mit systematischer Lymphknotendissektion entsprechend den anatomischen Gegebenheiten angestrebt werden (31, 33). Obwohl der Wert adjuvanter Maßnahmen in keiner Weise gesichert ist, wurde in fast allen publizierten Serien bei der Mehrzahl der Patienten postoperativ nachbestrahlt und/oder adjuvant chemotherapiert (31). Insbesondere eine adjuvante Chemotherapie wird von fast allen Autoren empfohlen, auch nach kompletter Resektion im Stadium I, obwohl hierdurch bislang kein Überlebensvorteil nachzuweisen war (9, 29–31, 33). Diskutiert wird auch eine Induktionstherapie, sofern die Diagnose präoperativ sicher zu stellen ist (33). Ein weiteres Problem ist, dass es kein allgemein verwendetes Standardregime für diese Situation gibt (34). Nur wenige retrospektive Analysen konnten bislang einen Überlebensvorteil für eine kleine Zahl adjuvant chemotherapierter

Patienten mit LCNEC nachweisen (34, 35). Verwendet wurden verschiedene Kombinationstherapien mit Platinsalzen oder Cyclophosphamid. In der Arbeit von *Iyoda* et al. (34) konnte im Stadium I ein signifikanter Überlebensvorteil durch die adjuvante Chemotherapie erreicht werden (Fünf- und Zehnjahresüberleben mit Chemotherapie 100% und 100% vs. ohne Chemothcrapie 51% und 44%). Für fortgeschrittenere Stadien konnte dagegen kein Vorteil gezeigt werden.

In der palliativen Situation gibt es ebenfalls keine Standardtherapie, wobei bereits 1991 die Wirksamkeit der Kombination von Cisplatin und Etoposid bei undifferenzierten neuroendokrinen Karzinomen gezeigt werden konnte (36). Auch andere Autoren favorisieren diese Kombination (25), sodass man, auch um ein einheitliches und vergleichbares Vorgehen zu gewährleisten, diese primär einsetzen sollte. Ansonsten dürften sich Medikamente, wie sie auch sonst beim SCLC verwendet werden, prinzipiell eignen. Insbesondere der Wert der neuen Substanzen (Taxane, Gemcitabin, Vinorelbin) sollte unbedingt in Studien überprüft werden. Wir denken, dass auch in der adjuvanten Situation analog dem SCLC postoperativ 4 Zyklen einer Platin-haltigen Chemotherapie (z. B. Cisplatin/Etoposid bzw. Carboplatin/Etoposid) verabreicht und bei positiven Resektionsgrenzen oder pathologischem N1/N2-Befall mediastinal nachbestrahlt werden sollte, wobei der Stellenwert der Radiotherapie bislang nicht abschließend geklärt ist. Durch eine postoperative Radiotherapie des Mediastinums kann jedoch die lokale Kontrolle verbessert werden, ohne dass hierdurch die insgesamt schlechte Prognose wesentlich verändert wird (29). Die Entscheidung zur Radiotherapie ist daher individuell zu fällen und sollte sich an dem zu erwartenden Krankheitsverlauf orientieren: stehen lokalisierte Probleme der Tumorerkrankung im Vordergrund, sollte auch die Option einer perkutanen Strahlenbehandlung im Rahmen einer kombinierten Radio-Chemotherapie erwogen werden.

Gemischte neuroendokrine Tumore

Nomenklatur und Häufigkeit der neuroendokrinen Mischtumore

Etwa 5% aller resezierten Lungenkarzinome weisen eine Mischhistologie auf, von denen nur ein Teil (ca. 2%) auch einen neuroendokrinen Anteil hat (37). Häufiger sind Kombinationen aus SCLC/NSCLC, SCLC/LCNEC und LCNEC/NSCLC. Wichtig ist es, einen kleinzelligen Anteil korrekt zu erfassen, der therapieentscheidend und prognoserelevant ist (5). In der aktuellen WHO-Klassifikation wurde die ursprüngliche Variante des gemischten „small cell-large cell carcinoma" aufgegeben. Diese wird nun als „SCLC combined" geführt. Diese Diagnose ist dann zu stellen, wenn anteilig zumindest 10% eines SCLC festzustellen ist, unabhängig ob der übrige Tumor drüsig, plattenepithelial, großzellig oder auch sarkomatös differenziert ist (5). Andere Mischtumoren werden als „SCLC combined with LCNEC" oder auch „LCNEC combined" bezeichnet, letzteres, wenn mindestens 10% eines anderen NSCLC vorhanden sind (5). Karzinoidmischtumore sind extrem selten (37).

Therapiestrategie bei neuroendokrinen Mischtumoren

Es gibt keine etablierte Therapie bei Mischtumoren, die häufig erst am Operationspräparat diagnostiziert werden (37). Jedoch ist die Therapie immer an der aggressivsten, respektive der kleinzelligen bzw. großzellig-neuroendokrinen histologischen Komponente auszurichten, die in der Regel prognosebestimmend ist. Entsprechend sollten kombinierte SCLC wie kleinzellige Karzinome im engeren Sinne behandelt werden. Ist der Wert der adjuvanten Therapie auch hier nicht gesichert (37), empfehlen wir doch vier Zyklen einer Platin-Kombination mit Etoposid. In lokal fortgeschrittenen Stadien greifen dieselben Empfehlungen wie beim SCLC, ggf. unter Einsatz einer kombinierten Radio-Chemotherapie, bei metastasierten kombinierten SCLC liegt auch hier eine begrenzte Erfahrung mit einer Kombination aus Carboplatin und Etoposid vor, auch unter Zusatz von Paclitaxel, entsprechend dem TEC-Schema.

Literatur

1. Kramer R (1930) Adenoma of bronchus. Ann Otol Rhinol Laryngol 39: 689
2. Arrigoni MG, Woolner LB, Bernatz PE (1972) Atypical carcinoid tumors of the lung. J Thorac Cardiovasc Surg 64: 413–421
3. Williams ED, Sandler M (1963) The classification of carcinoid tumors. Lancet 1: 238–239
4. Travis WD, Rush W, Flieder DB et al (1998) Survival analysis of 200 pulmonary neuroendocrine tumors with clarification of criteria for atypical carcinoid and its separation from typical carcinoid. Am J Surg Pathol 22 (8): 934–943
5. Travis WD, Brambilla E, Müller-Hermelink HK, Harris CC (2004) Pathology and Genetics of Tumours of the Lung, Pleura, Thymus and Heart. World Health Organization Classification of Tumours. IARC Press, Lyon
6. Jones MH, Virtanen C, Honjoh D et al (2004) Two prognostically significant subtypes of high-grade lung neuroendocrine tumors independent of smallcell and large-cell neuroendocrine carcinomas identified by gene expression profiles. Lancet 363: 775–781
7. Younossian AB, Bründler MA, Tötsch M (2002) Feasibility of the new WHO classification of pulmonary neuroendocrine tumors. Swiss Med Weekly 132: 535–540
8. Cooper WA, Thourani VH, Gal AA et al (2001) The surgical spectrum of pulmonary neuroendocrine neoplasms. Chest 119: 14–18
9. García-Yuste M, Matilla JM, Alvarez-Gago T et al (2000) Prognostic factors in neuroendocrine lung tumors: a Spanish multicenter study. Ann Thorac Surg 70: 258–263
10. Thomas CF, Tazelaar HD, Jett JR (2001) Typical and atypical pulmonary carcinoids. Outcome in patients presenting with regional lymph node involvement. Chest 119: 1143–1150
11. Kosmidis PA (2004) Treatment of carcinoid tumors of the lung. Curr Opin Oncol 15: 146–149
12. Fink G, Krelbaum T, Yellin A et al (2001) Pulmonary carcinoid. Presentation, diagnosis, and outcome in 142 cases in Israel and review of 640 cases from the literature. Chest 119: 1647–1651
13. Stefani A, Morandi U, Urgese AL et al (1999) Carcinoid tumors of the lung. An analysis of 65 operated cases. J Cardiovasc Surg 40: 607–612
14. Mezzetti M, Raveglia F, Panigalli T et al (2003) Assessment of outcomes in typical and atypical carcinoids according to latest WHO classification. Ann Thorac Surg 76: 1838–1842
15. Filosso PL, Ruffini E, Oliaro A et al (2002) Longterm survival of atypical bronchial carcinoids with liver metastases, treated with octreotide. Eur J Cardiothoracic Surg 21: 913–917
16. Marty-Ané CH, Costes V, Pujol JL et al (1995) Carcinoid tumors of the lung: Do atypical features require aggressive management? Ann Thorac Surg 59: 78–83
17. Beasley MB, Thunissen FBJM, Brambilla E et al (2000) Pulmonary atypical carcinoid: Predictors of survival in 106 cases. Human Pathol 31: 1255–1265
18. Hage R, Brutel de la Rivière A, Seldenrijk CA et al (2003) Update in pulmonary carcinoid tumors: a review article. Ann Surg Oncol 10(6): 697–704
19. Bajetta E, Ferrari L, Martinetti A et al (1999) Chromogranin A, Neuron specific enolase, carcinoembryonic antigen, and hydroxyindol acetic acid evaluation in patients with neuroendocrine tumors. Cancer 86: 858–865
20. Baudin E, Bidart JM, Bachelot A et al (2001) Impact of chromogranin a measurement in the work-up of neuroendocrine tumors. Ann Oncol 12 (suppl 2): S79–S82
21. Seregni E, Chiti A, Bombardieri E (1998) Radionuclide imaging of neuroendocrine tumors: biological basis and diagnostic results. Eur J Nucl Med 25: 639–658
22. Cimitian M, Buonadonna A, Cannizzaro R et al (2003) Somatostatin receptor scintigraphy versus Chromogranin A assay in the management of patients with neuroendocrine tumors of different types: clinical role. Ann Oncol 14: 1135–1141
23. Krenning EP, Kwekkeboom DJ, Bakker WH et al (1993) Somatostatin receptor scintigraphy with [^{111}In-DTPA-$_D$-Phe1]- and [^{123}I-Tyr^3]-octreotide: the Rotterdam experience with more than 1000 patients. Eur J Nucl Med 20: 716–729
24. Daddi N, Ferolla P, Urbani M et al (2004) Surgical treatment of neuroendocrine tumors of the lung. Eur J Cardiothor Surg 26: 813–817
25. Granberg D, Eriksson B, Wilander E et al (2001) Experience in treatment of metastatic pulmonary carcinoid tumors. Ann Oncol 12: 1383–1391
26. Wirth LJ, Carter MR, Jänne PA, Johnson BE (2004) Outcome of patients with pulmonary carcinoid tumors receiving chemotherapy or chemoradiotherapy. Lung Cancer 44: 213–220
27. Travis WD, Gal AA, Colby TV et al (1998) Reproducibility of neuroendocrine lung tumor classification. Hum Pathol 29: 272–279
28. Iyoda A, Hiroshima K, Toyozaki T et al (2001) Clinical characterization of pulmonary large cell neuroendocrine carcinoma and large cell carcinoma with neuroendocrine morphology. Cancer 91: 1992–2000
29. Paci M, Cavazza A, Annessi V et al (2004) Large cell neuroendocrine carcinoma of the lung: a ten year clinicopathologic retrospective study. Ann Thorac Surg 77: 1163–1167
30. Ab'Saber AM, Massoni Neto LM, Bianchi CP et al (2004) Neuroendocrine and biologic features of primary tumors and tissue in pulmonary large cell carcinomas. Ann Thorac Surg 77: 1883–1890
31. Zacharias J, Nicholson AG, Ladas GP, Goldstraw P (2003) Large cell neuroendocrine carcinoma and

large cell carcinomas with neuroendocrine morphology of the lung: prognosis after complete resection and systematic nodal dissection. Ann Thorac Surg 75: 348–352
32. Takei H, Asamura H, Maeshima A et al (2002) Large cell neuroendocrine carcinoma of the lung: a Clinicopathologic study of eighty-seven cases. J Thor Cardiovasc Surg 124: 285–292
33. Doddoli C, Barlesi F, Chetaille B et al (2004) Large cell neuroendocrine carcinoma of the lung: an aggressive disease potentially treatable with surgery. Ann Thorac Surg 77: 1168–1172
34. Iyoda A, Hiroshima K, Toyozaki T et al (2001) Adjuvant chemotherapy for large cell carcinoma with neuroendocrine features. Cancer 92: 1108–1112
35. Dresler CM, Ritter JH, Patterson GA et al (1997) Clinico-pathologic analysis of 40 patients with large cell neuroendocrine carcinoma of the lung. Ann Thorac Surg 63: 180–185
36. Moertel CG, Kvols LK, O'Connell MJ, Rubin J (1991) Treatment of neuroendocrine carcinomas with Etoposide and Cisplatin. Cancer 68: 227–232
37. Ruffini E, Rena O, Oliaro A et al (2002) Lung tumors with mixed histologic pattern. Clinicopathologic characteristics and prognostic significance. Eur J Cardio Thorac Surg 22: 701–707
38. Martini N, Zaman MB, Bains MS, Burt ME, McCormack PM, Rusch VW, Ginsberg RJ (1994) Treatment and prognosis in bronchial carcinoids involving regional lymph nodes. J Thorac Cardiovasc Surg 107: 1–7
39. Carretta A, Ceresoli GL, Arrigoni G, Canneto B, Reni M, Cigala C, Zannini P (2000) Diagnostic and therapeutic management of neuroendocrine lung tumors. A clinical study of 44 cases. Lung Cancer 29: 217–225

Tumoren des Mediastinums

A. Schalhorn, R. Eibel, F. Fend, R. Hatz, R. M. Huber, W. Nathrath, H. W. Präuer, D. Rüttinger, T. Strauss, H. Winter, F. Zimmermann

Pathologie

Anatomische Einteilung des Mediastinums

Als Mediastinum wird der von Sternum und Brustwirbelsäule begrenzte, vom Zwerchfell bis zur oberen Apertur des Thorax reichende Raum zwischen den beiden Pleurasäcken bezeichnet. Unter den zahlreichen, bis neun Kompartimente umfassenden (1) anatomischen Klassifikationsversuchen ist die durch Orientierung am Perikardsack nur vier Kompartimente unterscheidende Aufteilung einfach, weit verbreitet und teilweise mit der röntgenographischen Einteilung korrelierbar: das obere Mediastinum wird durch eine virtuelle Ebene zwischen Unterseite des Manubrium sterni und der Vorderseite des vierten Wirbelkörpers von den drei übrigen („unteren") Kompartimenten getrennt: vor dem Herzbeutel das vordere und hinter ihm das hintere Mediastinum. Das mittlere (axiale) Mediastinum enthält außer dem Herzbeutel auch den Lungenhilus beidseits, die Tracheagabel, den Aortenbogen, die Vena cava superior mit den Venae brachiocephalicae und die jeweils umgebenden Lymphknoten (2). Von dieser anatomischen Unterteilung weichen die röntgenographischen Räume etwas ab (s. Abschnitt „Diagnostik und Therapie"): z. B. werden anatomisch Teile des Ösophagus und der Aorta descendens im hinteren Mediastinum, röntgenographisch jedoch im mittleren Mediastinum lokalisiert (3).

Tumorverteilung im Mediastinum

Da sich bestimmte Geschwülste im Mediastinum bevorzugt in jeweils typischer Lokalisation entwickeln, ist diese ein differenzialdiagnostisch hilfreiches Kriterium bei der Beurteilung von mediastinalen Krankheitsprozessen. Eine Übersicht über die topographische Verteilung der häufigsten Tumoren in den Kompartimenten des Mediastinums zeigt Tabelle 1.

Die vier häufigsten primären neoplastischen Tumorarten im Mediastinum sind Thymome,

Tabelle 1. Topographische Verteilung der häufigsten Mediastinaltumoren (1, 2, 3).

Oberes Kompartiment
Epithelkörperchenadenome, Thymome, Schilddrüsenneoplasien, Lymphome, Keimzelltumoren

Vorderes Kompartiment	*Mittleres (axiales) Kompartiment*	*Hinteres Kompartiment*
Thymome	Lymphome	Neurogene Tumoren
Schilddrüsenneoplasien	Lymphknotenmetastasen	Schwannome
Lymphome	Paragangliome	Neurofibrome
Lymphknotenmetastasen	Bronchogene Zysten	Ganglioneurome
Keimzelltumoren	Ösophagusdivertikel	Neuroblastome
Paragangliome		Paragangliome
Pleura-Perikard-Zysten		Gastroenterale Zysten

mesenchymale, insbesondere neurogene Tumoren, Keimzelltumoren und Lymphome. Im Folgenden werden diese im Einzelnen diskutiert, die Problematik der anderen Mediastinaltumoren und tumorähnlichen Geschwülste wird kurz zusammenfassend in den letzten Abschnitten abgehandelt.

Thymustumoren

Thymome, Thymuskarzinome; Klassifikation

Primäre Thymustumoren sind insgesamt selten, innerhalb des Mediastinums macht ihr Anteil jedoch ca. 15% aller Mediastinaltumoren aus, und im vorderen oberen Mediastinum stellen sie mit 20–30% die häufigste Tumorgruppe dar. In 5% der Fälle entstehen Thymome extra-mediastinal aus ektopem Thymusgewebe, insbesondere in Lunge, Trachea und den Halsgeweben.

Zum Zeitpunkt der Diagnose ist die Mehrzahl der Patienten älter als 40 Jahre, bei etwa 40% der Patienten finden sich dann lokale, durch den Tumor verursachte Symptome wie Dyspnoe und das Vena-cava-superior-Syndrom.

Ein wichtiger klinischer Aspekt der Thymome ist ihre Assoziation mit Autoimmunerkrankungen, insbesondere mit der Myasthenia gravis (ca. 20 bis 40% der Thymompatienten) (4, 5), auch mit der Erythroblastophthise und Hypogammaglobulinämie. Die meisten Patienten mit Thymomen sind allerdings frei von Symptomen, der Tumor wird bei einer Röntgenuntersuchung zufällig entdeckt.

Die historisch mehr als 25 teilweise widersprüchlichen Klassifikationen und Nomenklaturen der Thymustumoren spiegeln den unterschiedlichen Kenntnisstand der ontogenetischen und histologischen Besonderheiten des Thymus wider. Der Begriff „Thymom" wurde lange Zeit unscharf verwendet, er implizierte z. T. auch Lymphome und Keimzelltumoren; dann wurde der Begriff auf „epithelialer Thymustumor" eingeengt (5). Heute wird das Thymom definiert als benigner oder niedrig maligner organoider Tumor des Thymusepithels mit variabler, nicht neoplastischer, meist unreifer T-Zell-Komponente, die immunhistologisch durch CD 1- und verlässlicher durch TdT (Terminale Desoxynucleotidyl-Transferase)-Expression charakterisiert ist (3, 5) sowie häufig mit Myasthenia gravis assoziiert zu sein scheint (4). Nach dieser Definition machen die Thymome ca. 90% und die im Thymus entstandenen Karzinome ohne Thymuscharakteristika (z.B. Plattenepithelkarzinom) nur 10% der epithelialen Thymustumoren aus. Die somit seltenen thymogenen Karzinome weisen nicht nur histologisch keine Thymuscharakteristika auf, auch gleichen sie analogen Karzinomen anderer Organe und sind funktionell ohne Attraktivität für unreife T-Zellen sowie klinisch nicht mit Myasthenia gravis assoziiert (3, 6, 7).

Die zwei Klassifikationsprinzipien, die sich in den verschiedenen Einteilungen der Thymome herauskristallisiert haben, sind darauf ausgerichtet, am operierten Thymustumor die Wahrscheinlichkeit von Tumorrezidiven und Patientenüberleben einschätzen zu können (8). Während sich das eine Prinzip auf zyto-histomorphologische Kriterien der Thymome (selbst und ihres Bezugs zu den Thymuskarzinomen) stützt, ist für das andere Unterteilungsprinzip die An- oder Abwesenheit einer Tumorinvasion, von Tumorimplantaten sowie von Lymphknoten- oder Fernmetastasen entscheidend (9).

Die Klassifikation von *Levine* und *Rosai* (10) kombiniert beide Einteilungsprinzipien (Tabelle 2): die benignen und niedrig malignen Thymome Kategorie 1 werden den prognostisch deutlich ungünstigeren lympho- und hämatogen sowohl thorakal als auch extrathorakal metastasierenden Thymomen Kategorie 2 (Thymuskarzinome bzw. Karzinome ohne Thymuscharakteristika) gegenübergestellt; bei diesen werden ein niedriger und ein hoher Malignitätsgrad unterschieden (11).

Das Ausmaß der Tumorinvasion als einzige prognostisch-therapeutisch bedeutende Variable wurde bisher am besten erfasst durch die Modifikation (3) der Masaoka-Klassifikation (9) (Tabelle 3).

Hingegen geht die Klassifikation von *Marino, Müller-Hermelink* und *Kirchner* (12–14) ausschließlich von zytomorphologischen, ätiopathologischen Gesichtspunkten und der histogenetischen Hypothese aus, dass sich die Thymome medullär-kortikal zuordnen lassen. Auch in dieser Unterteilung wird eine benigne Gruppe (medulläres und gemischtes Thymom), eine niedrig maligne Gruppe (prädominant kortikales Thymom, kortikales Thymom und gut differenziertes Thymuskarzinom) den nicht thymus-organoiden Karzinomen gegenüber gestellt. Diese Klassifikation korreliert mit den Ausbreitungsstadien. Trotz ihrer guten Korrelation mit dem invasiven Verhalten und mit molekulargenetischen Kriterien der Thymustumoren (11, 12, 15–17) gilt sie vielen Untersuchern als nicht ausreichend begründet und verbesserungsbedürftig (18, 19).

Die neue WHO-Klassifikation aus dem Jahre 1999 (20) betont zum einen die Notwendigkeit, beide Einteilungsprinzipien unabhängig voneinander bei der Klassifikation eines individuellen Thymustumors anzuwenden, und zum anderen, dass für die Prognosebeurteilung eines Thymustumors dessen Ausbreitungsstadium sicherer ist als seine zyto-histomorphologische Einordnung. Wegen ihrer Wichtigkeit werden die Ausbreitungskriterien zur Beurteilung eines Thymoms ausnahmsweise in die WHO-Klassifikation aufgenommen, während die WHO-Klassifikation anderer Tumoren prinzipiell eine rein „histologische Typisierung" vornimmt. Die neue WHO-Klassifikation der Thymome erhebt nicht den Anspruch neu zu sein, sie versucht aber den Vergleich zwischen der Vielzahl der historisch existierenden Begriffe und Klassifikationen zu erleichtern. Um nicht einen Zusammenhang zwischen einer bestimmten Thymom-Morphologie und einer bestimmten Thymusstruktur zu präjudizieren, verwendet die neue WHO-Klassifikation eine unverbindliche Buchstaben-

Tabelle 2. Klassifikation der Thymome nach *Levine* und *Rosai* (10).

1. Benigne Thymome	zytologisch benigne, keine Invasion der Kapsel
2. Maligne Thymome	
Kategorie 1	minimale Zellatypien, lokale Invasion der Kapsel
(typische organoide Thymome)	
3. Maligne Thymome	
Kategorie 2	eindeutige zytologische Malignitätskriterien,
(Thymuskarzinome)	infiltrativ-destruierendes Wachstum,
	lymphogene und/oder hämatogene Metastasen
3.1 Thymuskarzinome mit niedrigem Malignitätsgrad	
Plattenepithelkarzinome	
muko-epidermoide Karzinome	
basaloide Karzinome	
3.2 Thymuskarzinome mit hohem Malignitätsgrad	
Lymphoepitheliom-ähnliche Karzinome	
hellzellige Karzinome	
undifferenzierte/anaplastische Karzinome	

Tabelle 3. Stadieneinteilung der Thymome modifiziert (3) nach *Masaoka* (9).

Stadium 1:	Tumorkapsel vollständig
Stadium 2:	Tumor durchbricht die Kapsel mit Invasion von Thymus oder Fettgewebe, bis zur mediastinalen Pleura
Stadium 3:	Tumor durchbricht die mediastinale Pleura oder das Perikard oder infiltriert benachbarte Organe (große Gefäße, Lunge)
Stadium 4:	Tumor wächst ausgedehnt in Pleura oder Perikard

Tabelle 4. Vergleich der Thymomklassifikationen.

Levine, Rosai (10)	Marino, Müller-Hermelink, Kirchner (12, 13, 14)	WHO (20)
Benigne Thymome	medulläre Thymome (spindelzellig) kortiko-medulläre Mischthymome	Typ A-Thymome (medullär; spindelzellig) Typ AB-Thymome (gemischt)
Maligne Thymome Kategorie 1	prädominant kortikale Thymome	Typ B1-Thymome (prädominant kortikal; thymus-organoid; lymphozytenreich)
	kortikale Thymome gut differenzierte Thymuskarzinome	Typ B2-Thymome (kortikal) Typ B3-Thymome (gut differenziertes Thymuskarzinom
Maligne Thymome Kategorie 2 Niedrig maligne Thymuskarzinome Hoch maligne Thymuskarzinome	Thymuskarzinome verschiedener histologischer Differenzierung	Thymuskarzinome (Typ C-Thymom)

Terminologie. Folgende einfache Einteilungskriterien werden berücksichtigt und sind unten in Tabelle 4 den Klassifikationen von *Levine* und *Rosai* (s. oben, Tabelle 2) sowie *Marino, Müller-Hermelink* und *Kirchner* gegenübergestellt:
- Es gibt zwei histopathologische Thymom-Hauptgruppen: den medullären, hinsichtlich der Epithelmorphologie spindel-ovalzelligen Typ A und den kortikalen, hinsichtlich der Epithelmorphologie dendritisch-epitheloidzelligen Typ B; Mischungen aus A und B sind möglich: Typ AB.
- B-Thymome werden unterteilt in Abhängigkeit von der proportionalen Zunahme von Atypien und Tumorzellen: drei Subtypen B1, B2 und B3.
- Thymuskarzinome behalten ihre bisherigen Bezeichnungen und werden als Typ C-Thymome klassifiziert.

In der WHO-Klassifikation werden bei der Stadiumsbestimmung eines Thymoms unabhängig vom histopathologischen Typ zum einen nach dem Ausmaß kontinuierlicher Ausbreitung unterschieden:

Tumoren mit guter Prognose:
- das vollständig umkapselte Thymom und
- das minimal-invasive Thymom.

Tumoren mit klinisch schlechtem Verlauf:
- das ausgedehnt invasive Thymom.

Zum anderen werden hinsichtlich der Tumoraussstreuung unterschieden:
- Thymome mit Implantaten (auf Perikard oder Pleura),
- Thymome mit Lymphknotenmetastasen und
- Thymome mit Fernmetastasen.

Thymuskarzinoide

Primäre Thymuskarzinoide sind sehr selten (2 bis 4% aller Tumoren des vorderen Mediastinums) und treten gewöhnlich nach dem 40. Lebensjahr auf, mit deutlicher Prävalenz für das männliche Geschlecht. Sie finden sich häufig bei Endokrinopathien: insbesondere im Rahmen eines MEN I- und mit dem Bild eines Cushing-Syndroms. Sie weisen häufiger ungewöhnliche Histologie (muzinöses Stroma, Melanin, onkozytische oder spindelzellige Differenzierung) auf und sind atypischer als Karzinoide in anderen Lokalisationen (2, 5, 21). Darüber hinaus sind sie klinisch aggressiver als die vergleichbaren Karzinoide des Vorderarms: insbesondere der Lunge, sodass sie als gut oder als mäßig differenzierte neuroendokrine Karzinome einzustufen sind (22).

Thymuslipome

Thymuslipome weisen histologisch Thymusrestgewebe auf, wodurch sie von den nicht thymogenen mediastinalen Lipomen (s.u.) zu unterscheiden sind. Sie machen 2–9% aller Thymustumoren aus, werden als Hamartome angesehen und kommen hauptsächlich in der zweiten Lebensdekade vor. Sie können mit Myasthenia gravis assoziiert sein. 68% wiegen mehr als 550 g, 23% sogar über 2000 g (5). Sie verhalten sich benigne (2, 4, 21).

Lymphome

Primäre Lymphome des Mediastinums finden sich vor allem im vorderen oberen Mediastinum, im Bereich des Thymus und angrenzender mediastinaler Lymphknoten. Zwar können prinzipiell alle Subtypen maligner Lymphome im Mediastinum auftreten, eine klinische Primärmanifestation als Mediastinaltumor findet sich jedoch fast ausschießlich beim Morbus Hodgkin, dem primären mediastinalen (thymischen) großzelligen B-Zell Lymphom und beim T-lymphoblastischen Lymphom.

Das *klassische Hodgkin-Lymphom* ist das häufigste Lymphom des Mediastinums. Der Mediastinaltumor entspricht meist einem Befall des Thymus und mediastinaler Lymphknoten, oft in Form einer „Bulky Disease" (23). Dabei sind häufig auch supraklavikuläre und zervikale Lymphknoten befallen. Bei alleinigem oder vorwiegendem Befall des Thymus kann das Hodgkin-Lymphom in der Bildgebung eine epitheliale Thymusneoplasie imitieren, vor allem, wenn größere Zysten im Tumor auftreten (24, 25). Histologisch liegt fast immer der nodulär sklerosierende Typ der Erkrankung vor; 50% der Patienten mit diesem Typ der Erkrankung zeigen einen mediastinalen Befall (23). Bei mediastinoskopisch gewonnenen Biopsien oder transthorakalen Stanzbiopsien kann das Hodgkin-Lymphom aufgrund fortgeschrittener Sklerosierung teilweise beträchtliche diagnostische Schwierigkeiten bereiten und erfordert eine immunhistochemische Bestätigung der Diagnose. Bei starken entzündlichen Begleitveränderungen sowie ausgeprägten reaktiven Thymusepithelproliferaten muss das Hodgkin-Lymphom gegen Thymome und inflammatorische Thymuszysten abgegrenzt werden (3).

Bei dem *mediastinalen (thymischen) großzelligen B-Zell-Lymphom (großzelliges, sklerosierendes B-Zell-Lymphom des Mediastinums)* handelt es sich um eine klinisch und morphologisch recht charakteristische, im Einzelfall histologisch aber nicht immer sicher abgrenzbare Variante des diffus großzelligen B-Zell-Lymphoms, die wahrscheinlich von spezialisierten B-Zellen des Thymus abstammt (3, 26). Es tritt vor allem bei jüngeren Frauen im Alter zwischen 15 und 35 Jahren auf. Die ursprünglich beschriebene deutlich schlechtere Prognose im Vergleich mit diffus großzelligen B-Zell-Lymphomen anderer Lokalisation hat sich in neueren Studien nicht bestätigt (27, 28). Bei Dissemination der Erkrankung zeigt sich häufig ein ungewöhnliches Verteilungsmuster mit Befall sonst selten betroffener Organe, wie der Nieren, der Nebennieren oder des zentralen Nervensystems. Differenzialdiagnostisch ist dieses Lymphom vom Hodgkin-Lymphom abzugrenzen. In seltenen Fällen finden sich Tumoren, die morphologisch und immunphänotypisch eine Zwischenstellung zwischen dem Hodgkin-Lymphom und dem mediastinalen B-Zell-Lymphom einnehmen – so genannte Grauzonen-Lymphome – und wahrscheinlich ein biologisches Bindeglied zwischen diesen beiden Entitäten darstellen (29, 30). Neben dem diffusgroßzelligen thymischen B-Zell-Lymphom wurden auch einzelne Fälle eines *niedrig malignen, primären MALT-Lymphoms des Thymus* beschrieben (31).

Das *T-lymphoblastische Lymphom des Thymus* manifestiert sich vorwiegend im Kindes- und Jugendalter. Es handelt sich um ein Non-Hodgkin-Lymphom hohen Malignitätsgrades, das häufig rasch in eine akute lymphatische Leukämie vom T-Zell-Typ übergeht (3, 32). Immunphänotypisch charakteristisch für dieses Lymphom ist der unreife Phänotyp der T-Zellen, oft mit Koexpression von CD4 und CD8, Expression des CD1-Antigens und der terminalen Deoxynukleotidyltransferase (TdT). Bei kleinen Biopsien ist zu beachten, dass unreife

Thymozyten identischen Phänotyps auch in Thymomen häufig in großer Zahl vorkommen. Für die Abgrenzung dieser beiden Entitäten ist eine Färbung für Zytokeratin zur Darstellung der neoplastischen Epithelien des Thymoms hilfreich. Die Prognose der Erkrankung hat sich seit Einführung moderner Therapieschemata deutlich verbessert.

Keimzelltumoren

Mediastinale Keimzelltumoren sind nahezu ausschließlich im vorderen Mediastinum lokalisiert und treten bevorzugt bei jungen männlichen Erwachsenen auf (25% der Mediastinaltumoren) (33). Alle Subtypen, die in den Gonaden beschrieben sind, können auch primär im Mediastinum vorkommen (34). Reife Teratome machen mit 40–70% den größten Anteil der Keimzelltumoren aus, sie sind im Unterschied zu den reifen Teratomen des Hodens benigne. Bei den malignen Tumoren, d.h. Seminom (20–30%), unreifem Teratom, embryonalem Karzinom, endodermalem Sinustumor und Choriokarzinom (insgesamt ca. 10–20%) ist es wichtig, eine mediastinale Metastasierung eines oft sehr kleinen primären genitalen Tumors auszuschließen (2, 34).

Die (insbesondere nicht seminomatösen) mediastinalen Keimzelltumoren sind in 50% resistent gegen eine Cisplatin-Chemotherapie und haben eine schlechtere Prognose als die entsprechenden testikulären Tumoren, in einem Teil dieser Fälle entwickeln sich Sarkome (Rhabdo- oder Leiomyosarkome); hämatologische Neoplasien (akute megakaryozytische oder myeloische Leukämien) kommen ebenfalls gehäuft vor (35).

Mesenchymale Tumoren

Die häufigsten mesenchymalen Tumoren im Mediastinum sind *neurogene Tumoren*. Sie sind zumeist im hinteren Mediastinum lokalisiert (2, 3, 21, 36, 37). Bei Kindern unter sechs Jahren handelt es sich fast immer um Neuroblastome bzw. Ganglioneuroblastome (36). Bei Patienten über 20 Jahre sind Neurofibrome, Ganglioneurome und Schwannome die häufigsten Tumortypen. Paragangliome können in jedem Kompartiment des Mediastinums vorkommen; im oberen vorderen Mediastinum, in Nachbarschaft der Herzbasis sind sie besonders häufig. Sie wachsen lokal aggressiv und haben eine hohe Rezidivrate nach operativer Entfernung (38, 39).

Andere mesenchymale Tumoren wie Lipome (abgrenzbar von den Thymuslipomen, s.o.), Lymphangiome, Hämangiome und Fibrome sind bedeutend seltener und können in allen Kompartimenten lokalisiert sein. Das *Liposarkom* ist der häufigste maligne mesenchymale Tumor des Mediastinums im Erwachsenenalter (2, 3).

Andere Tumoren

Insbesondere bei Tumoren im oberen Mediastinum müssen differenzialdiagnostisch auch *Schilddrüsen- und Nebenschilddrüsentumoren* in Betracht gezogen werden. Bei beiden Tumoren besteht die Möglichkeit einer direkten Ausbreitung vom Hals aus oder einer Entstehung in ektopen Geweben.

Eine andere wichtige Differenzialdiagnose ist das isolierte *Mesotheliom* des Mediastinums, das vom Perikard oder der medialen Pleura ausgeht, zum Teil aber auch keinerlei nachweisbare Beziehung zu einer mesothelialen Ausgangsoberfläche hat (2, 3).

Äußerst selten sind Ependymome (37), Meningeome, Histiocytosis X, malignes Melanom (40) und eine extramedulläre Hämatopoese. Letztere wird sehr selten bei hereditärer Sphärozytose und bei Thalassämie beschrieben (2).

Tumorähnliche Läsionen

Hyperplasie des Thymus

Unter dem Begriff „Hyperplasie" wird zumeist eine Transformation des Thymusgewebes verstanden, die mit einer Lymphfollikelhyperplasie einhergeht, aber nicht mit einer Größenzunahme des Organs assoziiert sein muss (10). Diese Art der Hyperplasie ist insbesondere mit Myasthenia gravis assoziiert (in mehr als 75% der Fälle) (4), wird aber auch bei anderen Erkrankungen wie Lupus erythematodes, Morbus Addison, rheumatoider Arthritis und Leberzirrhose beobachtet. Eine so genannte „echte Hyperplasie" des Thymus, die mit einer Größenzunahme des Organs einhergeht, ist sehr selten (5).

Morbus Castleman

Der so genannte solitäre Morbus Castleman („giant lymph node hyperplasia", angiofollikuläre Lymphknotenhyperplasie) (3) ist üblicherweise im vorderen oberen Mediastinum lokalisiert. Er geht mit einer beträchtlichen Lymphknotenvergrößerung einher, die Ausmaße von bis zu 16 cm erreichen kann. Es handelt sich jedoch um eine benigne Erkrankung, deren Ätiopathologie zwar nicht ganz klar ist, bei der aber angenommen wird, dass es keine Neoplasie sondern eine reaktive Hyperplasie ist.

Zysten

Eine der häufigsten Ursachen für Raumforderungen im Mediastinum insbesondere bei jungen Patienten sind Zystenbildungen als Folge kongenitaler Missbildungen. Thymuszysten im vorderen oberen Mediastinum können sehr groß werden. Es ist wichtig, sie von einer Zystenbildung innerhalb eines Thymoms abzugrenzen. Im mittleren Mediastinum treten vorwiegend perikardiale (bzw. pleuroperikardiale) und bronchogene Zysten auf. Im posterioren Mediastinum sind zumeist gastroenterale Zysten lokalisiert (2, 3).

Entzündungen

Geschwulstbildungen durch entzündliche Veränderungen finden sich hauptsächlich im vorderen und mittleren Mediastinum und sind häufig verursacht durch Lymphadenopathien wie Tuberkulose, Sarkoidose oder Pilzinfektionen. Selten handelt es sich um eine chronische Mediastinitis (41). Dies ist eine Entzündungsform unbekannter Ätiologie, die zumeist junge Männer befällt und mit einer ausgeprägten tumorähnlichen Fibrosklerose einhergeht (2, 41, 42).

Literatur

1 Levasseur Ph, Kaswin R, Rojas-Miranda A, N'Guimbois JF, Merlier, Le Brigand H (1976) Profil des tumeurs chirurgicales du mediastin. A propos d'une serie de 742 operes. Nouv Presse Med 5: 2857–2859
2 Marchevsky AM, Kaneko M (1992) Surgical pathology of the mediastinum, 2nd ed. Raven Press, New York
3 Shimosato Y, Mukai K (1997) Tumors of the mediastinum. In: Atlas of tumor pathology, Series 3, Fascicle 21. Washington DC, Armed Forces Institute of Pathology
4 Marx A, Wilisch A, Schultz A, Gattenlöhner S, Nenninger R, Müller-Hermelink HK (1997) Pathogenesis of myasthenia gravis. Virchows Arch 430: 355–364
5 Otto HF (1998) Pathologie des Thymus. Springer, Berlin Heidelberg
6 Wick MR, Scheithauer BW, Weiland LH, Bernatz PE (1982) Primary thymic carcinomas. Am J Surg Pathol 6: 451–470
7 Okumura M, Miyoshi S, Fujii Y, Takeuchi Y, Shiono H et al (2001) Clinical and functional significance of WHO Classification on human thymic epithelial neoplasms: Am J Surg Pathol 25: 103–110
8 Etienne T, Deleaval PJ, Spiliopoulos A, Megevand R (1993) Thymoma: prognostic factors. Eur J Cardiothorac Surg 7: 449–452
9 Masaoka A, Monden Y, Nakahana K, Tanioka T (1981) Follow-up study of thymomas with special reference to their clinical stages. Cancer 48: 2485–2492
10 Levine GD, Rosai J (1978) Thymic hyperplasia and neoplasia: A review of current concepts. Hum Pathol 9: 495–515
11 Suster S, Rosai J (1991) Thymic carcinoma: A clinicopathologic study of 60 cases. Cancer 67: 1025–1032
12 Kirchner T, Müller-Hermelink HK (1989) New approaches to the diagnosis of thymic epithelial tumors. Progr Surg Pathol 10: 167–189
13 Marino M, Müller-Hermelink HK (1985) Thymoma and thymic carcinoma. Virchows Arch (Pathol Anat) 407: 119–149
14 Müller-Hermelink HK, Marx A, Kirchner Th (1997) Advances in the diagnosis and classification of thymic epithelial tumors. Rec Adv Histopathology 17: 49–72
15 Quintanilla-Martinez L, Wilkins EW, Choi N, Efird J, Hug E, Harris NL (1994) Thymoma. Histologic subclassification is an independent prognostic factor. Cancer 74: 606–617
16 Hayashi Y, Ishii N, Obayashi C, Jinnai K, Hanaka K, Imai Y, Itoh H (1995) Thymoma: tumor type related to expression of epidermal growth factor (EGF), EGF-receptor, p53, v-erb and rasp 21. Virchows Arch 426: 43–50

17 Weirich G, Schneider P, Fellbaum C, Brauch H, Nathrath W, Scholz M, Präuer H, Höfler H (1997) p53-alterations in thymic epithelial tumours. Virchows Arch 431: 17–23
18 Kornstein MJ (1999) Thymoma classification. Am J Clin Pathol 112: 304–307
19 Suster S, Moran CA (1999) Thymoma classification. Am J Clin Pathol 112: 308–310
20 Rosai J, Sobin LH (1999) Histological typing of tumours of the thymus. WHO. International Histological classification of tumours, 2nd ed. Springer, New York Berlin
21 Rosai J (1987) Mediastinum. Ackerman's Surgical Pathology. Mosby, St. Louis Toronto London, pp 295–329
22 Dusmet ME, McKneally MF (1996) Pulmonary and thymic carcinoid tumours. World J Surg 20: 189–195
23 Colby TV, Hoppe RT, Warnke RA (1982) Hodgkin's disease: a clinicopathologic study of 659 cases. Cancer 47: 351–359
24 Lindfors KK, Meyer JE, Dedrick CG, Hassell LA, Harris NL (1985) Thymic cysts in mediastinal Hodgkin's disease. Radiology 156: 37–41
25 Krugmann J, Feichtinger H, Greil R, Fend F (1999) Thymic Hodgkin's disease – a histological and immunohistochemical study of three cases. Pathol Res Pract 195: 681–687
26 Banks PM, Warnke RA (2001) Mediastinal (thymic) large B-cell lymphoma. In: Jaffe ES, Harris NL, Stein H et al (eds) Pathology and genetics. Tumours of haematopoietic and lymphoid tissues. IARC Press, Lyon, pp 175–176
27 Abou-Ellela AA, Weisenburger DD, Vose JM et al (1999) Primary mediastinal large B-cell lymphoma: a clinicopathologic study of 43 patients from the Nebraska Lymphoma Study Group. J Clin Oncol 17: 784–790
28 Cazals-Hatem D, Lepage E, Brice P et al (1996) Primary mediastinal large B-cell lymphoma: a clinicopathologic study of 141 cases compared with 916 nonmediastinal large B-cell lymphomas, a GELA study. Am J Surg Pathol 20: 877–888
29 Rüdiger T, Jaffe ES, Delsol G et al (1998) Workshop report on Hodgkin's disease and related disorders ("grey zone" lymphoma). Ann Oncol (suppl 5): 31–38
30 Cazals-Hatem D, André M, Mounier N et al (2001) Pathologic and clinical features of 77 Hodgkin's lymphoma patients treated in a lymphoma protocol (LNH87). Am J Surg Pathol 25: 297–306
31 Isaacsaon PG, Chan JKC, Tang C, Addis BJ (1990) Low-grade B-cell lymphoma of mucosa-associated lymphoid tissue arising in the thymus. A thymic lymphoma mimicking myoepithelial sialadenitis. Am J Surg Pathol 14: 342–351
32 Knowles DM (2001) Lymphoblastic lymphoma. In: Knowles DM (ed) Neoplastic hematopathology, 2nd ed. Lippincott Williams Wilkins, Philadelphia, pp 915–952
33 Moran CA (1999) Germ cell tumours of the mediastinum. Pathol Res Pract 195: 583–587
34 Dulmet EM, Macchiarini P, Suc B, Verley JM (1993) Germ cell tumours of the mediastinum. A 30-year experience. Cancer 72: 1894–1901
35 Neiman RS, Orazi A (1999) Mediastinal nonseminomatous germ cell tumours. Pathol Res Pract 195: 589–594
36 Saenz NC, Schnitzer JJ, Eraklis AE, Hendren WH, Grier HE, Macklis RM, Shamberger RC (1993) Posterior mediastinal masses. J Pediatr Surg 28: 172–176
37 Nobles E, Lee R, Kirchner T (1991) Mediastinal ependymoma. Hum Pathol 22: 94–95
38 Lamy AL, Fradet GJ, Luoma A, Nelems B (1994) Anterior and middle mediastinal paraganglioma: complete resection is the treatment of choice. Ann Thorac Surg 57: 249–252
39 Moran CA, Suster S, Fishback N, Koss MN (1993) Mediastinal paragangliomas. A clinicopathologic and immunohistochemical study of 16 cases. Cancer 72: 2358–2364
40 Fushimi H, Kotoh K, Watanabe D, Tanio Y, Ogawa T, Miyoshi S (2000) Malignant melanoma in the thymus. Am J Surg Pathol 24: 1305–1308
41 Dines DE, Payne WS, Bernatz PE et al (1979) Mediastinal granuloma and fibrosing mediastinitis. Chest 75: 320–324
42 Light AM (1978) Idiopathic fibrosis of the mediastinum. A discussion of three cases and a review of the literature. J Clin Pathol 31: 78–88

Diagnostik

Einleitung

Aufgrund der hier gelegenen Organe, Gefäße und Nerven gehört das Mediastinum zu den wichtigsten Regionen des menschlichen Körpers. Fristete die Beurteilung von Veränderungen und Erkrankungen des Mediastinums z. Z. der konventionellen Radiologie noch ein Schattendasein, so ist durch die Einführung moderner Schnittbilddiagnostik wie CT oder MRT eine nicht-invasive Evaluation möglich geworden. Diese kann richtungsweisend sein, um weitere invasive Maßnahmen (z. B. Mediastinoskopie, Biopsie) festzulegen und um das therapeutische Vorgehen (konservativ, Radiatio, chirurgische Verfahren) zu planen und im Verlauf zu beurteilen.

Es existieren sehr viele unterschiedliche Einteilungsschemata des Mediastinums, die alle Vor- und Nachteile haben. Da viele primäre Mediastinaltumoren eine Prädilektion für eine bestimmte Lokalisation aufweisen, erleichtert die topographische Zuordnung die Einteilung der Tumoren (Abbildung 1). Es sollte daher zwischen folgenden Lokalisationen differenziert werden, wobei in Klammern die häufigsten Tumoren vermerkt sind:
- vorderes Mediastinum (Raumforderungen des Thymus, Teratom, mesenchymale Tumoren, Lymphknotenmetastasen, M. Hodgkin und Non-Hodgkin-Lymphome, intrathorakale Struma und Epithelkörperchen, Pseudotumoren)
- mittleres Mediastinum (Perikardzysten, bronchogene Zysten, Lymphom)
- hinteres Mediastinum (neurogene Tumoren, bronchogene und gastroenterogene Zysten, Tumoren des Ösophagus)

Als nicht-neoplastische Ursachen können eine substernale Struma, eine Morgagni'sche Hernie, Zysten verschiedener Herkunft und Angiodysplasien zu einer mediastinalen Raumforderung führen.

Neben der Lokalisation kann das Alter des Patienten wertvolle Hinweise für die Differenzialdiagnose geben. Neurogene Tumoren und enterogene Zysten stellen bei Kindern die häufigsten Entitäten dar. Hodgkin- und Non-Hodgkin-Lymphome sind gehäuft in der Altersgruppe zwischen 20 und 40 Jahren anzutreffen. Mit zunehmendem Alter steigt darüber hinaus die Wahrscheinlichkeit von malignen Tumoren.

Unter Berücksichtigung aller Altersgruppen sind bis zu 75% der Mediastinaltumoren benigne, ein Drittel wird auf der Thoraxübersichtsaufnahme diagnostiziert. In ca. zwei Dritteln der Fälle liegt eine Begleitsymptomatik vor (Schmerzen, Husten, Atemnot), wobei 80% der Malignome symptomatisch sind. Da im Erwachsenenalter 40% der Mediastinaltumoren maligne oder potenziell maligne sind, primär gutartige Geschwülste im weiteren Verlauf maligne entarten oder bei Größenzunahme Druckerscheinungen und Beschwerden hervorrufen können, ist grundsätzlich die operative Entfernung, zumindest aber die histologische Sicherung anzustreben.

Bildgebende Verfahren

Die Thoraxübersichtsaufnahme im postero-anterioren und seitlichen Strahlengang ist das bild-

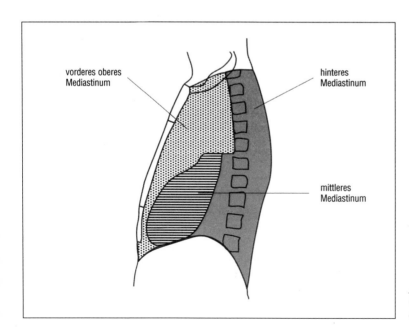

Abbildung 1.
Chirurgische Einteilung des Mediastinums.

gebende Verfahren der ersten Wahl bei den o. g., meist untypischen Beschwerden. Auch finden sich die Hinweise auf eine Raumforderung des Mediastinums nicht selten als Zufallsbefund auf einer Thoraxaufnahme, die aus einer anderen Indikation heraus angefertigt wurde.

Eine sorgfältige Auswertung der Herz- und Mediastinalkonturen ist erforderlich, wobei gerade auf das aortopulmonale Fenster, den azygoösophagealen Rezessus, die Paratrachealstreifen, die rechte paraspinale Linie und den Retrosternalraum geachtet werden muss. Auch sollte, wenn immer möglich, ein Vergleich mit Voraufnahmen erfolgen.

Die Computertomographie wird dann eingesetzt, wenn die Thoraxaufnahme den V. a. eine mediastinale RF nahe legt, oder ein Tumor bereits dort zu erkennen ist. Eine intravenöse Gabe von Kontrastmittel ist im Regelfall zur Demarkation der Pathologie erforderlich. Mit dieser Methode, die überlagerungsfreie Schichten in primär axialer Ausrichtung erzeugt, gelingt dann die topographische Zuordnung der Läsion, insbesondere auch deren Lage zu den großen Gefäßen und die Dichtebestimmung (zystisch, fettig, vaskulär, weichteildicht, verkalkend). Durch die CT kann in vielen Fällen bereits eine Artdiagnose erstellt werden und eine weitere Therapieplanung erfolgen. Gerade die modernen CT-Geräte bieten durch die Möglichkeiten der multiplanaren Reformation und des „Volume Rendering" einen diagnostischen Zugewinn, da sich komplexe anatomische Verhältnisse eindrucksvoll darstellen lassen.

Bei Tumoren des Ösophagus kann mitunter noch ein Ösophagusbreischluck erforderlich sein, um die Wandverhältnisse beurteilen zu können. Die nicht-kontrastverstärkte Durchleuchtung sowie konventionelle Tomographien haben keinen Stellenwert mehr. Die Angiographie, heute meist in DSA-Technik, bleibt Einzelfällen vorbehalten, in denen es sich nach zuvor erfolgter CT oder MRT um einen stark vaskularisierten Tumor handelt und evtl. eine Embolisation erwogen wird.

Neben der CT hat die MRT zunehmende Bedeutung in der Diagnostik von Mediastinaltumoren bekommen. Neben allgemeinen Vorteilen wie dem Fehlen von ionisierender Strahlung und bei vorbekannter Allergie gegen iodhaltige Kontrastmittel hat die MRT ihren Stellenwert, wenn die CT nicht ausreichend den Grad des invasiven Wachstums eines Mediastinaltumors erfasst und dies für das therapeutische Regime Konsequenzen hat. Durch die primäre Erfassung von auch sagittalen und koronaren Schichten kann u. U. die Evaluation des aortopulmonalen Fensters einfacher sein. Unbestreitbar hat die MRT aber Vorteile bei den neurogenen Tumoren, da die Erfassung des intraspinalen Tumoranteiles einfacher und sicherer gelingt als mit der CT.

Nachfolgend sind für die wichtigsten Entitäten die Charakteristika in der CT und MRT aufgeführt, wobei eine vollständige Beschreibung der Röntgen- und MR-Morphologie im Rahmen dieses Manuals nicht intendiert ist.

Intrathorakale Struma

Meist stehen diese Tumoren direkt mit der Schilddrüse in Verbindung. Eine ektope Struma im Mediastinum ist sehr selten. Mit der CT ist die Diagnose leicht zu stellen, wenn eine Kontinuität zum an orthotoper Stelle liegenden Schilddrüsenparenchym herzustellen ist. Meist liegen heterogene Dichtewerte vor, es findet sich ein deutliches Kontrastmittelenhancement und es lassen sich Kalzifikationen nachweisen. Die Kombination aus zystischen und adenomatoiden Anteilen ist auch in der MRT für das heterogene Signalverhalten verantwortlich. Während das Erscheinungsbild in der T1-Sequenz im Wesentlichen durch das Drüsengewebe geprägt und damit hypointens ist, können durch Einblutungen, Kolloidzysten und Adenome Signalanhebungen in der T1-Sequenz nachweisbar sein. Auf T2-gewichteten Bildern ist die Struma zumeist signalreich.

Thymushyperplasie

Weder CT noch MRT weisen spezifische Dichtewerte oder Signalintensitäten auf, die charakteristisch für eine Thymushyperplasie sind. Entscheidend ist die physiologische Thymuskontur, die im Gegensatz zu einem Tumorbefall bei der Thymushyperplasie erhalten bleibt.

Thymom

Diese Entität weist bei Diagnosestellung meist eine Größe von ca. 5–10 cm auf mit glatten Wandkonturen und z. T. homogenem, z. T. durch Zysten, Nekrosen und Kalzifikationen inhomogenem Binnenmuster. In der T1-Sequenz zeigt das Thymom meist ein muskelisointenses Signalverhalten und ist signalreich in der T2-gewichteten Sequenz. Die Kontrastmittelaufnahme ist variabel. Ca. 30% der Thymome wachsen lokal invasiv.

Thymuskarzinom

Diese aggressiven Tumoren sind durch eine frühe lymphogene und hämatogene Metastasierung gekennzeichnet. Sie fallen in der CT und MRT als eine große, unscharf berandete, invasiv wachsende Raumforderung mit heterogenem Binnenmuster (Nekrosen, Einblutungen) auf. Die MRT bietet bei der Klärung der Frage, ob eine Gefäßinvasion vorliegt, und für die genaue Tumorausdehnung im Mediastinum gelegentlich Vorteile gegenüber der CT und sollte bei nichtkonklusivem CT eingesetzt werden.

Keimzelltumoren

Das Teratom ist der häufigste Keimzelltumor des Mediastinums. Reife Teratome sind glatt berandet oder lobuliert, mit zystischen und soliden Anteilen. Im Gegensatz dazu weisen maligne Teratome eine unscharfe Randkontur und zentrale Nekrosezonen auf. Gerade die Kombination aus dem Nachweis von Flüssigkeit, Weichteilgewebe, Kalk und Fett ist für ein Teratom pathognomonisch. Aber allein der Nachweis von Fett ist nicht beweisend für Benignität, da in bis zu 40% der malignen Keimzelltumoren Fett nachgewiesen werden kann.

Vorderdarmzysten

Die häufigste Entität sind bronchogene Zysten. Computertomographisch imponieren sie als glatt berandete, rund oder oval konfigurierte, homogene RF mit wasserisointensen Dichtewerten, wobei auch höhere Dichten durch eingedicktes proteinreiches Debris vorkommen können. In der MRT sind sie hypointens oder intermediär auf den T1-gewichteten Sequenzen und T2-gewichtet sehr signalreich. Nach i. v. Kontrastmittelgabe findet sich allenfalls ein leichtes Randenhancement, während die zentralen Anteile der RF nicht aufnehmen.

Neurogene Tumoren

Die CT ist das diagnostische Mittel der Wahl, um intratumorale Kalzifikationen und knöcherne Destruktionen der Wirbelsäule und der Rippen zu beurteilen. Im Hinblick auf einen intraspinalen Tumoranteil ist die Aussage allerdings eingeschränkt. Somit muss mittlerweile die MRT als Methode der ersten Wahl angesehen werden. Sie erlaubt die Evaluation der intraspinalen Tumorausdehnung, des Rückenmarks sowie der longitudinalen Ausdehnung des Tumors. Schwannome und Neurofibrome stellen sich T2-gewichtet sehr signalintens dar und weisen eine deutliche KM-Aufnahme auf. Maligne Nervenscheidentumoren sind zum Zeitpunkt der Diagnosestellung meist größer als 5 cm. Insbesondere eine rasche Größenzunahme und ein heterogenes Signal sprechen für die maligne Variante. Im Einzelfall kann jedoch die Differenzialdiagnose schwierig bis unmöglich sein.

Lymphome

Die CT ist die Methode der Wahl für das Staging von Lymphomen und zur Verlaufskontrolle unter Therapie. Beim M. Hodgkin sind am häufigsten die anterioren mediastinalen, prätrachealen und hilären Lymphknoten involviert. Beim Non-Hodgkin-Lymphom sind diese LK-Gruppen eher seltener befallen, während andere LK-Gruppen zu dominieren scheinen, daneben auch der Befall des Lungenparenchyms, der Pleura und des Perikards. Unbehandelte Lymphome sind aufgrund ihres höheren Wassergehaltes in der T2-gewichteten MR-Darstellung relativ homogen signalintens, während nach einer erfolgten Chemotherapie das Signal in der T2-Wichtung heterogen und insgesamt geringer wird. Bleibt der befallene LK heterogen und signalreich oder nimmt das Signal über die Zeit wieder zu, so spricht der Befund für ein Tumorresiduum oder ein -rezidiv. Ein ausgeheiltes Lymphom ist durch Narbengewebe gekennzeichnet und daher signalarm auf T2-Bildern.

Die MR-Bildgebung ist in dieser Hinsicht der CT überlegen und es lässt sich mit dieser Methode ein Rezidiv ca. acht bis zwölf Wochen vor dem Eintreten von klinischen Symptomen diagnostizieren.

Literatur

1 Laurent F, Latrabe V, Lecesne R, Zennaro H, Airaud JY, Rauturier JF, Drouillard J (1998) Mediastinal masses: diagnostic approach. Eur Radiol 8(7): 1148–1159
2 Thompson BH, Stanford W (2000) MR imaging of pulmonary and mediastinal malignancies. Magn Reson Imaging Clin N Am 8(4): 729–739
3 Yoneda KY, Louie S, Shelton DK (2001) Mediastinal tumors. Curr Opin Pulm Med 7(4): 226–233

Klinik, Laborchemie und invasive Diagnostik mediastinaler Tumoren

Die Vielfalt mediastinaler Tumoren beruht auf der engen topographischen Beziehung, in dem die differenzierten Gewebe aller drei Keimblätter hier stehen. Neben gutartigen Tumoren des Mediastinums wie Zysten, Morgagni'sche Hernien und Angiodysplasien kommen weit häufiger maligne Tumore vor. Die Einteilung des Mediastinums in das vordere, mittlere und hintere Mediastinum erlaubt aufgrund der bevorzugten Lokalisation der häufigsten Tumore des Mediastinums bereits eine orientierende differenzialdiagnostische Eingrenzung. Die häufigsten Tumoren des vorderen Mediastinums sind Thymome, Teratome, Lymphome, Schilddrüsentumoren und Keimzelltumoren. Neben den primären Tumoren finden sich im vorderen Mediastinum auch Lymphknotenmetastasen. Im mittleren Mediastinum finden sich häufig Dermoidzysten, Mesothelzysten und Bronchialzysten. 75% der Tumore des hinteren Mediastinums sind Neurinome. Daneben kommen jedoch auch Ganglionneurome und Sympathikoblastome vor.

Da ca. 40% der mediastinalen Tumore maligne sind, ein Teil der primär benignen Tumore maligne entarten und das Wachstum der Tumore Beschwerden durch Kompression, Infiltration und Verdrängung benachbarter Organe verursachen kann, spielen die nicht-invasive wie auch die invasive Diagnostik eine entscheidende Rolle bei der morphologischen und histologischen Abklärung der Tumore zur Planung des therapeutischen Vorgehens. Ziel der invasiven Diagnostik ist es, die malignen Lymphome sowie Lymphknotenmetastasen, welche durch Radio-Chemotherapie behandelt werden, von den übrigen Tumoren abzugrenzen, für welche in den meisten Fällen die chirurgische Resektion die Methode der Wahl ist.

Für die Differenzialdiagnostik mediastinaler Tumore stehen neben laborschemischen Verfahren die bildgebende Diagnostik, die minimal-invasive Diagnostik durch CT- oder Sonographie-gesteuerte Punktion sowie die invasive operative Diagnostik im Mittelpunkt. Die meisten Mediastinaltumore werden zufällig im Rahmen einer Routine-Röntgenaufnahme des Thorax entdeckt. *Klinische Symptome* wie retrosternales Druckgefühl, obere Einflussstauung, Schluck- und Atembeschwerden, Horner-Syndrom, Heiserkeit, Recurrens- oder Phrenicus-Parese sind selten, häufig jedoch Anzeichen eines fortgeschrittenen Tumorstadiums. Diese Symptome sind jedoch kein eindeutiger Hinweis auf eine technische Inoperabilität. Bei bis zu 40% der Patienten mit einem Thymom findet sich eine Myasthenie. Bei Verdacht auf Vorliegen eines Thymoms sollten daher im Serum Antikörper gegen Acetylcholin-Rezeptoren bestimmt werden. Einige Patienten mit einem Mediastinaltumor weisen eine Anämie und Hypogammaglobulinämie auf. Neuroblastome, welche häufiger bei Kindern vorkommen, können durch Freisetzung von Katecholaminen zu Hypertonie oder Flush-Symptomatik führen. Keimzelltumoren können über eine gesteigert β-HCG-Produktion zu einer Gynäkomastie führen. Gelgentlich ist eine Hyperkalzämie Ausdruck einer gesteigerten Parathormonproduktion bei einem (ektopen) Adenom der Parathyreoidea. Fieber und Alkoholschmerz lassen an ein Hodgkin-Lymphom denken.

Zur *laborchemischen Abklärung* eines Mediastinaltumors sollte neben der Bestimmung von Hämoglobin, Leukozyten und Thrombozyten auch ein Differenzialblutbild durchgeführt werden. Bei dem geringsten Verdacht auf das Vorliegen eines Keimzelltumors müssen AFP und β-HCG im Serum bestimmt werden. Die LDH spiegelt die Aktivität von Lymphomen, Leukosen und soliden Tumoren wider und sollte im Rahmen der Labordiagnostik mitbestimmt werden. Störungen der Elektrolyte treten bei Karzinoiden mit Cushing-Syndrom (Hypokaliämie) und bei Tumoren der Parathyreoidea (Hyperkalzämie) auf.

Zur *histologischen Abklärung* mediastinaler Tumore stehen minimal-invasive Verfahren (CT-gesteuerte Punktion, bronchoskopische Biopsie, transbronchiale Biopsie, Bronchoskopie mit endosonographisch gesteuerter transbronchialer Biopsie, endoösophagealer Ultraschall mit Feinnadelaspiration) und invasive Verfahren (Mediastinoskopie, Mediastinotomie, videoassistierte thorakoskopische Biopsie, Thorakotomie) zur Verfügung. Bei der Mehrzahl der Mediastinaltumoren wird bei lokaler und funktioneller Operabilität oft die primäre Resektion des Tumors angestrebt. Zumindest bei Lymphomen und Keimzelltumoren sollte anstelle einer Resektion lediglich eine histologische Sicherung durch Probeentnahme vorgenommen werden. Dies gilt auch bei primär nicht resektabel erscheinenden Tumoren und bei Verdacht auf Metastasen.

Bronchoskopische transbronchiale Feinnadelbiopsie

Durch Biopsien kann bei 86–96% der Patienten histologisch oder zytologisch die Diagnose gesichert werden. Bei peripherer Lage des Tumors kann unter Durchleuchtung bei 75% der Patienten mit Hilfe transbronchialer Biopsie eine histologische Klärung des Befundes erfolgen. Bei Rundherden, welche kleiner als 2 cm sind, kann nur in ca. 30% histologisch die Diagnose gesichert werden. Transbronchiale Biopsien werden in der Regel mit einer 1,3 cm langen 18–19-G-Nadel durchgeführt und ermöglichen neben der Biopsie peripherer Rundherde die Abklärung paratrachealer, subcarinaler, hilärer und aortopulmonaler Lymphknoten (1, 2). Die Sensitivität transbronchialer Feinnadelbiopsien liegt bei 76%, die Spezifität bei ca. 96% (3). Die erfolgreiche Asservierung von Gewebematerial wird in der Literatur mit 20–89% angegeben und ist besonders von der Erfahrung des Untersuchers abhängig (3). Der Anteil falschnegativer Egebnisse liegt bei 30% und kann durch eine hohe Anzahl von Punktionen in das Zielgebiet wesentlich verbessert werden. Mit Hilfe der transbronchialen Biopsie können aortopulmonale Lymphknoten und untere mediastinale Lymphknoten nicht erreicht werden (4), aber durch Kombination mit endobronchialem Ultraschall kann die Auffindungsrate deutlich erhöht werden (5–8). Herth et al. konnten zeigen, dass durch Verwendung von endobronchialem Ultraschall bei 86% der untersuchten Patienten mediastinale Lymphknoten erfolgreich biopsiert werden konnten (6). In mehreren großen Studien, welche die ultraschallgesteuerte Lymphknotenbiopsie mit der Mediastinoskopie verglichen, konnte gezeigt werden, dass die ultraschallgesteuerte Feinadelbiopsie eine Sensitivität von 93%, eine Spezifität von 98% und eine Komplikationsrate von weniger als 0,5% aufweist (9).

Transösophageale ultraschallgesteuerte Feinnadelbiopsie

Mit Hilfe des transösophagealen Ultraschalls können insbesondere die links-mediastinalen Lymphknoten sowie der subcarinale Raum beurteilt werden (10–12). Der prätracheale Raum sowie der rechts-mediastinale Raum, insbesondere die Lymphknotenstationen 2 und 4, sind mit dieser Methode nicht zugänglich und somit nicht zu diagnostizieren. Die Sensitivität dieser Methode bei vergrößerten Lymphknoten liegt bei 88%, die Spezifität bei ca. 91%. Im Gegensatz dazu sind Sensitivität und Spezifität der Methode bei nicht vergrößerten Lymphknoten gering (13).

Transbronchiale und transösophageale Feinadelaspirationen sind insbesondere bei Patienten mit vergrößerten Lymphknoten sowie bei Patienten mit mediastinaler Tumorinfiltration ein wertvolles diagnostisches Hilfsmittel. Mikrometastasen in Lymphknoten können jedoch nicht sicher erfasst werden.

Mediastinoskopie

Seit der Einführung durch *Carlens* 1959 gilt die Mediastinoskopie als Goldstandard bei der histologischen Abklärung mediastinaler Lymphknoten. Sie ist die Methode mit der größten Sensitivität (81%) und Spezifität (100%) und einem negativem prädiktivem Wert von 91% (14–16). Der Nachweis vergrößerter mediastinaler Lymphknoten im CT, Heiserkeit sowie eine Recurrens-Parese stellen eine absolute Indikation zur Durchführung einer Mediastinoskopie dar. Des Weiteren sollte vor der Therapieentsscheidung eine Mediastinoskopie bei den Patienten durchgeführt werden, bei welchen ein zentrales Lungenkarzinom oder ein histologisch gesichertes Adenokarzinom vorliegt sowie bei den Patienten, bei welchen die Durchführung einer ausgedehnten Tumorresektion nicht vertretbar ist (17). Die Durchführung einer Mediastinoskopie bei Patienten mit Lungenkarzinom, bei denen sich keine vergrößerten Lymphknoten im CT finden, wird kontrovers diskutiert. *Daly* et al. konnten zeigen, dass Patienten mit einem großen pulmonalen Tumor, welcher im inneren Drittel der Lunge lokalisiert ist, insbesondere bei Vorliegen eines Adeno- oder eines großzelligen Karzinoms häufig tumorinfiltrierte mediastinale N2-Lymphknoten aufweisen (18). Einige Zentren führen vor einer linksseitigen Thorakotomie eine Mediastinoskopie bei linksseitigen Lungenkarzinomen durch, welche die Tendenz aufweisen, auf die kontralaterale Seite zu metastasieren. Das Staging der mediastinalen Lymphknoten ist entscheidend sowohl von einer adäquaten Technik der Probengewinnung als auch von der Anzahl erreichter Lymphknotenstationen abhängig. Mit Hilfe der Mediastinoskopie ist der Raum ventral der Trachea bis zur Hauptcarina und der oberen Hohlvene zu erreichen. Die Mediastinoskopie ermöglicht die Evaluierung und Biopsie der Lymphknotenstationen Level 4 (tief paratracheal) und Level 7 (subcarinal) sowie der Lymphknotenstationen Level 2 (hoch paratracheal). Die Lymphknotenstationen Level 3 (retrotracheal), Level 8 (paraösophageal), Level 5, Level 6 (subaortal, paraaortal), Level 9 (Ligamentum pulmonale) sowie Level 10 und Level 11 (hiläre und interlobäre Lymphknoten) können mediastinoskopisch nicht erreicht werden. Dies bedeutet insbesondere, dass für NSCLC-Tumoren im linken Oberlappen, die häufig in die Lymphknotenstationen des aortopulmonalen Fensters metastasieren, die Mediastinoskopie als N-Prädiktor nicht zuverlässig ist. Für diese Tumoren sollte eine Abklärung der Lymphknoten des aortopulmonalen Fensters durch ultraschallgesteuerte Feinnadelpunktion, eine anteriore Mediastinostomie oder VATS herbeigeführt werden. Als Kontraindikation für die Durchführung einer Mediastinoskopie gilt neben einer ausgeprägten Arthritis, welche eine Reklination des Halses verhindert, das Vorliegen eines Tracheostomas (20). Die Komplikationsrate ist niedrig, die Morbidität liegt bei 1–2,3%, die Mortalität bei 0–0,3% (15, 19–21). Neben Blutung durch Einreißen eines Gefäßes im Rahmen der Lymphknotenbiopsie (V. azygos, A. pulmonalis, V. anonyma) werden Verletzungen des linksseitigen N. recurrens, Pneumothoraces, und Arrhythmien beobachtet. Darüber hinaus können Verletzungen der Trachea und des Ösophagus sowie Infektionen des Mediastinums auftreten.

Die videoassistierte Mediastinoskopie scheint eine höhere Sensitivität für das Auffinden tumorinfiltrierter Lymphknoten aufzuweisen als die konventionelle Mediastinoskopie. Im Gegensatz zum konventionellen Mediastinoskop besteht das Videomediastinoskop aus zwei Branchen, welche nach Einführen in den prätrachealen Raum aufgespreizt werden und so ein bimanuelles Arbeiten ermöglichen. Dieses erlaubt eine komplette Lymphknotendissektion und erhöht die Sensitivität gegenüber der konventionellen Mediastinoskopie. In einer Studie von *Hürtgen* et al. konnten bei 46 Patienten im Mittel 21 Lymphknoten videoassistiert mediastinoskopisch entfernt werden, signifikant mehr als bei Patienten nach Thorakotomie (23).

VATS

Die videoassistierte Thorakoskopie ermöglicht, diagnostische und therapeutische Eingriffe im Thoraxraum sicher durchzuführen, wobei insbesondere das Lungenparenchym, die Pleura parietalis und visceralis und das Perikard erreicht werden können (22). Darüber hinaus können mittels VATS Strukturen des Mediastinums sowie ipsilaterale hiläre und mediastinale Lymphknoten diagnostiziert und biopsiert werden. Insbesondere die subaortalen (Level 5), paraaortalen (Level 6), paraösophagealen (Level 8) Lyphknoten sowie die Lymphknoten des Ligamentum pulmonale (Level 9) können mit einer Sensitivität von 92–100% biopsiert werden. Im Gegensatz zur Ultraschall-gesteuerten Feinnadelpunktion ist die Quantität und Qualität der Biopsate deutlich besser. Insbesondere zur Abklärung kontralateraler Lymphknoten und Metastasen bietet VATS ein sicheres und gering invasives diagnostisches Verfahren. Neben der Möglichkeit, die Ausdehnung des Tumors zu bestimmen und die mediastinalen Lymphknoten zu biopsieren, ermöglicht VATS die Durchführung therapeutischer Eingriffe (z. B. Pleurodese) in gleicher Sitzung.

Literatur

1. Shure D, Fedullo PF (1985) Transbronchial needle aspiration in the diagnosis of submucosal and peribronchial bronchogenic carcinoma. Chest 88: 49–51
2. Shure D, Fedullo PF (1984) The role of transcarinal needle aspiration in the staging of bronchogenic carcinoma. Chest 86: 693–696
3. Toloza EM, Harpole L, Detterbeck F et al (2003) Invasive staging of non-small cell lung cancer: A review of the current evidence. Chest 123 (suppl): 157S–166S
4. Fickling W, Wallace MB (2002) EUS in lung cancer. Gastrointest Endosc 56 (suppl 4): S18–S21
5. Burgers JA, Herth F, Becker HD (2001) Endobronchial ultrasound. Lung cancer 34 (suppl 2): S109–S113
6. Herth FJ, Becker HD, Ernst A (2003) Ultrasound-guided transbronchial needle aspiration: An experience in 242 patients. Chest 123: 604–607
7. Yasufuku K, Chiyo M, Sekine Y et al (2004) Real-time endobronchial ultrasound-guided transbronchial needle aspiration of mediastinal and hilar lymph nodes. Chest 126 (1): 122–128
8. Wallace MB, Pasqual J, Raimondo M et al (2005) Complete medical mediastinoscopy under conscious sedation using combined endoscopic ultrasound and endobronchial ultrasound. Gastrointest Endosc 61(5): AB83
9. Wallace MB, Fritscher-Ravens A, Savides TJ (2003) Endoscopic ultrasound for the staging of non-small-cell lung cancer. Endoscopy 35(7): 606–610
10. Silvestri GA, Hoffman B, Reed CE (2003) One from column A: choosing between CT, positron emission tomography, endoscopic ultrasound with fine-needle aspiration, transbronchial needle aspiration, thoracoscopy, mediastinoscopy and mediastinotomy for staging lung cancer. Chest 123: 333–335
11. Wallace MB, Silvestri GA, Shai AV et al (2001) Endoscopic ultrasound-guided fine needle aspiration for staging patients with carcinoma of the lung. Ann Thorac Surg. 72: 1861–1866
12. Silvestri GA, Hoffman BJ, Bhutani MS et al (1996) Endoscopic Ultrasound with fine-needle aspiration in the diagnosis and staging of lung cancer. Ann Thorac Surg 61: 1441–1447
13. LeBlanc JK, Devereaux BM, Imperiale TF et al (2005) Endoscopic ultrasound in non-small cell lung cancer and negative mediastinum on computed tomography. Am J Respir Crit Care Med 171: 177–182
14. Carlens E (1959) Mediastinoscopy: A method for inspection and tissue biopsy in the superior mediastinum. Dis Chest 36: 343
15. Hammoud Z, Anderson R, Meyers B et al (1999) The current role of mediastinoscopy in the evaluation of thoracic disease. J Thorac Cardiovasc Surg 118: 894–899
16. Toloza EM, Harpole L, Detterbeck F, McCrory DC (2003) Invasive staging of non-small cell lung cancer: a review of the current evidence. Chest 123: 157S
17. Detterbeck FC, DeCamp MM, Kohman LJ, Silvestri GA (2003) Invasive staging: the guidelines. Chest 123: 167S
18. Daly BD, Mueller JD, Faling LJ et al (1993) N2 lung cancer: Outcome in patients with false-negative computed tomographic scans of the chest. J Thorac Cardiovasc Surg 105: 904–910
19. Kirschner PA (1996) Cervical mediastinoscopy. Chest Surg Clin N Am 6: 1–20
20. LeBlanc J K, Espada R, Ergun G (2003) Non-small call lung cancer staging techniques and endoscopic ultrasound: tissue is still the issue. Chest 123: 1718
21. Coughlin M, Deslaurierrs J, Beaulieu M et al (1985) Role of mediastinoscopy in pretreatment staging of patients with primary lung cancer. Ann Thorac Surg 40: 556
22. DeCamp MM, Jaklitsch MT, Mentzer SJ, Harpole DH, Sugarbaker DJ (1995) The safety and versatility of video-thoracoscopy: a prospective analysis of 895 consecutive patients. J Am Coll Surg 181: 113
23. Hürtgen M, Friedel G, Toomes H, Fritz P (2002) Radical video-assisted mediastinoscopic lymphadenectomy (VAMLA)-technique and first results. Eur J Card Thor Surg 21: 348

Therapie

Die überwiegende Zahl der Mediastinaltumoren wird primär operativ im Rahmen eines diagnostisch-therapeutischen Eingriffes entfernt. Ausnahmen hiervon sind, wie oben erwähnt, die malignen Lymphome, die malignen extragonadalen Keimzelltumoren sowie primär nicht resektable Tumoren, die multimodal behandelt werden, und Metastasen. Da im Allgemeinen vitale Strukturen bei Entfernung eines Mediastinaltumors wenig tangiert werden, tolerieren Patienten auch im vorgerückten Alter den Eingriff meistens gut. Sind jedoch erweiterte Resektionen zu erwarten (Lunge, Brustwand), so ist eine genauere Risikoabschätzung und eine vorherige histologische Sicherung erforderlich, um gegebenenfalls auf andere Therapieformen zurückgreifen zu können. Während die operative Behandlung in den meisten Fällen, namentlich bei gutartigen Tumoren und Zysten, technisch einfach ist und keiner zusätzlichen Therapie bedarf, erfordern bestimmte Tumoren ein exakt geplantes, histologie- und stadiengerechtes multimodales Vorgehen.

Lymphome

Der Anteil der Lymphome an den Mediastinaltumoren schwankt erheblich, je nachdem, ob man Lymphome mit alleinigem Mediastinalbefall oder Lymphome erfasst, die wegen extrathorakaler Lymphknotenvergrößerungen diagnostiziert werden, bei denen sekundär auch ein Mediastinalbefall nachgewiesen wird. Bei Erwachsenen machen Lymphome ca. 15–26% der Mediastinaltumoren aus (1). Oft werden sehr große Tumoren beobachtet, die weit mehr als 1/3 der unteren Thoraxapertur ausmachen und dabei oft zu überraschend wenig Symptomen führen. Weisen typische radiologische Kriterien oder eine B-Symptomatik differenzialdiagnostisch auf ein Lymphom hin, so ist unverzüglich durch eine ausgiebige Probeexzision (Mediastinoskopie, parasternale Mediastinotomie) repräsentatives Gewebe für histologische und immunhistologische Untersuchungen zu gewinnen. Bei Mitbeteiligung extrathorakaler Lymphknoten im Bereich des Halses, der Axillen oder der Leisten sollten diese zur Biopsie und Diagnosesicherung herangezogen werden, da sie leichter erreichbar und risikoärmer operierbar sind.

Im Fall einer diagnostischen Sterno- oder Thorakotomie ermöglicht die intraoperative Gefrierschnittuntersuchung oft keine eindeutige Diagnose, insbesondere ist eine Differenzierung zwischen Lymphomen und bestimmten Formen von Thymomen oft nahezu unmöglich. In diesem Fall ist man berechtigt, einen gut resektablen Tumor zu entfernen, während man sich bei einem ausgedehnten Befund auf eine Probeexzision beschränken wird.

Nach histologischer Sicherung und exaktem Staging erfolgt die Behandlung stadiengerecht nach den Richtlinien radiologischer und internistischer Onkologie (2). Für die Mehrzahl der Patienten mit malignen Lymphomen stehen heute hochwirksame Chemotherapie-Kombinationen und/oder Strahlenprotokolle zur Verfügung. Diese führen zu hohen Remissionsraten (und damit zu beeindruckenden klinischen Besserungen) und ermöglichen in einem hohen Prozentsatz dauerhafte Heilungen. Während niedrig maligne Non-Hodgkin-Lymphome der Stadien I und II üblicherweise radiotherapiert werden, steht bei fortgeschritteneren Stadien und bei hoch malignen Lymphomen die primäre Chemotherapie im Vordergrund. Das sehr differenzierte stadien- und histologiegerechte Vorgehen bei den Hodgkin- und Non-Hodgkin-Lymphomen ist in dem „Manual zur Diagnostik, Therapie und Nachsorge maligner Lymphome" des Tumorzentrums München ausführlich dargestellt (2).

Mediastinale Keimzelltumoren

Diese Gruppe von Tumoren umfasst benigne Teratome, Seminome und nicht-seminomatöse Keimzelltumoren. Betroffen sind fast ausschließlich jüngere männliche Patienten. Bei den malignen Formen ist immer eine multimodale Therapie mit Schwerpunkt Chemotherapie erforderlich.

Benignes Teratom

Bei einer Häufigkeit von 3–5% aller Mediastinaltumoren liegen Teratome zu 95% im vorderen Mediastinum. Sie enthalten Gewebeanteile aller drei Keimblätter, bei überwiegender ektodermaler Komponente spricht man von Dermoid-Tumoren. Im CT sind die Tumoren zur Umgebung hin gut abgegrenzt mit zystischen Arealen und Verkalkungen (Zahnanlagen, Knochenbildung). AFP und β-HCG sind nicht erhöht. Die chirurgische Entfernung bietet meist keine Schwierigkeiten, Rezidive sind selten.

Maligne Keimzelltumoren

Diese Tumoren leiten sich von versprengten, totipotenten Zellen aus einer frühen Phase der Embryonalentwicklung ab; auch andere Entstehungstheorien werden diskutiert (3). Obwohl das histologische Bild dem gonadaler Keimzelltumoren entspricht, besteht kein Zusammenhang mit einer gonadalen Tumormanifestation. Die Abgrenzung der reinen Seminome von der Gruppe der nicht-seminomatösen Tumoren ergibt sich wegen unterschiedlicher therapeutischer Ansätze, die sich bei der Behandlung gonadaler Keimzelltumoren bewährt haben.

Seminome

Typischerweise im vorderen oberen Mediastinum lokalisiert wachsen diese Tumoren relativ langsam, 30–40% haben zum Zeitpunkt der Diagnose noch keine Metastasen gesetzt. In 10% der Fälle ist β-HCG erhöht, während AFP normal ist. Die Prognose von Tumoren, die mit einer erhöhten Serumkonzentration von β-HCG einhergehen, unterscheidet sich aber nicht von der β-HCG-negativer Tumoren. Das Tumorgewebe ist strahlensensibel. Bei gleichzeitiger Erhöhung von β-HCG und AFP ist von einem Mischtumor auszugehen; die Behandlung entspricht dann der nicht-seminomatöser Keimzelltumoren.

Nach exaktem Staging (vor allem Ausschluss von Lungen- und Skelettmetastasen) ist bei lokalisiertem Tumor die Operation angezeigt, wobei unbedingt eine R0-Resektion anzustreben ist. Sollte dies nicht gelingen, ist eine postoperative Bestrahlung indiziert. Bei lokal begrenzten, aber inoperablen Seminomen steht die lokale Strahlentherapie als Behandlung im Vordergrund. Aufgrund der hohen Strahlensensibilität dieses Tumors ist auch mit dieser Behandlung eine lokale Tumorkontrolle und damit eine Fünfjahres-Überlebensrate von bis zu 100% zu erreichen. Die erforderlichen Strahlendosen liegen je nach Autor zwischen 35 und 45 Gy (4).

Mit zunehmender Größe des Primärtumors steigt das Risiko von Fernmetastasen. Zudem werden die notwendigen Strahlenfelder so groß, dass die Belastung der umliegenden Normalgewebe zu groß wird. Daher wird man heute im Allgemeinen bei sehr großen Tumoren eine primäre Chemotherapie einleiten, selbst wenn noch keine Fernmetastasen nachweisbar sind (4). Mit Cisplatin-haltigen Kombinationen können heute selbst in metastasierten Stadien in 60–90% Vollremissionen erreicht werden. Günstige Ergebnisse werden besonders mit Cisplatin/Ifosfamid in Kombination mit Vinblastin oder mit Cisplatin- und Vepesid-haltigen Kombinationen erzielt, Heilungen sind selbst in metastasierten Stadien möglich (5). Die Bedeutung der sekundären Resektion von Tumorresten nach erfolgter Chemotherapie ist noch nicht endgültig beurteilbar (5, 6). Mit den heutigen multimodalen Therapien ist bei lokal fortgeschrittenen, aber nicht metastasierten Tumorstadien ein rezidivfreies Überleben in ca. 90% und selbst im metastasierten Stadium noch in ca. 80% erreichbar.

Nicht-seminomatöse Keimzelltumoren

Bei den extragonadalen Keimzelltumoren des Mediastinums überwiegen Dottersack-Tumoren (Yolk sac tumor), häufig in Kombination mit anderen Tumorkomponenten. Reine Trophoblasten-Tumoren sind sehr selten. Entsprechend der Dottersack-Komponente findet sich bei fast allen Patienten eine Erhöhung des AFP. Erhöhte β-HCG-Serumspiegel werden nur in knapp der Hälfte der Patienten gefunden, wobei die Werte meist nur mäßig erhöht sind. In 22% der Fälle ist eine Assoziation mit einem Klinefelter-Syndrom beschrieben (5).

Die Prognose dieser Tumorerkrankungen des Mediastinums ist im Vergleich zu den primär gonadalen nicht-seminomatösen Keimzelltumoren mit einem Langzeitüberleben von lediglich 35% deutlich schlechter (7).

Das therapeutische Vorgehen bei den nicht-seminomatösen Keimzelltumoren des Mediastinums ist in Abbildung 2 schematisch dargestellt. Da die komplette Resektion der wichtigste prognostische Faktor ist, wird bei den häufig lokal fortgeschrittenen, primär irresektablen Tumoren heute sowohl bei Erwachsenen wie auch bei Kindern primär mit Cisplatin-haltigen Kombinationen (z. B. PEI: Cisplatin, Etoposid, Ifosfamid (8)) behandelt. Nach Erreichen normaler Tumormarker werden alle Tumorreste reseziert. Bei Nachweis von vitalem nicht-seminomatösem Tumorgewebe sollten zwei weitere Therapiezyklen angeschlossen werden. Finden sich in den Resektaten nur noch Nekrose und Narbengewebe oder reifes Teratom, kann auf eine weitere Therapie verzichtet werden. Bei primärem Nicht-Ansprechen versucht man, durch eine Salvage-Therapie doch noch eine Remission und wiederum durch eine nachfolgende Operation Tumorfreiheit zu erzielen. Kommt es auch unter einer Salvage-Therapie nicht zu einem ausreichenden Ansprechen, ist die Prognose auch unter Anwendung einer Hochdosistherapie extrem schlecht. Bei konsequenter Therapie ensprechend dem hier dargestellten Vorgehen kann ein rezidivfreies Langzeitüberleben heute immerhin in etwa 50–70% erzielt werden (3, 5). Als Ultima Ratio kann nach inkompletter Resektion und geringem Ansprechen auf die systemische Behandlung eine lokale Radiotherapie durchgeführt werden, mit der eine dauerhafte lokale Tumorkontrolle bei einem Teil der Patienten erreicht werden kann.

Zur Durchführung der Chemotherapie bei den primären Keimzelltumoren das Mediastinums sei auf das Kapitel Hodentumoren von *Gerl* et al. im aktuellen TZM-Manual „Urogenitale Tumoren" hingewiesen (9).

Epitheliale Thymustumoren

Epitheliale Thymustumoren (Thymome, Thymuskarzinome) sind mit 20% die häufigsten Ge-

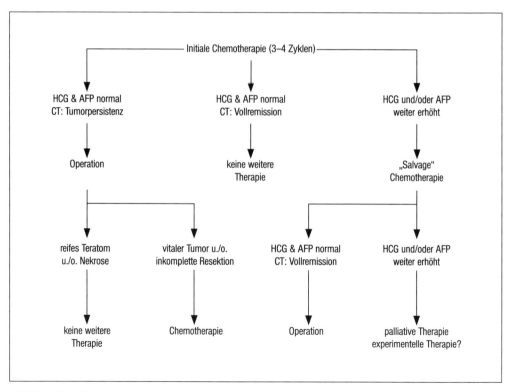

Abbildung 2. Behandlungsplan der nicht-seminomatösen Keimzelltumoren.

schwülste im vorderen Mediastinum, in 20–30% der Fälle verbunden mit einer Myasthenia gravis. Seltenere assoziierte Syndrome sind Hypogammaglobulinämie und Erythrozytopenie. Einen wesentlichen Fortschritt in der prognostischen Beurteilung der Thymustumoren stellen die neue Klassifizierung nach *Kirchner* und *Müller-Hermelink* (10) sowie die verbesserte, den klinischen Verläufen sehr gut entsprechende Stadieneinteilung nach *Masaoka* dar (11), die in Tabelle 5 dargestellt ist. Die zytomorphologisch benignen, biologisch sich aber sehr unterschiedlich verhaltenden Thymome werden in folgende Typen mit zunehmendem Malignitätsgrad eingeteilt: medulläre, gemischte, vorwiegend kortikale und kortikale Thymome. Dieser Gruppe werden die sehr seltenen Thymuskarzinome gegenübergestellt mit einer hochdifferenzierten kortikalen Form und einer Gruppe unterschiedlich differenzierter Karzinome. Die präzisere klinische Stadieneinteilung nach *Masaoka* ist der weit verbreiteten Einteilung nach *Bergh* vorzuziehen.

Die stadienabhängige Therapieplanung beim Thymom ist in Tabelle 6 dargestellt. Die primäre transsternale oder transpleurale Resektion ist die Therapie der Wahl bei allen resektabel erscheinenden Thymustumoren, wobei die komplette Tumorentfernung auch bei den Thymuskarzinomen der entscheidende prognostische Faktor ist (12). Ein wichtiges Kriterium, das bei den verschiedenen Stadieneinteilungen entsprechend berücksichtigt wird, ist der Nachweis einer Invasion oder Penetration der bindegewebigen Tumorkapsel, ein Befund, der manchmal vom Operateur besser zu beurteilen ist als vom Pathologen. Um ein exaktes Staging zu erzielen, sollte nach Möglichkeit eine „Ausräumung" des vorderen Mediastinums durchgeführt werden unter Mitnahme des Fett-/Bindegewebes, des Restthymus, der erreichbaren mediastinalen Lymphknoten und ggf. mit Perikardfensterung. Im Stadium I kann nach einer kurativen Operation auf eine Nachbestrahlung verzichtet werden. Sollte in einem vorherigen Eingriff (z. B. zur histologischen Sicherung) die Kapsel verletzt

Tabelle 5. Stadieneinteilung der epithelialen Thymustumoren nach *Masaoka* (12).

Stadium	Kriterien
I	Tumor makroskopisch vollständig von einer Kapsel umgeben und mikroskopisch keine Invasion der Kapsel
IIa	Makroskopisch Invasion des umgebenden Fettgewebes oder der mediastinalen Pleura
IIb	Mikroskopisch Invasion der Tumorkapsel
III	Makroskopisch Invasion von benachbarten Organen: Perikard, große Gefäße, Lunge
IVa	Pleurale oder perikardiale Ausbreitung
IVb	Lymphogene oder hämatogene Metastasen

Tabelle 6. Stadienabhängige Therapieplanung von Thymomen.

Stadium	Chirurgie	Strahlentherapie	Chemotherapie
I	Komplette Resektion	nein	nein
II	Komplette Resektion	35–50 Gy	nein
III	Komplette Resektion	35–50 Gy	nein
	Inkomplette Resektion	35–50 Gy	Cisplatin-Kombinationen?
	Sekundäre Op?	primäre Chemo- und Strahlentherapie?	
IVa	Debulking?	35–50 Gy	Cisplatin-Kombinationen
	Sekundäre Op?	primäre Chemotherapie +/- Strahlentherapie	
IVb	Einzelfall sek. Op	primäre Chemotherapie +/- Strahlentherapie	

worden sein, empfiehlt sich auch im Stadium I die postoperative Radiotherapie. In allen Fällen eines lokal fortgeschrittenen Tumorstadiums (ab Stadium II nach Masaoka) ist unabhängig vom Erfolg der Operation eine postoperative Radiotherapie indiziert mit Ausnahme des medullären und des gemischten Typs. Ohne Nachbestrahlung treten bei bis zu 30% der Patienten Lokalrezidive auf, und die Fünfjahres-Überlebensrate liegt bei lediglich 53–70%. Infolge der Strahlensensibilität des Tumors wird die Häufigkeit von Tumorrezidiven mit Strahlendosen zwischen 35 und 50 Gy auf bis zu 10% deutlich reduziert und ein Fünfjahres-Überleben von bis zu 90% im Stadium II und bis zu 80% im Stadium III erreicht (13). Mit Gesamtdosen von mehr als 50 Gy bei primär inoperablen Tumoren kann auch durch eine alleinige Radiotherapie eine dauerhafte Tumorkontrolle erreicht werden, die jedoch zumeist unter 50% liegt.

Eine Chemotherapie des invasiven Thymoms ist dann in Erwägung zu ziehen, wenn lokale Maßnahmen wie Operation und/oder Strahlentherapie wegen der lokalen Ausdehnung oder wegen Fernmetastasen primär nicht möglich sind. Wegen der meist geringen Fallzahlen kann eine verbindliche Angabe für ein bestimmtes Protokoll nicht gegeben werden (1, 12, 14). Adriamycin, Cisplatin und Alkylanzien zählen zu den effektiven Substanzen, die in verschiedenen Kombinationen (1, 14, 15), oft unter Zugabe von Steroiden, Anwendung finden. Mit solchen Kombinationen werden zwar in ca. 55–90% Remissionen erzielt, der Anteil langanhaltender Vollremissionen ist jedoch niedrig. Aus diesem Grund sollte die Resektabilität nach Abschluss der Chemotherapie erneut überprüft werden. Kommt eine Operation nicht in Frage, ist eine konsolidierende Radiotherapie sinnvoll. Hierdurch scheint eine dauerhafte Tumorkontrolle und damit Heilung zumindest bei einem Teil der Patienten möglich. Das Zielvolumen sollte sich weitgehend an dem Resttumor nach Chemotherapie orientieren, da ansonsten von einer beträchtlichen pulmonalen und kardialen Toxizität auszugehen ist. Ist die Indikation für eine Chemotherapie gegeben, kann die Kombination von Cyclophosphamid, Adriamycin, Oncovin (= Vincristin) und Prednison, das so genannte CHOP-Protokoll, zum Einsatz (16) kommen. Das Protokoll kommt immer noch sehr oft in der Therapie der Non-Hodgkin-Lymphome zur Anwendung und ist im Lymphom-Manual des TZM München zu finden (2).

Cisplatin-haltige Kombinationen gewinnen in der Therapie der fortgeschrittenen Thymome vermehrt an Bedeutung (14, 15). Von den verschiedenen möglichen Protokollen bietet sich z. B. eine von *Fornasiero* et al. angegebene Kombination (17) sowie z. B. das BAPP-Protokoll an, das in Tabelle 7 dargestellt ist (18). Bei dieser nebenwirkungsreichen Therapie sind die Durchführungsbestimmungen für und die Kontraindikationen gegen Cisplatin (u. a. Nephrotoxizität) und Adriamycin (u. a. Kardiotoxizität, schwerste Gewebenekrosen bei Paravasaten) zwingend zu beachten. Kommt es nach zunächst erfolgreicher kurativer Therapie (Operation und/oder Bestrahlung) zu einem Rezidiv, so sollten zunächst wiederum lokale Therapiemaßnahmen zur Anwendung kommen. Nur falls diese technisch nicht mehr möglich sind, kann eine der o. g. Formen der Chemotherapie Anwendung finden. Der Stellenwert einer adjuvanten Chemotherapie nach kompletter wie inkompletter Resektion ist noch nicht gesichert. Daher sollte außerhalb von Studien der Strahlentherapie der Vorzug gegeben werden.

Tabelle 7. BAPP-Chemotherapie des fortgeschrittenen Thymoms.

Bleomycin	12 mg/m²	i.v.	Tag 1
Adriamycin	50 mg/m²	Kurzinfusion	Tag 1
Cis**P**latin	50 mg/m²	Kurzinfusion	Tag 1
Prednison	40 mg/m²	p.o.	Tage 1–5

Wiederholung alle 4 Wochen bzw. nach Regeneration des Blutbildes;
Besonderheiten der einzelnen Zytostatika sind zwingend zu beachten.

Möglicherweise gewinnt in Zukunft eine Therapie mit Somatostatin-Analoga an Bedeutung. *Loehrer* et al. behandelten Patienten, die in der Octreotid-Szintigraphie eine Speicherung in den Tumorherden zeigten, mit Octreotid (3 × täglich 0,5 mg s. c.) (19). Alle Patienten hatten Extensive Disease oder einen Rückfall im bestrahlten Gebiet, und 32 Patienten hatten zuvor wenigestens eine Chemotherapie (meist Platin-basiert) erhalten. Octreotid alleine bewirkte in 10,5% eine Remission, die Kombination mit Steroiden führte zu einem Ansstieg der Remissionsrate auf 32% (19). Remissionen wurden nur bei Patienten mit Thymom, nicht aber mit Thymuskarzinoid oder Thymuskarzinom erzielt.

Neurogene Mediastinaltumoren

75% der Tumoren des hinteren Mediastinums sind neurogenen Ursprungs. Entsprechend ihrer ontogenetischen Abstammung von Zellen der embryonalen Ganglienleiste liegen sie überwiegend im Sulcus costovertebralis. Von den Tumoren der Nervenscheide (Schwannom, Neurofibrom) unterscheidet man diejenigen, die von neuralem oder neuroendokrinem Gewebe abstammen (Neuroblastom, Gangliom-Neurom, peripheres Neuroepitheliom, Phäochromozytom). Bei der Differenzierung ist die immunhistochemische Bestimmung von S-100 und NSE hilfreich. Schwannome und Neurofibrome (besonders ihre malignen Varianten) können mit einem Morbus von Recklinghausen oder anderen Phakomatosen assoziiert sein. Die Geschwülste entwickeln sich meist asymptomatisch, können aber gelegentlich zu lokalen Druckerscheinungen (Horner-Syndrom, Plexus-Irritation), bei Einwachsen in den Spinalkanal über das Foramen intervertebrale (Sanduhr-Geschwülste) zu mehr oder weniger ausgeprägter Querschnittssymptomatik führen. Bei diesen Tumoren kommt der präoperativen Diagnostik mittels MRT eine besondere Rolle zu. Der häufigste neurogene Tumor im Kindesalter mit schlechter Prognose ist das Neuroblastom.

Die Behandlung der benignen Formen besteht in der kompletten chirurgischen Entfernung, wobei im Fall von Sanduhr-Geschwülsten gelegentlich ein zweizeitiges Vorgehen (in Kooperation mit Neurochirurgie) empfehlenswert ist. Bei den malignen Formen (malignes Schwannom, Neuroblastom, peripheres Neuroepitheliom (= Askin's Tumor), malignes Phäochromozytom) ist bei lokal operablen Tumoren ebenfalls die möglichst komplette Resektion, bei fortgeschrittenen Tumorstadien ein „Debulking" zu versuchen. Anschließend können multimodale Therapien versucht werden, wobei wegen der meist lokalen Probleme die lokale Strahlentherapie mit Gesamtdosen von 45-54 Gy in konventioneller Fraktionierung ganz im Vordergrund steht.

Intrathorakale Struma

Bei einer Geschwulstbildung im oberen vorderen Mediastinum ist differenzialdiagnostisch auch an einen intrathorakalen, meist substernalen Anteil einer Struma zu denken. Durch Obstruktion der oberen Thoraxapertur kommt es zu Einflussstauung mit Kollateralkreisläufen, Kompression und Verdrängung von Trachea und Ösophagus typischerweise nach links. Selten entwickelt sich ein intrathorakaler Strumaanteil entlang der Trachea auch in das hintere Mediastinum und nimmt dann den Raum zwischen Ösophagus, Trachea, Vena azygos und Vena cava ein (15). Nahezu immer besteht eine Verbindung zur zervikalen Schilddrüse, von der auch die Blutversorgung stammt (Struma intrathoracalis alliata). Die echte intrathorakale, von einer aberrierenden Schilddrüsenanlage stammende Struma mit eigener mediastinaler Blutversorgung stellt eine absolute Rarität dar. Neben dem obligaten CT ist ein Schilddrüsenszintigramm angezeigt, wobei ein negativer Befund nicht unbedingt gegen eine intrathorakale Struma spricht. Infolge regressiver Veränderungen erweisen sich intrathorakale Strumaanteile gelegentlich als szintigraphisch stumm. Hilfreich ist in diesem Fall die Punktionsbiopsie (20).

Wegen der drohenden mechanischen Probleme ist eine frühzeitige Resektion indiziert. Entsprechend den erwähnten anatomischen Gegebenheiten lässt sich, wie große Statistiken zeigen, die typische retrosternale Struma von einem rein zervikalen Zugang aus meist ohne Schwierigkeiten entwickeln (21). Nur selten ist eine zusätzliche partielle oder komplette Sternotomie erforderlich. Bei der seltenen intrathorakalen Struma im hinteren Mediastinum ist hingegen eine zusätzliche rechtsseitige Thorakotomie angezeigt. Der Eingriff beginnt immer von zervikal her mit Versorgung der Blutgefäße und Darstellung der Nervi recurrentes. Nur bei einem rein intrathorakalen Rezidivtumor sollte primär ein thorakaler Zugang gewählt werden. Die Gefahr einer Tracheomalazie wird meist überschätzt, eine Tracheotomie ist nur bei beiderseitiger Recurrens-Parese erforderlich (22).

Da es sich in der Regel um benigne Strumen handelt und die mechanischen Probleme ganz im Vordergrund stehen, spielen nicht-operative Verfahren eine untergeordnete Rolle. Auch im Falle einer malignen Struma ist für eine effektive Radiojod-Therapie eine möglichst komplette Tumorreduktion unabdingbar. Bei Inoperabilität der malignen Struma kann zur Entlastung von Trachea und Ösophagus eine externe Bestrahlung versucht werden, bzgl. einer zusätzlichen Chemotherapie besteht derzeit keine einheitliche Meinung. Die Anlage eines protektiven Tracheostomas oder die Stent-Implantation ist dagegen in dieser Situation angezeigt.

Literatur

1 Cameron RB, Loeher PJ Sr, Thomas CR Jr (2005) Neoplasms of the mediastinum. In: DeVita Jr VT, Hellman S, Rosenberg SA (eds) Cancer principles and practice of oncology. Lippincott, Williams & Wilkins, Philadelphia, pp 845–866
2 Emmerich L (ed) (2000) TZM-Manual, Maligne Lymphome, Empfehlungen zur Diagnostik, Therapie und Nachsorge 6. Aufl. Zuckschwerdt, München Wien New York
3 Roth JA, Ruckdeschel JC, Weisenburger Th H (1989) Thoracic oncology. Saunders, Philadelphia
4 Cameron RB, Loehrer PJ, Thomas CR Jr (2001) Neoplasms of the mediastinum. In: DeVita Jr VT, Hellman S, Rosenberg SA (eds) Cancer – principles and practice of oncology, 5. ed. Lippincott-Raven, Lippincott, Williams & Wilkins, Philadelphia, pp 1019–1036
5 Gerl A, Clemm C, Kohl P et al (1994) Primär extragonadale Keimzelltumoren. Med Klinik 89: 240–244
6 Bush SE, Martinez A, Bagshaw MA (1981) Primary mediastinal seminoma. Cancer 48: 1877–1882
7 Nichols CR (1997) Mediastinal germ cell tumours. In: Jones WG, Appleyard I, Harnden P, Joffe JK (eds) Germ cell tumours IV: Proceedings of the Fourth Germ Cell Tumour Conference. John Libbey, London, pp 197–201
8 Schneider DT, Calaminus G, Reinhard H et al (2000) Primary mediastinal germ cell tumors in children and adolescents: results of the German cooperative protocols MAKEI 83/86, 89, and 96. J Clin Oncol 18: 832–839
9 Gerl A, Barba M, Weiss M et al (2003) Hodentumoren. In: Liedl B (ed) TZM-Manual, Urogenitale Tumoren, Empfehlungen zur Diagnostik, Therapie und Nachsorge, 3. Aufl. Zuckschwerdt, München Wien New York, pp 98–126
10 Kirchner Th, Müller-Hermelink HK (1989) New approaches to the diagnosis of thymic epithelial tumors. Progr Surg Pathol 10: 167–184
11 Masaoka A, Monden Y, Nakahara K et al (1981) Follow-up study of thymoma with special reference to their clinical stages. Cancer 48: 2485–2492
12 Macchiarini P, Chella A, Ducci F et al (1991) Neoadjuvant chemotherapy, surgery and postoperative radiation therapy for invasive thymoma. Cancer 68: 706–713
13 Zhu G, He S, Fu X et al (2004) Radiotherapy and prognostic factors for thymoma: a retrospective study of 175 patients. In J Radiat Oncol Biol Phys 60: 1113–1119
14 Giaccone G (2005) Treatment of malignant thymoma. Curr Opin Oncol 17: 140–146
15 Jacot W, Quantin X, Valette S et al (2005) Multimodality treatment program in invasive thymic epithelial tumor. Am J Clin Oncol 28: 5–7
16 Göldel N, Böning L, Frerik A et al (1989) Chemotherapy of invasive thymoma. A retrospective study of 22 cases. Cancer 63: 1493–1500
17 Fornasiero A, Daniele O, Ghiotto C et al (1990) Chemotherapy of invasive thymoma. J Clin Oncol 8: 1419–1423
18 Sauer H, Wilmanns W (1991) Internistische Therapie maligner Erkrankungen. Urban & Schwarzenberg, München
19 Loeherer PJ, Wei W, Johnson DH et al (2005) Octreotide alone or with prednisone in patients with advanced thymoma and thymic carcinoma: an Eastern Cooperative Oncology Group phase II trial. J Clin Oncol 22: 293–299
20 Dienemann H, Sunder-Plassmann L, Cappeller WA et al (1986) Wertigkeit der nicht-invasiven und intraoperativen Artdiagnostik maligner Mediastinaltumoren. Langenbecks Arch Chir 369: 153–155
21 Katlic MR, Chiu-an W, Grillo HC (1985) Substernal goiter. Ann Thorac Surg 39: 391–399
22 De Andrade MA (1977) A review of 128 cases of posterior mediastinal goiter. World J Surg 1: 789–797

Pathomorphologie der Pleuratumoren

I. Bittmann, A. Morresi-Hauf

Primäre Pleuratumoren

Malignes Mesotheliom

Mesotheliome sind maligne Tumoren der Serosa. In der so genannten Normalbevölkerung haben maligne Mesotheliome (MPM) eine Inzidenz von ein bis zwei Fällen pro Million Einwohner, nach Asbestexposition sind sie dagegen weitaus häufiger. Eine dosisabhängige Beziehung zwischen Asbestexposition und Mesotheliomentwicklung konnte in verschiedenen Studien gezeigt werden. In den meisten Fällen beträgt die Latenzperiode über 30 Jahre. Die Häufigkeit der Mesotheliome zeigt in den Industrieländern eine steigende Tendenz, die sich auch in den Daten des Deutschen Mesotheliomregisters (1) widerspiegelt. 1988 waren lediglich 168 Patienten registriert, während sich 2002 bereits 627 Fälle von malignen Mesotheliomen fanden. Die höchste Inzidenz wird jedoch zwischen den Jahren 2010 und 2030 erwartet. Im Jahr 2018 wird mit einer Zahl von etwa 9000 an Mesotheliomen verstorbenen Patienten in Westeuropa gerechnet. 80% der malignen Mesotheliome treten in der Pleura und ca. 5–17% am Peritoneum auf. Sie stellen das häufigste primäre Pleuramalignom dar. Männer sind vom malignen Pleuramesotheliom (MPM) weit häufiger als Frauen betroffen, die 13–22 % der Fälle ausmachen (2). Die chronische entzündliche Reaktion auf die inkorporierten Asbestfasern wird als wesentlicher Mechanismus der Tumorentwicklung angesehen. Das MPM ist ein Tumor mit schlechter Prognose und therapeutisch meistens unbeeinflussbar. Die durchschnittliche Überlebenszeit dieser Patienten beträgt nach dem Auftreten der klinischen Symptome 12–15 Monate.

Die meisten Fälle sind asbestassoziiert und bei beruflicher Exposition als Berufskrankheit unter der Ziffer 4105 der BeKV anerkannt. Der Verdacht auf ein MPM bei einem beruflich exponierten Arbeitnehmer ist meldepflichtig.

Morphologie

Makroskopische Befunde
Eine mantelförmige, den Brustkorb einseitig auskleidende und die Lunge komprimierende grauweiße bis zu mehreren Zentimetern breite, teils schwartige Tumormasse ist der lehrbuchmäßige, oft dokumentierte Befund des fortgeschrittenen MPM. In den Frühstadien finden sich multiple kleine Tumoren der Pleura. Als Ausgangspunkt wird die Pleura parietalis angenommen. In fortgeschrittenen Stadien ist aber fast immer die Pleura visceralis beteiligt mit Bildung flächenhafter Tumoren und Obliteration des Pleuraspaltes. Eine Infiltration der Thoraxwand und des Lungenparenchyms ist nur – wenn überhaupt – in sehr fortgeschrittenen Stadien zu beobachten. Dagegen wird immer wieder über Tumorabsiedelungen in der Thoraxwand im Bereich von operativ oder sogar nur bioptisch gesetzten Defekten als einem Charakteristikum des MPM berichtet (sog. Impfmetastasen). Das Vorkommen eines MPM als umschriebene Tumormasse („lokalisiertes malignes Mesotheliom") ist äußerst selten.

Mikroskopische Befunde
Histologisch werden drei Haupttypen des MPM unterschieden (WHO 2004): epitheloid (epithe-

lial), sarkomatoid (spindelzellig) und biphasisch (gemischt).

Der epitheloide Typ tritt am häufigsten auf. Die epitheloide Differenzierung umfasst viele Wachstumsmuster: papillär, azinär, tubulär, mikrozystisch, bandförmig oder flächig-solid.

Beim sarkomatoiden Typ stehen spindelförmige Zellen im Vordergrund und es können evtl. fokal muskuläre, knorpelähnliche oder knöcherne Differenzierungen auftreten. Hier ist auch das desmoplastische Mesotheliom mit einer ausgeprägten Kollagenfaserbildung einzuordnen, dessen Abgrenzung zu vernarbenden Pleuraprozessen in kleinen Biopsien problematisch sein kann (3).

Der biphasische Typ enthält sowohl eine phänotypisch epitheloide als auch eine sarkomatoide Komponente. Für seine Diagnose sind in der Regel größere Gewebsproben notwendig, in denen beide Komponenten erfasst wurden. Deshalb wird dieser Typ häufiger bei Obduktionsfällen diagnostiziert.

Obwohl in den meisten MPM ein führender histologischer Typ zu erkennen ist, sind bei Untersuchung vieler Tumorabschnitte fast immer auch die anderen Phänotypen zu finden. Deshalb muss die histologische Typisierung kritisch bewertet werden, wenn nur kleine Biopsien aus einem ausgedehnten Tumor vorliegen.

Histo- und Immunhistochemie

Bei der morphologischen Vielfalt des MPM ist es verständlich, dass die histologische Diagnose allein an Biopsien oft sehr schwierig ist. Insbesondere die Unterscheidung von Pleurametastasen eines Adenokarzinoms (z. B. der Lunge, der Mamma, des Magens oder eines papillären Schilddrüsenkarzinoms) kann dabei sehr problematisch sein. Histochemische und immunhistochemische Untersuchungen können differenzialdiagnostisch hilfreich sein.

Histochemische Untersuchungen
Ein Teil der Adenokarzinome sezerniert neutrale oder leicht saure Mukosubstanzen, die sich mit der PAS-Reaktion nach Vorbehandlung mit Diastase positiv darstellen. Ein solcher Befund ist dagegen beim MPM nicht zu erwarten. Hingegen bilden etwa 20% der MPM wie die normalen Mesothelien Hyalursäure, die mit Alzianblau bei pH 2,5 nach Vorbehandlung mit Hyaluronidase dargestellt werden kann.

Immunhistochemische Befunde
Die Verfahren der Immunhistochemie (Tabelle 1) liefern wertvolle Zusatzinformationen sowohl für die Diagnose des MPM als auch für die Differenzialdiagnose der wesentlich häufigeren Pleurametastasen bei anderen primären Neoplasien.

Allerdings sind immunhistochemische Befunde bei der Diagnose bzw. Differenzialdiagnose des

Tabelle 1. Charakteristische immunhistochemische Befunde zur Differenzialdiagnose maligner Pleuramesotheliome und Pleurametastasen anderer maligner Tumoren (11, 12).

Antigen/Antikörper	Mesotheliome		Sekundäre Tumoren	
	epitheloid	sarkomatös	Karzinome	Sarkome
Cytokeratine	+++	++	++	+
Cytokeratin 5/6	+++	(+)	–/+	–
Vimentin	++	+++	+	+++
Calretinin	+++	(+)	(+)	–
BerEp4	–	–	+++	–
LeuM1	–	–	++	–
CEA	–	–	++	–

+++: regelmäßig positiv, ++: vorwiegend positiv, +: gelegentlich positiv, (+): gelegentlich fokal positiv, –: in der Regel keine Reaktion.

MPM nicht immer eindeutig. Spezifität und Expressionsfrequenz der Antigene sind sehr variabel. Außerdem können Faktoren, die mit dem Material (Größe des Biopsats, Fixierung) oder mit der immunhistochemischen Methodik (z. B. Einsatz proteolytischer Enzyme) zusammenhängen, die Reaktionen beeinflussen (4).

Zytologie

Die zytologische Diagnose eines MPM im Pleuraerguss, häufig die Erstmanifestation eines MPM, kann ebenfalls problematisch sein. Neben der schwierigen Unterscheidung zwischen einem MPM vom epitheloiden Typ und einer Pleurakarzinose bei Adenokarzinomen ist im Pleuraerguss zusätzlich zwischen Tumorzellen eines MPM und atypisch imponierenden reaktiven Mesothelzellen bei nicht maligner Mesothelproliferation zu unterscheiden. Auch hier können immunzytochemische Untersuchungen zur Unterstützung der lichtmikroskopischen Befunde eingesetzt werden. Es gibt jedoch kein spezifisches Expressionsmuster, das benigne von malignen Mesothelproliferationen zu unterscheiden hilft. Eine starke membranöse EMA-Positivität tritt in vielen epitheloiden Mesotheliomen auf, eine schwache Reaktion kann jedoch auch in reaktiven Mesothelveränderungen gesehen werden. Daneben zeigen nicht alle MPM eine EMA-Expression. Ähnliches gilt für die p53-Expression. Eine p53-Expression scheint häufiger in malignen Mesothelveränderungen aufzutreten, ist jedoch auch in reaktiven Veränderungen nachweisbar. EMA- und p53-Immunhistochemie liefern in größeren Studien statistisch signifikante Unterschiede zwischen malignen und benignen Mesothelveränderungen, sind jedoch für den Einzelfall in der täglichen Diagnostik nicht ausreichend sicher verwertbar (5).

Ploidiestatus

In zahlreichen Studien wurde der DNA-Gehalt von Mesotheliomen mittels Flowzytometrie untersucht, wobei es zu gegensätzlichen Ergebnissen kam. Es gibt sowohl mehrere Studien, die belegen, dass Mesotheliome diploid sind als auch andere, in denen ein hoher Prozentsatz von Aneuploidie gefunden wurde. Ebenso unentschieden wird die Frage behandelt, ob eine vorhandene Aneuploidie ein prognostisch schlechter Faktor ist.

Molekulargenetik

Die meisten Mesotheliome besitzen zahlreiche zytogenetische Veränderungen. Die häufigsten Anomalien sind Deletionen von 1p11-22, 3p21, 4q, 6q, 9p21, 13q13-14 und 14q. Die Monosomie des Chromosom 22 eröffnet die Möglichkeit, dass das Neurofibromatose-Typ 2-(NF2-)Tumorsuppressorgen an der Pathogenese des Mesothelioms beteiligt ist (6).

Die Inaktivierung des CDKN2A/ARF-Lokus auf 9p21 findet sich häufig bei Mesotheliomen. CDKN2A/ARF kodiert die Tumorsuppressorgene p16^{INK4a} und p14^{ARF}. Dieser Mechanismus der Störung der Zellzykluskontrolle ist auch bei nicht-kleinzelligen Lungenkarzinomen häufig. Anders als bei Lungenkarzinomen sind TP53-Mutationen relativ selten. Dies ist möglicherweise durch die Expression von SV40-Tag in einem Teil der Pleuramesotheliome bedingt, welches die Fähigkeit p53 zu binden und zu inaktivieren bewahrt. Ebenfalls im Gegensatz zu Lungenkarzinomen wird bei Mesotheliomen häufig von einer Mutation des NF2-Tumorsuppressorgens berichtet.

Metastasen

Hämatogene Metastasen sind im Obduktionsgut in ca. 50% der Fälle festzustellen und prägen selten das klinische Bild. Das MPM vom epitheloiden Typ metastasiert, ähnlich wie Karzinome, häufig in die Lymphknoten, während der sarkomatoide Typ eher ein hämatogenes Metastasierungsmuster wie Sarkome aufweist (7). Am häufigsten werden Lunge, Leber, Niere, Nebenniere und Knochen durch hämatogene Metastasen eines MPM befallen (8).

Prognosefaktoren

Histopathologische Kriterien

Die meisten Serien konnten zeigen, dass ein rein epitheloider Subtyp mit dem längsten Überleben korreliert, während ein rein sarkomatoider Subtyp eines Pleuramesothelioms die schlechteste Prognose hat. Trotzdem betragen die Überlebensunterschiede zwischen den einzelnen histologischen Subtypen lediglich wenige Monate (9).

Genetische Faktoren
Während es eine Vielzahl von Ähnlichkeiten der genetischen Aberrationen zwischen epitheloiden und sarkomatoiden Mesotheliomen gibt, so bestehen doch auch einige Unterschiede (3p, 7q, 15q, 17p). Die Deletion auf 3p21 ist z. B. häufig in epitheloiden Mesotheliomen jedoch selten in sarkomatoiden oder biphasischen Tumoren. Zum jetzigen Zeitpunkt sind jedoch keine etablierten zytogenetischen prognostischen Faktoren bekannt (10).

(TNM-Klassifikation des Pleuramesothelioms: s. Seite 235)

Hyaline Pleuraplaques

Hyaline Pleuraplaques sind flach erhabene porzellanartige, faserreiche Fibrosen, die vornehmlich in der kaudal-vertebralen, zentral-diaphragmalen und seitlich-ventralen mittleren Brustkorbregion lokalisiert sind. In 70% der Fälle sind sie als jahrelange entzündliche Reaktion auf intrapleural gespeicherte Asbestfasern zu werten. Nach der Auswertung des Deutschen Mesothelionregisters können bei mehr als 50% der Pleuramesotheliome gleichzeitig auch hyaline Pleuraplaques gesichert werden. Trotz dieser auffallend häufigen Befundkonstellation gibt es bis heute keinen wissenschaftlichen Anhalt dafür, dass hyaline Pleuraplaques Präneoplasien von Pleuramesotheliomen sind.

Solitärer bzw. lokalisierter fibröser Pleuratumor

Eine weitere primäre Neoplasie der Pleura ist der seltene solitäre bzw. lokalisierte fibröse Pleuratumor. Diese gut abgegrenzte Neubildung ist häufig gekapselt und durch einen Stiel mit der Pleura (meistens Pleura visceralis) verbunden. Sie kann aber auch sessil sein und/oder in der Pleura parietalis bzw. dem Mediastinum oder im Lungenparenchym vorkommen. Es ist eine spindelzellige, Kollagenfasern bildende und im Allgemeinen gutartige Neoplasie. Immunhistochemisch weisen die Zellen eine positive Reaktion mit Vimentin und CD34 auf. Sie exprimieren in der Regel kein Zytokeratin. 12–37% der solitären fibrösen Tumoren der Pleura sind als maligne einzustufen. Histologische Malignitätskriterien sind eine erhöhte Zellularität und mitotische Aktivität (> 4 Mitosen / 10 high power fields – HPF), Pleomorphismus, Hämorrhagien und Nekrosen. Die Prognose dieser Tumoren wird jedoch in erster Linie durch die Resektabilität bestimmt (7). Frühere Auffassungen, wonach sie immer gutartig und mesothelialen Ursprungs seien, wurden durch umfangreiche Serienuntersuchungen von Patienten sowie durch ultrastrukturelle, immunhistochemische und zellkulturelle Befunde widerlegt (7). Differenzialdiagnostisch ist insbesondere die histologische Unterscheidung des fibrösen Tumors vom sarkomatoiden Mesotheliom wichtig, da die therapeutischen Ansätze grundlegend anders sind. Maligne fibröse Tumoren der Pleura können mit lokaler Resektion im Gesunden kurativ behandelt werden, während für das Pleuramesotheliom die Pneumonektomie mit Dekortikation der kompletten parietalen Pleura notwendig wäre. Immunhistochemische Untersuchungen mit einem Panel von Antikörpern insbesondere gegen CD34, bcl-2 und Zytokeratine erlauben mit wenigen Ausnahmen eine sichere Differenzierung. Die Kenntnis der Lokalisation der Tumormanifestation durch bildgebende Verfahren ist für die histopathologische Differenzialdiagnose hilfreich.

Andere primäre maligne Pleuratumoren wie Sarkome oder Lymphome sind äußerst selten.

Sekundäre Pleuratumoren

Im Gegensatz zum MPM sind Pleurametastasen anderer Primärtumoren sehr häufig, vor allem bei Karzinomen der Lunge, der Mamma, des Magens, des Ovars, der Nieren und der Schilddrüse (8). Auf die Probleme der Differenzialdiagnose wurde bereits hingewiesen.

Einen besonderen „Pleuratumor" stellt das pseudomesotheliomatöse Lungenkarzinom dar. Dabei handelt es sich um eine Variante von peripheren Lungenkarzinomen mit einer extensiven Pleuraausbreitung, die klinisch, radiologisch und makroskopisch nicht von einem MPM zu unterscheiden ist.

Literatur

1 Neumann V, Rutten A, Scharmach M, Muller KM, Fischer M (2004) Factors influencing long-term survival in mesothelioma patients – results of the German mesothelioma register. Int Arch Occup Environ Health 77: 191–199
2 Leigh J, Davidson P, Hendrie L, Berry D (2002) Malignant mesothelioma in Australia, 1945–2000. Am J Ind Med 41: 188–201
3 Mangano WE, Cagle PT, Churg A, Vollmer RT, Roggli VL (1998) The diagnosis of desmoplastic malignant mesothelioma and its distinction from fibrous pleurisy: a histologic and immunohistochemical analysis of 31 cases including p53 immunostaining. Am J Clin Pathol 110: 191–199
4 Wick MR (1997) Immunophenotyping of malignant mesothelioma. Am J Surg Pathol 21: 1395–1398
5 Churg A, Colby TV, Cagle P, Corson J, Gibbs AR, Gilks B, Grimes M, Hammar S, Roggli V, Travis WD (2000) The separation of benign and malignant mesothelial proliferations. Am J Surg Pathol 24: 1183–1200
6 Sekido Y, Pass HI, Bader S, Mew DJ, Christman MF, Gazdar AF, Minna JD (1995) Neurofibromatosis type 2 (NF2) gene is somatically mutated in mesothelioma but not in lung cancer. Cancer Res 55: 1227–1231
7 England DM, Hochholzer L, McCarthy MJ (1989) Localized benign and malignant fibrous tumors of the pleura. A clinicopathologic review of 223 cases. Am J Surg Pathol 13: 640–658
8 Battifora H, McCaughey WTE (1994) Diffuse malignant mesothelioma. Atlas of Tumor Pathology. Third Series. Fascicle 15. Tumors of the serosal membranes. pp 17–88
9 Zellos LS, Sugarbaker DJ (2002) Multimodality treatment of diffuse malignant pleural mesothelioma. Semin Oncol 29: 41–50
10 Travis WD, Brambilla E, Müller-Hermelink HK, Harris CC (2004) Pathology and genetics of tumours of the lung, pleura, thymus and heart. World Health Organization Classification of Tumours. IARC Press, Lyon
11 Muller KM (1997) [Mesothelioma. Pathology/pathogenesis/mesothelioma register]. Pneumologie 51: 335–344
12 Carella R, Deleonardi G, D'Errico A, Salerno A, Egarter-Vigl E, Seebacher C, Donazzan G, Grigioni WF (2001) Immunohistochemical panels for differentiating epithelial malignant mesothelioma from lung adenocarcinoma: a study with logistic regression analysis. Am J Surg Pathol 25: 43–50

Pleuratumoren/malignes Mesotheliom
Klinik, Diagnostik und Therapie

T. Strauss, S. Happich, A. Schalhorn, F. Zimmermann

Einführung

Das maligne Pleuramesotheliom (MPM) gehört zu den aggressivsten soliden Tumoren. In den letzten Jahrzehnten hat das MPM erheblich an Häufigkeit zugenommen, was auf die weit verbreitete Verwendung von Asbest nach 1945 zurückzuführen ist. Das Maximum der Inzidenz wird zwischen 2010 und 2030 erwartet mit ungefähr 250 000 Mesotheliom-assoziierten Todesfällen in Europa (1, 2).

Der ursächliche Zusammenhang zwischen Asbest und MPM ist erwiesen, wobei eine mindestens 20-jährige Latenzzeit von der Exposition bis zur Tumormanifestation bemerkenswert ist. Der Asbestkontakt ist in der Regel beruflich bedingt. Im Deutschen Mesotheliomregister Bochum sind bisher über 4455 gesicherte beruflich bedingte Mesotheliomfälle gesammelt. Da jedoch nur ca. 5 % der Asbestexponierten Personen ein MPM entwickeln und gleichzeitig Fälle ohne erwiesene Asbestexposition bekannt sind, wird eine virale Infektion vor allem mit SV 40 vermehrt diskutiert (3–5).

Klinik

Das klinische Bild der MPM ist sehr variabel, wobei typische Symptome Dyspnoe, thorakale Schmerzen und Pleuraergüsse sind. Weiterhin klagen die Patienten häufig über Hustenreiz und Müdigkeit und weisen in fortgeschrittenen Krankheitsstadien häufig einen Gewichtsverlust auf.

Differenzialdiagnostisch muss immer an andere Malignome gedacht werden, da die geschilderten Symptome durch zahlreiche maligne Neoplasien, insbesondere das Lungenkarzinom und Metastasen extrathorakaler Tumoren bedingt sein kann. Häufig bestehen Pleuraergüsse, die durch Punktion und serologische und zytologische Analysen in ihrer Dignität nicht zuzuordnen sind. Daher wird meist erst an ein Mesotheliom gedacht, wenn andere Ursachen für einen Pleuraerguss nicht nachgewiesen werden können. Bei Zunahme oder Persistenz des Ergusses führt dann erst die invasive Diagnostik zur richtigen Diagnose. Im Gegensatz zum Lungenkarzinom treten Fernmetastasen spät auf, sodass praktisch immer die Lokalsymptome auf das MPM hinweisen.

Diagnostik

Die meisten MPM werden immer noch in fortgeschrittenen Stadien entdeckt, bei denen sich keine oder nur sehr beschränkte therapeutische Konsequenzen ergeben. Solange keine effektive Frühdiagnostik des MPM bekannt ist, kann die Aufgabe der Diagnostik nur darin bestehen, zunächst den Tumorverdacht histologisch zu sichern und dann durch eigene Stadienuntersuchungen die wenigen kurablen von den vielen inkurablen Fällen zu trennen.

Jeder unklare Pleuraerguss sollte differenzialdiagnostisch immer auch an ein MPM denken lassen, besonders wenn eine positive Asbestanamnese vorliegt. Die klassischen Untersuchungen wie Röntgen und Computertomographie des Thorax sind immer notwendig, führen meist aber nicht zur richtigen Diagnose des MPM, da das mehr flächenhafte Wachstum des MPM oft nicht ausreichend gut erfasst werden kann.

Die Pleurapunktion weist ein Exsudat nach. Bei den oben beschriebenen Schwierigkeiten der Abgrenzung führt auch die zytologische Untersuchung lediglich in 35–50% der Fälle zu einem Nachweis des Mesothelioms. Wichtig ist, dass eine negative Zytologie keineswegs ein MPM ausschließen kann. Die Bestimmung der CEA-Werte in Serum und Erguss kann in der Differenzialdiagnose hilfreich sein, da erhöhte Werte eher gegen ein MPM sprechen (6–8).

Bleibt die Diagnose weiter unklar, ist heute eine Thorakoskopie anzustreben, die am sichersten zur richtigen Diagnose eines MPM führt. Neben dem typischen Aspekt des lokalen, meist weit ausgedehnten Tumorwachstums kann unter Sicht auch genügend repräsentatives Tumorgewebe entnommen werden, sodass die Diagnose auch histologisch abgesichert werden kann. Auf die früher häufig angewandte geschlossene (blinde) Pleurapunktion sollte wegen ihrer wenig zuverlässigen Ergebnisse heute zugunsten der Thorakoskopie vollständig verzichtet werden (9, 10).

Bei gesicherter Diagnose eines MPM sind außerhalb von Studien weitere Untersuchungen zur genauen Stadieneinteilung nur dann sinnvoll, wenn sich daraus für den Patienten therapeutische Konsequenzen ergeben.

Tabelle 1. Neues internationales Stagingsystem des MPM.

T	Primärtumor
T1A	Tumor auf ipsilaterale Pleura begrenzt, einschließlich meist großem Pleuraerguss, Pleuraraum nicht verklebt bzw. nicht tumorobturiert, kein Befall der viszeralen Pleura (Boutin)
T1B	Befall aller Pleurabereiche einschließlich der Pleura visceralis, viszerale Pleura nur minimal befallen: verstreute Tumorherde
T2	Tumorbefall aller Pleuraanteile (parietal, viszeral, mediastinal, diaphragmal) mit einem der folgenden Merkmale: Befall des Zwerchfellmuskels, konfluierender Tumor der viszeralen Pleura (einschließlich der Septen) oder Ausdehnung des Tumors in das Lungenparenchym
T3	Lokoregionär ausgedehnter, jedoch potenziell noch operabler Tumor Befall aller ipsilateralen Pleuraanteile mit wenigstens einem der folgenden Merkmale: Befall der endothorakalen Faszie, Befall des mediastinalen Fetts, solitärer, völlig resektabler Tumorbefall der Thoraxweichteile, nicht-transmuraler Befall des Perikards
T4	Lokal sehr ausgedehnte, technisch inoperable Tumoren Befall aller Pleuraanteile mit wenigstens einem der folgenden Merkmale: diffuser oder multifokaler Thoraxwandbefall mit oder ohne Rippendestruktion, direkte Ausbreitung durch das Zwerchfell ins Peritoneum, direkte Ausdehnung in die kontralaterale Pleura, direkter Befall eines oder mehrerer Mediastinalorgane, direkter Befall der Wirbelsäule, Tumorausdehnung bis zur Perikardinnenseite mit oder ohne Perikarderguss oder mit Myokardbefall
N	Lymphknoten (LK)
Nx	Keine Beurteilung regionaler LK möglich
N0	Keine regionalen LK-Metastasen
N1	Ipsilaterale bronchopulmonale und hiläre LK-Metastasen
N2	Metastasen der subcarinalen oder ipsilateralen mediastinalen einschließlich der ipsilateralen internen Mammaria-LK
N3	Metastasen der kontralateralen mediastinalen LK, der kontralateralen internen Mammaria-LK oder der ipsi- oder kontralateralen supraklavikulären LK
M	Fernmetastasen
Mx	Keine Beurteilung bezüglich Fernmetastasen möglich
M0	Keine Fernmetastasen
M1	Fernmetastasen vorhanden

Die Stadieneinteilung sollte mittels CT, MRT und Thorakoskopie erfolgen, um frühe Tumorstadien von den lokal fortgeschrittenen Erkrankungen mit Infiltration der Brustwand und des Zwerchfells abgrenzen zu können. Finden sich suspekte Lymphknoten, ist die mediastinoskopische Lymphknotenbiopsie zwingend erforderlich (11).

Fortschritte in der PET-Diagnostik zeigen eine Sensitivität von 97% sowie eine Spezifität von 80% beim MPM. Zudem reichern auch mediastinale und distante Metastasen unabhängig vom histologischen Grad stark an, genauso wie Rezidive gut dargestellt werden können (12, 13). Bisher werden allerdings weiterhin teilweise ähnliche Diskrepanzen zwischen klinischem und operativem Befund besonders im Bereich der Thoraxwand und des Zwerchfells wie beim Lungenkarzinom gefunden (14). Sektionsergebnisse zeigen, dass das Ausmaß einer primär schon vorhandenen Metastasierung oft unterschätzt wird (15, 16). Ein konsequenter Einsatz der genannten Stadienuntersuchungen ist dennoch von großer Bedeutung, da Patienten mit fortgeschrittenen Tumoren ein vergeblicher Resektionsversuch erspart werden kann.

Stadieneinteilung

Das neue TNM-System beruht besonders bezüglich des T-Stadiums auf operativen bzw. pathologischen Befunden. Es baut auf früheren Systemen auf und inkorporiert sehr spezifische TNM-Deskriptoren unter Berücksichtigung neuerer Überlebensdaten. Es geht davon aus, dass frühe Stadien operativ oder thorakoskopisch beurteilt werden. Eine Kurzbeschreibung dieses TNM-Systems ist in den Tabellen 1 und 2 dargestellt (17).

Therapie

Prognosekriterien

Obwohl das maligne Pleuramesotheliom (MPM) in den letzten Jahren erheblich an Häufigkeit zugenommen hat, ist die absolute Häufigkeit noch gering. Dies bedeutet, dass auch in großen Zentren vergleichsweise wenige Patienten mit MPM behandelt werden. Die unterschiedlichen Stadien und weitere Unterschiede in den Prognosekriterien erschweren den Vergleich der verschiedenen Therapiemodalitäten. Versucht man daher, Ergebnisse von Therapiestudien zu bewerten und Rückschlüsse für einen Einzelpatienten zu ziehen, muss man sich über die Prognose des betreffenden Patienten klar sein. Gesicherte Prognosekriterien sind das Tumorstadium, hier insbesondere der Lymphknotenstatus, die Histologie (epithelialer Subtyp mit günstigerer Prognose als die sarkomatöse und der gemischtzellige Subtyp), die Radikalität der Operation (R0 vs. R1), das Alter des Patienten, der Leistungsindex, der Grad der Asbestexposition und das p21-ras Tumorantigen (15, 18–21). Noch nicht eindeutig ist die Datenlage bezüglich des Geschlechts, der Rasse, der Dauer der Symptome, des Gewichtsverlustes und der Thrombozytenzahl (15). Von den verschiedenen Prognosekriterien haben die histologischen Subtypen und besonders das Stadium sowie der Allgemeinzustand (Karnofsky-Index) die größte klinische Relevanz (18, 21–23). Vor jeder Therapieeinleitung sollte daher das Stadium des MPM so exakt wie möglich erfasst werden. Daher gewinnt das neue TNM-Staging-System zunehmend an Bedeutung (17, 18).

Spontanverlauf

Nach retrospektiven Studien variiert das mittlere Überleben von Patienten mit MPM ohne spezifische Therapie von zehn bis 18 Monaten (22, 24). Diese Ergebnisse decken sich weitgehend mit denen von Donaustauf: Die mittlere Überlebenszeit von 71 nur symptomatisch be-

Tabelle 2. Stadien des MPM.

IA	T1A	N0	M0	
IB	T1B	N0	M0	
II	T2	N0	M0	
III	T3	N0-2	M0	
	T1–2	N1	M0	
	T1–2	N2	M0	
IV	T4	N0-2	M0	(jedes T4)
	T1A–3	N3	M0	(jedes N3)
	T1A–3	N0–2	M1	(jedes M1)

handelten Patienten betrug 12,8 Monate, wobei eine Standardabweichung von 17 Monaten die ganz enorme Streubreite der Einzelverläufe widerspiegelt (18). Im Einzelfall können also auch ohne Operation, Strahlen- oder Chemotherapie lange und mehrjährige Überlebenszeiten erzielt werden (18, 25, 26).

Daher dürfen Überlebenszeiten von ≥ 1 Jahr nicht automatisch als Erfolg einer spezifischen Therapie aufgefasst, sondern müssen immer auch unter den Gesichtspunkten der Prognosekriterien des betreffenden Patienten gewertet werden.

Beim MPM wird der Nutzen der verschiedenen Therapiemaßnahmen immer noch sehr kontrovers beurteilt. Wenn überhaupt, sind die zu erzielenden Gewinne an Lebensqualität und/oder Überlebenszeit gering und fast immer auf Einzelpatienten mit günstigen Prognosekriterien beschränkt. Sowohl für die Chirurgie wie für die Strahlen- und die medikamentöse Therapie gilt, dass die Indikation jeweils nur nach sehr kritischer und sorgfältiger Abwägung gestellt werden darf.

Chirurgie

Wegen der diffusen Ausbreitung des MPM können nur ausgedehnte operative Eingriffe zu einer vollständigen Tumorentfernung und damit potenziell zu einer Kuration führen. Voraussetzung hierfür ist neben der funktionellen Operabilität vor allem ein frühes Stadium I oder II. Insgesamt kommen weniger als 30% der Patienten für eine Operation in Betracht (18). Nach einer radikalen extrapleuralen Pneumonektomie (EPP) mit Perikard- und Zwerchfellresektion erleiden etwa 25% der Patienten ernsthafte Komplikationen wie bronchopleurale Fisteln, Empyem, Pneumonie, eine Recurrens-Parese, einen Chylothorax oder eine respiratorische Insuffizienz (26). Die Angaben zur Mortalität dieser Eingriffe schwanken erheblich zwischen 6% und 30% (1, 27, 28). In neueren Studien liegen sie unter 4% (21). Bei limitierten Eingriffen wie Pleurektomie und Dekortikation, die unter palliativer Indikation durchgeführt werden, liegt die Mortalität unter 2% (18), wobei jedoch die fehlende onkologische Radikalität in Kauf genommen werden muss.

Die postoperative Überlebenszeit wird entscheidend vom Stadium und offensichtlich weniger von der Intensität der Operation bestimmt (1). Während im Stadium I oder II die mediane postoperative Überlebenszeit noch bei 389 Tagen liegt, fallen die entsprechenden Werte im Stadium III und IV auf 240 bzw. 79 Tage ab (1).

Nachdem die frühen Stadien auch ohne Operation eine vergleichsweise günstige Prognose haben können, lässt sich derzeit nicht sicher beurteilen, ob und wieviel die selektionierten Patienten von einer Operation profitieren können. Dies bedeutet, dass außerhalb von Studien heute die Operation auf jüngere Patienten in gutem Allgemeinzustand mit frühen Tumorstadien begrenzt werden sollte. In Einzelfällen kann aus palliativer Indikation ein operatives Vorgehen indiziert sein: (partielle) Pleurektomie bei hartnäckigen Pleuraergüssen oder Entfernung größerer Tumormanifestationen z. B. bei Schmerzen und/oder lokalen Komplikationen (16). Hierzu zählen auch videoassistierte thorakoskopische Eingriffe, bei denen eine palliative Pleurodese mit Tetrazyklinen, Bleomycin (29) oder vor allem Talkum versucht werden kann. Talkum zeigt insgesamt die besten Ergebnisse, sodass es bei der Pleurodese bevorzugt wird (30).

Strahlentherapie

Eine Strahlentherapie kann in vermeintlich kurativer Zielsetzung im Rahmen eines multimodalen Konzeptes, zur Vermeidung lokaler Rezidive an der Thoraxwand oder in rein palliativer Intention eingesetzt werden, da Mesotheliom-Zellen prinzipiell strahlensensibel sind (31). Die Indikation sollte interdisziplinär unter Berücksichtigung des möglichen Rezidivmusters der Erkrankung und damit eines potenziellen Zielvolumens einer Radiotherapie sowie der mutmaßlichen Lebenserwartung des Patienten gestellt werden.

Der Stellenwert einer perkutanen oder intraoperativen (Iod-125, Iridium-192) Strahlenbehandlung wurde in wenigen Phase II-Studien untersucht. Trotz der Entfernung der Lunge verbleiben strahlenempfindliche Organe in der

Nähe des zu bestrahlenden Zielvolumens (Herz, Leber, Rückenmark, Ösophagus) und limitieren die Möglichkeit, hohe Strahlendosen zu applizieren. Dennoch ermöglicht die moderne Bestrahlungsplanung die Applikation von kumulativen Dosen zwischen 50 und 54 Gy, die die Rate an lokalen Tumorrezidiven signifikant verringern (24, 32). Empfohlen wird eine moderne, dreidimensionale oder intensitätsmodulierte Radiotherapie, mit der die Dosisverteilung optimiert und umgebende Organe besser geschont werden können (31). Aufgrund der spärlichen Datenlage sollte die Indikation zur intra- oder postoperativen Radiotherapie in den Stadien II und III nur bei Patienten gestellt werden, die einer sicher kurativen Intention folgend operiert werden können und bei denen das Zielvolumen präzise definiert werden kann. Dann ist eine kumulative Strahlendosis von 50–54 Gy in konventioneller Fraktionierung anzustreben (32).

Angaben zu einer primären Radio- oder Radio-Chemotherapie sind sehr spärlich. Mit Gesamtdosen von 50 Gy werden medialen Überlebenszeiten von ca. zehn Monaten erzielt, die durch eine weitere Eskalation der Strahlendosis oder die Kombination mit Doxorubicin, Cyclophosphamid, Cisplatin oder Taxotere möglicherweise erhöht werden können. Die Fünfjahres-Überlebensraten bleiben jedoch unterhalb der 10 %. Eine nicht-operative Standardtherapie mit dem Ziel einer langfristigen Heilung existiert aufgrund der wenigen Studien derzeit nicht. Somit bleibt die Indikation für eine primäre Radio- oder kombinierte Radio-Chemotherapie eher eine rein palliative: Therapie von thorakalen Schmerzen, Husten und Dyspnoe. In diesen Fällen wurden üblicherweise hypofraktionierte Therapieschemata eingesetzt (z. B. 5–9 × 4 Gy), mit denen eine Linderung der Symptome in 30–70% erzielt werden kann.

Eine relevante Bedeutung hat die Strahlentherapie der Punktions- bzw. Drainagestellen, da eine Tumorinfiltration der Thoraxwand in 20–50% der Fälle vor allem nach diagnostischen Eingriffen (Biopsie, Thorakoskopie etc.) zu erwarten ist. Jede der Punktionsstellen muss bestrahlt werden. Empfohlen wird die zügige postoperative Applikation von 21 Gy in drei Fraktionen innerhalb einer Woche aufgrund der Ergebnisse mehrerer randomisierter Studien (32, 33). Eine verzögerte oder niedriger dosierte Strahlentherapie scheint die Rezidivrate hingegen nicht zu beeinflussen (32, 34).

Chemotherapie

Monotherapie

Bedingt durch die frühere Seltenheit des malignen Pleuramesothelioms wurden meist nur wenige Patienten mit einer Chemotherapie behandelt. Nimmt man nur Studien mit wenigstens 15 Patienten zur Basis, können wenigstens einige prinzipielle Angaben zur Effektivität einer Monotherapie gemacht werden, auch wenn die Ergebnisse durch die verschiedene Patientenauswahl oft erheblich schwanken. In einer Übersicht von *Ong* und *Vogelzang* finden sich u. a. Angaben über die Effektivität von älteren früher häufig angewandten Zytostatika (33). Wie aus Tabelle 3 ersichtlich, ist die Spannbreite der Remissionen erheblich. Mit Remissionsraten > 10% darf zumindest in einem Teil der mit Doxorubicin, Epirubicin, Cis- bzw. Carboplatin, Ifosfamid und Methotrexat behandelten Patienten gerechnet werden. Die alten Vinca-Alkaloide Vincristin, Vindesin und Vinblastin waren ebenso ineffektiv wie Cyclophosphamid (33). Von den neueren Zytostatika, die in Einzelstudien an > 25 oder bei mehreren

Tabelle 3. Auswahl älterer (33) und neuerer (36) Zytostatika mit möglichem Ansprechen beim fortgeschrittenen Mesotheliom.

Substanz	Studien	Patienten	Remissionsrate	Zitat
Doxorubicin	2	66	0–14%	34
Epirubicin	2	69	5–15%	34
Mitoxantron	2	62	3–7%	34
Cisplatin	2	59	13–14%	34
Cisplatin Phase III	1	222	17%	33
Carboplatin	3	88	7–16%	34
Ifosfamid	3	83	3–24%	34
Methotrexat	1	60	37%	34
Vinorelbin	1	29	24%	31
Edatrexat	2	58	16–25%	32
Gemcitabin	3	61	0–16%	32
Pemetrexed	1	62	14%	32

Studien mit geringen Fallzahlen zusammen an > 50 Patienten untersucht wurden, ergeben sich für Vinorelbin (35) und die Antimetaboliten Gemcitabin, Edatrexat und Pemetrexed Remissionsraten bis > 10% (36, 37). Gerade die Daten zu Gemcitabin weisen aber auf die Bedeutung der Patientenauswahl hin: in den drei Studien mit 16, 27 und 17 Patienten wurden Remissionsraten von 31%, 7% und 0% bestimmt (36, 38). Zu den sonst so häufig erfolgreich eingesetzten Taxanen liegen noch keine überzeugenden Daten vor.

Kombinationen

Nachdem die Ergebnisse älterer Kombinationstherapien enttäuschend waren, hat man sich in den letzten Jahren auf Therapien konzentriert, in denen Substanzen kombiniert wurden, die auch als Monotherapeutika Effektivität gezeigt hatten (36). Überwiegend wurden Cisplatin-Kombinationen untersucht, die bei immer noch niedrigen Patientenzahlen – in der Mehrzahl der Studien < 30, oft sogar < 20 Patienten – stark schwankende Remissionsraten mit sehr großen Konfidenzintervallen und Überlebenszeiten zwischen sechs und 12 Monaten ergaben (36).

Platin/Gemcitabin-Kombinationen
Cisplatin/Gemcitabin wurde immerhin in drei Studien mit zusammen 95 Patienten untersucht und erwies sich dabei als eindeutig effektiv (36, 38). *Byrne* et al. führten an 21 Patienten eine monozentrische Phase II-Studie mit Cisplatin/Gemcitabin durch und erzielten in 47,6% eine Remission und ein medianes Überleben von 41 Wochen (39). 57% der Patienten profitierten durch eine klinische Besserung. Diese vergleichsweise günstigen Ergebnisse ließen sich in einer multizentrischen Phase II-Studie von *Nowak* und *Byrne* an 52 Patienten bestätigen. Eine partielle Remission erreichten 17 Patienten entsprechend einer Remissionsrate von 33% (CI 20–46%), und in 60% konnte eine Stabilisierung der Erkrankung erzielt werden. Die Zeit bis zur Krankheitsprogression betrug 6,6 Monate und das mediane Überleben 11,2 Monate (40). Die Vitalkapazität und die Lebensqualität blieben bei Krankheitsstillstand konstant und verbesserten sich bei den Patienten mit Remission. Da bei den gewählten Dosierungen die hämatologische Toxizität erheblich war, führen wir in Tabelle 4 die Cisplatin/Gemcitabin-Kombination auf, die auch in der Behandlung des NKLK meist zur Anwendung kommt. In einer weiteren Studie mit Cisplatin/Gemcitabin lagen die Remissionsraten zwar nur bei 16%, prinzipiell wurde aber die Effektivität dieses Therapieansatzes erneut bestätigt (38, 41).

Cisplatin/Pemetrexed
Antimetabolite, insbesondere die Antifolate Methotrexat, Edatrexat und Trimetrexat zählen zu den Zytostatika mit Effektivität beim fortgeschrittenen Mesotheliom (33, 36). Nachdem auch das neue Antifolat Pemetrexed (multitargeted antifolate, MTA) bereits in der Phase I-Studie in Kombination mit Cisplatin bei fünf von elf Patienten eine Remission induzierte (42) und in einer Phase II-Studie die Effektivität einer Monotherapie mit einer Ansprechrate von 14,5% belegt wurde (43), wurde der große Stellenwert von MTA in einer großen Phase III-Studie weiter abgeklärt. In dieser Studie von *Vogelzang* et al. (31) wurde Pemetrexed, das über Hemmung der Dihydrofolatreduktase, der Thymidylatsynthase und der GAFRT (Glycinamidribonukleotid-Formyltransferase) die Biosynthese von Pyrimidin- und Purinnukleotiden hemmt (44) mit Cisplatin kombiniert und mit einer Cisplatin-Monotherapie verglichen (31). Die 456 Patienten, eine für fortgeschrittene Mesotheliome sehr hohe Patientenzahl, wurden entweder mit Cispatin (75 mg/m² d1) oder Cisplatin in der gleichen Dosis in Kombination mit Pemetrexed (500 mg/m² ebenfalls Tag 1 i.v.) behandelt. Die prinzipielle Effektivität von Cisplatin als Monotherapie wurde mit einer Remissionsrate von 17,7% erneut bestätigt, durch Zugabe von Pemetrexed stieg die Remissionsrate aber hochsignifikant (p < 0,0001) auf 41,3% an (31). Diese höhere Effektivität der Cisplatin/Pemetrexed-Kombination führte auch zu einer Verbesserung der Zeit bis zur Progression (5,7 versus 3,9 Monate) und, was besonders wichtig ist, zu einem signifikanten Anstieg des Überlebens von 9,3 auf 12,1 Monate (31). Bei den ersten Patienten wurde eine erhebliche Knochenmarkstoxizität unter Pemetrexed gesehen. Durch regelmäßige Zugabe von Folsäure und Vitamin B_{12} konnte die Verträglich-

Tabelle 4. Therapieprotokolle für das fortgeschrittene Mesotheliom.

Pemetrexed (MTA)/Cisplatin (31)
    Pemetrexed   500 mg/m^2 über 10 min i.v.   Tag 1
    Cisplatin   75 mg/m^2 über 2 h i.v.   Tag 1
    Dexamethason   2 x 4 mg   p.o.   Tag -1, 1 & 2
    Wiederholung alle 3 Wochen

    Folsäure   350 – 1000 µg   als Dauertherapie täglich p.o.
                    Beginn 7 Tage vor der ersten Infusion
                    Ende 21 Tage nach der letzten MTA-Infusion
    Vitamin B12   1 mg alle 9 Wochen i.m.
                    Beginn 7 Tage vor der ersten Infusion

Cisplatin/Gemzar
    Cisplatin   70 mg/m^2 i.v.   Tag 1
    Gemcitabin   1000 mg/m^2 über 30 min i.v.   Tag 1, 8
    Wiederholung alle 3 Wochen

keit der Therapie erheblich gesteigert werden, ohne dass eine Verschlechterung der Effektivität eingetreten wäre (31). Nach diesen Ergebnissen ist daher heute in allen Fällen eine Supplementierung mit Folsäure und Vitamin B$_{12}$ zwingend vorgeschrieben, so wie in dem Therapieprotokoll in Tabelle 4 angegeben. Dabei ist wichtig, dass mit der Vitaminzufuhr bereits vor der ersten Pemetrexed-Gabe begonnen wird und dass diese bis über das Ende der Therapie hinaus fortgesetzt wird.

Cisplatin oder Carboplatin?
Wegen der möglichen Nebenwirkungen und der größeren Belastung durch Cisplatin stellt sich die Frage, ob Carboplatin Cisplatin in den Kombinationen ersetzen kann. Bei einer Ziel AUC von 5 mg/ml × min in Kombination mit Gemcitabin erwies sich auch diese Kombination mit einer Remissionsrate von 20% bei *Aversa* et al. und 26% bei *Favaretto* et al. als effektiv (41, 45). Da bei Gabe von Gemcitabin an den Tagen 1, 8 und 15 mit Wiederholung der Therapie alle vier Wochen wegen KM-Toxizitäten sehr häufig auf die dritte Gemcitabin-Gabe verzichtet werden musste, wählen wir in Analogie zum Cisplatin/Gemcitabin auch bei Carboplatin/Gemcitabin ein Protokoll mit Gabe des Antimetaboliten nur an den Tagen 1 und 8 und Wiederbeginn der Therapie ab Tag 22.

Statt mit Cisplatin wurde auch Pemetrexed (500 mg/m^2 mit Vitamin-Supplementierung) in einer randomisierten Phase II-Studie mit Carboplatin (AUC 6 mg/ml × min) oder Oxaliplatin (120 mg/m^2) kombiniert und alle drei Wochen gegeben (46). Vorläufige Ergebnisse an 80 Patienten mit Remissionsraten von 33% bzw. 27% weisen auf eine Effektivität auch dieser Platin/Pemetrexed-Kombinationen hin (46).

Stellung der Chemotherapie im Therapiekonzept.

Derzeit kommt eine Chemotherapie beim Pleuramesotheliom in Betracht, wenn bei fortgeschrittener lokoregionaler Tumorausbreitung keine anderen sinnvollen Therapiemöglichkeiten mehr zur Verfügung stehen oder wenn die Erkrankung metastasiert ist. Bei der Entscheidung über eine Chemotherapie müssen der Allgemeinzustand, die Organfunktionen und die Motivation des Patienten zwingend bedacht werden. Besonders bei einem Karnofsky-Index unter 60%, wie er bei Patienten mit fortgeschrittenem Mesotheliom leider nicht selten ist, wird man meist auf eine Chemotherapie verzichten müssen. Weiterhin wird die Chemotherapie in multimodalen Konzepten geprüft (20, 47, 48).

Kombinationstherapie: Für Patienten in gutem AZ und mit normaler Nierenfunktion ist heute sicher die Cisplatin/Pemetrexed-Kombination der Standard, da diese Therapie neben vergleichsweise günstigen Remissionsraten den

Patienten auch einen klinischen Benefit bringen kann. Die regelmäßige Vitamin B_{12}- und Folsäure-Supplementierung sind aber zwingende Voraussetzungen für diesen Antimetaboliten, und eine Einschränkung der Nierenfunktion (Kreatininclearance < 45 ml/min) ist derzeit eine Kontraindikation gegen Pemetrexed. Die Dosis muss der Toxizität im Intervall angepasst werden (44). Auch Cisplatin/Gemcitabin erwies sich als effektiv und kann bei Kontraindikationen gegen Pemetrexed angestrebt werden. Da gerade Cisplatin bei eingeschränkter Nierenfunktion kontraindiziert ist und zudem zur Vermeidung nephrotoxischer Nebenwirkungen eine forcierte Diurese erforderlich macht, stellt sich bei einem Teil der Patienten die Frage, statt Cisplatin Carboplatin zu geben, das ja nach der Calvert-Formel bis zu einer Kreatininclearance von 30 ml/min sicher dosiert werden kann. Auch wenn die Ergebnisse der Pemetrexed- bzw. Gemcitabin-Carboplatin-Kombination an geringeren Patientenzahlen gewonnen wurden, bestehen an der Effektivität dieser beiden Kombinationen jedoch keine Zweifel, sodass in Grenzsituationen Cisplatin durch Carboplatin ersetzt werden kann. Üblicherweise wird man dann die Cisplatin-Gabe an Tag 1 durch Carboplatin ersetzen und die für eine Ziel-AUC von 5 mg/ml × min notwendige Carboplatin-Dosis nach der Calvert-Formel berechnen.

Monotherapie: Zumindest nach den Ergebnissen von *Vogelzang* (28) ist das Überleben unter einer im Prinzip effektiven Monotherapie kürzer als unter der Pemetrexed/Cisplatin-Kombination. Vergleichende aussagekräftige Daten zu den anderen Zytostatika liegen nicht vor. Im Einzelfall mit Verzicht auf die oft doch belastenden Platin-haltigen Kombinationen wird man eine Monotherapie wählen dürfen. Hier bieten sich dann Pemetrexed (mit B_{12}- und Folat-Supplementierung), Gemcitabin, Doxorubicin/Epirubicin oder Vinorelbin an. Für Pemetrexed beträgt die Dosis auch in der Monotherapie 500 mg/m² als Infusion über 10 min mit Wiederholung alle drei Wochen, wobei die Folat- und die B_{12}-Supplementierung zwingend erforderlich ist! Bei Doxorubicin wird man eine Dosis von 50–60 mg/m² alle drei Wochen unter Berücksichtigung der für Anthrazykline notwendigen Voraussetzungen anstreben. Die Protokolle für eine Monotherapie mit Gemcitabin oder Vinorelbin sind in Tabelle 3 im Kapitel über die Chemotherapie des NKLK aufgeführt. Für die Wahl der Monotherapie liegen keine verbindlichen Richtlinien vor, oft wird man die Entscheidung von der Patientensituation und den möglichen Nebenwirkungen abhängig machen.

Therapieplan

Eine operative Therapie wird im Allgemeinen nur im Stadium I und bei gleichzeitig gutem Allgemeinzustand möglich sein. Eine adjuvante Strahlentherapie und/oder Chemotherapie kann bei Patienten im Stadium I und II, gutem Allgemeinzustand und nach kompletter Tumorresektion und mit tumorfreien mediastinalen Lymphknoten erwogen werden, da hier eine Verbesserung des Überlebens erreicht werden kann (45, 49). Neoadjuvante Ansätze werden derzeit in Studien untersucht und sind noch nicht generell zu empfehlen.

Für den überwiegenden Teil der Patienten mit Stadien > 1 und/oder schlechtem Allgemeinzustand ist eine kurative Operation nicht indiziert. Individuell ist über den Einsatz einer palliativen Operation, eine Strahlen- oder Chemotherapie zu entscheiden. Der Strahlentherapie kommt vor allem in palliativer Indikation eine größere Bedeutung zu. Eine Chemotherapie wird nur für eine Minderheit der Patienten in Betracht kommen.

Bei der Entscheidung über eine palliative Chemotherapie müssen mögliche geringe Vorteile und mögliche Nebenwirkungen der verschiedenen Zytostatika sehr sorgfältig abgewogen werden. Bei der insgesamt immer noch beschränkten Effektivität der Chemotherapie sollten stärkere Toxizitäten unbedingt vermieden werden. Für die Mehrzahl der Patienten wird man auch heute noch auf eine Chemotherapie ganz verzichten müssen. Die dann notwendigen und oft sehr erfolgreichen palliativen Maßnahmen, die sich nach den jeweiligen Beschwerden richten müssen, ähneln denen der Lungenkarzinome und sind dort ausführlich dargestellt.

Literatur

1. Neumeister W, Gillissen A, Rasche K, Müller KM, Schultze-Werninghaus G (2001) Pleural mesothelioma. Med Klin 96: 722–729
2. Pelucci C, Malvezzi M, La Veccia C, Levi F, Decarli A, Negri E (2004) The mesothelioma epidemic in Western Europe. Br J Cancer 90: 1022–1024
3. Chahinian AP (1993) Malignant mesothelioma. In: Holland JF, Frei E, Bast RC et al (eds) Cancer medicine. Lea and Febiger, Philadelphia, pp 1337–1355
4. Suzuki M, Toyooka S, Shivapurkar N et al (2005) Aberrant methylation profile of human malignant mesotheliomas and its relationship to SV40 infection. Oncogene 24(7): 1302–1308
5. Neumann V, Rütten A, Scharmach M, Müller KM, Fischer M (2004) Factors influencing long-term survival in mesothelioma patients – results of the German mesothelioma register. Int Arch Occup Environ Health 77: 191–199
6. Renshaw AA, Dean BR, Antmann KH et al (1997) The role of cytologic evaluation of pleural fluid in the diagnosis of malignant mesothelioma. Chest 111: 106–109
7. Mezger J, Lamerz R, Bresgen M et al (1991) CEA in Serum und Pleuraerguß zur Unterscheidung von Bronchialkarzinom und Pleuramesotheliom. Dtsch Med Wschr 116: 207
8. Atalas F, Alatasm O, Metintas M, Colak O, Harmanci E, Demir R (2001) Diagnostic value of CEA, CA 15-3, CA 19-9, Cyfra 21-1, NSE und TSA assay in pleural effusionos. Lung Cancer 31 (1): 9–16
9. Beauchamp KD, Kundra NK, Aranson R et al (1992) The role of closed needle biopsy in the diagnosis of malignant mesothelioma in the pleura. Chest 102: 1110–1112
10. Pass HI, Vogelzang NJ, Hahn S, Carbone M (2004) Malignant pleural mesothelioma. Curr Probl Cancer 28: 93–174
11. Ho L, Sugarbaker DJ, Skarin AT (2001) Malignant pleura mesothelioma. Cancer Treat Res 105: 327–373
12. Gerbaudo VH, Sugarbaker DJ et al (2002) Assessment of malignant pleural mesothelioma with ^{18}F-FDG Dual-head gamma-camera coincidence imaging: comparison with histopathology. J Nucl Med 43: 1144–1149
13. Gerbaudo VH, Britz-Cunningham S, Sugarbaker DJ, Treves ST (2003) Metabolic significance of the pattern, intensity and kinetics of ^{18}F-FDG uptake in malignant pleural mesothelioma. Thorax 58: 1077–1082
14. Schneider DB, Clary-Macy C, Challa S et al (2000) Positron emission tomography with F18-fluorodeoxyglucose in the staging and preoperative evaluation of malignant pleural mesothelioma. J Thorac Cardiovasc Surg 120: 128–133
15. Huncharek M, Muscat T (1987) Metastases in diffuse pleural mesothelioma: Influence of histological type. Thorax 42: 897–898
16. Roberts GH (1976) Distant visceral metastases in pleural mesothelioma. Br J Dis Chest 70: 246–250
17. Rusch VW (1996) A proposed new international TNM staging system for malignant pleural mesothelioma from the International Mesothelioma Interest Group. Lung Cancer 14: 1–12
18. von Bültzingslöwen F (1996) Die Therapie des malignen Pleuramesothelioms. Atemw Lungenkr 22: 644–653
19. Sugarbaker DJ, Strauss GM, Lynch TJ et al (1993) Node status has prognostic significance in the multimodality therapy of diffuse malignant mesothelioma. J Clin Oncol 11: 1172–1178
20. Sugarbaker D, Harpole D, Healey E et al (1995) Multimodality treatment of malignant pleural mesothelioma (MPM): results in 94 consecutive patients. Proc ASCO 14: A1083
21. Sugarbaker DJ, Flores R, Jacklitsch M et al (1999) Resection margins, extrapleural nodal status, and cell type determine postoperative long-term survival in trimodality therapy of malignant pleural mesothelioma. J Thorac Cardiovasc Surg 117: 54–65
22. Treasure T (2004) Radical surgery for mesothelioma. BMJ 328: 237–238
23. Fennelll DA, Parmar A Shamash J, Evans MT, Sheaff MT, Sylvester R, Dhaliwal K, Gower N, Steele J, Rudd R (2005) Statistical validation of the EORTC prognostic model for malignant pleural mesothelioma based on three consecutive phase II trials. J Clin Oncol 23: 184–189
24. Krarup-Hansen A (1994) Phase II trials of malignant mesothelioma: a commentary and update. Lung Cancer 11: 305–308
25. Butchart EG, Ashcroft T, Barnsley WC et al (1976) Pleuropneumonectomy in the management of diffuse malignant mesothelioma of the pleura. Experience with 29 patients.Thorax 31: 15–24
26. Chahinian AP, Antman K, Goutsou M et al (1993) Randomized phase II trial of cisplatin with mitomycin or doxorubicin for malignant mesothelioma by the Cancer and Leukemia Group B. J Clin Oncol 11: 1559–1565
27. Mezger J (2000) Benigne und maligne Mesotheliome. In: Wilmanns W, Huhn D, Wilms K (eds) Internistische Onkologie, 2.Aufl.Thieme, Stuttgart, pp 738–742
28. Vogelzang NJ (1992) Malignant mesothelioma: Diagnostic and management strategies for 1992. Semin Oncol 19: 64–71
29. Patz EF Jr, McAdams HP, Erasmus JJ et al (1998) Sclerotherapy for malignant pleural effusions: A prospective randomized trial of bleomycin vs doxycycline with small-bore catheter drainage. Chest 113: 1305–1311

30 Sahn SA (2002). In: Loddenkemper R, Antony VB. Pleural diseases. Eur Respir Monogr 7
31 Vogelzang NJ, Rusthoven JJ, Symanowski J et al (2003) Phase III study of pemetrexed in combination with cisplatin versus cisplatin alone in patients with malignant pleural mesothelioma J Clin Oncol 21: 2636–644
32 Boutin C, Rey F, Viallat JR (1995) Prevention of malignant seeding after invasive diagnostic procedures in patients with pleural mesothelioma: A randomized trial of local radiotherapy. Chest 108: 754–758
33 Ong ST, Vogelzang NJ (1996) Chemotherapy in malignant pleural mesothelioma: a review. J Clin Oncol 14: 1007–1017
34 Ruffie P, Feld R, Minkin S et al (1989) Diffuse malignant mesothelioma of the pleura in Ontario and Quebec: a retrospective study of 332 patients. J Clin Oncol 7: 1157–1168
35 Steele JPC, Shamash J, Evans MT, et al (2000) Phase II study of vinorelbine in patients with malignant pleural mesothelioma. J Clin Oncol 18: 3912–3917
36 Tomek S, Emri S, Krejcy K, Manegold C (2003) Chemotherapy for malignant pleural mesothelioma: past results and recent developments. Br J Cancer 88: 167–74
37 Steele JPC, Klabasta A (2005) Chemotherapy options and new advances in malignant pleural mesothelioma. Ann Oncol 16: 345–351
38 Kindler HL, van Meerbeeck JP (2002) The role of gemcitabine in the treatment of malignant mesothelioma. Semin Oncol 29: 70–76
39 Byrne MJ, Davidson JA, Musk AW, et al (1999) Cisplatin and gemcitabine treatment for malignant mesothelioma: a phase II study. J Clin Oncol 17: 25–30
40 Nowak AK, Byrne MJ, Williamson R et al (2002) A multicenter phase II study of cisplatin and gemcitabine for malignant mesothelioma. Br J Cancer 87: 491–496
41 van Haarst JM, Baas P, Manegold C et al (2002) Multicentre phase II study of gemcitabine and cisplatin in malignant pleural mesothelioma. Br J Cancer 86: 342–345
42 Thodtmann R, Depenbrock H, Blatter J et al (1999) Preliminary results of a phase I study with MTA (LY231514) in combination with cisplatin in patients with solid tumors. Semin Oncol 26: 89–93
43 Scagliotti G, Shin D, Kindler D et al (2001) Phase II study of Alimta (pemetrexed disodium, MTA) single agent in patients with malignant pleural mesothelioma. Eur J Cancer 37 (suppl 6): 20
44 Peters HD, Hanauske A (2004) Pemetrexed. Onkologe 10: 1234–1243
45 Favaretto AG, Aversa SM, Paccagnella A et al (2003) Gemcitabine combined with carboplatin in patients with malignant pleural mesothelioma: a multicentric phase II study. Cancer 97: 2791–2797
46 Adjei AA (2004) Pemetrexed (Alimta) a novel multitargeted antineoplastic agent. Clin Cancer Res 10 (suppl 1): 4276s–4280s
47 Zellos LS, Sugarbaker DJ (2002) Multimodality treatment of diffuse malignant pleural mesothelioma. Semin Oncol 29: 41–50
48 Rusch VW, Rosenzweig K, Venkatraman E et al (2001) A phase II trial of surgical resection and adjuvant high-dose hemithoracic radiation for malignant pleural mesothelioma. J Thorac Cardiovasc Surg 122: 788–795
49 Aversa SM, Favaretto (1999) Carboplatin and gemcitabin chemotherapy for malignant pleural mesothelioma: a phase II study of the GSTPV. Clin Lung Cancer 1: 73–75
50 Baas P (2002) Chemotherapy for malignant mesothelioma: from doxorubicin to vinorelbine. Semin Oncol 29: 62–69
51 Fizazi K, John WJ, Vogelzang NJ (2002) The emerging role of antifolates in the treatment of malignant pleural mesothelioma. Semin Oncol 29: 70–76

Autorenverzeichnis

PD Dr. med. J. Behr
Medizinische Klinik I
Klinikum der Universität
München-Großhadern
Marchioninistraße 15, 81377 München

PD Dr. med. T. Beinert
Klinik Wartenberg
Prof. Dr. Selmair GmbH und Co. KG
Badstraße 43, 85456 Wartenberg

Dr. med. I. Bittmann
Pathologisches Institut der LMU
Thalkirchner Straße 36, 80337 München

Dr. med. C. Dudel
Neurologische Klinik
Klinikum der Universität
München-Großhadern
Marchioninistraße 15, 81377 München

Dr. med. T. Duell
Asklepios Fachkliniken München-Gauting
Robert-Koch-Allee 2, 82131 Gauting

Dr. med. R. Eibel
Institut für Klinische Radiologie
Klinikum der Universität
München-Innenstadt
Ziemssenstraße 1, 80336 München

Dr. med. C. Engelke
Institut für Radiologie
Klinikum rechts der Isar der TUM
Ismaninger Straße 22, 81675 München

Prof. Dr. med. F. Fend
Institut für Allgemeine Pathologie
Klinikum rechts der Isar der TUM
Ismaninger Straße 22, 81675 München

Dr. med. R. Fischer
Pneumologie, Medizinische Klinik
Klinikum der Universität
München-Innenstadt
Ziemssenstraße 1, 80336 München

Dr. med. S. Gallenberger
I. Medizinische Klinik
Städt. Krankenhaus München-Bogenhausen
Englschalkinger Straße 77, 81925 München

Dr. F. Gamarra
Pneumologie, Medizinische Klinik
Klinikum der Universität
München-Innenstadt
Ziemssenstraße 1, 80336 München

Dr. med. S. Happich
Chirurgische Klinik und Poliklinik
Klinikum der Universität
München-Großhadern
Marchioninistraße 15, 81377 München

Dr. med. U. Hasholzner
Laboratoriumsmedizin
Sonnenstraße 19/V, 80331 München

PD Dr. med. R. Hatz
Chirurgische Klinik
Klinikum der Universität
München-Großhadern
Marchioninistraße 15, 81377 München

Autorenverzeichnis

Dr. med. R. Hauck
I. Medizinische Klinik
Klinikum rechts der Isar der TUM
Ismaninger Straße 22, 81675 München

Prof. Dr. med. K. E. Häußinger
Asklepios Fachkliniken München-Gauting
Robert-Koch-Allee 2, 82131 Gauting

PD Dr. med. H. Hautmann
Pneumologie
Klinikum rechts der Isar der TUM
Ismaninger Straße 22, 81675 München

Dr. med. A. Heuck
Praxis für Radiologie
Pippingerstraße 25, 81245 München

Dr. med. S. Holdenrieder
Institut für Klinische Chemie
Klinikum der Universität
München-Großhadern
Marchioninistraße 15, 81377 München

Prof. Dr. med. R. M. Huber
Pneumologie, Medizinische Klinik
Klinikum der Universität
München-Innenstadt
Ziemssenstraße 1, 80336 München

PD Dr. med. M. Kohlhäufl
Asklepios Fachkliniken München-Gauting
Robert-Koch-Allee 2, 82131 Gauting

Prof. Dr. med. R. Lamerz
Medizinische Klinik II
Klinikum der Universität
München-Grosshadern
Marchioninistraße 15, 81377 München

Prof. Dr. med. M. M. Linder
Chirurgische Klinik
Klinikum Ingolstadt
Krumenauer Straße 25, 85049 Ingolstadt

Prof. Dr. med. H. Lindner
Abteilung für Strahlentherapie
Klinikum Ingolstadt
Krumenauer Straße 25, 85049 Ingolstadt

Dr. med. M. Lindner
Klinik für Thoraxchirurgie
Asklepios Fachkliniken München-Gauting
Robert-Koch-Allee 2, 82131 Gauting

Dr. med. A. Morresi-Hauf
Pathologisches Institut
Asklepios Fachkliniken München-Gauting
Robert-Koch-Allee 2, 82131 Gauting

Prof. Dr. med. J. Müller-Höcker
Pathologisches Institut der LMU
Thalkirchner Straße 36, 80337 München

Prof. Dr. med. W. Nathrath
Institut für Pathologie
Städt. Krankenhaus München-Harlaching
Sanatoriumsplatz 2, 81545 München

Prof. Dr. med. D. Nowak
Institut für Arbeits- und Umweltmedizin
Klinikum der Universität
München-Innenstadt
Ziemssenstraße 1, 80336 München

Dr. med. J. von Pawel
Asklepios Fachkliniken München-Gauting
Robert-Koch-Allee 2, 82131 Gauting

Dr. med. B. Pöllinger
Klinik für Strahlentherpie und Radioonkologie
Klinikum der Universität
München-Großhadern
Marchioninistraße 15, 81377 München

Prof. Dr. med. H. W. Praeuer
Chirurgische Klinik
Klinikum rechts der Isar der TUM
Ismaninger Straße 22, 81675 München

Dr. med. D. Rüttinger
Chirurgische Klinik und Poliklinik
Klinikum der Universität
München-Grosshadern
Marchioninistraße 15, 81377 München

Prof. Dr. med. A. Schalhorn
Medizinische Klinik III
Klinikum der Universität
München-Grosshadern
Marchioninistraße 15, 81377 München

Dr. med. F. Schneller
III. Medizinische Klinik
Klinikum rechts der Isar der TUM
Ismaninger Straße 22, 81675 München

Dr. med. E.-M. Schottdorf
Klinik für Strahlentherapie und
Radioonkologie
Klinikum rechts der Isar der TUM
Ismaninger Straße 22, 81675 München

Dr. med. T. Spietoff
Medizinische Abteilung I
Städt. Krankenhaus Bad Reichenhall
Riedelstraße 5, 83435 Bad Reichenhall

Dr. med. F. Stanzel
Klinik für Thoraxchirurgie
Alklepios Fachkliniken München-Gauting
Robert-Koch-Allee 2, 82131 Gauting

Dr. med. P. Stieber
Institut für Klinische Chemie
Klinikum der Universität
München-Großhadern
Marchioninistraße 15, 81377 München

Dr. med. M. Strätz
HUMAINE Schloßbergklinik Oberstaufen
87534 Oberstauten

Dr. med. T. Strauss
Chirurgische Klinik
Klinikum der Universität
München-Großhadern
Marchioninistraße 15, 81377 München

Prof. Dr. med. O. Thetter
Klinik für Thoraxchirurgie
Alklepios Fachkliniken München-Gauting
Robert-Koch-Allee 2, 82131 Gauting

Dr. med. C. Uhde
Facharzt für Lungenkrankheiten
Odconsplatz 2, 80539 München

Prof. Dr. med. R. Voltz
Klinik und Poliklinik für Palliativmedizin
Klinikum der Universität Köln
Kerpener Straße 62, 50924 Köln

Dr. med. H. Wieder
Nuklearmedizinische Klinik und Poliklinik
Klinikum rechts der Isar der TUM
Ismaninger Straße 22, 81675 München

Dr. med. H. Winter
Chirurgische Klinik und Poliklinik
Klinikum der Universität
München-Großhadern
Marchioninistraße 15, 81377 München

Dr. med. F. Zimmermann
Klinikfür Strahlentherapie
Klinikum rechts der Isar der TUM
Ismaninger Straße 22, 81675 Munchen

Mitglieder der Projektgruppe

PD Dr. med. J. Behr
Medizinische Klinik I
Klinikum der Universität
München-Großhadern
Marchioninistraße 15, 81377 München

PD Dr. med. T. Beinert
Klinik Wartenberg
Prof. Dr. Selmair GmbH und Co. KG
Badstraße 43, 85456 Wartenberg

PD Dr. med. J. Benedikter
I. Medizinische Klinik
Städt. Krankenhaus München-Bogenhausen
Englschalkinger Straße 77, 81925 München

Dr. med. G. Berna
IV. Medizinische Klinik
Städt. Krankenhaus München-Harlaching
Sanatoriumsplatz 1, 81545 München

Dr. med. I. Bittmann
Pathologisches Institut der LMU
Thalkirchner Straße 36, 80337 München

Dr. med. H. Bödecker
Thoraxchirurgie, Kreiskrankenhaus Erding
Bajuwarenstraße 5, 85435 Erding

Dr. med. V. von Bültzingsloewen
Fachklinik für Lungenerkrankungen der LVA
Ludwigstraße 68, 93093 Donaustauf

Dr. med. T. Duell
Asklepios Fachkliniken München-Gauting
Robert-Koch-Allee 2, 82131 Gauting

Prof. Dr. med. E. Dühmke
Klinik für Strahlentherapie
Klinikum der Universität
München-Grosshadern
Marchioninistraße 15, 81377 München

Dr. med. R. Eibel
Institut für Klinische Radiologie
Klinikum der Universität
München-Innenstadt
Ziemssenstraße 1, 80336 München

Prof. Dr. med. H. P. Emslander
Innere Abteilung, Kreiskrankenhaus Erding
Bajuwarenstraße 5, 85435 Erding

Dr. med. G. van den Engel
I. Medizinische Klinik, Klinikum Ingolstadt
Krumenauer Straße 25, 85049 Ingolstadt

Dr. med. C. Engelke
Institut für Radiologie
Klinikum rechts der Isar der TUM
Ismaninger Straße 22, 81675 München

Dr. med. D. Englsberger
IV. Medizinische Klinik
Städt. Krankenhaus München-Harlaching
Sanatoriumsplatz 2, 81545 Harlaching

Prof. Dr. med. F. Fend
Institut für Allgemeine Pathologie
Klinikum rechts der Isar der TUM
Ismaninger Straße 22, 81675 München

Dr. med. R. Fischer
Pneumologie, Medizinische Klinik
Klinikum der Universität
München-Innenstadt
Ziemssenstraße 1, 80336 München

Dr. med. M. Franek
Bristol-Myers Squibb
Schyrenstraße 5, 81543 München

PD Dr. med. H. Fürst
Chirurgische Abteilung
Krankenhaus Martha Maria
Wolfratshauser Straße 109, 81479 München

Dr. med. vet. B. Gaggermeier
Rechnerstraße 6c, 85540 Haar

Dr. med. S. Gallenberger
I. Medizinische Klinik
Städt. Krankenhaus München-Bogenhausen
Englschalkinger Straße 77, 81925 München

Dr. F. Gamarra
Pneumologie, Medizinische Klinik
Klinikum der Universität
München-Innenstadt
Ziemssenstraße 1, 80336 München

Prof. Dr. med. A. Gebauer
Strahlenabteilung
Krankenhaus München-Harlaching
Sanatoriumsplatz 2, 81545 München

Dr. med. J. Geiseler
Asklepios Fachkliniken München-Gauting
Robert-Koch-Allee 2, 82131 Gauting

Dr. med. M. Habekost
Abtlg. f. Allgemein- und Viszeralchirurgie
Städt. Krankenhaus München-Schwabing
Kölner Platz 1, 80804 München

Prof. Dr. med. R. Hartenstein
Onkologische Praxis Elisenhof
Prielmayerstraße 1, 80335 München

Dr. med. U. Hasholzner
Laboratoriumsmedizin
Sonnenstraße 19/V, 80331 München

PD Dr. med. R. Hatz
Chirurgische Klinik
Klinikum der Universität
München-Großhadern
Marchioninistraße 15, 81377 München

Dr. med. R. Hauck
I. Medizinische Klinik
Klinikum rechts der Isar der TUM
Ismaninger Straße 22, 81675 München

Prof. Dr. med. K. E. Häußinger
Asklepios Fachkliniken München-Gauting
Robert-Koch-Allee 2, 82131 Gauting

PD Dr. med. H. Hautmann
Pneumologie
Klinikum rechts der Isar der TUM
Ismaninger Straße 22, 81675 München

Prof. Dr. med. H. Höfler
Pathologisches Institut
Klinikum rechts der Isar der TUM
Ismaninger Straße 22, 81675 München

Dr. med. S. Holdenrieder
Institut für Klinische Chemie
Klinikum der Universität
München-Großhadern
Marchioninistraße 15, 81377 München

Prof. Dr. med. R. M. Huber
Pneumologie, Medizinische Klinik
Klinikum der Universität
München-Innenstadt
Ziemssenstraße 1, 80336 München

Dr. med. S. Huber
Bristol-Myers Squibb GmbH
Sapporobogen 6–8, 80809 München

Dr. med. R. Jakob
Chirurgische Klinik / Thoraxchirurgie
Städt. Krankenhaus München-Schwabing
Kölner Platz 1, 80804 München

PD Dr. med. M. Kohlhäufl
Asklepios Fachkliniken München-Gauting
Robert-Koch-Allee 2, 82131 Gauting

Dr. med. H. Kremser
Chirurgische Abteilung
Städt. Krankenhaus München-Harlaching
Sanatoriumsplatz 2, 81545 München

Dr. med. M. Kühl
Krankenhaus Kaufbeuren
Dr.-Gutermann-Straße 2, 87600 Kaufbeuren

Prof. Dr. med. R. J. M. Lamerz
Medizinische Klinik II
Klinikum der Universität
München-Grosshadern
Marchioninistraße 15, 81377 München

Dr. med. S. Lang
Klinik Bad Reichenhall
Salzburger Straße 8-11, 83435 Bad Reichenhall

Dr. med. H. Leuchte
Abteilung für Pneumologie
Medizinische Klinik und Poliklinik 1
Klinikum der Universität
München-Grosshadern
Marchioninistraße 15, 81377 München

Prof. Dr. med. M. M. Linder
Chirurgische Klinik
Klinikum Ingolstadt
Krumenauer Straße 25, 85049 Ingolstadt

Prof. Dr. med. H. Lindner
Abteilung für Strahlentherapie
Klinikum Ingolstadt
Krumenauer Straße 25, 85049 Ingolstadt

Dr. med. M. Lindner
Klinik für Thoraxchirurgie
Asklepios Fachkliniken München-Gauting
Robert-Koch-Allee 2, 82131 Gauting

Dr. med. T. Lipp
Medizinische Abteilung
Städt. Krankenhaus München-Schwabing
Kölner Platz 1, 80804 München

Prof. Dr. med. U. Löhrs
Patholoisches Instituts der LMU
Thalkirchner Straße 36, 80337 München

Dr. med. F. Lordick
III. Medizinische Klinik
Klinikum rechts der Isar der TUM
Ismaniger Straße 22, 81675 München

Dr. med. L. Lutz
4. Medizinische Abteilung
Städt. Krankenhaus München-Harlaching
Sanatoriumsplatz 2, 81545 München

PD Dr. med. J. Mittermüller
Internistische Gemeinschaftspraxis
Schillerstraße 15, 82110 Germering

Prof. Dr. med. M. Molls
Klinik für Strahlentherapie
Klinikum rechts der Isar der TUM
Ismaniger Straße 22, 81675 München

Dr. med. A. Morresi-Hauf
Pathologisches Institut
Asklepios Fachkliniken München-Gauting
Robert-Koch-Allee 2, 82131 Gauting

Prof. Dr. med. J. Müller-Höcker
Pathologisches Institut der LMU
Thalkirchner Straße 36, 80337 München

PD Dr. med. U. G. Müller-Lisse
Institut für Klinische Radiologie
Klinikum der Universität
München-Innenstadt
Ziemssenstraße 1, 80336 München

Dr. med. W. Nagel
Gefäß-, Thorax- u. Transplantationschirurgie
Kantonspital St. Gallen
CH-9007 St. Gallen

Prof. Dr. med. W. Nathrath
Institut für Pathologie
Städt. Krankenhaus München-Harlaching
Sanatoriumsplatz 2, 81545 München

Dr. med. V. Nüssler
Tumorzentrum München
Maistraße 11, 80337 München

Dr. med. M. Panzer
Praxis für Strahlentherapie
Röntgenstraße 4, 82362 Weilheim

Mitglieder der Projektgruppe

PD Dr. med. B. Passlick
Asklepios Fachkliniken München-Gauting
Robert-Koch-Allee 2, 82131 Gauting

Dr. med. J. von Pawel
Asklepios Fachkliniken München-Gauting
Robert-Koch-Allee 2, 82131 Gauting

Dr. med. H. Pohlmann
4. Medizinische Abteilung
Städt. Krankenhaus München-Harlaching
Sanatoriumsplatz 2, 81545 München

Dr. med. B. Pöllinger
Klinik für Strahlentherapie und Radioonkologie
Klinikum der Universität
München-Großhadern
Marchioninistraße 15, 81377 München

Prof. Dr. med. H. W. Praeuer
Chirurgische Klinik
Klinikum rechts der Isar der TUM
Ismaninger Straße 22, 81675 München

Dr. med. P. Rexrodt
Radiologie Mühleninsel
Mühlenstraße 4, 84028 Landshut

Prof. Dr. med. M. Richter-Turtur
Kreiskrankenhaus Wolfratshausen
82515 Wolfratshausen

Prof. Dr. med. E. J. Rummeny
Institut für Radiologie
Klinikum rechts der Isar der TUM
Ismaninger Straße 22, 81675 München

Dr. med. D. Rüttinger
Chirurgische Klinik und Poliklinik
Klinikum der Universität
München-Grosshadern
Marchioninistraße 15, 81377 München

A. Sauer
Tumorzentrum München
Geschäftsstelle
Thalkirchner Straße 48/V, 80337 München

Dr. med. P. Sauer
Klinikum Ingolstadt
Krumenauer Straße 25, 85049 Ingolstadt

Prof. Dr. med. A. Schalhorn
Medizinische Klinik III
Klinikum der Universität
München-Grosshadern
Marchioninistraße 15, 81377 München

Prof. Dr. med. U. Schenck
Institut für Allgemeine Pathologie
Klinikum rechts der Isar der TUM
Ismaninger Staße 22, 81675 München

Dr. med. M. Schlemmer
Medizinische Klinik III
Klinikum der Universität
München-Großhadern
Marchioninistraße 15, 81377 München

Dr. med. R. Schmid
Institut für Nuklearmedizin
Klinikum der Universität
München-Innenstadt
Ziemssenstraße 1, 80336 München

Dr. med. P. Schmidkonz
Internist/Onkologe
Thomas-Wimmer-Straße 23b, 85435 Erding

Dr. med. F. Schneller
III. Medizinische Klinik
Klinikum rechts der Isar der TUM
Ismaninger Straße 22, 81675 München

Dr. med. E.-M. Schottdorf
Klinik für Strahlenther. und Radioonkologie
Klinikum rechts der Isar der TUM
Ismaninger Straße 22, 81675 München

Prof. Dr. med. M. Siebeck
Chirurgische Klinik und Poliklinik
Klinikum der Universität
München-Innenstadt
Nußbaumstraße 20, 80336 München

Dr. med. A. Siebert
2. Medizinische Abteilung
Städt. Krankenhaus München-Schwabing
Kölner Platz 1, 80804 München

J. Stamp
Sanofi-Aventis Deutschland GmbH
Anton-Heinle-Straße 23, 86316 Friedberg

S. Stawartz
Roche Pharma AG
Rotkäppchenweg 32, 82110 Germering

Dr. med. H. Stein
Chirurgische Klinik
Klinikum rechts der Isar der TUM
Ismaninger Straße 22, 81675 München

Dr. med. P. Stieber
Institut für Klinische Chemie
Klinikum der Universität
München-Großhadern
Marchioninistraße 15, 81377 München

Dr. med. P. Stol
Radiologie Mühleninsel
Mühlenstraße 4, 84028 Landshut

Dr. med. M. Strätz
HUMAINE Schloßbergklinik Oberstaufen
87534 Oberstaufen

Dr. med. T. Strauss
Chirurgische Klinik
Klinikum der Universität
München-Großhadern
Marchioninistraße 15, 81377 München

Prof. Dr. med. O. Thetter
Klinik für Thoraxchirurgie
Alklepios Fachkliniken München-Gauting
Robert-Koch-Allee 2, 82131 Gauting

Dr. med. M. Trautnitz
Medizinische Klinik und Poliklinik I
Klinikum der Universität
München-Großhadern
Marchioninistraße 15, 81377 München

Dr. med. C. Uhde
Facharzt für Lungenkrankheiten
Odeonsplatz 2, 80539 München

Dr. med. J. Ulmer
Chirurgische Abteilung
Städt. Krankenhaus München-Harlaching
Sanatoriumsplatz 2, 81545 München

Dr. med. H. Wagner
Asklepios Fachkliniken München-Gauting
Robert-Koch-Allee 2, 82131 Gauting

Dr. med. E. Wieshammer
2. Medizinische Abteilung
Städt. Krankenhaus München-Schwabing
Kölner Platz 1, 80804 München

Dr. med. H. Winter
Chirurgische Klinik und Poliklinik
Klinikum der Universität
München-Großhadern
Marchioninistraße 15, 81377 München

Prof. Dr. med. W. Wöckel
Hans-Fitz-Weg 30, 81476 München

Dr. med. K. Zellmann
HUMAINE Schlossbergklinik Oberstaufen
87534 Oberstaufen

Dr. med. F. Zimmermann
Klinik für Strahlentherapie
Klinikum rechts der Isar der TUM
Ismaninger Straße 22, 81675 München

Stichwortverzeichnis

Acanthosis nigricans	47
ACE	109
ACO	109
Adenokarzinom	56, 59
Adenosquamöses Karzinom	56, 62
Adjuvante Chemotherapie	139, 146
Adjuvante Strahlentherapie	140
Adriamycin	109
AFP	218
Afterloading	151
Afterloadingtechnik	92
Afterloadingtherapie	153
Akromegalie	199
Analogskala	168
Anilin	172
Antidepressiva	169
Antiemetika	169
Antifolat	118
Antigen-präsentierende Zellen	132
Antikonvulsiva	169
Anxiolytika	169
Argon-Beamer	163
Arsen	2, 56, 173, 175, 186
Asbest	2, 56, 171, 172, 173, 175, 184
Asbestexposition	229
Atemnot	167
Ätiologie	1
Atypische adenomatöse Hyperplasie	64
Atypische Resektion	72
Atypisches Karzinoid	63, 199
Autofluoreszenzbronchoskopie	67
Autofluoreszenzdiagnostik	11
Ballondilatation	152
Benzol	172
Berufliche Karzinogene	172
Berufskrankheit	170, 174
Beryllium	188
Best supportive care	117
b-HCG	219
Bevacizumab	133
Biphasischer Typ	230
Bisphosphonate	156
BK-Liste	174
Bleomycin	165
Brachytherapie	92, 153
Bronchiallavage	10
Bronchoalveoläre Karzinome (BAK)	23
Bronchoskopie	10
Bronchuskarzinoide	23
CA 125	38
Cadmium	188
Carbamazepin	169
Carboplatin	109
Carcinoma in situ (CIS)	64, 66
CAV	109
CEA	8, 35
Cetuximab	128, 129, 133
Chemotherapie	106
Chrom	173, 175, 186
Chromogranin A	37, 200
Cisplatin	108, 140
Computertomographie (CT)	21
CT-gesteuerte Punktion	12
Cushing-Syndrom	44, 199
Cyclophosphamid	109, 140
CYFRA 21-1	8, 35
Dendritische Zellen	132
Dichlordiethylsulfid	187
Dichlordimethylether	186
Diffusionskapazität	18
Dilatation	151, 152
Docetaxel	107, 118
Downstaging	140
Eichen-/Buchenholzstaub	175
Endobronchialer Ultraschall	11
Endoluminale Strahlentherapie	92
Endometriumkarzinom	82
Epidemiologie	1

Epidermal growth factor receptor (EGFR)	54, 128, 133
Epitheloider Typ	230
Ergospirometrie	18
Erlotinib	128, 133
Erythema gyratum repens	47
Etoposid	109, 140
Exhalat	68
Extensive disease	15, 147
FDG-PET	22
Feinnadelpunktion	11
Fibrinolytika	165
Folsäure	120
Forcierte exspiratorische Einsekundenkapazität	18
Früherkennung	68, 189
Gabapentin	169
Gamma knife	160
Gefitinib	128, 133
Gekammerte Ergüsse	165
Gemcitabin	107, 118
Gemtuzumab Ozogamicin	134
Gene-replacement-Therapie	135
Genetik	51
Gestagene	169
Großzelliges Karzinom	56, 61
Großzelliges Lungenkarzinom	202
Hämoptysen	163
Hirnmetastasen	158
Hochdosis-Chemotherapie	112
Hochkalorische Ergänzungsnahrung	169
Horner-Syndrom	8
Hustenreiz	167
Hydroxy-Indol-Essigsäure	200
Hyperfraktioniert-akzelerierte Radiotherapie	88
Hyperfraktionierte Strahlentherapie	85
Hyperkalzämie	44, 166, 199
Hypertrophische Osteoarthropathie	47
Hypofraktionierte Radiotherapie	90
Ileus	166
Immuntherapie	132
Impfmetastasen	12
Inappetenz	169
Induktions-Chemotherapie	143
Interleukin-2	134
Intrathekale Therapie	162
Intrathorakale Struma	216, 227
Ionisierende Strahlung	173, 175, 180, 186
Irinotecan	109

Kachexie	169
Kardiotoxizität	110
Karzinoembryonales Antigen (CEA)	37
Karzinogene	1, 56, 170
Karzinogenese	66
Karzinoide	198, 199
Karzinoidtumoren	56, 63
Karzinome im HNO-Bereich	82
Keimzelltumoren	81, 212, 217
Kleinzelliges Karzinom	56, 60
Knochen- und Weichgewebesarkome	82
Knochenmarkbiopsie	17
Knochenmetastasen	155
Kokereirohgase	187
Kolonkarzinom	81
Kombinations-Chemotherapie	108, 121, 146
Kortikosteroide	159
Kryotherapie	163
Lambert-Eaton-Myasthenie-Syndrom	46
Laserkoagulation	163
Lasertherapie	151
Limited disease	15, 146
Lobektomie	71, 72
Lokalrezidiv	150, 189
Lokoregionäres Rezidiv	150
Low-dose-CT	67
Lungenfunktionsprüfung	18
Lungenkarzinom (LK)	1
Lungenperfusions-Szintigraphie	18, 19
Lymphadenektomie	72
Lymphome	211, 217, 222
Magnetresonanztomographie (MRT)	26
Maligner Pleuraerguss	164
Malignes Melanom	81
Malignes Mesotheliom	229, 234
Malignes Pleuramesotheliom	229
Mammakarzinom	82
Manschettenresektion	72
Mediastinale Keimzelltumoren	222
Mediastinaltumoren	207
Mediastinoskopie	12, 220
Meningeosis carcinomatosa	161
Mesenchymale Tumoren	212
Mesotheliom	176, 212
Methotrexat	162
MIBG-Scan	200
Minderung der Erwerbsfähigkeit	181
Mitoxantron	165
Monochemotherapie	106
Monoklonale Antikörper	128
Morbus Castleman	213
Morphine	168
Multimodale Therapie	138

Nachsorge	189
Narbenkarzinom	179, 184
NCAM	37
Neodym-YAG-Laser	151
Nephrotoxizität	110
Neuroendokrine Tumoren	57, 198
Neurogene Mediastinaltumoren	227
Neurogene Tumoren	217
Neuronenspezifische Enolase (NSE)	8, 35, 36, 200
Neurotoxizität	110
Nickel	172, 173, 175, 187
Niedrigdosis-CT	25
Nierenzellkarzinom	81
Nitrosamine	1, 56
Obere Einfluss-Stauung	162
Octreotid-Scan	200
Operabilität	17
Ovarialkarzinom	82
p53-Tumorsuppressorgen	51
Pack years	2
Paclitaxel	107, 119
Pancoast-Tumor	13
Paraneoplastische Phänomene	199
Paraneoplastische Syndrome (PNS)	8, 44
Passivrauchen	1, 173, 180, 188
Pemetrexed	118, 120, 239
Perikardbiopsie	48
Perkutane Feinnadelpunktion	12
Perkutane Radiotherapie	85
Perkutane Thermoablation	80
PET/CT-Technik	32
Plattenepitheldysplasie	64
Plattenepithelkarzinom	56, 58
Pleurabiopsie	11, 48
Pleuradrainage	165
Pleurakarzinome	231
Pleurakarzinose	12
Pleuramesotheliom	12, 174, 179
Pleurametastasen	230
Pleurapunktion	11, 235
Pleuratumoren	229, 234
Pleurektomie	165
Pleurodese	164
Pneumonektomie	71, 72
Polyzylische aromatische Kohlenwasserstoffe (PAH)	1, 175
Positronen-Emissions-Tomographie (PET)	31
ProGRP	8, 35, 36
Prophylaktische Radiotherapie des Schädels	98
Prophylaktische Schädelbestrahlung (PCI)	101, 146
Prothese (Stent)	151
Psychosoziale Betreuung	193
Pulmonale Blutungen	163

Quarzstaub	3, 175
Radikale extrapleurale Pneumonektomie	237
Radiogene Ösophagitis	103
Radiogene Pneumonitis	102
Radon	3, 56
Rauchen	170
Recurrens-Parese	8
Rehabilitation	191, 195
Rektumkarzinom	81
Risikofaktoren	5, 7
Sarkomatoide Karzinome	56, 62
Sarkomatoider Typ	230
Schilddrüsenkarzinom	82
Schmerztherapie	168
Screening	68
Second-line-Therapie	123
Segmentresektion	72
Selbsthilfe	195
Sequenzielle Radio-Chemotherapie	85
SIADH	45, 46
Silikose	179
Silikotisches Narbenkarzinom	173
Simultane Radio-Chemotherapie	85
Skelettszintigraphie	17
Spasmolytika	169
Sputumzytologie	9, 66
Squamous Cell Carcinoma Antigen (SCCA)	35, 37
Stadieneinteilung (Staging)	14
Stentimplantation	152, 153
Stereotaktische Strahlentherapie	80, 90, 159
Strahlentherapie	85
Streptokinase	165
Subileus	166
Suicide-gene-Therapie	135
Talkum	165
Targeted-Therapie	128
TENS	169
Tetracycline	165
Thorakoskopie	11, 48
Thoraxsonographie	9
Thoraxwandmetastasen	157
Thymome	208, 217
Thymushyperplasie	216
Thymuskarzinoide	210
Thymuskarzinome	208, 217
Thymuslipome	211
TNM-Klassifikation	14
Topotecan	107
Toxizität	123
Tracheobronchiale Fistel	167
Transbronchiale Zangenbiopsie	10
Tumor-infiltrierende Lymphozyten	134
Tumormarker	8, 34

Typisches Karzinoid	63, 199	Videoassistierte Thorakoskopie (VATS)	48, 72, 220
Tyrosinkinase	133	Vincristin	109
Tyrosinkinase-Inhibitoren	54	Vindesin	124
		Vinorelbin	112, 120
		Virtuelle Bronchoskopie	24
Unklarer Pleuraerguss	234	Vitamin B12	120
Urokinase	165		
		Weichteilmetastasen	157
Vakzinierung	134		
Vascular endothelial growth factor (VEGF)	54, 133	Zangenbiopsie	10
Very limited disease	114	Zervixkarzinom	82